OSTWALDS KLASSIKER
DER EXAKTEN WISSENSCHAFTEN
Band 285

OSTWALDS KLASSIKER
DER EXAKTEN WISSENSCHAFTEN
Band 285

Entwurf zu einer physiologischen Erklärung der psychischen Erscheinungen

(1894)

von
Sigmund Exner
o.ö. Professor der Physiologie und
wirkl. Mitglied der Kais. Akademie der Wissenschaften zu Wien.

Einführung
von
Olaf Breidbach

Verlag Harri Deutsch

Die Deutsche Bibliothek - CIP-Einheitsaufnahme

Exner, Sigmund:
Entwurf zu einer physiologischen Erklärung der psychischen Erscheinungen (1894) / von Sigmund Exner. Einf. von Olaf Breidbach. - Thun ; Frankfurt am Main : Deutsch, 1999
(Ostwalds Klassiker der exakten Wissenschaften ; Bd. 285)
ISBN 3-8171-3285-9

ISBN 3-8171-3285-9

Die Druckvorlage wurde freundlicherweise von der Thüringer Universitäts- und Landesbibliothek Jena zur Verfügung gestellt.

1. Auflage 1999
Druck: Rosch - Buch Druckerei GmbH, Scheßlitz
Printed in Germany

Inhalt

V. Capitel

VI. Capitel

VII. Capitel

VIII. Capitel.

Neuronale Netze,
Bewußtseinstheorie und vergleichende Physiologie
- Zu Sigmund Exners Konzept einer physiologischen Erklärung der psychologischen Erscheinungen

Olaf Breidbach, EHH, Jena

Inhalt

I. Hirn und Bewußtsein - Hirnbewußtsein?

1894 publizierte der Wiener Physiologe Sigmund Exner (1846-1926) seinen „Entwurf zu einer physiologischen Erklärung der psychischen Erscheinungen“.[1] Die Arbeit enthält die erste Darstellung eines Neuronalen Netzes und formuliert das Grundkonzept lokaler Lernregeln in parallelverarbeitenden Nervennetzen.

---

1. Exner, S. (1894) Entwurf zu einer physiologischen Erklärung der psychischen Erscheinungen. Leipzig & Wien.

Dies allein wäre zureichend, die Lektüre des hier neu vorgelegten Werkes lohnend zu machen. Zudem sind die erwähnten Konzepte auch in einen weiter ausgreifenden Entwurf einer kognitiv ausgerichteten neurophysiologischen Darstellung eingebunden.

Es mag zunächst überraschen, ein Werk mit einem derartigen Titel nicht Ende des 20., sondern schon Ende des 19. Jahrhunderts publiziert zu wissen. Verwundern muß dies insbesondere in einer näheren Inblicknahme der Arbeit von Exner. Sein Werk ist eine konzise, konzeptionell ausgerichtete Darstellung eines neurophysiologischen Beschreibungsansatzes zur Erklärung der kognitiven Verhaltensmuster. Exner begreift das Gehirn dabei als ein Geflecht sich überlagernder Nervenfasern. In diesem Gefüge wird - so Exner - eine über die sensorischen Organe vermittelte Abbildung der Außenwelt eines Organismus verarbeitet. Die Regeln, nach denen diese Verarbeitung erfolgt, entsprechen den Mechanismen, die schon James Mill (1773-1836) zu Beginn des 19. Jahrhunderts postuliert hatte.[2] Das Nervengewebe ist demnach ein System von Erregungseinheiten, in dem sich verschiedene Erregungsmuster nach Maßgabe der Verküpfnungsstruktur der Verarbeitungseinheiten im Hirn verrechnen.

Bei Exner ist die entsprechende Vorstellung konkretisiert. Die Erregungsgrundstrukturen sind die Nervenzellen; deren Verknüpfung definiert die ihnen möglichen Verarbeitungsmuster. Die bei Mill noch abstrakt beschriebenen erregungsinduzierten Oszillationen eines nicht näher charakterisierten Trägers im Nervengewebe, sind bei Exner an die Verknüpfungsbahnen der Neuronen gebunden. Das Modell einer entsprechenden Operation ist für ihn schon 1894 - wie erwähnt - das eines Neuronalen Netzes. Ihm zufolge sind die Nervenfasern im Bereich der Reizeingangsbereiche so verschaltet, daß sich verschiedene Erregungsbahnen mit

2. Mill, J. (1869) Analysis of the Phenomena of the Human Mind. London; zum Problemkontext vergl. Breidbach, O. (1996) Vernetzungen und Verortungen. Bemerkungen zur Geschichte des Konzepts neuronaler Repräsentation. In: Ziemke, A., Breidbach, O. (1996) Repräsentationismus - was sonst? Braunschweig & Wiesbaden: 35-62.

parallel geschaltenen Neuronen netzartig überlagern. D.h., die beiden sich durchkreuzenden Nervenbahnen bilden ein komplexes Gefüge von Verbindungen aus, so daß eine Faser des Eingangsbereiches *X* sich mit mehreren Fasern des Eingangsbereichs *Y* verkoppelt. Entsprechend kompliziert sind dann die möglichen Verknüpfungsfunktionen. Exner zufolge sind die einzelnen Verknüpfungsknoten - die Synapsen - des Netzes erfahrungsbedingt modifiziert. Eine Verknüpfung *v* wird genau dann verdichtet, wenn auf ein schon erregtes Neuron mit seinen Verknüpfungsknoten *a-n* ein zweites erregendes Neuron trifft. Wobei sich dieses in *v* mit dem ersten Neuron verschaltet und $v \varepsilon \{a\text{-}n\}$ ist. Damit formulierte Exner schon 1894 die Grundzüge der späteren Hebb'schen Lernregeln, d.h. bevor die Neurophysiologie die Reaktionsmuster der Nervenzellen entschlüsselte, und die Idee einer synaptischen Verschaltung der Einzelneuronen noch bloßes Postulat war. Mehr als fünfzig Jahre später wurde diese Regel zum Grundansatz einer Modellierung von künstlicher Intelligenz und zu einem der zentralen Vorstellungsmuster für die Analyse der Physiologie von Gedächtnisformierungen im Hirn.[3]

Nun ist der Befund dieser Analogie in den Aussagen einer historisch verorteten und einer in der Moderne effizienten Theorie zunächst nicht mehr als eine ggf. verwundernde Erzählung. Diese Analogie hat allerdings keineswegs nur anekdotischen Wert. Sie demonstriert - wie noch darzustellen ist - ein fundamentales Problem, auch der modernen Neurowissenschaft, was - über die Bedeutung des hier publizierten Textes in der Wissenschafts- und Kulturgeschichte des ausgehenden 19. Jahrhunderts hinaus - eine Beschäftigung mit dem vorliegenden Text sinnvoll macht.

---

3. Für den Gesamtkontext vergl. Breidbach, O. (1997) Die Materialisierung des Ichs. Zur Geschichte der Hirnforschung im 19. und 20. Jahrhundert. Frankfurt.

II. Hirnphysiologie vor 1900

In seiner historischen Position ist Exners Text sowohl in seiner konzisen Systematisierung als auch durch die Bedeutung seines Autors singulär. Er steht allerdings - und dies ist ein zweites wichtiges Motiv für diese Neuauflage - keineswegs isoliert. In seinem Grundansatz aber auch in dem Stil und dem für eine physiologische Abhandlung sehr weit gefaßten Anspruch seiner Darstellung, der Erklärung psychologischer Phänomene, repräsentiert Exner den Anspruch und das Vermögen einer Neurowissenschaft kurz vor der Jahrhundertwende.[4] Die Neurowissenschaft, die als experimentelle Disziplin erst zu Beginn des 19. Jahrhunderts entstanden ist und sich ihren Weg zu einer mehr oder minder geschlossenen Vorstellung ihres Experimentalansatzes zunächst sehr mühsam erarbeiten mußte, ist eine vergleichsweise junge Disziplin. Erst Ende der 60er Jahre des 19. Jahrhunderts wurde, durch die Arbeiten an Patienten mit einer gestörten Sprachproduktion, das in den 20er Jahren von dem französischen Physiologen P. Flourens (1794-1867) tabuisierte Modell einer Lokalisation von Funktionseinheiten, die zur Produktion kognitiver Verhaltensmuster notwendig sind, wieder aufgenommen. Noch in den 30er Jahren desselben Jahrhunderts waren Vorstellungen zur Organisation eines Reflexes nicht klar; die neuroanatomische Grundlage einer entsprechenden Reflexbahn war verborgen. Entsprechend konnte der bedeutende Physiologe Johannes Müller (1801-1858) in dieser Phase der Wissenschaftsentwicklung die Lehre von einer spezifischen Sinnesenergie vertreten.[5] Dieser Auffassung zufolge sind durch Sinnesorgane induzierte Erregungen im Hirn als solche gekennzeichnet. Das Nervensystem funktionierte demnach nicht in einem Funktions-

---

4. Neben Breidbach, Materialisierung, a.a.O., vergl. Brazier, M. A. B. (1988) History of Neurophysiology in the 19th Century. New York. Finger, S. (1994) Origins of Neuroscience. A History of Explorations into Brain Function. New York & Oxford.
5. Vergl. Lohff, B. (1990) Die Suche nach der Wissenschaftlichkeit der Physiologie in der Romantik. Stuttgart.

grundmodus, vielmehr gäbe es verschiedene Arten von Erregungsqualitäten. Die Qualität eines physikalischen Stimulus wäre somit schon von vorneherein, durch die Art der „Verpackung" in der diese Erregung im Hirn vermittelt würde, definiert. Die Identifikation einer Stimulusqualität wäre ein Akt einer inneren, physiologisch nachzuzeichnenden Detektionsmechanik, die über den Projektionsbereich einer Nervenbahn und in deren nachfolgender Verrechnung die Qualität eines Reizeinganges bestimmte. Vielmehr wird angenommen, daß die Sinnesreize in den nachgeordneten Bahnen spezifische Kennungen erhielten, die sie schon in der Qualität des Signales als optisch, akustisch oder etwa auch olfaktorisch induzierte Signale kenntlich machten. Wie problematisch eine derartige These ist, die seitens einer physiologischen Interpretation eine entsprechende Reizdetektion nur zusehends nach „innen" - in „höhere" Hirnregionen - verlagert und dann spätestens dort in die Schwierigkeiten gerät, denen sie in der Peripherie entgangen ist, muß hier nicht weiter interessieren; es zeigt sich allerdings schon in dieser oberflächigen Skizze, wie verworren die Vorstellungen über eine Funktion des Nervengewebes noch um 1850 waren. Erst in diesem Jahrzehnt wurde auch überhaupt eine Vorstellung vom Grundbau des Nervengewebes formuliert.[6]

Erst 1855 war mit R. L. C. Virchows (1821-1902) Cellularpathologie eine Zellenlehre auch innerhalb der Denkmuster der Physiologen etabliert.[7] Die Identifikation der Grundbaueinheiten des Nervengewebes blieb aber problematisch. Erst 1856 wurden - posthum - die Ergebnisse der anatomisch-histologischen Studien des Neuroanatomen Deiters (1834-1863) veröffentlicht, in denen erstmals der Bau einer Nervenzelle eingehender beschrieben

---

6. Vergl. Young, R. (1970) Mind, Brain and Adaptation in the Nineteenth Century.
7. Zum Problemkomplex vergl. Dierig, S. (1993) Rudolf Virchow und das Nervensystem. Zur Begründung der zellulären Neurobiologie. In: Florey, E., Breidbach, O. (Hrsg.) Das Gehirn - Organ der Seele? Zur Ideengeschichte der Neurobiologie. Berlin: 55-80.

wurde.[8] Mit den Ende der 60er Jahre publizierten Arbeiten des Neuroanatomen Meynert war - auf diesen Vorstellungsmustern aufbauend - ein funktionsanatomisches Modell des Nervengewebes formuliert, das die Aussagen der Assoziationspsychologie eines James Mill und das Konzept einer zellulären Organisation des Nervengewebes verschmolz.[9] Meynerts Vorstellungen zufolge bildete die Verknüpfungsstruktur des Nervengewebes die Strukturen, in dem sich die von Mill postulierten Erregungsüberlagerungen des reizaufnehmenden Gewebes ereigneten. Dabei waren Reizeingabebereiche, Bereiche der Überlagerung von Erregungsmodi und Areale identifiziert, in denen die aus den Reizüberlagerungen ermittelten neuen Schwingungsmuster des Hirngewebes fixiert und damit Gedächtnisspuren angelegt werden konnten. Meynert formulierte insoweit die Grundlage der bei Exner dann knapp 25 Jahre später stärker formalisierten Vorstellungen. Meynerts Ansatz einer funktionsmorphologischen Interpretation des Aufbaus des Hirngewebes wurde insgesamt für die Vorstellungen der Neurowissenschaftler vor der Jahrhundertwende leitend. Die funktionelle Interpretation des Nervengewebes, die Darstellung der Bahncharakteristika der Einzelneuronen und die daheraus abgeleiteten möglichen Funktionskreise in der Organisation des Nervensystems wurden zum Programm einer entsprechenden Darstellung. Anatomen, wie F. C. Kenyon, konnten[10]- ausgehend von diesen Vorstellungsmustern - ein Insekten-

8. Deiters, O. F. K. (1865) Untersuchungen über Gehirn und Rückenmark des Menschen und der Säugethiere. Braunschweig.
9. Meynert, T. (1867/68) Der Bau der Grosshirnrinde und seine örtlichen Verschiedenheiten, neben einem pathologisch-anatomischen Corollarium. Vierteljahresschr. Psychiatrie 1(1867): 77-93; 125-217; 1(1868): 381-402; 2(1868): 88-113.
10. Kenyon, F.C. (1896) The brain of the bee. J. Comp. Neurol. 6: 133-210. Kenyon war Insektenneuroanatom, bekannt sind seine Arbeiten zur neuronalen Organisation des Bienenhirnes; ein Überblick über die Entwicklung der Insektenanatomie findet sich in Strausfeld, N. (1976) Atlas of an Insect Brain. Berlin: 3-8.

hirn darstellen, seine neuronalen Elemente anatomisch charakterisieren und dann aus einer Analyse der möglichen Verknüpfungsarchitektur dieses Hirngewebes ein Bild der möglichen Verrechnungsfunktionen eines derartigen Hirnes erarbeiten. Anatomische Studien, wie die des bedeutenden spanischen Neuroanatomen Santiago Ramón y Cajal (1852-1934) oder auch die Arbeiten des Leeuvener Anatomen A. van Gehuchten (1861-1914), folgten diesem Programm, über das sie mit einer sich zusehend verfeinernden anatomisch/histologischen Technik die Reaktionsmuster des Nervengewebes aufzuklären suchten. Hierin stand Exner im „mainstream" der seinerzeitigen Forschung.

III. Hirnstruktur und Hirnfunktionen

Die Neuroanatomie, die in der Endphase des 19. Jahrhunderts die konzeptionellen Grundlagen für ein Verständnis der Hirnfunktionen lieferte, wurde im letzten Jahrzehnt des 19. Jahrhunderts doch wieder brüchig. Die durch die Experimente von Neurowissenschaftlern wie Wilhelm His (1831-1904) und August Henri Forel (1848-1931) in den 70er Jahren abgesichert erscheinende Neuronenlehre, derzufolge das Nervensystem aus Nervenzellen besteht, die über bestimmte sehr enge Kontakte miteinander kooperieren können ohne hierbei jedoch fusioniert zu sein, wurde in den letzten Jahren des 19. Jahrhunderts wieder fragwürdig.[11] Der Ansatzpunkt für eine entsprechende Kritik fand sich in einer Diskussion der bisher verwendeten Techniken, denen verfeinert erscheinende histologische Verfahren entgegengesetzt wurden. Das Resultat war, daß das funktionsmorphologische Postulat, auf dem Exner seine Abhandlung aufgebaut hatte, in Frage stand.

11. Vergl. Shepherd, G. M. (1991) Foundations of the Neuron Doctrine. New York, Oxford; Breidbach, O. (1993) Nervenzellen oder Nervennetze? Zur Entstehung des Neuronenkonzeptes. In: Florey, E., Breidbach, O. (Hrsg.) Das Gehirn - Organ der Seele? Berlin: 81-126.

Exner war Physiologe. Erst 1870 war mit der Arbeit von G. T. Fritsch (1838-1927) und E. Hitzig (1838-1907) über die elektrische Erregbarkeit des Großhirns der methodische und methodologische Rahmen formuliert, in dem dann eine Hirnphysiologie im Sinne einer direkten Darstellung hirnphysiologischer Eigenschaften möglich wurde.[12] Vorab hatte sich die Elektrophysiologie nur mit der Peripherie, mit der Organisation von Reflexbahnen, der Geschwindigkeit der Nervenleitung oder dem Problem einer Hierarchisierung von Teilfunktionsfolgen beschäftigt. Vor 1870 fehlte damit ein Instrumentarium, mit physiologischen Verfahren überhaupt in das Hirn „hineinzusehen". P. Broca (1824-1880) - der für die Vorstellungen zur Organisation der Sprachproduktion die Grundlagen erstellte - arbeitete als Pathologe.[13] Er korrellierte den pathologischen Befund mit einer detaillierten Anamnese und gewann von daher Vorstellungen zur Hirnfunktion. Die Physiologie war demgegenüber an der Analyse nicht nur des „ob", sondern des „wie" solcher Funktionen interessiert. Dabei waren der physiologischen Technik die Auflösungsmöglichkeiten, die ein Anatom in der Analyse der Struktur des Nervensystems gewinnen konnte, verschlossen. Fritsch und Hitzig transformierten den aus der Analyse der peripheren Reflexfunktionen bekannten Reizapparat und die damit verbundenen Vorstellungen zur Interpretation etwaig gewonner Daten auf eine Analyse des Zentralhirns. Wichtig waren dabei Erfahrungen aus der Elektrotherapie, die für entsprechend schwache Reizmuster adaptierten Geräte verfügbar machte. Dabei behandelten Fritsch und Hitzig das Hirn in ihrem Versuchsaufbau so, als sei es eine Struktur des peripheren Nervensystems. Sie gingen davon aus, daß auch das Hirn derart gebaut war, daß ein sensorischer Bereich mit einem definierten motorischen Bereich verknüpft war. Sie setzten damit voraus, daß sich - analog zu den Nerven

12. Hagner, M. (1994) Lokalisation, Funktion, Cytoarchitektonik. Wege zur Modellierung des Gehirns. In: Hagner, M., Rheinberger, H.-J., Wahrig-Schmidt, B. (Hrsg.) Objekte, Differenzen und Konjunkturen. Experimentalsysteme im historischen Kontext. Berlin: 121-150.

13. Vergl. Schiller, F. (1992) Paul Broca. Explorer of the Brain. Oxford.

der Peripherie - auch hirnintern entsprechende Bahnen finden ließen: Durch Reizung eines Hirnbereiches suchten sie, entsprechend bei ihren Versuchstieren, Bewegungsmuster zu induzieren. Die auf solch einen Reiz folgende Verhaltensänderung wurde registriert und als direkte Antwort auf den Reiz interpretiert. Die Beziehung zwischen Reizort und Effektorareal wurde als Reizbahn gedeutet. Über deren etwaige Komplexität konnten dann experimentell: a) durch Vergleich der Effekte mehrerer nebeneinander liegender Reizungen, b) durch Veränderung der Reizintensität, und c) durch Analyse der Stabilität und des Zeitprogrammes einer entsprechenen Reizung Aussagen gewonnen werden. Fritsch und Hitzigs zeigten die zentralen Ergebnisse ihrer Arbeit in einem Schema: An verschiedenen Hunden konnten sie durch Reizung unterschiedlicher Hirnbereiche jeweils analoge Bewegungsmuster induzieren. Entsprechend postulierten sie die Existenz von Zentren, die einzelne - physiologisch näher zu beschreibende - Bewegungsmuster induzierten.

Von dem englischen Physiologen David Ferrier (1843-1928) wurde dieser Ansatz in den 70er Jahren des 19. Jahrhunderts weiter ausgebaut und so auch im anglo-amerikanischen Bereich etabliert.[14] Es kam, wie Dodds in einem seinerzeitigen Review aufwies, zu einem regelrechten Boom einer sich derart reizphysiologisch konstituierenden Hirnphysiologie.[15] Dabei wurden Hirnreizexperimente und pathologische Studien, ggf. auch experimentalmorphologische Studien, in denen die Hirne der Versuchstiere mit zum Teil wenig geschmackvoll erscheinenden Operationstechniken lädiert wurden, kombiniert. Deutlich wird in der Sichtung entsprechender Literatur, daß in diesen frühen Studien die eigentlichen Hirnreizexperimente - nicht zuletzt

14. Vergl. Young, R. (1968) Mind, Brain and Adaptation in the Ninetheenth Century. Cerebral Localization and its Biological Context from Gall to Ferrier. Oxford; Clarke, E., Jacyna, L.S. (1987) Nineteenth Century Origins of Neuroscientific Concepts. Berkeley.

15. Dodds, W. J. (1878) On the localisation of the functions of the brain. J. of Anatomy and Physiology 12: 340-660.

auch bei den interpretatorischen Problemen mit der seinerzeit noch wenig standardisierten Technik - eine eher untergeordnete Rolle spielten. Der größte Teil der Darstellungen basierte von den 70er bis in die 90er Jahre hinein auf pathologischem Material und Läsionsstudien. Auch deren Resultate wurden nach dem Muster der elektrophysiologischen Studien interpretiert, so daß trotz des nummerischen Übergewichts an experimentalmorphologischen Daten die Interpretationsansätze insgesamt den reflexphysiologischen Vorstellungen folgten.

1881 legte auch Sigmund Exner mit seinen „Untersuchungen über Localisation der Funktionen in der Grosshirnrinde des Menschen" eine in diesem Trend liegende Studie vor.[16] Damit publizierte er eine Darstellung, die sich in der Fraktionierung des Reaktionsraumes Hirn seinerzeit mit am weitesten vorwagte.

Ansatzpunkt für Exner waren Hirnreizexperimente, die detailliert und systematisch große Bereiche des Großhirns elektrophysiologisch zu erfassen suchten. Exner tastete mit seinen Elektroden das Hirn regelrecht ab und registrierte die auf eine Einzelreizung hin ausgelösten Reaktionsfolgen. Auch in dieser Schrift war ein Gutteil der Resultate der Auswertung von Hirnläsionen zu verdanken. Ergebnis der Schrift war die Vorstellung einer kleinparzellierten Darstellung von Hirnfunktionsarealen. Mit der 1894 erscheinenden Arbeit ist das 1881 von Exner vorgelegte Bild einer Raumordnung von Hirnfunktionen nicht vereinbar. Es zeigt denn auch über die Deskription hinausgehend keine Darstellung einer etwaigen Funktionsmorphologie des Hirngewebes. Die Physiologie stand sowohl von ihrem methodischen Ansatz als auch in ihren Ergebnissen zunächst weitgehend unvermittelt neben differenzierteren Darstellungen der potentiellen Funktion etwaiger Verrechnungsstrukturen des Hirnes. Auch darin ist Exner für die frühe elektrophysiologische Darstellung der Hirnfunktion charakteristisch. Damit zeigt sich der Anspruch

16. Exner, S. (1881) Untersuchungen über Localisation der Funktionen in der Grosshirnrinde des Menschen. Wien; vergl. Clarke, E., Dewhurst, K. (1972) An Illustrated History of Brain Function. Oxford: 117.

einer derart operierenden Hirnphysiologie, die in dem feinmaschigen Netz ihrer Kartierungen zumindestens der Idee folgte, eine umfassende Erklärung der Hirnfunktionen vorlegen zu können. Um 1900 griff dann der englische Physiologe C. S. Sherrington (1857-1952) noch weiter aus und postulierte - im Rückgriff auf die Anfang des 19. Jahrhunderts laufende Diskussion um eine mögliche hirnphysiologische Interpretation der kognitiven Verhaltensmuster eines Menschen, wie ihn die seinerzeitige Phrenologie formulierte - mit Blick auf die analytischen Möglichkeiten einer reizphysiologischen Charakterisierung etwaiger Lokalisierungen kognitiver Funktionen, eine sich als „Neo-Phrenologie" verstehende Forschungsrichtung.[17]

Insgesamt zeigten sich Neurophysiologie und Neuroanatomie um 1900 allerdings unvermittelt. Die spezielle Situation der Neuronentheorie, die um 1900 wieder brüchig wurde, hatte zur Folge, daß die um 1890 von dieser Disziplin eingenommene konzeptionelle Führungsrolle zerbrach. Einer auf diesem Vorstellungsansatz aufbauenden funktionsmorphologischen Charakterisierung der Hirnfunktionen war damit ihr Boden entzogen. Versuche, die auf Grund von Vorstellungen über die mögliche Verknüpfung von Einzelneuronen physiologische Darstellungen der Hirnaktivität präzisieren wollten, verloren damit ihre Grundlage. Dies gilt auch für die hier vorgelegte, 1894 publizierte Schrift von Sigmund Exner.

Zwar wurde Exners Schrift auch noch nach 1900 rezipiert[18], doch blieb sie mit ihrem konsequent funktionsmorphologischen Ansatz zunächst problematisch. Der spanische Neuroanatom Santiago Ramón y Cajal, der vor 1900 seinen Ruhm durch seine dezidierte Beschreibungen der Verknüpfungsarchitekturen von Nervenzellen begründete, publizierte noch 1933 eine umfassende, zusammenfassende Studie, die seine Grundannahme zu

---

17. Vergl. zum Problemkomplex: Breidbach, Materialisierung, a.a.O.
18. So etwa bei Brodmann, K. (1909) Vergleichende Lokalisationslehre der Großhirnrinde. Leipzig.

verteidigen suchte, daß das Nervensystem aus diskret organisierten Zellen besteht.[19]

Die Entwicklung der Neurophysiologie war inzwischen aber über den funktionsmorphologischen Ansatz zur Erfassung der Verrechnungsprozesse des Nervengewebes hinweggegangen. Erst als die Physiologen mit ihren sich zusehends verfeinernden Methoden die Funktion der einzelnen Nervenzellen zu registrieren vermochten, d.h. nach Mitte der 1940er Jahre, gewannen die älteren neuroanatomischen Darstellungen wieder Interesse. Speziell die umfassende neuroanatomische Charakterisierung Cajals wurde in diesem neuen Forschungskontext interessant, ließ sich doch an seinen Illustrationen die vom Physiologen nur über Messungen rekonstruierbare Verknüpfung der Einzelneuronen direkt anschaulich machen. Die Rezeption der nunmehr alten „Neuroanatomie" vollzog sich unter diesen Prämissen nahezu bruchlos. Die Physiologie konnte nach 1950 an die Ergebnisse und Konzepte, die sie um 1900 verlassen hatte, wieder direkt anknüpfen. So wird denn auch für D. Hebb (1904 -1 985) in seinem 1949 publizierten Band, über die Organisation des Verhaltens, Cajal die zentrale Referenz für die Begründung seiner funktionsmorphologischen Vorstellungen.[20] Hebb setzt damit in seiner Schrift, die - ebenfalls in einem assoziationspsychologischen Rahmen - eine in Netzarchitekturen zu fassende neuronale Verrechnung beschreibt und hierbei - analog dem Versuch Exners - die Konzepte von Neuronalem Netz und lokaler Lernregel darlegt, die nach 1900 unterbrochene Linie der konzeptionellen Entwicklung der Neurowissenschaften fort. Nicht nur die Rahmenkonzepte, sondern auch die anatomischen Bezugsgrößen sind dabei für Hebb und Exner gleich. Beide weisen damit auf die um

19. Ramón y Cajal, S. (1933) Neuronismo o reticularismo? Archivos de neurobiologia 13: 217-291 & 576-646.

20. Hebb, D. O. (1949) The Organization of Behavior. A Neuropsychological Theory. New York; vergl. zum Problem: Breidbach, O. (1996) Vernetzungen und Verortungen. Bemerkungen zur Geschichte des Konzepts neuronaler Repräsentationen. In: Ziemke, A., Breidbach, O. (Hrsg.) Repräsentationismus - was sonst? Braunschweig & Wiesbaden: 35-62.

1900 etablierte funktionsmorphologische Neuroanatomie zurück, wie sie von Ramón y Cajal vertreten wurde. Beide rekurrieren auf ein assoziationspsychologisches Programm, und beide folgen dabei der Auslegung wie sie von Meynert vorgelegt worden war.

IV. Kognition und Neuronale Netze

Was ist nun an dieser Parallelisierung interessant? Interessant ist, wo und wie sich der konzeptionelle Rahmen einer auf Modelle zur Analyse kognitiver Verhaltensmuster zielenden Neurowissenschaft in den ersten fünf Jahrzehnten unseres Jahrhunderts änderte. Der Rekurs auf Hebb - zumindest in seiner grundsätzlichen Ausrichtung - ist dabei, was die skizzierten Grundkonzepte anbelangt, sowohl in den Kognitions- wie auch in den Neurowissenschaften bis in unsere Dekade ungebrochen.[21] Deren konzeptioneller Rahmen scheint in Hebbs Entwurf fundiert. Hebb referiert in seinem Werk aber nicht nur anatomisch/physiologische sondern auch psychologische Konzepte. Seine Analyse der Diskussion um die Gestaltpsychologie, die er in assoziationspsychologischer Weise interpretiert, gibt ihm eine Referenz auch außerhalb der physiologischen Wissenschaften. Dabei kann er auch die seinerzeitigen reflexphysiologisch ausgerichteten Konzepte intergrieren.

Die hier aufgewiesene Parallele mit Exners Werk stellt die skizzierte Dimension der Hebb'schen Arbeit selbst nicht in Frage, aber sie erzwingt eindringliche Fragen nach dem Zusammenhang zwischen konzeptioneller und experimenteller Entwicklung in den Kognitions- und Neurowissenschaften. Hebbs Position knüpft direkt an die Diskussion um 1900 an, was bedeutet, daß die enorme Entwicklung der Physiologie, etwa im Bereich der Elektrophysiologie oder auch in der neurochemischen Charakterisierung der Synapse, sich konzeptionell in Hebbs Entwurf nicht direkt erkennbar abbildet. Dies könnte bedeuten, daß sich die Grundvorstellungsmuster über die Organisation des Hirnes auch

21. Gardner, H. (1985) The Mind's New Science. New York.

nach dem Einbruch der Neuroanatomie für die Forschung erhalten haben und insoweit ihrerseits den Rahmen für die en detail formulierten reflexphysiologischen Vorstellungsbilder gaben. Damit wäre allerdings noch einmal sehr präzise nach den insoweit gegebenen Dispositionen für ein Verständnis der Funktionsarchitektur des Hirnes zu fragen, bildet sich die Chemoarchitektur des Hirnes in derartigen wie den besprochenen Konzepten doch nicht ab.[22] Wurden die Grundfunktionen, die sich als Modell möglicher Verrechnungsprozesse hier ansetzen lassen, durch die Fokussierung auf bestimmte physiologisch abzubildende Teilfunktionen doch schon prädisponiert. Schließlich sind mit der Grundentscheidung, einen Verrechnungsprozeß in einer bestimmten Weise zu denken schon erste Ordnungskategorien formuliert, in denen nun das weitere Denken abläuft. Diese Situtation erzwingt insbesondere eine Überprüfung der Aussagen einer Anatomie, die eben nicht einfach als Fortschreibung der alten Grundtraditionen gedacht werden kann, sondern die vielmehr die hochgradig dynamisierte Denkweise einer biochemischen oder auch entwicklungsbiologischen Sicht zu integrieren hat. Der Vergleich der Konzepte mag hierbei helfen kritische, d.h. im wesentlichen unveränderte Dispositionen zu erfassen und auf ihren konkreten Bezug zu einer Experimentaldisziplin hin zu analysieren.

Dies ist aber nur eine Seite einer entsprechenden Problematisierung. Hebb setzte seine Darstellung mit einem umfangreichen Referat gestaltpsychologischer Konzeptionen an. Dabei bezog er Vorstellungsmuster ein, die sich ebenfalls schon bei Exner finden.[23] Damit steht hier ein ganz analoges Problem in Rede. Inwieweit hat die gestaltpsychologische Diskussion so wie sie bei Hebb referiert ist, die grundsätzlichen schon von Exner expli-

---

22. Vergl. Florey, E. (1993) Memoria. Geschichte der Konzepte über die Natur des Gedächtnisses. In: Florey, E., Breidbach, O. (Hrsg.) Das Gehirn - Organ der Seele? Berlin: 151-216.

23. Ähnliche Vorstellungen äußerte im anglo-amerikanischen Bereich seinerzeit (auch im Rekurs auf Meynert) Alexander Bain; zum Kontext vergl. Breidbach, Materialisierung a.a.O.

zierten Positionen einer Assoziationspsychologie variiert? Und was - so läßt sich fragen - ist von der späteren, nach 1900 zu fassenden Diskussion in Hebbs Konzept eingeflossen?[24] Schreibt sich auch hier - in der Phänomenebene des Psychischen - nur eine Theoriesituation des endenden 19. Jahrhunderts fort? Diese Fragen gewinnen vor allem in Blick auf die Versuche einer eindeutigeren Eingrenzung des Phänomenbereiches Psyche und Kognition in den heutigen Diskussionen im Umfeld einer philosophy of mind an Bedeutung.[25] Wie andernorts schon ausführlicher diskutiert, findet sich hierbei die Möglichkeit und Notwendigkeit, eine Ideen- und Konzeptgeschichte direkt mit theoretischen, die Phänomenschichtung in den derzeitigen Modellen analysierenden Untersuchungen zu verknüpfen, und insoweit Grunddispositionen einer Analyse des kognitiven Verhaltens zu entschlüsseln.[26]

Nun ist diese historische Analyse der Schrift Exners aber nicht auf diese Theoriediskussion im innerneurowissenschaftlich/kognitionswissenschaftlichen Bereich einzugrenzen. Exner vertritt in seiner Schrift selbst einen sehr viel weiter ausgreifenden Anspruch. 1895 formuliert er diesen in einem Brief an seinen Frankfurter Kollegen Ludwig Edinger (1855-1918), den er dabei auch zu einer positiven Besprechung seiner Arbeit zu gewinnen suchte:

„Sie haben“ - so schreibt Exner - „meine Absicht bei jenem Buche richtig erkannt. Es sollte anregen, und zwar in der Richtung, dass man wieder einmal alte Probleme vornehme, auf deren naturwissenschaftliche Lösung man seit Jahrhunderten und Jahrtausenden verzichtet hat, man gehe mit unseren heutigen Kenntnissen an dieselbe heran, und wird finden, dass der harte unzu-

24. Vergl. Lurija, A. R. (1993) Romantische Wissenschaft. Forschungen im Grenzgebiet von Seele und Gehirn. Reinbek bei Hamburg.
25. Breidbach, O. (1999) Comparing minds - A comment on beetles´ intelligence. Theory in Biosciences 118: 1-12.
26. Vergl. Breidbach, O. (1998) Gehirn und Geist. Ansätze zu einem neuen Verständnis. Information Phiosophie 5:18-27.

gängliche Klotz weich geworden ist, durch die von allen Seiten hervorzüngelnde Flamme der Erkenntniss.“[27]

Diese Selbstbewertung ist keineswegs bescheiden, Exner verweist in seinem Brief allerdings auch auf 25 Jahre einer Beschäftigung mit dem angesprochenen Problem, was ihn dann zu diesem Resumée gebracht habe. Derart sind die Empfindung des Schönen, Vaterlandsliebe, Liebe und der freie Wille als Epiphänomene einer assoziationspsychologisch zu beschreibenden Hirnmechanik begriffen. All diese Funktionen sind für ihn nichts als der Ausfluß einer Hirnfunktion. Psyche sei eben nichts als ein diese Art von Verhalten bündelnder Term zur Beschreibung einer reflexiv versicherten Identität eines Reaktionsgefüges. Der Neurowissenschaftler könne insoweit eben doch erklären, was die Welt im innersten zusammenhalte. Er könne dies nicht dadurch, daß er ein Prinzip als notwendiges Moment aller an ihm ansetzenden Folgerungen erkenne, er könne dies einzig dadurch, daß er naturwissenschaftlich argumentiere.

V. Zielsetzung und Argumentationsmuster von Exners Schrift

Exner beschreibt ein Konzept, er legt dar, wie mit der Idee einer neuronalen Funktionsarchitektur das Phänomen der Psyche anzugehen wäre:

„Ich betrachte es also“ - schreibt Exner - „als meine Aufgabe, die wichtigsten psychischen Erscheinungen auf die Abstufungen von Erregungszuständen der Nerven- und Nervencentren, demnach alles, was uns im Bewusstsein als Mannigfaltigkeit erscheint, auf quantitative Verhältnisse und auf die Verschiedenheit der centralen Verbindungen von sonst wesentlich gleichartigen Nerven und Centren zurückzuführen“ (Exner 1894: 3).[28]

27. Brief Sigmund Exners an Karl Edinger, Wien den 1.3. 1895, Edinger-Korrespondenz, Archiv des Edinger-Instituts, Frankfurt a. M.; zu Edinger vergl. Kreft, G., Scholtz, W. (1995) Ludwig Edinger (1855-1918) - Hirnforscher und Neurologe in Frankfurt am Main. In: Doerr, H. W., Korf, H. W. (Hrsg.) Berühmte Ärzte und Neurologen in Frankfurt am Main. Lampertheim: 38-51.
28. Die Zitate „Exner 1894“ beziehen sich auf den hier abgedruckten Text.

Zielsetzung ist damit eine auf eine Funktionsmorphologie des kognitiven Apparates. Dies Programm ist dabei eine mechanistische Darstellung des Grundansatzes von Mill, den Exner im weiteren konkreter, als Variation des Erregungsflusses von Neuron zu Neuron - mediiert über die synaptischen Kontakte der Einzelneuronen - faßt (Exner 1894:11; Exner sprach von den Fortsetzen der Neuronen und Endbäumchen). Er referiert - wie auch später Hebb - entsprechende Befunde Ramón y Cajals, von dem er Abbildungen übernimmt (Exner 1894: 21, 28f.). Die Darstellung der Verknüpfungsdynamik interpretiert er reflexphysiologisch, um schließlich komplexere Typen neuronaler Verknüpfungen aufzuweisen und zu beschreiben. Ausgehend von einer umfassenden Darstellung der insoweit auf eine Reaktion einzelner Zellen zurückgeführten Mechanik der Verrechnungsfunktionen, in der er das Denkmuster der Neuronalen Netze (Exner 1894: 246) und eine Lernregel (Exner 1894: 241) darstellt, entwirft Exner eine Funktionsmaschinerie „Hirn", die er nach dem Denkmuster Mills konzipiert. Auf S. 139 beschreibt er wie sich Reflexe überlagern und in den Abgleichfunktionen des Cortex zu komplexeren Verhaltensmustern gerieren. Die bewußten Bewegungen, die entstünden, rufen - so Exner - bewußte Empfindungen hervor, die dann ihrerseits wieder reguliert werden können, wobei sich über das Empfinden dieser Regulation eine Eigenwahrnehmung konstituiere. Besonders betont Exner hierbei den Bezug von Bewußtsein und Motorik. Verhalten ist ihm immer Verhaltensäußerung in einer Motorik, wie ihm Erfahrung immer sensorisch vermittelt ist. Bewußtsein ist demnach ein selbstregulierter Prozeß, der jede Reflexaktion begleitet. Insoweit greift Exner mit diesem Arbeitsbegriff von Bewußtsein ein Bezugsmoment, das er als Referenzpunkt physiologischer Aktionen ansetzen kann. Damit kann er dann auch einen Empfindungsbegriff einführen. Die Referenz ist das derart gefaßte Bewußtsein, das er insoweit seinem Denken immer schon vorgibt, um es dann in seinen Äußerungen zu erfassen: so ist ihm eine Empfindung ein nicht weiter zerlegbarer Anteil eines Sinneseindrucks (Exner 1894: 177).

Wie aber erklärt sich nunmehr die Komplexität der Reaktionsräume und damit die Möglichkeit in einer analytischen Darstellung der Reaktionsschichtungen des Hirns das Psychische selbst zu fassen? Exner rekurriert auf die Evolutionslehre, es gibt eine - wie er schreibt - „philogenetische" Erklärung der Genese mentaler Systeme. Nach seiner Vorstellung startet die Evolution mit einem einfachen Verknüpfungsschema des Nervengewebes, das sie durch Variation der Kontaktstruktur und durch Vervielfachen vorgegebener Bildungsstrukturen zusehends diversifiziert.[29] Entscheidend ist, daß Exner nunmehr alle Wahrnehmungen und Empfindungen auf die eingangs skizzierte Verknüpfungstruktur des Nervengewebes, „auf quantitativ variable Erregungen verschiedener Antheile dieser Summe von Bahnen" (Exner 1894: 225) zurückführt. Damit ergibt sich - auch dies ist wichtig - eine interne Bemessungsfunktion für das, was vom Hirn wahrgenommen wird. Exner redet - ganz im Sinne von Mill oder später Meynert - nicht von Repräsentationen einer Außenwelt, die in einzelnen Hirnteilen abgelagert werden könnten. Die Bewertungsfunktionen und damit auch die Wahrnehmungsmuster sind für Exner rein auf hirninterne Verrechnungsstrukturen zurückzubinden: „β) Zwei Empfindungen sind für das Bewußtsein gleich, wenn durch den Sinnesreiz dieselbe Rindenbahnen in demselben Masse in Erregung versetzt wurden. γ) Zwei Empfindungen sind ähnlich, wenn wenigstens ein Theil der in beiden Fällen erregten Rindenbahnen identisch ist. δ) Die Qualität der Empfindung [...] sind demnach das Resultat der Erregung verschiedener Bahnen der Großhirnrinde" (Exner 1894: 225).

Ausgehend von diesem Grundmuster entwickelt er nun eine neurophysiologische Umschreibung von Vorstellungsprozessen und Bewußtseinszuständen. Eine Vorstellung ist für ihn dabei ein „Erregungskomplex [...], der über einen großen Theil der Hirn-

29. Exner formuliert hier eine Vorstellung wie sie später der Neuroanatom Valentin Braitenberg in seinem Buch „Vehicles" zum Ausgangspunkt seiner synthetischen Physiologie machte; Braitenberg, V. (1984) Vehicles. Experiments in Synthetic Physiology. Cambridge, Mass.

rinde verbreitet ist" (Exner 1894: 272). Diese Vorstellung oder die Wahrnehmung kann sich dann assoziativ mit anderen Vorstellungen verbinden, „die im Gedächtnisse ruhen" und so zu einem Bewußtseinsinhalt werden (Exner 1894: 274). In der Überlagerung derartiger Bewußtseinserfahrungen gewinnt sich - Exner zufolge - Selbstbewußtsein, und dies um so mehr, „je enger die erweckten Vorstellungen mit den Erfahrungen des Indivduums verknüpft und je mehr sie den Stempel des Selbsterlebten tragen" (Exner 1894: 274). So einfach löst sich für Exner - im Transfer der assoziationspsychologischen Vorstellungsansätze in sein Modell eines Neuronennetzes - „das Räthsel des Bewusstseins" (Exner 1894: 278).

Insofern kann Exner im weiteren dann summarisch die Erscheinungen der Intelligenz, zunächst in deren Denkformen: Begriff, Urteil und Schluß darstellen:

„Das Spiel der Vorstellungen wickelt sich also ab nach den vorhandenen Verwandtschaften und nach der Stimmung der Hirnrinde, d.h. nach den von früher her noch bestehenden temporären Bahnungen, so dass wir leicht in die Gedankenreihen der letzten Stunde und Tage verfallen, die auch bei ferneren Verwandtschaften und Tagen anklingen" (Exner 1894: 325) Insoweit weist sich der Phänomenraum Bewußtsein und mit ihm auch das Denken eben - wie eingangs postuliert - als Funktion der Verknüpfungsarchitektur des Hirnes aus. Strukturen, die von der Erfahrung unbeeinflußt, die Grundanlage eines Verknüpfungsgefüges im Hirn bieten, werden entsprechend denn auch vererbt. Insofern sind die in ihnen vorgegebenen möglichen Assoziationen von Erregungsfolgen denn auch bei allen Vertretern einer entsprechenden Art gleich. Dies erklärt nach Exner, warum und in welcher Weise Instinkt erblich ist.

Die entsprechenden Verknüpfungen sind also entweder fest - und damit artkonstitutiv - oder sie sind erfahrungsbedingt modifizierbar und demnach auf Grund der Erfahrung oder eines spezifischen Trainings optimiert. Wille, Freiheit und Gefühle sind - nach Exner - derart als Variationen in einem Erregungsgefüge, respektive als Funktionen dieses Erregungsgefüges deutbar. Wie drastisch Exner hierbei die Einzelsituation darstellt, verdeutlicht seine neurobiologische Skizze der Liebe zwischen einem Mädchen und einem Jüngling in Blick auf die erfahrungsbedingten Modifikationen im Hirn des Letzteren: Auf S. 346 beschreibt er die entsprechenden Effekte einer spezifischen Veränderung der Bahnen „zwischen Rinde und Gefühlscentrum, und somit die erste vielleicht noch schwache Association zwischen der Vorstellung eben dieses Mädchens und jenen Centren. ‚Der Jüngling ist verliebt' Diese Association kann zu einer immer steigenden Verwandtschaft zwischen den beiden Gebieten des Centralnervensystems führen, jede Annäherung, der erste Kuss wirkt kräftig bahnend ein, und wenn die Association eine Festigkeit gewonnen hat, wie die zwischen einem gehörten und gelesenen Wort, also die Vorstellung des Mädchens fast mit Nothwendigkeit das Gefühl hervorruft, so sagen wir, es bestehe eine dauernde Liebe" (Exner 1894: 346).

Was ist dies für eine Darstellung der physiologischen Erklärungen psychischer Erscheinungen? Exner transferiert einen alten Vorstellungshorizont von dem, was Bewußtsein ist - den der Assoziationspsychologie - in sein Vorstellungsmuster eines nur in seinen Verknüpfungsdiagrammen faßbaren Hirnmechanismus. Was er zeigt ist, daß sich der Argumentationsgang Mills schlüssig in den Vorstellungsraum einer derartig gefaßten Hirnphysiologie abbilden läßt. Schon dies ist nicht ganz unproblematisch, verwies Mill doch auf David Hartley (1704-1757) zurück, der im Beginn des 18. Jahrhunderts, also vor den Diskussionen um eine Transzendentalphilosophie oder der auf Kants kritischen Positionen aufbauenden Lehre von der Organsiationsschichtung des menschlichen Denkens publizierte. Exners Wahrnehmung der Psyche ist insoweit nicht umfassend, sie ist eingegrenzt auf das assoziationspsychologische Bild, das sich in der Konstruktion Meynerts vermittelte. Schlüssig und konsequent ist dabei die Rückführung der Physiologie auf den Reaktionsmodus des Hirninnenraumes. Exner begriff das Hirn als Verrechnungsstruktur. Er formulierte damit schon 1894 die letzte Konsequenz einer Theorie der Parallelverarbeitung. Bemerkenswert hieran ist, daß Exner auch die Bewertung des Erfahrenen nicht durch eine Außeninstanz sondern durch das Hirn selbst konstituiert wissen will. Exner verzichtet auf eine äußere Repräsentation, auf einen externen Beobachter zur Bewertung der intern verrechneten Information. Der Innenraum des Schädels in der ihm eigenen Mechanik entscheidet nach Exner über die Qualifizierung des qua Sensorik an das Hirn Vermittelten.

Exner zeigt, inwieweit es für die seinerzeit moderne Neurowissenschaft möglich war, eine zu Beginn des 19. Jahrhunderts rein hypothetisch formulierte Mechanik der Verrechnungseigenheiten eines sensorisch determinierten Systems in eine Sprachform umzusetzen, die die Struktur des Hirnes mit den Vokabeln der seinerzeitigen Funktionsmorphologie zu beschreiben erlaubt. Nun waren mit Entitäten wie Neuron oder Synapse 1894 aber keineswegs zweifelsfrei charakterisierte Funktionseinheiten benannt. In diesen Begriffen faßte sich vielmehr jeweils noch eine Hypothese zum Verständnis der Verrechnungseigenheiten des Hirnes. Exners Versuch bringt insoweit zunächst zwei Beschreibungsvorschläge in Deckung, den der Assoziationspsychologie und den einer auf der Neuronentheorie aufbauenden Funktionsmorphologie. Er zeigt damit die Versatilität der Neurowissenschaften um 1900, denen es gelingt, das Vokabular einer Psychologie in die Dimension des Physiologischen einzuholen.

VI. Physiologische Psychologie?

1874 hatte Wilhelm Wundt (1832-1920) in seiner physiologischen Psychologie genau dies, eine Fundamentierung der Psychologie auf physiologischer Grundlage, vorgelegt.[30] Dabei konnte Wundt aufweisen, daß die Physiologie zureichte, um zu beschreiben, daß die Hirnreaktionen als notwendige Vorausset-

30. Wundt, W. (1874) Grundzüge der physiologischen Psychologie. Leipzig. Vergl. Woodward, W. R. (1982) Wundt`s program for the new psychology: vicissitudes of experiment, theory and system.
In: Woodward, W. R., Ash, M. G. (Hrsg.) The Probelmatic Science. Psychology in Nineteenth-Century Thought. Praeger: 167-197.

zung psychologischer Reaktionen anzusehen seien. Die daheraus gezogene Konsequenz der Parallelisierung des physiologischen und des psychologischen Beschreibungsansatzes war in systematischer Hinsicht aber noch nicht tragfähig. Wundt gelang es nicht, die psychologische Beschreibungsebene in die Dimension des Physiologischen einzuholen. Andererseits fand sich aber auch in der Sichtung der Phänomenebene der Psychologie für Wundt keine Fundamentierung des in dieser Wissenschaft beschriebenen Phänomenareals. Der Verweis in die Logik - im Versuch einer systematischen Charakterisierung der Phänomenschichtungen des Kognitiven - band Wundt dann nach 1890 allerdings auch seinerseits in die Physiologie zurück.[31] Nur hier fand er eine experimentell beschreibbare Schichtung von Phänomenen, die sich dann auch seinem Ansatz zufolge in sich sicherte. Allerdings läßt sich das in der Psychologie Faßbare nicht auf die Physiologie reduzieren. Konzepte eines psychophysischen Parallelismus, wie sie in eher naiver Form etwa auch von dem Evolutionsbiologen Ernst Haeckel (1834-1919) vorgelegt wurden - mit der Idee, die Natur von vorneherein als beseelt begreifen zu können und in ihr - parallel zur Ausformung immer komplexerer physiologischer Formen - auch eine Komplexitätszunahme des Seelenlebens zu finden - konnten die damit anstehenden Probleme, wie angedeutet, nicht lösen. Wie das oben zitierte Beispiel des verliebten Jünglings zeigt, schließt Exner andere als in den physiologischen Termini faßbare Wahrnehmungsbereiche schlichtweg aus. Ziel einer kognitiven Neurobiologie in seinem Sinne ist eine Rückführung der eher metaphorisch zu verstehenden Sprachebene einer Psychologie auf die Realia der Physiologie, die in Konsequenz dann eben nichts außer ihr selbst anerkennt. Daß es möglich ist, dieses Konzept in der Terminologie einer Neurowissenschaft zu formulieren, rechtfertigt ihm seinen Ansatz.

---

31. Wundt, W. (1893) Erkenntnislehre. 2. Auflage, Stuttgart; vergl. Ziche, P. (1999) Einleitung. In: Ziche, P. (Hrsg.) Introspektion. Texte zur Selbstwahrnehmung des Ichs. Wien, New York: 1-42.

Insofern muß es dann auch nicht mehr verwundern, daß nach der breiten Darstellung des von ihm zugrunde gelegten Mechanismus die Durchführung, d.h. die Realexplikation der Denkmöglichkeit einer entsprechend ausgerichteten Physiologie, denkbar knapp ausfällt. Willensfreiheit, Ästhetik und Liebe finden sich auf vergleichsweise wenigen Seiten geklärt. Exners Entwurf - nichts zu sehen, als das, was in seiner Perspektive - der eines Physiologen - sinnvoll erscheint, wurde seinerseits in Konsequenz durchgehalten. Eine schon 1882 publizierte Schrift Exners, über die Bewertung der Engeldarstellungen Michelangelos und ähnlicher Künstler, zeigt in ihrer drastischen Reduktion der Perspektive eine der hier skizzierten Gedankenführung ähnliche Konsequenz. Exner reduzierte die Frage nach der Qualität der Darstellung und den beim Betrachter zu induzierenden Reaktionen auf das ihm direkt Faßbare - auf die funktionsanatomisch sinnvolle Konstruktion von Engeln und Putten.[32] Daß hier Ästhetik nur im Sinne einer naiv beschreibenden Natürlichkeit - im Sinne der Funktionsanatomie eines Wirbeltieres - beschrieben wird, ist das Eine, daß damit die Frage der Dimension des Dargestellten von vorneherein auf einen naiven Realismus reduziert wird, die andere Seite.

Exner war ein in der Präzision seiner Argumentation zwar besonderer, in Anspruch und Aussage aber keineswegs exzeptioneller Naturforscher. Bei Neurophysiologen und Neuroanatomen der Zeit finden sich analoge Aus- und Ansprüche. Aus je eigenen, ihrem Forschungsansatz folgenden Perspektiven entwarfen Paul Flechsig (1847-1929), seinerzeit Rektor der Universität Leipzig, August Forel, Leiter der Klinik Burghölzli bei Zürich, Karl Wernicke (1848-1904) Kliniker und Schüler Meynerts, oder auch Arbeiten Santiago Ramón y Cajals ähnliche Konzepte.[33] All diesen Entwürfen gemeinsam ist das Postulat, die Seele nunmehr in der Hirnphysiologie gefunden zu haben, Willensfreiheit, Ich

---

32. Exner, S. (1882) Die Physiologie des Fliegens und Schwebens in den bildenden Künsten. Wien.

33. Vergl. zum Problem: Breidbach, Materialisierung a.a.O.

und Liebe demnach als neurophysiologisch zu beschreibende Größen erfassen zu können und - ganz im Sinne des von Exner in seinem Brief an Edinger formulierten Anspruchs - nach mehr als 2000 Jahren nunmehr endlich die Philosophie zu ersetzen, und in einer naturwissenschaftlichen Grundlegung die entsprechende Problembearbeitung in neuer Weise zu konturieren. Daß entsprechende Forderungen in fast derselben Diktion mehr als hundert Jahre nach Exner in nahezu identischer Argumentation derzeit wieder auftauchen, wird im weiteren noch interessieren. Nur bliebe vor einer umfassenden Analyse der etwaigen Differenzen in derartigen Entwürfen zwischen gestern und heute zu klären, was an den hier eingeklagten Fundierungen „naturwissenschaftlich" im reklamierten Sinne - sei.

Für Exner hieße „naturwissenschaftlich" zunächst, daß etwaige Äußerungen zu einem Gegenstandsbereich experimentell zu belegen seien. Hier wird die historische Rekonstruktion spannend: Wissenschaftshistorisch ergab sich die Situation, daß kurz nach Erscheinen von Exners Schrift die Postulate einer auf der Neuroanatomie aufbauenden funktionsmorphologischen Interpretation der Struktur des Hirngewebes - wie angedeutet - zusammenbrachen. Schon die historische Analyse weist demnach also auf, daß die Argumentationen - ganz wie es Exner in seinem zitierten Brief an Edinger beschrieb - nichts als eine Hypothese formulierten, eine Hypothese allerdings, die in ihrer Konsequenz einen Anspruch dokumentierte, der einen Moment innehalten lassen sollte, um zu fragen, inwieweit sich die - wie skizziert - noch junge Neurowissenschaft in der Lage sah, einen derartigen Anspruch zu vertreten.

VII. Natur-Wissenschaftslehren

1894 lag Virchows Zellehre noch keine 50 Jahre zurück. Darwins „Origins of Species" waren vor gerade 45 Jahren erschienen. Eine Genetik war - zumindest in der allgemeinen wissenschaftsinternen Wahrnehmung - nicht existent. Dennoch formulierte ein Physiologe in einer - kritisch gesehen - mehr als fragmentarischen Situation eines neurophysiologischen Wissenschaftsgebäudes, in einer auf Hypothesen gegründeten Interpretation der funktionellen Grundorganisation des Nervensystems und in seiner Situation in der sich Forscher noch hüteten, in ihrem Argumentationsgang offen auf evolutionsbiologische Formungsmechanismen - die ebenfalls nur postulierbar aber nicht explizierbar waren - zu verweisen, den Anspruch, den Bereich des Kognitiven entschlüsselt zu haben.[34]

Der Anspruch, der hier aufscheint, erwies sich als nahezu umgekehrt proportional zum dem in diesen Wissenschaften vorgebrachten Erklärungspotential. Was zeigt dies? Exner und auch die Neurobiologie insgesamt standen mit ihrem Anspruch, die Rätsel des Bewußtseins lösen zu können, nicht allein. Um 1900 formierte sich ein Biologismus, der von einer evolutionsbiologischen Interpretation der Strukturierung alles dessen, was biologisch beschreibbar war, getragen schien. Seinen prägnantesten Ausdruck erhielt diese Art der biologisch fundierten Inblicknahme der „humanities" im Kontext des sogenannten Monismus, einer vergleichsweise heterogen strukturierten Weltanschauung, die aber insbesondere ihr Anspruch einte, die bisherige Dominanz einer ästhetisch/(fach)philosophischen Welterklärung in einer naturwissenschaftlich fundierten Weltsicht brechen zu können.[35] Damit waren, dies ist schon fast notwendige Konsequenz dieses Ansatzes, die einzelnen Lösungsversuche fachlich verankert. Der Ansatz des Monismus ist demzufolge keine umfassend strukturierte Theorie der Natur, in der dann auch die Einzeldisziplinen der Naturwissenschaft verortet wären, vielmehr wurde solch ein Ansatz jeweils in den einzelnen Disziplinen gefunden, was als notwendige Konsequenz eine gewisse Ausschließlichkeit der Einzelperspektiven und eine Reduktion der jeweils möglichen Gesamtsicht zur Folge hatte. Entsprechend finden sich denn

34. Zum Problemkontext vergl. Fischer, M.S. (1997) Cladismus, Phylotypus und biogenetsches Grundgesetz. Theory in Biosciences 116: 367-381.

35. Weber, H. (1999) Monistische und Antimonistische Weltanschauung um 1900. Eine Auswahl-Bibliographie. Berlin.

auch Monismen in den Blickrichtungen der Chemie, Neurologie oder der Evolutionswissenschaften.[36] Vertreter derartiger Perspektiven waren - und damit ist der Vergleich zu Exners Entwurf möglich - reputierte Naturwissenschaftler, die aus ihrem Erfolg in den Einzelwissenschaften eine im Anspruch weiter zielende Welterklärung suchten und hierheraus auch direkte Konsequenzen für eine ethisch-ästhetische Fundierung menschlichen Zusammenlebens und menschlicher Wertvorstellungen ableiteten. Konsequent forderte etwa der Evolutionsbiologe Haeckel, unter der von ihm propagierten, naturwissenschaftlich fundierten Weltsicht nicht etwa nur die seinerzeitige Philosophie neu zu bewerten, sondern vielmehr das vorhandene Wertgefüge einer Gesellschaft insgesamt umzuschichten und dabei den von ihm propagierten Monismus keineswegs bloß als rationale Leitschnur für innerwissenschaftliche Diskussionen zu nutzen.[37] Haeckel propagierte das Programm einer monistischen Religion. Er forderte damit die emotionale Basis einer Weltversicherung in der monistischen Weltsicht zu finden. Daß es ausgehend von dieser Diskussion dann nurmehr ein kleiner Schritt zu einer monistisch durchkonzipierten Lebensgemeinschaft war, ist einsichtig. Daß solch eine monistische Kolonie dann auch kurzzeitig in der Nähe von Eisenberg in Ostthüringen bestand, ist allerdings weniger bekannt.[38]

Was waren nun die Inhalte solcher monistischer Weltanschauungen? Haeckel propagierte einen evolutionsbiologisch fundierten Monismus.[39] Die Einheit der Welt sei nicht künstlich, durch eine Scheidung in naturwissenschaftlich Darstellbares und eine Dimension des Geistes zu zerstückeln. Der Geist sei immer

36. Vergl. Breidbach; Monismus um 1900 - Wissenschaftspraxis oder Weltanschauung? Stapfia 56: 289-316.

37. Haeckel, E. (1899) Die Welträthsel. Bonn.

38. Wilhelm Ostwald beschrieb diese Monistensiedlung in seiner 74. Sonntagspredigt. In: Ostwald, W. (1917) Monistische Sonntagspredigten III. Leipzig: 169.

39. Vergl. Breidbach, Monismus, a.a.O., wo auch weiterführende Literatur angegeben ist.

schon Teil der Natur und werde insofern auch von den Naturwissenschaften erfaßt. Entsprechend sei dann auch kein Bruch zwischen einer Natur- und einer Geistesgeschichte anzusetzen. Die Natur sei eben alles und derjenige, der dieses einsehe, werde sich über die Naturwissenschaften seiner Natur versichert. A. Forel fand einen entsprechenden Ansatz aus seiner neurologischen Perspektive.[40] Er ging von der lebensweltlich erfahrenen Einheit der Aktion eines sich zugleich kognitiven - im Sinne eines der Selbstreflexion bewußten - und physiologischen - im Sinne eines naturwissenchaftlich abbildbaren - Zustandes aus. Hieraus formulierte er den Ansatz einer Weltsicht, die dieser Einheitlichkeit gerecht wird und damit Geist und Natur nicht künstlich zerreißt und insofern die Seele als Funktion des Hirnes und umgekehrt die Funktion des Hirnes als beseelt begreift. Von diesen beiden eher biologisch ausgerichteten Monisten hebt sich der Chemie-Nobelpreisträger Wilhelm Ostwald (1853-1932) ab, der sein Prinzip für einen Monismus über seine Darstellung der chemischen Reaktionen fand.[41] Ostwald zufolge ist nicht das Reaktionsprodukt einer chemischen Reaktion sondern deren Dyamik das entscheidende Grundmoment einer Chemie. Die Reaktion der chemischen Substanzen ist dabei als ein kontinuierlicher Transformierungsprozeß zu begreifen, der allein in seinem energetischen Potential und den damit vorgegebenen Ausrichtungen von Reaktionsschichtungen erfaßt werden kann. Konsequent formuliert er denn auch ein auf Energetik beruhendes Modell von Welt, das - so Ostwald - schon in seinem Grundansatz die Diremption von Materie und Form und somit einen Dualismus ausschließt.

---

40. Vergl. hierzu: Weber, H. (1999) Psychologischer Monismus, monistische Weltanschauung und monistische Ethik. August Forel 1848-1931 und der Deutsche Monistenbund (D. M. B.). Magisterarbeit, Univ. Jena; Drehsen, V., Zander, H.C. (1996) Rationale Weltveränderung durch „naturwissenschaftliche“ Weltinterpretation? Der Monistenbund - eine Religion der Fortschrittsgläubigkeit. In: Drehsen, V., Sparn, W. (Hrsg.) Vom Weltbildwandel zur Weltanschauungsanalyse. Berlin: 217-238.
41. Vergl. Ostwald, W. (1902) Vorlesungen über Naturphilosophie. Leipzig.

Wichtig in diesem Zusammenhang ist, daß Ostwald - wohl am prägnantesten von all den hier benannten Vertretern - die Funktion der von ihm vertretenen Weltsicht in der Problemgeschichte einer Naturbetrachtung gesehen hat.

Ostwald schreibt eine Naturphilosophie. Dabei führt er aus, daß er den Begriff der Naturphilosophie sehr bewußt wähle, trotz der Diskreditierung dieses Begriffs durch die vormalige idealistische Naturphilosophie, eben um den seinerzeit erhobenen Anspruch, das Naturganze und damit die Natur selbst zu erklären, von vorneherein als Programm seines Ansatzes erkennbar zu machen.

Naturphilosophie unter der Perspektive der Naturwissenschaft hat für Ostwald dabei den Vorteil, daß die in der Philosophie bloß hypothetisch zu erschließende Prinzipierung einer Weltsicht in einer naturwissenschaflich fundierten Naturlehre anders gelöst sei. Die einzelwissenschaftliche Analyse der Natur versorge das Denken über Natur mit empirisch dokumentierten Prinzipien, von denen her dann eine Naturphilosophie entwickelt werden könne. Damit findet sich bei Ostwald direkt artikuliert, was bei Exner nurmehr als unterschwelliges Moment seiner Argumentationen zu finden war. Das, was Natur ist, ist ihm zufolge in der Beobachtung unmittelbar präsent. Diese Idee der Unvermitteltheit einer Naturerkenntnis ist um 1900 generell Thema und bildet den Hintergrund der monistischen Weltsicht.

In aller Konsequenz findet sich dieser Gedanke in Haeckels Arbeiten. Dabei setzte Haeckel die Idee der induktiven Wissenschaften, in der Anschauung der Natur diese als solche direkt erkennen zu können, in aller Konsequenz um: Zwischen 1899 und 1904 publizierte Haeckel eine Folge von Tafeln, die unter dem Titel „Kunstformen der Natur" schon in der Zeit breiteste Resonanz erhielten.[42] Dargestellt finden sich Organismen. Die Darstellung ist durch die Wahrnehmungsmuster der Zeit geprägt und vermochte so auch sehr direkt und umfassend auf diese zurückzuwirken. Haeckel präsentierte diese Tafeln aber nicht etwa als eine auf eine größere Popularisierung seiner Forschungen zielenden Darstellung. Haeckel legt in ihnen - seinem eigenen Bekunden zufolge - vielmehr eine wissenschaftliche Arbeit vor. Abbilden, die Darstellung des zu Sehenden, ist für ihn - wie er im beschließenden Kapitel der Kunstformen schreibt - Dokumentation einer Naturerkenntnis. Zu zeigen, wie die Natur erscheint, ist für ihn die Darstellung dessen, was die Natur ist. Die Naturwissenschaft ist eine Anschauungswissenschaft, sie setzt das ins Bild, was der Erkennende in der Natur findet. Die Kunstformen der Natur sind keinesfalls bloß Illustrationen. Die Tafelbilder der Kunstformen der Natur zeigen Haeckel, was Natur wirklich ist. Naturerkenntnis, wie sie hier demonstriert ist, ist in den Abbildungen abzulesen. In diesen fasse sich die Natur dessen, was dort eine Darstellung fand und in diesen Einzelheiten begreife sich Natur.

Exner war kein Monist. Er verkündete keine naturwissenschaftlich fundierte Glaubenslehre. Exners Anspruch und auch die Art der Durchführung seines Programmes zeigt aber Konturen, die denen der skizzierten Entwürfe vergleichbar sind. Dargestellt wird die Natur des kognitiven Prozesses bei Exner nur insofern, als sie in den Konturierungen einer Physiologie möglich ist. Die Darstellung der kognitiven Funktionen ist soweit auf das reduziert, was in der Physiologie zu formulieren ist. Derart begreift Exner die bildende Kunst als ein Tun, das in Bildern die Strategien fixiert, mit denen unser Wahrnehmungsapparat die Welt aufnimmt. Das künstlerische Bild fixiere derart ein Schema der Weltwahrnehmung: „Also“ schrieb Exner 1882 „derartige, auf den Erinnerungsbildern beruhende Analogieschlüsse wirken in intensivster Art und uns selbst unbewusst auf die Deutung der Gesichtseindrücke, die wir haben. Mehrere in selben Sinne wirkende Analogieschlüsse unterstützen sich gegenseitig. Dies ist

42. Haeckel, E. (1899-1904) Kunstformen der Natur. Leipzig; insbesondere das Nachwort; vergl. Krauße, E. (1995) Haeckel: Promorphologie und „evolutionistische“ ästhetische Theorie - Konzept und Wirkung. In: Engels, E.-M. (Hrsg.) Die Rezeption von Evolutionstheorien im 19. Jahrhundert. Frankfurt: 347-394; Daum, A. (1996) Das versöhnende Element in der neuen Weltanschauung. In: Drehsen, V, Sparn, W. (Hrsg.) Vom Weltbildwandel zur Weltanschauungsanalyse. Berlin: 203-215. Breidbach, O. (1998) Kurze Anleitung zum Bildgebrauch. In: Haeckel, E., Kunstformen der Natur. Neudruck. München: 9-18.

die psychologische Palette, mit der jeder Künstler malt“, und die Exner in seiner 12 Jahre später erschienenen Schrift denn auch in ihren physiologischen Grundlagen zu beschreiben suchte.[43]

VIII. Biographische Bemerkungen zu S. Exner

Sigmund Exner wurde am 5. April 1846 als Sohn eines Prager Professors der Philosophie geboren. Sein Vater wechselte später als Ministerialbeamter nach Wien, wo Sigmund Exner dann das Gymnasium besuchte. Ab 1865 studierte er in Wien Medizin und wurde schon im zweiten Studienjahr in das für seine dezidierte Experimentalmethodik berühmte Laboratorium des Physiologen E. W. Ritter von Brücke (1819-1892) als wissenschaftlicher Mitarbeiter aufgenommen. 1867 veröffentlichte er seine erste Arbeit - eine Studie über die Brownsche Molekularbewegung. 1868 ging er für ein Jahr zu H. von Helmholtz (1821-1894) nach Heidelberg, und kehrte 1869 nach Wien zurück, wo er 1870 promoviert und 1871 habilitiert wurde. 1874 wurde er außerordentlicher und 1891 - als Nachfolger von von Brücke - ordentlicher Professor an der Universität Wien und zugleich Vorstand des Instituts für Physiologie.

Exners Hauptarbeitsgebiet galt der Sinnesphysiologie. Es umfaßt Studien über Geruchsorgane und Arbeiten über die Empfindlichkeit der Netzhautperipherie, über Bewegungssehen, über entoptische Erscheinungen, über Netzhautregeneration, über den Farbenkontrast und über das Sehen der Facettenaugen. Dabei wurde Exner mit seiner konsequent vergleichend evolutionsbiologischen Darstellung und Interpretation physiologischer Phänomene zu einem der Väter einer vergleichenden Physiologie.[44] Daneben finden sich Arbeiten zum Problem der Sprachproduktion, der Schallmessung und zu den Problemkomplexen der Physiologie des Muskels und der Geschlechtsorgane. A. Durig cha-

43. Zitat aus: Exner, S. (1882) Die Physiologie des Fliegens und Schwebens in den bildenden Künsten. Wien: 36.
44. Vergl. Stavenga, D. G., Hardie, R. C. (Hrsg.) (1988) Facets of Vision. Berlin.

rakterisierte Exner in seinem Nachruf als einen geborenen Naturforscher, „... der naturfreudig durch Wald und Flur zog, überall beobachtete und überall Anregungen unmittelbar aus der Natur empfing. Auf diese Beobachtungsgabe sind seine Untersuchungen über das Schweben der Vögel, jene über den Flug der Brieftauben und über die elektrischen Eigenschaften der Federn und Haare wie die Anregung zu den Untersuchungen über das Hören der Fische zurückzuführen. Sein besonderes Lieblingsgebiet war in der letzten Zeit die Schaffung und der Ausbau des Phonogrammarchives gewesen. Er hatte die Anregung gegeben die Dialekte, Sprachen fremder Völker, deren Gesänge aber auch Stimmporträts berühmter Zeitgenossen phonographisch festzuhalten und durch die Übertragung auf galvanoplastisch hergestellte Negative unverwüstlich und stets reproduzierbar zu erhalten“.[45] Beim Neubau des physiologischen Institutes 1899 konzipierte Exner, durch seine akustischen Berechnungen geleitet, einen Raum mit geneigter Decke, der seinerzeit für viele Vortragsräume das Modell abgab.

Besondere Bedeutung hatten seine Arbeiten über die Lokalisation von Verhaltensfunktionen im Hirn, speziell seine Arbeiten zur Funktionsarchitektur der Sehrinde. Daneben finden sich Studien zur Organisation der assoziativen Verbindungen im Hirngewebe. Die Summe seiner diesbezüglichen Überlegungen zog Exner in dem hier wieder vorgelegten, im Orginal 1894 publizierten Band zum Versuch einer physiologischen Erklärung der psychischen Erscheinungen. 1917 wurde Sigmund Exner - u.a. auch auf Grund seiner Verdienste für den medizinisch/physiologischen Unterricht - zum Ritter Exner von Ewarten geadelt. Er starb am 5. Februar 1926 in Wien.

Der Vater Sigmund Exners, Franz Exner (1802-1853) begann seine Karriere, nach Studium in Wien und Pavia 1831 als ordentlicher Professor für Philosophie an der Universität Prag. Er war

45. Durig, A. (1926) Sigmund von Exner-Ewarten em. Leopoldina 2: 230; vergl. Durig, A. (1929) Sigmund Ritter von Exner-Ewarten. Neue österreichische Biographie. Bd. 4. Wien: 44-54.

von 1845-1847 Mitarbeiter der durch die Studienhofkommission vorbereiteten Reform der Gymnasien und philosophischen Studien in Wien. Er wurde dann 1848 von der Universität Prag als Ministerialrat ins Ministerium für öffentlichen Unterricht nach Wien berufen und im gleichen Jahr Mitglied der Akademie der Wissenschaften. Seine Vorarbeiten zu einem Entwurf der Reorganisation der Gymnasien und Realschulen in Österreich wurden zur Grundlage weiterer Überlegungen zur Reorganisation des Unterrichtswesens in Österreich. 1849-1851 wurden diese unter dem Minister Graf Leo Thun-Hohenstein für eine Reform der österreichischen Universitäten umgesetzt. Sie wurden nach dem Grundsatz der Freiheit von Lehre und Forschung und unter der Idee einer Verbindung von Forschung und Lehre reorganisiert.[46] Daß nun alle seine Söhne in der entsprechend reorganisierten Universitätslandschaft reüssierten, verdient besonderes Interesse.

Brüder Sigmund Exners waren: Adolf Exner (1841-1894), schon 1867 ordentlicher Professor an der Universität Zürich, wo er insbesondere mit dem Architekten Gottfried Semper und dem Archäologen Otto Benndorf engen Kontakt aufbaute. Ab 1871 war er Professor des römischen Rechtes an der Universität Wien. Karl Exner (1842-1914), Lehrer für Mathematik an Mittelschulen u.a. in Wien und ab 1894 Ordinarius für mathematische Physik an der Universität Innsbruck. Der Physiker Franz Seraphin Exner (1849-1926), ebenfalls ab 1891 ordentlicher Professor für Physik an der Universität Wien, 1908 zum Rektor der Universität Wien gewählt, eine der dominanten Figuren im wissenschaftlich kulturellen Establishment des Wiens der Jahrhundertwende.[47] Der Sohn von Exners Schwester Marie (1844-1925) war der spätere Physiologe und Nobelpreisträger Karl von Frisch. Exner blieb über die Rezeption seiner Arbeiten - seine vergleichende

---

46. Frankfurter, S. (1893) Graf Leo Thun-Hohenstein, Franz Exner und Hermann Bonitz. Beiträge zur Geschichte der österreichischen Unterrichtsreform. Wien.
47. Vergl. Karlik, B., Schmid, E. (1982) Franz Serafin Exner und sein Kreis: Ein Beitrag zur Geschichte der Physik in Österreich. Wien.

Physiologie der Facettenaugen wurde noch in den 1980er Jahren in einer englischen Übersetzung neu aufgelegt[48] - bis in das Ende des 20. Jahrhunderts präsent. Dabei muß die spezifische Konstellation der Familie Exner und der von ihr vertretenen Inhalte auch in Blick auf das Vorfeld der Diskussionen um die Berufung des Philosophen Moritz von Schlick 1922 nach Wien und die damit angestoßene weitere Entwicklung einer für das 20. Jahrhundert ausschlag gebenden Richtung in der Analyse und der Interpretation des Status und der Aussagequalitäten der Wissenschaften analysiert werden.[49]

Franz S. Exner hatte am 15. 10. 1908 in seiner Rektoratsrede „Über Gesetze in Naturwissenschaft und Humanistik" ein Programm fixiert, das in der Sicht eines Physikers zu grundsätzlichen, für die weitere Diskussion um das Verhältnis von humanities und sciences zumindest für Wien bedeutsame Trends markierte: Exner skizzierte nach einem interpretierenden Referat der Grundaussagen des Physikers Boltzmann über das Verhältnis von statistischen Fluktuationen im Mikroraum und den darauf aufbauenden Reaktionen eines Makroraums ein umfassendes Konzept zum Problemkontext „Naturgesetz". Damit umriß er einen neuen Ansatz zu einer Abgrenzung des Bereiches der „Humanistik", wie Franz Exner es nennt, von dem Bereich der mit Gesetzmäßigkeiten arbeitenden Wissenschaften. Ausgangspunkt für diese Differenzierung sind hierbei nicht etwa die Fragen nach einem etwaigen grundsätzlich anderen Verhalten von Phänomenschichtungen, sondern Fragen nach der Zugänglichkeit eines Beobachtungsraumes. Es ist für Exner nicht so, daß sich die Dimension des Menschlichen in der Zufälligkeit der zu beobach-

48. Exner, S. (1891) Die Physiologie der facettirten Augen von Krebsen und Insekten. Leipzig & Wien; die Arbeit wurde in englischer Übersetzung und kommentiert neu aufgelegt: Exner, S. (1989) The Physiology of the Compound Eyes of Insects and Crustaceans: A Study. Berlin.

49. Vergl.: Meisl, R. (1947) Geschichte der Akademie der Wissenschaften in Wien. Wien 1947; Keyserling, A. (1969) Der Wiener Denkstil. Mach, Carap, Wittgenstein Graz & Wien; Haller, R. (1979) Studien zur österreichischen Philosophie. Amsterdam 1979.

tenden Einzelreaktionen prinzipiell von dem unterschiede, was im Raum des Physikalischen zu beobachten wäre. Nur blieben die Wissenschaften, die dabei verharrten Singularitäten, ggf. auch individuelle Reaktionstypen zu verfolgen notwendigerweise in der Deskription stecken, weil sie in einem solchen Vorgehen keine Regularitäten entdecken können. Insoweit wird für F. S. Exner denn auch die Nationalökonomie als eine Wissenschaft, die in der Analyse des menschlichen Verhaltens von den Mikroreaktionen - den individuellen Verhaltensmustern - abstrahiere, um die Makrodimension einer nationalen Ökonomie fassen zu können, zum Kronbeispiel dafür, daß eine Grenze zwischen „Humanistik" und sciences nicht auf Grund des Gegenstandsbereiches sondern auf Grund der unterschiedlichen methodischen Zugänge zu solch einem Bereich bestünde. Entsprechend resümierte er:

„Alles Geschehen in der Natur ist das Resultat zufälliger Ereignisse; je größer die Zahl der Einzelereignisse ist, aus denen sich eine Erscheinung unter gewissen äußeren Bedingungen zusammensetzt, desto wahrscheinlicher hat diese einen bestimmten Charakter, desto sicherer treten Gesetzmäßigkeiten hervor. Ist die Wahrscheinlichkeit, daß eine solche sich jedesmal einstellt so groß, daß sie für menschliche Begriffe Gewißheit wird, dann sprechen wir von einem ‚Gesetz'. Das ist aber nur bei der über alle Vorstellungen großen Zahl von Einzelereignissen möglich, wie sie bei molekularen Vorgängen eintreten. Auf allen andern Gebieten gibt es kein Gesetz, nur Gesetzmäßigkeiten und diese werden um so zweifelhafter je kleiner die Zahl der Ereignisse ist, aus denen sie abgeleitet werden, um schließlich, bei allzugeringer Zahl derselben, in zufällige Erscheinungen überzugehen".[50]

Das hier formulierte Konzept einer methodisch nur graduellen Differenz zwischen humanities und sciences entspricht nicht mehr der bloßen Reduktion der Beschreibungsebene der Psycho-

50. Exner, F. (1908) Über Gesetze in Naturwissenschaft und Humanistik. In: Universität Wien (Hrsg.) Die Feierliche Inauguration des Rektors der Wiener Universität für das Studienjahr 1908/1909 am 15. Oktober 1908. Wien: 84f.

logie auf die Physiologie. Die deskriptive Wissenschaft ist diejenige, die eben nicht die Materialien für ihre Aussage in einem für Gesetzmäßigkeitsbeschreibungen zureichenden Maße gewinnen kann. Der Objektbereich dieser nur derart als different erscheinenden Wissenschaften ist also kein jeweils fundamental anderer. Die ggf. zu findende unterschiedliche Komplexität einer Teilreaktion als solche ist hier kein Argument. „Das Lebendige", schreibt Exner, „spielt dabei keine Rolle, gerade die beiden Endglieder der Reihe, Physik und Geologie, haben es ausschließlich mit toter Materie zu tun, aber ihre Zeitskalen sind über alles Maß verschieden und darum der Unterschied in ihren Ergebnissen."[51] Die Vielfalt der Wissenschaften wäre also nur ein Skalierungsproblem, eine mögliche ontische Differenz, die sich in der Phänomenschichtung von Lebenden und Toten - oder bei Sigmund Exner - von Physiologischem und Psychischem ausdrückte, wäre also keine prinizipielle Differenz der den Phänomenen zugrunde liegenden Reaktionen, sondern nur ein in seiner Dimensionalität different gestalteter Reaktionsraum des Naturalen. Letztlich wäre - auch in Konsequenz von Franz Exners Ansatz - die Ableitung der Psychologie auf die Physiologie geboten. Nur dadurch, daß sich die Beschreibung auf ihre molekulare Ebene bewege, gewänne sie die Chance, Gesetzmäßigkeiten zu entdecken. Daß diese eben nicht auf der höheren, nur in Singularitäten zu betrachtenden Ebene zu finden seien, ist somit nicht Resultat einer ggf. anderen Schichtung des Phänomenalen. Die Zufälligkeit einer Entscheidung ist demnach nicht Verweis auf eine besondere Dignität des freien Willens sondern benennt nur das Problem einer Wissenschaft im Bereich der humanities, die Anzahl der Einzelereignisse zur Analyse eines von ihr begriffenen Prozesses genügend groß zu halten. Es wäre zu untersuchen, inwieweit der damit gewonnene Gesetzesbegriff nun auch im Lager der seinerzeitigen Philosophie aufgenommen wurde.[52] Gerade unter der hier skizzierten Perspektive muß dann der Versuch Sigmund Exners, die Physiologie kognitionswissenschaft-

51. Exner, F., ebda: 85.

lich umzusetzen, d.h. Bewußtseinsphänomene physiologisch zu erfassen, besonders interessant erscheinen. Ist doch der Versuch einer Philosophie, die Wissenschaftsaussagen nurmehr dahingehend zu untersuchen, ob und inwieweit sie in den Verknüpfungen ihrer Aussagen kontingent sind, daran gebunden, daß der Beobachtungshorizont, in dem und aus dem heraus die Beobachtungsdaten gewonnen werden, die sich dann in die einzelwissenschaftlichen Aussagen hineintragen lassen, einen einheitlichen Phänomenraum erscheinen lassen.[53] Eine umfassende Theorie der Wissenschaften, die nicht mehr die Beobachtung selbst, sondern nur noch den Umgang mit Sätzen über Beobachtungen betrachtet, muß davon ausgehen, daß die Befundungsebene in der sich die Beobachtungsdaten finden lassen, einheitlich strukturiert sind. Sie muß nichts über die etwaige Struktur dieses Beobachtungsraumes wissen. Soll sie aber die Kontingenz der Aussagen einer Wissenschaft nicht von vorneherein in Frage stellen, muß der Bezugsgrund der Aussagen einheitlich sein. Franz Exners rein methodologische Bestimmtheit einer differenten Schichtung der Einzelwissenschaften zeigt dies. Die Natur ist - ihm zufolge - ein zusammenhängender Raum möglicher Beobachtungsfelder. Die Asymmetrie in den Aussageschichtungen verschiedener Disziplinen komme allein daher zustande, daß es die Teildisziplinen der Wissenschaft nicht vermöchten, ihre Beobachtungsdaten in der notwendigen Breite einzubringen. Daß dies ein Skalierungsproblem sein kann, das für die Einzeldisziplinen der Wissenschaften selbst uneinholbar ist, wurde angedeutet. Inwieweit dieses dann aber hinwiederum ein Problem der Wissenschaften, mit den ihnen möglichen methodischen Zugängen und nicht der Dinge selbst ist, ist eine andere Frage.

52. Zur Diskussionslage der Philosophie im 19. Jahrhundert vergl. die orientierenden Studien: Hogrebe, W. (1987) Deutsche Philosophie im XIX. Jahrhundert. München; Pinkau, K., Stahlberg, C. (Hrsg.) (1998) Deutsche Naturphilosophie und Technikverständnis. Stuttgart & Leipzig.

53. Vergl. Krazer, F. (1982) Grenzen der Sprache - Grenzen der Welt. Wittgenstein, der Wiener Kreis und die Folgen. Wien.

IX. Noch einmal: physiologische Erklärungsmuster

Die Argumente, mit denen etwa Dennett in seinem evolutionsbiologisch unterfütterten Versuch einer philosophy of mind arbeitet, finden sich - wie aufgewiesen - schon bei Exner. Zeitlich parallel fand sich - bei George Romanes (1848-1894) - auch der Versuch einer Schichtung von Komplexitätsebenen von „Mind“, wie er sich in der Evolution entwickelt habe. Romanes wie Exner aber auch Neurobiologen wie Cajal entwarfen dabei evolutionäre Szenarien, die denen entsprechen, die auch die derzeitige Diskussion um das Verhältnis von Hirn und Bewußtsein vorlegt.[54] Nur war schon angedeutet, daß dies unter neurowissenschaftsgeschichtlicher Perspektive nicht unproblematisch ist. Zeigt sich doch, daß wesentliche Momente der derzeitigen Theoriediskussion damit auf eine Konzeptionsschichtung rückblenden, die schon vor 1900, d.h. vor Etablierung der neurophysiologischen Forschung auf Einzelzellebene etabliert war. Damit fragt sich, ob es für die Differenzierung einer Idee des Bezuges von Hirn und Bewußtsein in der Wissenschaftsgeschichte von mehr als 100 Jahren keinen Ansatz gab, hier eine differenziertere und konzeptionell erweiternde Zeichnung der Ebene des Psychischen zu finden. Wie aufgewiesen, ist das Konzept eines Neuronalen Netzes für die Neurowissenschaft keinesfalls als Neuerung zu bezeichnen, eher ist anzumerken, daß hier auch in Blick auf die möglichen Entwicklungen der parallel computation eine detaillierte Analyse der Implikationen für ein Verständnis der Schichtung des Kognitiven innerphilosophisch weitgehend ausgeblendet blieb. Wichtiger scheint in diesem Kontext aber, daß zum einen das Problem neu anzusprechen ist, inwieweit der Anspruch der Naturwissenschaften um 1900, die Problemstellungen philosophisch/ästhetischer Art nun ihrerseits lösen zu können, seine Realisierung fand, und wieweit die Diskussion gerade auch in Blick auf die von F.S. Exner pointiert formulierte Problematik

---

54. Zu einer einführenden Darstellung sei verwiesen auf: Metzinger, T. (Hrsg.) Bewußtsein - Beiträge aus der Gegenwartsphilosophie. 3. Aufl. Paderborn; zur Problemdiskussion vergl. Breidbach, Materalisierung a.a.O.

des Naturgesetzes seinerseits in die philosophische Analyse aufzunehmen sei.[55] Hiermit fände sich ein Ansatz, auf den Bezug von naturwissenschaftlicher Analyse und der darauf zielenden Analytik einer Sprachphilosophie näher einzugehen. Gerade in Blick auf die Bedeutung der sprachphilosophischen Diskussionen für die Forschung über Künstliche Intelligenz und deren ingenieurtechnischen Realsierungsprogramme wäre dies bedeutsam.[56] Exners Schrift gibt hier ein Programm. Sie ist dabei ein Kondensat der konzeptionellen Diskussionen der Neurowissenschaften im letzten Jahrzehnt des 19. Jahrhunderts. Dabei zeigt sie Anspruch und Realisierungsmöglichkeiten einer pragmatisch operierenden Naturwissenschaft um 1900. Schließlich zeigt sich diese Schrift gerade im Vergleich zur aktuellen Diskussion interessant. Sie bildet einen idealen Ausgangspunkt für eine eingehendere Analyse der konzeptionellen Entwicklungen und der konzeptionellen Rückblenden der Neurowissenschaften im 20. Jahrhundert.[57]

---

55. Vergl. Bunge, M. (1987) Kausalität. Geschichte und Probleme. Tübingen.
56. Vergl. Gardner, Minds, a.a.O.
57. Exners hier abgedruckte Schrift hatte zudem, dies sei hier aber nur angedeutet, eine unmittelbare Funktion für die nahezu zeitgleich entstandenen Konzeptionen Sigmund Freuds; vergl. hierzu Below, B. v. (1985) Nachforschungen zu Sigmund Freud: „Entwurf" (Allgemeiner Plan); Sigmund Exner: „Entwurf einer physiologischen Erklärung der psychischen Erscheinungen". Med. Diss., Univ. München.

EINLEITUNG.

Das nachstehende Werk stellt sich die Aufgabe, die Erklärbarkeit der psychischen Erscheinungen zu erweisen. Es soll das dadurch geschehen, dass gezeigt wird, wie sich die psychischen Phänomene auf Grund unserer physiologischen Kenntnisse thatsächlich erklären lassen; ob die Erklärung immer die richtige ist, wird allerdings zweifelhaft bleiben. Man hat zur Erklärung der Vorgänge des Pflanzenlebens so lange eine Lebenskraft angenommen, als man an der Erklärbarkeit in anderer Weise verzweifelte. Jetzt hat sich die Ueberzeugung von der Erklärbarkeit dieser Lebensvorgänge auf Grund von chemischen und physikalischen Vorgängen Bahn gebrochen, obwohl man durchaus noch nicht im Stande ist, alle einschlägigen Erscheinungen in dieser Weise wirklich zu erklären. Die Ueberzeugung beruht auf den erfolgreichen Bestrebungen von Erklärungsversuchen dieser Art, welche in so vielen Einzelfällen die Annahme der Lebenskraft überflüssig erscheinen liess, dass man mit Recht an ihre vollkommene Ueberflüssigkeit glaubt. Ganz ebenso geschah es in Bezug auf die Lebensvorgänge im thierischen Körper. Nur eine Gruppe derselben bewahrte sich eine Ausnahmsstellung, die sogenannten seelischen Erscheinungen; für sie blieb eine Art Lebenskraft als Annahme der meisten Naturforscher bestehen unter dem Namen Seele.

Die Annahme einer derartigen Kraft ist immer gleichbedeutend mit dem Verzicht auf die weitere Erklärung der Erscheinungen. Selbst wenn wir ein physikalisches Phänomen, wie wir zu sagen pflegen, vollständig erklärt haben, indem wir es auf die gegenseitige Anziehungskraft zweier Massen zurückzuführen vermochten, so bleiben wir in dem Begreifen bei der Anziehungskraft stehen. Wir begnügen uns vorläufig mit der Anziehungskraft als Erklärungsgrund, sind uns aber allerdings bewusst, dass wir Demjenigen sehr dankbar sein werden, der uns etwa jene molecularen Bewegungen in der Umgebung einer Masse nachweisen wird, deren Effect die Annäherung derselben an eine benachbarte Masse ist. Vorläufig aber verfolgt unsere Erklärung die Erscheinung nur bis zu jener Kraft. Es ist deshalb im Gange der menschlichen Erkenntniss durchaus begründet und begreiflich, dass man eine Lebenskraft annahm, ebenso dass man jene Kräfte annahm, als deren Träger die Seele gilt, es liegt aber andererseits ebenso im Gange aller menschlichen Erkenntniss, dass diese Kräfte der fortschreitenden Erforschung der Natur allmählich weichen müssen.

Derartige Erwägungen bestimmten mich, schon vor fast fünfundzwanzig Jahren der Erklärbarkeit der psychischen Vorgänge im genannten Sinne nachzugehen und diese bis auf den heutigen Tag stets im Auge zu behalten. Der grösste Theil der von mir veröffentlichten wissenschaftlichen Untersuchungen, deren innerer Zusammenhang freilich nicht erkenntlich ist, entsprang den Fragen, die bei der Verfolgung meiner Bestrebungen auftauchten, und immer deutlicher sah ich im Laufe der beiden letzten Decennien, dass der Versuch einer Erklärung der psychischen Erscheinungen sich mehr und mehr zu meiner Lebensaufgabe gestalte. Einzelne der folgenden Capitel sind vor zehn und mehr Jahren in ihrer ersten Form niedergeschrieben, und das mag als Entschuldigung dienen, wenn sie heute noch Spuren ihres Alters zeigen.

Es sind in dieser Zeit vielfach Richtungen in der Physiologie des Gehirns und in der Psychologie zu Tage getreten, die Aehnlichkeit haben mit der von mir eingeschlagenen, es sind Erklärungen psychischer Erscheinungen gegeben worden, die mit meinen übereinstimmen, und die ich sofort acceptiren konnte: der eigentlichen Schwierigkeit der Aufgabe aber, alle psychischen Erscheinungen widerspruchslos zu erklären, hat sich meines Wissens Niemand unterzogen. Es ist eine ganz andere Sache, eine einzelne Erscheinung oder eine Gruppe derselben auf Grund von physiologisch-anatomischen Thatsachen zu erklären, eine andere, das Gesammtgebiet in den Kreis der Erklärung zu fassen. Im ersten Falle können Annahmen und Voraussetzungen gemacht werden, um deren Einklang mit ganz anderen, oft weit entlegenen psychischen Erscheinungen man sich nicht kümmert und nicht zu kümmern braucht, im zweiten Falle muss jede Voraussetzung mit dem Ganzen im Einklange stehen.

Unter einer Erklärung der psychischen Erscheinungen verstehe ich eine Zurückführung derselben auf uns anderweitig bekannte physiologische Vorgänge im Centralnervensystem. Die Erklärbarkeit aber glaube ich dann dargethan zu haben, wenn ich die psychischen

Erscheinungen auf solche physiologische Vorgänge zurückgeführt habe, deren Bestand zwar nicht nachgewiesen, aber ohne mit Bekanntem in Widerspruch zu gerathen, angenommen werden kann. Wir verfahren ja in allen exacten Wissenschaften beim Aufsuchen von Erklärungen in dieser Weise. Es geht aus letzterem hervor, dass die nachstehenden Capitel vielfach Hypothetisches enthalten, doch glaube ich mich nicht zu täuschen, wenn ich vermuthe, dass die Mehrzahl der Leser weniger davon finden werden, als sie nach der gestellten Aufgabe erwarten werden. Und dies, obwohl wir nicht viel mehr wissen, als dass es Nervenfasern und Nervencentren gibt, die beide entweder im Ruhezustand oder in einem Erregungszustand von verschiedenem Grade sein können. Unsere Kenntnisse erstrecken sich auf die Umstände, unter denen einer dieser Zustände in den anderen übergeht, und auf die äusserlich nachweisbaren Effecte derselben.

Ich betrachtete es also als meine Aufgabe, die wichtigsten psychischen Erscheinungen auf die Abstufungen von Erregungszuständen der Nerven und Nervencentren, demnach alles, was uns im Bewusstsein als Mannigfaltigkeit erscheint, auf quantitative Verhältnisse und auf die Verschiedenheit der centralen Verbindungen von sonst wesentlich gleichartigen Nerven und Centren zurückzuführen.

I. CAPITEL.

Anatomische Vorbemerkungen.

Fast jede Lebensäusserung, die wir an einem menschlichen oder thierischen Organismus beobachten, beruht auf einer Muskelaction. Alles, was wir von unserem Nebenmenschen, sei es durch sein Benehmen in verschiedenen Lebenslagen, sei es durch das, was er spricht, durch die Aeusserung von Affecten u. s. w., erfahren können, geht durch das Medium activer Bewegung. Die Muskeln aber sind in all diesen Fällen in ihrer Action vollkommen abhängig von den zu ihnen verlaufenden motorischen Nerven und der Erregungszustand dieser ist wieder bedingt durch den Zustand der Nervencentren, aus denen sie entspringen.

Der Ursprung einer motorischen Nervenfaser ist stets eine Ganglienzelle. Ob diese selbst als das nächste Centralorgan der Faser zu betrachten ist, oder ob als solches anderweitige Anhänge der Zelle oder der Faser aufzufassen sind, das wissen wir heute noch nicht bestimmt. Welche Form aber immer das Centralorgan habe, es liegt in seinem Begriffe, dass es durch andere nervöse Organe beeinflusst werden kann. Sein Zustand, soferne er Erregung oder Ruhe betrifft, und somit auch der von ihm abhängige Erregungszustand der peripheren Nervenfaser und der zugehörigen Muskelfasern ist nun im Allgemeinen von dem Zustande einer sehr grossen Anzahl anderer, im Centralnervensystem gelegener, nervöser Leitungsbahnen und Centralorgane bedingt. Dieselben lassen sich in drei Gruppen theilen, die physiologisch und anatomisch, wenn auch nicht durch ganz scharfe Grenzen, unterschieden sind. Man kann demnach sagen, dass die Lebensäusserungen des thierischen Organismus in dreierlei Weise regulirt werden. Diese Regulirung bewirkt im Allgemeinen, dass die Lebensäusserungen im Sinne der Erhaltung des Individuums, der Nachkommenschaft und der Genossenschaft zweckmässige sind.

Die drei Arten der Regulirung sind:

1. Die Regulirung durch sensorische Eindrücke, welche unmittelbar die Bewegung entweder hervorrufen oder beeinflussen; sie ist theilweise vom Willen vollkommen unabhängig, theilweise durch denselben beeinflussbar (Reflexbewegungen). Diese Regulirung findet statt im Rückenmarke und in jenen Theilen des Gehirnstammes, welche dem Rückenmarke analog sind.

2. Die Regulirung durch angeborene Verbindungen zahlreicher Centralorgane; sie bewirkt, dass ganze Muskelgruppen coordinirte Contractionen oder in bestimmter Zeitfolge aneinandergereihte Actionen ausführen. Auch diese Bewegungscombinationen und -Successionen sind sensorisch beeinflusst. Der Ort, an welchem diese Regulationen stattfinden, ist das Gebiet der Stammganglien und des Kleinhirns reicht aber, wenigstens bei vielen Thieren, bis ins Rückenmark hinab.

3. Die Regulirung durch sensorische Eindrücke, welche nicht unmittelbar, sondern lange vor der auszuführenden Bewegung eingewirkt haben. Sie bilden den im Gedächtniss angehäuften Schatz der Erfahrungen, nachdem sie in die Form von Vorstellungen, Begriffen und Urtheilen gebracht worden sind. Auch diese Regulirung wird sensorisch beeinflusst, nicht nur durch unmittelbare Sinneseindrücke, sondern auch durch die Instinctgefühle verschiedener Art. Der Ort, an dem diese Regulirungen stattfinden, ist die Hirnrinde.

Es sollen nun die genannten Theile des Centralnervensystemes kurz anatomisch beschrieben werden.

1. Das Rückenmark.

Das Rückenmark bildet einen, oben mit dem Gehirn zusammenhängenden Strang, der den grössten Theil des Wirbelcanales ausfüllt, und der seiner Lage wegen von den ältesten Forschern für Knochenmark gehalten wurde. Es ist nicht im ganzen Verlaufe von gleicher Dicke, sondern zeigt zwei Anschwellungen. Die obere derselben (Cervicalanschwellung) entspricht jenen Theilen, aus denen die mächtigen Nerven der oberen Extremität ihren Ursprung nehmen, die untere (Lumbalanschwellung) dem Ursprungsgebiete der Nerven für die untere Extremität. Das Ende des Rückenmarkes ist konisch.

Beiderseits von der Medianebene sieht man in zwei Längsfurchen zahlreiche Nervenbündeln austreten, und zwar an der vorderen und an der hinteren Fläche des Rückenmarkes. Sie bilden die Wurzeln der Rückenmarknerven (s. Fig. 1). Sowohl die hinteren als auch die vorderen sammeln sich in Stämme, die zusammentreten und die Rückenmarksnerven bilden; die vorderen Wurzeln enthalten die centrifugal leitenden motorischen Nerven, die hinteren die centripetal leitenden sensorischen (abgesehen von gewissen ihrer Natur nach noch nicht ganz aufgeklärten, von S. Stricker entdeckten Fasern, deren Reizung merkwürdigerweise eine Erweiterung der Gefässe in dem betreffenden Körpergebiete hervorruft). Diese letzteren sind noch dadurch ausgezeichnet, dass sie, ehe sie mit den motorischen Fasern verschmelzen, in ein Ganglion (das Spinalganglion) übergehen, und zwar scheint jede Nervenfaser mit einer Ganglienzelle in Verbindung zu treten. Schneidet man das Rückenmark quer durch, so sieht man, dass es aus zwei verschieden gefärbten Massen zusammengesetzt ist (s. Fig. 2). Im Inneren liegt „graue Substanz", welche die Form zweier Schmetterlingsflügel hat, die durch eine schmale, die Medianebene übersetzende Brücke miteinander verbunden sind. Aussen davon liegt „weisse Substanz". Das Flächenverhältniss dieser beiden, sowie die Gestalt der grauen und in geringerem Grade auch der weissen Fläche ist in verschiedenen Abschnitten des Rückenmarkes ein ziemlich ungleiches.

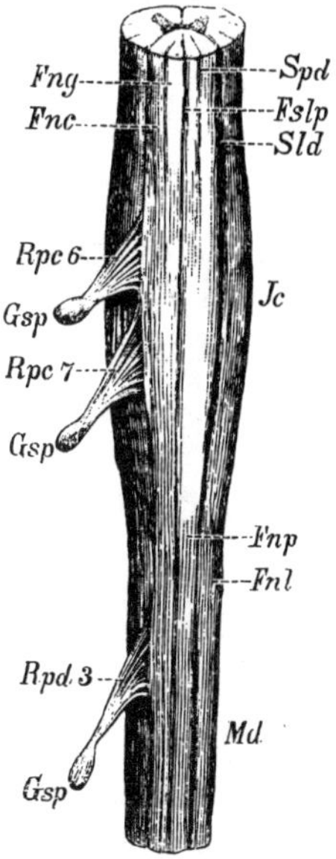

Fig. 1. Cervicalanschwellung des Rückenmarkes von der dorsalen Seite. Nat. Grösse. Ausser der Cervicalanschwellung *(Jc)* ist noch der sich anschliessende Theil des Dorsalmarkes *(Md)* sichtbar; rechts sind alle hinteren Wurzeln entfernt, links die hintere 6. und 7. Cervicalwurzel *(Rpc 6, Rpc 7)* und die 3. Dorsalwurzel *(Rpd 3)* bis zu den Spinalganglien *(Gsp)* erhalten. *Fslp* Fissura longitudinalis post., *Spd* Sulcus paramedianus dorsalis, *Sld* Sulcus lateralis dorsalis, *Fnp* Funiculus posterior, *Fnl* Funiculus lateralis, *Fng* Funiculus gracilis, *Fnc* Funiculus cuneatus (nach Obersteiner).

Die „graue Substanz" ist hier, wie überall im Centralnervensystem eigentliche centrale Masse, sie besteht, abgesehen von Blutgefässen und Stützgewebe (Neuroglia) aus einem dichten Filz meistens recht dünner markhaltiger und markloser Nervenfasern, sowie deren Endverzweigungen und Ganglienzellen. Die weisse Substanz des Centralnervensystemes, speciell auch des Rückenmarkes besteht aus vorwiegend dicken, in parallelen Bündeln angeordneten markhaltigen Nervenfasern; sie bilden die

Leitungsbahnen, welche verschiedene, weiter voneinander entfernte Abschnitte des Centralnervensystemes miteinander verknüpfen. Selbstverständlich enthält auch sie Stützgewebe und Blutgefässe.

Die in der grauen Substanz vorkommenden Ganglienzellen zeigen sich an Querschnitten grossentheils in Gruppen angeordnet. Die grössten Zellen liegen im vordersten Theile der grauen Substanz, also in den beiden symmetrischen „Vorderhörnern" (Fig. 3 zeigt eine solche Zelle isolirt). Sie haben zahlreiche Fortsätze, von denen sich einer durch sein Aussehen und Verhalten auszeichnet. Es ist der „Axencylinderfortsatz" im Gegensatze zu den „Protoplasmafortsätzen"; er wird, indem er sich mit einer Markscheide umgibt, zu einer weissen Faser und pflegt in die motorische Wurzel zu treten. Er verlässt, angereiht an andere ebenso entspringende Fasern, die graue Substanz, durchsetzt in horizontalem oder schrägem Verlauf die weisse Substanz und verlässt als Wurzelfaser das Rückenmark. Auch an der hinteren Fläche des Rückenmarkes findet sich beiderseits von der Medianlinie eine Längsfurche, in welcher die zu Bündeln angeordneten Fasern der hinteren Wurzeln das Rückenmark verlassen. Sie nehmen ihren Ursprung nicht, wie die Fasern der vorderen Wurzeln, aus Ganglienzellen der grauen Substanz.

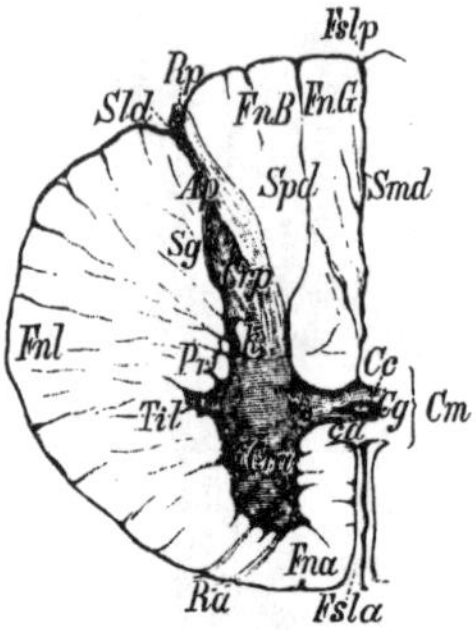

Fig. 2. Querschnitt in der Höhe des dritten Cervicalnerven. *Cg* Commissura grisea, *Ap* Apex, *Ca* Commissura alba, *Cc* Centralcanal, *Cm* Commissura medullae spinalis, *Cra* Vorderhorn, *Crp* Hinterhorn, *Fna* Vorderstrang, *FnB* Burdach'scher Strang, *FnG* Goll'scher Strang, *Fnl* Seitenstrang, *Fsla* Fissura longitudinalis anterior, *Fslp* Fissura longitudinalis posterior, *k* Respirationsbündel von Krause, *Pr* Processus reticularis, *Ra* Radix anterior, *Rp* Radix posterior, *Sg* Substantia gelatinosa Rolandi, *Sld* Sulcus lateralis dorsalis, *Smd* Septum medianum dorsale, *Spd* Septum paramedianum dorsale, *Til* Tractus intermedio-lateralis (nach Obersteiner).

Eine andere Gruppe von Ganglienzellen findet sich in gewissen Abschnitten des Rückenmarkes am Uebergang des Hinterhornes in die Commissur. Es sind das die „Clarke'schen Zellen". Ferner kommen kleine und verschieden gestaltete Ganglienzellen im Hinterhorn vor.

Diese am Querschnitte in Gruppen erscheinenden Zellen bilden natürlich in ihrer Gesammtheit Stränge oder Säulen, welche theils durch das ganze Rückenmark ziehen, theils nur in kürzeren Strecken auftreten.

Die weisse Substanz des Rückenmarkes führt ihre Leitungsbahnen zu sehr verschiedenen Zielen. Dieser Verschiedenheit entsprechend, sind sie auch local getrennt, wenn diese Trennung auch keine sehr scharfe ist. Ehe man die verschiedenen Bündel weisser Substanz functionell zu unterscheiden verstand, hat man nur die drei durch graue Substanz, Oberfläche des Rückenmarkes und die austretenden vorderen und hinteren Wurzelbündel begrenzten Abtheilungen unterschieden, und dieselben Vorder-, Seiten- und Hinterstrang benannt. Diese Eintheilung hat sich in der Nomenclatur erhalten, doch sind noch weitere Untertheilungen nothwendig geworden, und zwar auch da, wo anatomische Abgrenzungen nicht vorhanden sind.

Fig. 4 zeigt schematisch die Eintheilung der weissen Substanz am Querschnitt. Es ist zu dem der Zeichnung beigegebenen Text noch zu bemerken, dass man in der weissen Substanz des Rückenmarkes zwischen langen und kurzen Bahnen unterscheidet. Erstere reichen bis an das verlängerte Mark oder noch weiter hinauf; letztere verbinden nur verschiedene Antheile der grauen Substanz des Rückenmarkes miteinander.

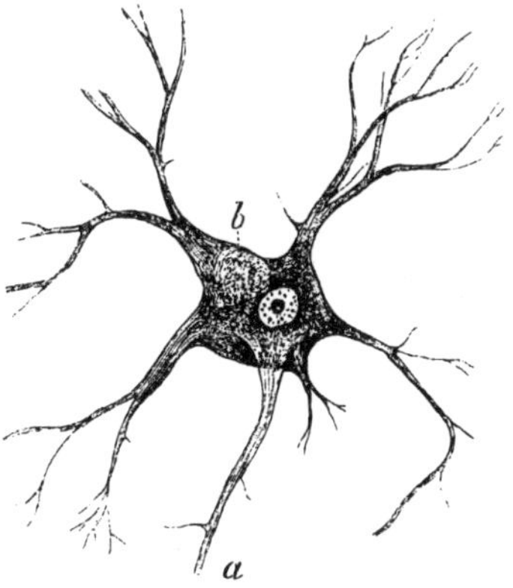

Fig. 3. Eine Vorderhornzelle aus dem Rückenmarke des Menschen. *a* Axencylinderfortsatz, bei *b* Pigmenthäufchen. Vergr. 150 (nach Obersteiner).

Wohl bekannte lange Bahnen sind der Pyramidenvorderstrang und der Pyramidenseitenstrang (in der Fig. 4 schraffirt). Beide reichen bis in die Hirnrinde. Der massigere Pyramidenseitenstrang tritt am oberen Ende des Rückenmarkes über die Mittellinie auf die andere Seite, indem er daselbst die sogenannte Pyramidenkreuzung bildet. Der Pyramidenvorderstrang wird von Fasern gebildet, welche die Pyramidenkreuzung nicht mitmachen. Doch sind sie im Rückenmarke successive auf die andere Seite getreten, indem sie in der vorderen Commissur die Mittellinie passirten. Beide Bahnen führen Fasern, welche zu den motorischen Ganglienzellen der Vorderhörner in functionelle Beziehung treten.

Eine weitere lange Bahn ist der Kleinhirnseitenstrang (*KS* der Fig. 4), dessen oberes Ende der Namen bezeichnet, und das Gowers'sche Bündel (*G* der Fig. 4), welches wahrscheinlich mit sensorischen Wurzelfasern in functionelle Verbindung tritt und deren Erregungen zum Grosshirn leitet.

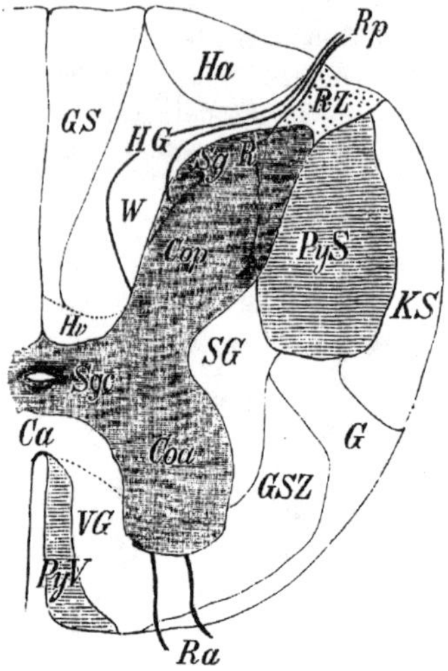

Fig. 4. Schematische Uebersicht der weissen Stränge des Rückenmarkes. *PyV* Pyramidenvorderstrang, *VG* Vorderstranggrundbündel, *Ca* Vordere Commissur, *Ra* Vordere Nervenwurzeln, *GSZ* Gemischte Seitenstrangzone, *SG* Seitliche Grenzschicht, *G* Gowers'sches Bündel, *KS* Kleinhirnseitenstrangbahn, *PyS* Pyramidenseitenstrangbahn, *RZ* Randzone, *Rp* Hintere Nervenwurzeln, *HG* Hinterstranggrundbündel, bestehend aus *W* Wurzelzone und *Ha* hinteres, äusseres Feld, *GS* Goll'scher Strang, *Coa* Vorderhorn, *Cop* Hinterhorn, *SgR* Substantia gelatinosa Rolandi, *Sgc* Substantia gelatinosa centralis, *Hv* ventrales Hinterstrangfeld (nach Obersteiner).

Endlich liegen im Hinterstrange lange Bahnen, und zwar zu einem geschlossenen Bündel vereinigt als Goll'scher Strang (*GS* der Fig. 4) und mit anderen Fasern untermischt im Hinterstranggrundbündel (*H G* der Fig. 4), auch Burdach'scher oder Keilstrang genannt. Diese Bahnen nehmen nach oben hin an Zahl zu, indem immer neue Fasern in diese Bündel aufgenommen werden. Sie stehen ebenfalls zu den sensorischen Rückenmarksnerven in Beziehung und gehen im verlängerten Marke in zwei Kerne über, die unter dem Namen des Goll-schen und des Burdach'schen Kernes bekannt sind.

Die anderen Bündel der weissen Rückenmarkssubstanz sind durch kurze Bahnen gebildet.

Alle hier beschriebenen Nervenfasern, mögen sie kurzen oder langen Bahnen angehören, tauchen, die ersteren mit ihren beiden Enden, letztere mit ihrem Rückenmarksende schliesslich in der grauen Substanz unter. Das Schicksal, das sie hier erfahren, ist uns noch nicht so bekannt, wie es wohl wünschenswerth wäre. Früher glaubte man, dass sie direct mit Ganglienzellen in Verbindung treten, und dass die zahlreichen Fortsätze dieser letzteren ebenso viele Anfänge von Nervenfasern seien. In neuerer Zeit haben Forschungen hauptsächlich an Embryonen ergeben, dass diese Vorstellung einer Correctur bedarf; nachdem schon vor einer Reihe von Jahren Gerlach wahrscheinlich gemacht hatte, dass die Nervenfasern der hinteren Wurzeln sich auch ohne Vermittelung von Ganglienzellen theilen, ja in ein Netzwerk auflösen können, ist das jetzt mehrfach erwiesen und allgemein angenommen. Ob aber aus diesen Netzwerken sich wieder Fasern loslösen können, welche, mit oder ohne Vermittelung durch Ganglienzellen in continuirlichem Zusammenhange mit solchen Fasern stehen, die aus dem Centralnervensystem austretend, die Rolle peripherer, in dem genannten Falle motorischer Nervenfasern spielen können, so dass eine continuirliche, aus Nervenfasern bestehende Verbindung zwischen sensorischen und motorischen Fasern existirt, und die Ganglienzellen nur Anhänge solcher Verbindungen darstellen, oder aber, ob ein solcher continuirlicher Zusammenhang nicht besteht, darüber ist eine Einigung noch nicht erzielt. Doch neigt man sich, wesentlich auf Grund der Untersuchungen von Forel, Ramón y Cajal, His u. A. der letzteren Anschauung zu.

Nach der Lehre dieser Forscher ist das ganze centrale und periphere Nervensystem aufgebaut aus Nerveneinheiten, den sogenannten Neuronen. Jede solche Neurone besteht erstens aus einer Ganglienzelle, die eine wechselnde Anzahl verästelter Protoplasmafortsätze hat, zweitens aus einem Axencylinderfortsatz, der zum Axencylinder einer markhaltigen Nervenfaser wird, drittens aus einem Endbäumchen, d. i. einer Verzweigung des Endes dieses Axencylinderfortsatzes; die Zweigchen enden blind, indem sie sich an ein anderes zelliges Gebilde anschmiegen. Hat eine Ganglienzelle mehrere Axencylinderfortsätze, oder theilt sich ihr Axencylinderfortsatz in mehrere Aeste, so hat sie, beziehungsweise die Neurone, zu welcher sie gehört, auch ebensoviele Endbäumchen.

Die Uebertragung der Erregung von einer Neurone auf eine andere soll dadurch geschehen, dass das Endbäumchen eines Fortsatzes der ersten Neurone eine Ganglienzelle einer anderen Neurone korbartig umgibt. Eine im Endbäumchen anlangende Erregung soll nun auf eine noch unbekannte Weise den Erregungszustand der Ganglienzelle der nächsten Neurone beeinflussen, oder umgekehrt: es beeinflusst der Zustand einer Ganglienzelle jenen des Endbäumchens von der nächsten Neurone.

So hätten wir uns z. B. vorzustellen, dass eine motorische Ganglienzelle des Vorderhornes in Erregung versetzt werden kann durch das sie umgebende Endbäumchen einer durch den Seitenstrang anlangenden Pyramidenfaser. Die Ganglienzelle dieser letzteren liegt in der Hirnrinde. Indem diese Vorderhornzelle einen Reiz erhält, ist die Erregung in die zweite Neurone übergetreten. Diese besteht aus der genannten motorischen Ganglienzelle des Vorderhornes, aus der Nervenfaser, welche im Axencylinderfortsatz ihren Ursprung nimmt, als motorische Faser bis zu einem Muskel verlauft, sich in diesem (in der Regel) theilt und unter dem Sarcolemma der Muskelfasern die längst bekannten Endbäumchen der motorischen Nervenendigungen bildet.

Da nun die genannte motorische Ganglienzelle nicht nur durch die Erregung einer Nervenfaser in Thätigkeit versetzt werden kann, sondern durch die Erregung sehr vieler, so könnte man annehmen, dass sie auch noch von Endbäumchen anderer Neurone umgeben sei. Die nachgewiesenen Seitenästchen der in das Rückenmark eingetretenen sensorischen Faser würden diese Vorstellung unterstützen. Sie erweist sich aber als ungenügend, wenn man bedenkt, dass jene Ganglienzelle durch Millionen von sensorischen Fasern, dass sie weiterhin durch aus dem Hirnstamm kommende Impulse in Thätigkeit versetzt werden kann. Wir müssen also noch Einrichtungen voraussetzen, welche es ermöglichen, dass eine Ganglienzelle von Millionen peripheren und centraler Fasern beeinflusst wird; man könnte an Neurone denken, die in grösserer Zahl unter Reduction der Bahnen zwischen der ersten und der letzten Neurone eingeschaltet sind.

2. Der Hirnstamm.

Das Rückenmark ist der ganzen Länge nach durchzogen vom Centralcanal. Er ist ein entwickelungsgeschichtlicher Rest einer Furche oder Rinne, welche an der Rückenfläche des Embryo gelegen war, und die sich allmählich, indem die Firste der Rinne einander näher rückten, zu einem Rohre geschlossen hat. Am oberen Ende des Rückenmarkes aber hat dieser Verschluss nicht stattgefunden (oder doch nicht durch Nervenmasse stattgefunden), hier öffnet sich der Centralcanal und seine epitheliale Auskleidung geht unmittelbar über in das Epithel der oberen (entsprechend der ursprünglichen Rinne), nach oben concaven Fläche des Centralnervensystemes. Die Massenzunahme desselben bewirkt, dass das Rückenmark oben mit einer Anschwellung (Bulbus) endet. Wir pflegen dieselbe das verlängerte Mark zu nennen. (Vgl. Fig. 5, welche von oben gesehen den Hirnstamm nach Abtragung des grossen und kleinen Gehirnes, die demselben aufliegen, zeigt.)

An dieses schliesst sich nach vorne die Varolsbrücke, die Hirnschenkel (diese beiden an der unteren Fläche des Hirnstammes

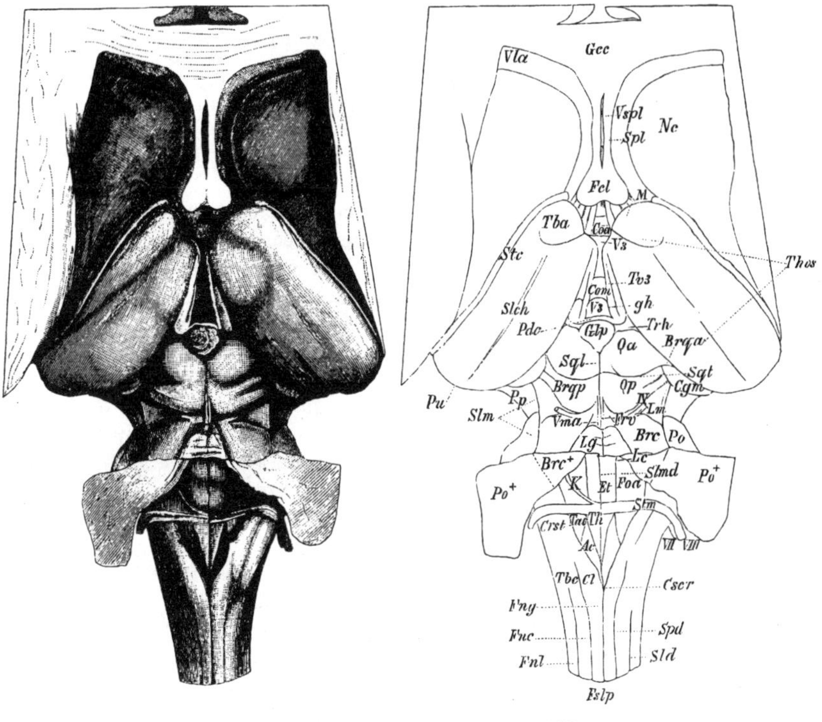

Fig. 5. Der Hirnstamm von der dorsalen Seite. Nat. Grösse.

Der grösste Theil des grossen und kleinen Hirns ist durch einen Horizontalschnitt, durch zwei sagittale und einen frontalen Schnitt weggeschnitten. Die Nervenwurzeln sind zum grossen Theile entfernt. *IV* Nervus trochlearis, *VII* Nervus facialis, *VIII* Nervus acusticus, *Ac* Ala cinerea, *Brc* Bindearm bei *Brc* + durchschnitten, *Brqa* vorderer Vierhügelarm, *Brqp* hinterer Vierhügelarm, *Cgm* Corpus geniculatum mediale, *Cl* Clava, *Coa* Commissura anterior, *Com* Commissura mollis, *Crst* Corpus restiforme, *Csce* Calamus scriptorius, *Et* Eminentia teres, *Fcl* Columnae fornicis, *Fnc* Funiculus cuneatus, *Fng* Funiculus gracilis, *Fnl* Funiculus lateralis, *Foa* Fovea anterior, *Frv* Frenulum veli anterioris, *Fslp* Fissura longitudinalis posterior, *Gcc* Genu corporis callosi, *gh* Ganglion habenulae, *Glp* Glandula pinealis, *K* Klangstab, *Lc* Locus coeruleus, *Lg* Lingula, *Lm* Lemniscus, *M* Gegend des Foramen Monroi, *Nc* Nucleus caudatus, *Pdc* Pedunculus conarii, *Po* Pons, bei *Po* + durchschnitten, *Pp* Pes pedunculi, *Pu* Pulvinar, *Qa* vorderer Vierhügel, *Qp* hinterer Vierhügel, *Slch* Sulcus choroideus, *Sld* Sulcus lateralis dorsalis, *Slm* Sulcus lateralis mesencephali, *Slmd* Sulcus medianus ventriculi quarti, *Spd* Sulcus paramedianus dorsalis, *Spl* Septum pellucidum, *Sql* Sulcus corp. quadrigem. longitudinalis, *Sqt* Sulcus corp. quadrigem. transversus, *Stc* Stria cornea, *Stm* Striae medullares acusticae, *Tac* Trigonum acustici, *Tha* Tuberculum anterius Thalami, *Tbc* Tuberculum cuneatum, *Th* Trigonum n. hypoglossi, *Thos* Thalamus opticus, *Trh* Trigonom habenulae, *Tv3* Taenia ventriculi tertii, *V3* Ventriculus tertius, *Vla* Vorderhorn des Seitenventrikels, *Vma* Velum medullare anterius, *Vspl* Ventriculus septi pellucidi (nach Obersteiner).

zu sehen: Fig. 6), die Vierhügel, der Sehhügel, Linsenkern und Streifenhügel. Diese Gebilde zusammengenommen bilden den Hirnstamm. Functionell dürfte das Kleinhirn demselben zuzurechnen sein.

Das verlängerte Mark (Medulla oblongata) besteht, physiologisch betrachtet, aus zwei Antheilen, die aber örtlich nicht voneinander geschieden, deren Bestandtheile vielmehr vielfach untereinander geworfen und verflochten sind.

Der erste Theil ist gebildet durch die Fortsetzung des Rückenmarkes. So wie aus diesem motorische und sensorische Nerven entspringen, ist das auch am verlängerten Marke der Fall. Die hier entspringenden versorgen zum grössten Theile die Gebilde des Kopfes, und werden zum Unterschied von den Rückenmarksnerven Hirnnerven genannt. Gewisse dieser Kerne reichen noch über das Gebiet der eigentlichen Medulla oblongata hinaus, und wenn man zu ihnen noch die Sinnesnerven des Auges und Geruchsorganes rechnet, so erhält man zwölf Paare von Hirnnerven. Die sensorischen wie die motorischen Hirnnerven verrathen durch ihre Anordnung ihre Verwandtschaft mit den hinteren und den vorderen Rückenmarkswurzeln. Auch die Ganglienzellensäulen des Rückenmarkes, insbesondere die der Vorderhörner, haben im verlängerten Mark ihre Fortsetzungen, nur sind sie hier, wenigstens theilweise, unterbrochen, indem das einem Hirnnerven angehörige Stück einer Zellsäule eine Gruppe von Ganglienzellen für sich bildet. Eine solche Gruppe nennt man den Kern des betreffenden Hirnnerven.

Wenn wir oben sahen, dass die von der Hirnrinde zu einer motorischen Ganglienzelle eines Vorderhornes führende Bahn in der Pyramidenkreuzung auf die andere Seite der Medianebene des Körpers tritt, so ist, wie zu erwarten, dasselbe Verhältniss auch für die Hirnnerven vorhanden.

Die Fasern, welche den Pyramidenfasern entsprechen, treten auch hier, natürlich nicht in der weiter unten liegenden Pyramidenkreuzung, sondern oberhalb des motorischen Hirnnervenkernes über die Mittelebene. Sie bilden auch nicht ein geschlossenes Bündel, sondern die Fasern passiren in einem ausgedehnten Felde die Medianebene.

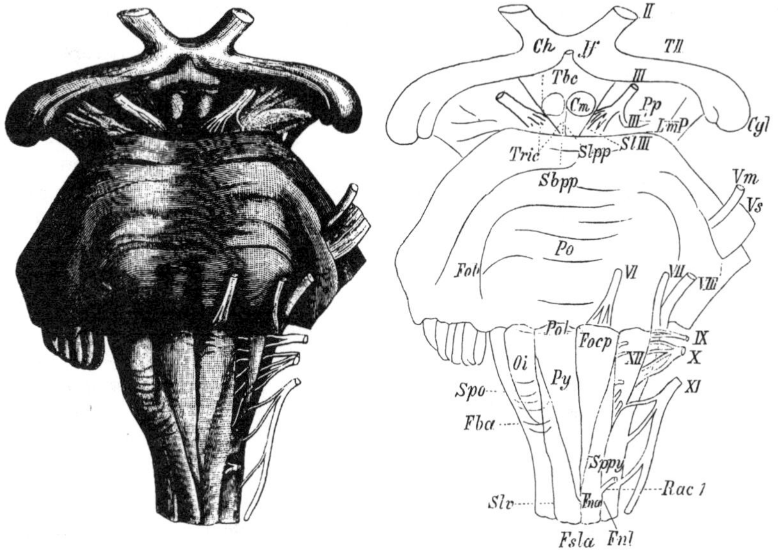

Fig. 6. Die Gehirnbasis bis zum Tractus opticus.

Das Kleinhirn ist nahezu vollständig entfernt; ferner sind das gesammte Grosshirn und alle vor dem Tractus opticus befindlichen Theile weggeschnitten, die Nervenwurzeln sind links alle erhalten, rechts zum grossen Theile weggenommen. *II* Nervus opticus, *III* Nervus oculomotorius, *III'* accessorische laterale Oculomotoriuswurzel, *V* Nervus trigeminus, *Vs* sensible, *Vm* motorische Trigeminuswurzel, *VI* Nervus abducens, *VII* Nervus facialis, *VIII* Nervus acusticus, *IX* Nervus glossopharyngeus, *X* Nervus vagus, *XI* Nervus accessorius Willisii, *XII* Nervus hypoglossus, *Cgl* Corpus geniculatum laterale, *Ch* Chiasma nervorum opticorum, *Cm* Corpus mammillare, *Fna* Funiculus anterior, *Fnl* Funiculus lateralis, *Fob* Fasciculus obliques pontis, *Focp* Foramen coecum posterius, *Fsla* Fissura longitudinalis anterior medullae, *If* Infundibulum, *LmP* Bündel von der Schleife zum Fusse, *Oi* untere Olive, *Po* Pons, *Pp* Pes pedunculi cerebri, *Py* Pyramide, *Rac 1* vordere Wurzel des ersten Cervicalnerven, *Sbpp* Substantia perforata posterior, *Sl III* Sulcus oculomotorii, *Slpp* Sulcus substantiae perforatae post., *Slv* Sulcus lateralis ventralis, *Spo* Sulcus postolivaris, *Sppy* Sulcus parapyramidalis, *TII* Tractus nervi optici, *Tbc* Tuber cinereum, *Tric* Trigonum intercrurale (nach Obersteiner).

Der zweite Theil des verlängerten Markes besteht aus dem sehr grossen Zuschuss von nervösen Gebilden, welche nebst dem direct aus dem Rückenmark kommenden die Vermittelung herstellen, zwischen den Vorgängen in den höher gelegenen Centralorganen und jenen des Rückenmarkes und der Medulla oblongata. Durch diese beiden letzteren wird ja der grösste Theil aller motorischen Fasern, die es im Körper gibt, entsendet, ebenso der sensorischen aufgenommen; fast jede Lebensäusserung also, auf welche irgend ein höher gelegenes Centralorgan Einfluss übt, muss unter Vermittelung des verlängerten Markes geschehen.

So strahlen in dasselbe ein die Fasern aus den grossen Stammganglien, aus dem Kleinhirn, den Vierhügeln und die mächtigen Bündeln aus der Rinde. Aber diese Vermittelung scheint nicht nur durch Nervenfasern zu geschehen, auch Ganglienzellen sind vielfach vorhanden, die nicht als Analoga der Zellen des Rückenmarkes aufgefasst werden können, und die zum Theil zu grösseren Massen und wohlformirten Centren geordnet sind, z. B. den sogenannten Olivenkernen. Wir dürfen vermuthen, dass auch sie jener weiter reichenden Vermittelung zwischen den Vorgängen der höher und der tiefer gelegenen Centren dienen; dabei ist eine gewisse Selbstständigkeit ihrer Function als Reflexorgane nicht ausgeschlossen.

Auf der Medulla oblongata ruht das Kleinhirn (vgl. Fig. 7). Es ist mit den Rändern derselben beiderseits so verwachsen, dass ein bloss nach vorne und hinten offener Raum entsteht, der den Namen des vierten Hirnventrikels führt. Dieser ist demnach unten begrenzt von der oberen Fläche der Medulla oblongata (s. Fig. 8), nach oben durch die untere Fläche des Kleinhirns und seitlich durch die Uebergangsmassen vom Kleinhirn zur Medulla oblongata.

Die Uebergangsmassen bestehen aus Nervenfasern, deren Verlauf ihrer Aufgabe entspricht, die im Kleinhirn gelegenen Centren mit anderen Centren zu verbinden. Man pflegt an diesen Verbindungsmassen drei ihrem Ziele nach verschiedene Fasergruppen zu unterscheiden. Am meisten nach hinten streben Fasern, welche unter dem Namen des Corpus restiforme (Strickkörper) die Richtung gegen das Rückenmark einschlagen, und in die Masse des verlängerten Markes eindringen. Weiter vorne ziehen die Fasermassen direct vom Kleinhirn gegen die Medulla oblongata und gehen in die alsbald zu besprechende Varolsbrücke (Pons Varoli) über. Sie heissen deshalb auch Pedunculi cerebelli ad pontem. Die Fasermassen des vorderen Antheiles verlaufen als Theile des Hirnschenkels nach vorne und stellen eine Verbindung des Kleinhirns mit dem Grosshirn dar. Sie werden Bindearme (Processus cerebelli ad cerebrum) genannt und tauchen in die unter den Vierhügeln und Sehhügeln gelegenen Gebilde grauer und weisser Substanz ein, nachdem sie sich gekreuzt haben.

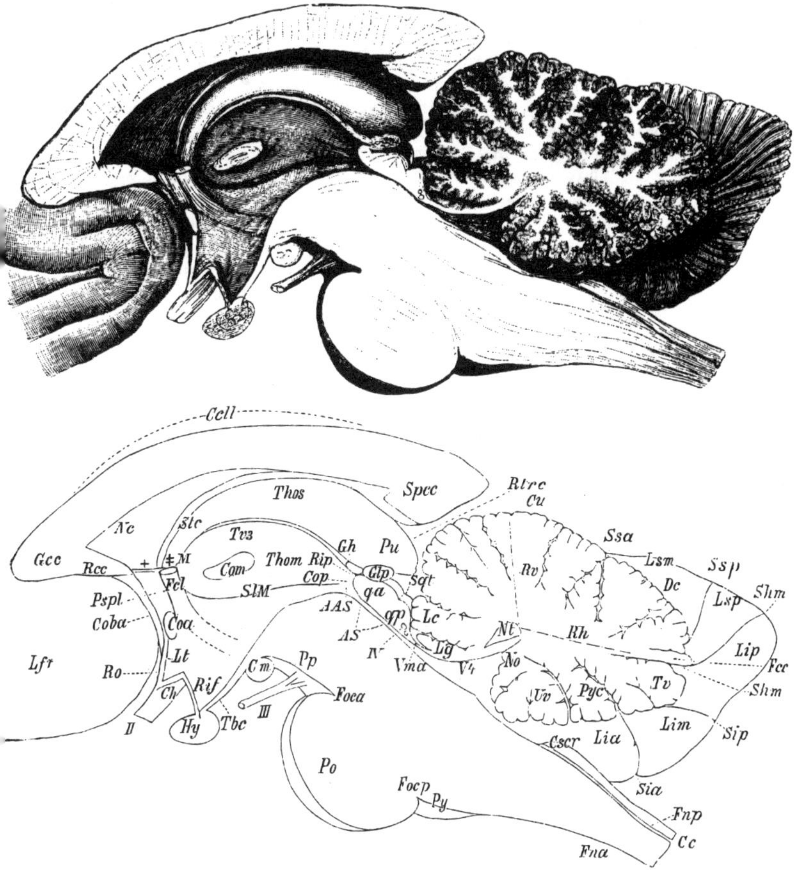

Fig. 7. Sagittalschnitt durch das Gehirn in der Medianlinie, rechte Hälfte. Nat. Grösse. Von den Grosshirnwindungen in der Mantelspalte ist nur ein Theil des Stirnlappens *Lfr* gezeichnet. *II* Nervus opticus, *III* Nervus oculomotorius, *AAS* Aditus ad aquaeductum Sylvii, *AS* Aquaeductus Sylvii, *Cc* Canalis centralis, *Ccll* Corpus callosum, *Ch* Chiasma *Cm* Corpus mammillare, *Coa* Commissura anterior, *Coba* Commissura baseos alba, *Com* Commissura mollis, *Cop* Commissura posterior, *Cscr* Calamus scriptorius, *Cu* Culmen, *Dc* Declive, *Fcc* Folium cacuminis, *Fcl* Columna fornicis bei ‡ durchgeschnitten, *Fna* Funiculus anterior medullae spinalis, *Fnp* Funiculus posterior medullae spinalis, *Foca* Foramen coecum anterius, *Focp* Foramen coecum posterius, *Gcc* Genu corporis callosi, *Gh* Ganglion habenulae, *Glp* Glandula pinealis, *Hy* Hypophysis, *Lc* Lobulus centralis, *Lg*

Lingula, *Lia* Lobus cerebelli inferior anterior, *Lim* Lobus cerebelli inferior medius, *Lip* Lobus inferior posterior, *Lsm* Lobus cerebelli superior medius, *Lsp* Lobus cerebelli superior posterior, *Lt* Lamina terminalis, *M* Gegend des Foramen Monroi, *Nc* Nucleus caudatus, *No* Nodulus, *Nt* Nucleus tecti, *Po* Pons, *Pp* Pens pedunculi, *Pspl* Pedunculus septi pellucidi bei + durchschnitten, *Pu* Pulvinar thalami optici, *Pyc* Pyramis cerebelli, *qa* Corpus quadrigeminum anterius, *qp* Corpus quadrigeminum posterius, *Rcc* Rostrum corporis callosi, *Rh* Ramus medullaris cerebelli horizontalis, *Rif* Recessus Infundibuli, *Rip* Recessus infrapinealis, *Ro* Recessus opticus, *Rtrc* Rima transversa cerebri, *Rv* Ramus medullaris cerebelli verticalis, *Shm* Sulcus horizontalis magnus, *Sia* Sulcus cerebelli inferior anterior, *Sip* Sulcus cerebelli inferior posterior, *SlM* Sulcus Monroi, *Spcc* Splenium corporis callosi, *Sqt* Sulcus corpor. quadrigemin. transversus, *Ssa* Sulcus cerebelli sup. ant., *Ssp* Sulcus cerebelli sup. post., *Stc* Stria cornea, *Tbc* Tuber cinereum, *Thom* mediane Fläche des Thalamus opticus, *Thos* obere Fläche des Thalamus opticus, *Tv* Tuber valvulae, *Tv3* Taenia ventriculi tertii, *Uv* Uvula, *Vma* Velum medullare anterius, *V4* Vierter Ventrikel (nach Obersteiner).

Das Kleinhirn selbst besteht aus einer oberflächlich gelegenen, durch überaus zahlreiche Faltungen zu einer beträchtlichen Ausdehnung gelangten grauen Rindenschicht, dem inneren, weissen Mark, welches aus markhaltigen Nervenfasern besteht, und einigen in die Markschicht eingelagerten, grauen Kernen.

Die Rindenschicht, circa 2 *mm* dick, zeigt sich schon bei Lupenvergrösserung als aus zwei recht verschiedenartig gebauten Lagen bestehend. Die äussere, auch moleculare Schicht genannt, liess bis vor Kurzem nur eine granulirte Grundmasse, nebst einigen zerstreuten zellenartigen Gebilden erkennen, in welche mächtige Fortsätze der sogenannten Purkinje'schen Zellen einstrahlen und in der Richtung nach der Oberfläche verlaufen. Diese Purkinje'schen Zellen sind sehr auffallend gebildete Ganglienzellen und liegen an der Grenze zwischen den beiden Lagen der Rinde (s. Fig. 9). Sie haben einen gegen das Mark strebenden Axencylinderfortsatz und mehrere sich hirschgeweihartig verzweigende, der Oberfläche zustrebende Fortsätze. Letztere theilen sich bis zu überaus zahlreichen und feinen Aestchen. Die innere Rindenschicht wird Körnerschicht genannt, weil sie dicht gedrängte kernartige Gebilde enthält, über deren Natur man noch verschiedener Ansicht sein kann. Die Fasern des Markes, welche in die Rinde ausstrahlen, bilden zu einem grossen Theile ein reiches Geflecht in der Körnerschicht, andere laufen parallel zur Oberfläche, besonders in der Gegend der Purkinje'schen Zellen, einzelne von ihnen steigen auch in der Richtung nach der Oberfläche auf, verlieren aber in der halben Höhe der moleculären Schicht ihr Mark, so dass die äussere Hälfte derselben vollkommen frei von markhaltigen Fasern ist.

Das Kleinhirnmark besteht, ähnlich wie das Grosshirnmark, der Hauptmasse nach aus Fasern, die als Leitungsbahnen zu anderen Centren fungiren, demnach in die früher genannten Verbindungen des Kleinhirns ausstrahlen. Ausserdem sind in denselben zahlreiche Fasern vorhanden, welche von einem Theile der Rinde zu einem anderen Theile derselben hinziehen. Die jüngsten Forschungsmethoden, sowie die Lehre von den Neuronen haben auch in Betreff des Kleinhirns manche neue Thatsache und Auffassung schon bekannter Verhältnisse gebracht. Ich glaube deshalb die geschilderten wohlbekannten Verhältnisse noch durch eine schematische Abbildung (Fig. 10) ergänzen zu

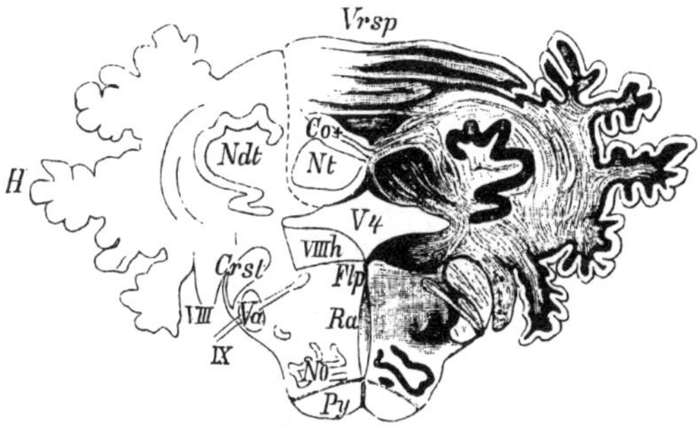

Fig. 8. Frontalschnitt durch das Kleinhirn und die Medulla oblongata eines Affen. Zweimal vergrössert.

H Hemisphären des Kleinhirns, *Vrsp* Oberwurm, *Ndt* Nucleus dentatus, *Nt* Nucleus tecti, *Co* + Kreuzungscommissur, *V4* Vierter Ventrikel, *Crst* Corpus restiforme, *Py* Pyramide, *Flp* Fasciculus longitudinalis posterior, *Ra* Raphe, *No* Nucleus olivaris, *VIII* Nervus acusticus, *VIIIh* Acusticus-Hauptkern, *IX* Nervus glossopharyngeus, *Va* Aufsteigende Trigeminuswurzel (nach Obersteiner).

sollen, welche von Ramón y Cajal stammt und in übersichtlicher Weise zeigt, welche verschiedene Zellen- und Faserarten dieser Forscher im Kleinhirn zu unterscheiden und welche physiologische Verbindungen er anzunehmen lehrt.[1]

Die Varolsbrücke (Pons Varoli) wird durch eine mächtige Fasermasse gebildet, deren Verlaufsrichtung senkrecht auf die Längsaxe des Centralnervensystemes steht, und in welche die von der Medulla oblongata aufsteigenden Fasern eintreten. Betrachtet man die Basalfläche des Gehirns, so sieht man, den thatsächlichen Verhältnissen

[1] Nuevo concepto de la histología de los centros nerviosos (Rivista de ciencias médicas de Barcelona, Tomo XVIII).

entsprechend, das verlängerte Mark gleichsam unter der Brücke verschwinden. Die Faserzüge desselben, soferne sie bestimmt sind, den höher gelegenen Hirntheilen zuzustreben, durchsetzen die sie rechtwinkelig kreuzenden Fasermassen der Brücke und treten an ihrem vorderen Rande, in zwei den beiden Hemisphären zugehörige Bündel getheilt, wieder zu Tage.

Diese zwei Bündel sind die Hirnschenkel (Pedunculi cerebri). (S. Fig. 6 u. 7 *Pp.*) Der erste Blick zeigt, dass die Summe der Fasern der Hirnschenkel eine grössere sein muss als die der aus der Medulla oblongata kommenden Fasern. Es hat also in der Gegend der Varolsbrücke eine Vermehrung von nervösen Elementen stattgefunden. Diese erklärt sich zum Theile durch die in den Hirnschenkeln enthaltenen und von dem Kleinhirn kommenden Bindearme. Es kann aber kein Zweifel darüber bestehen, dass hier auch noch in anderer Weise eine Complication der Leitungsverhältnisse erzielt wird, die die von dem Rückenmark beginnende bis zum Pedunculus cerebri fortschreitende Volumszunahme erklärt. Wir werden später in der Bildung der hier zahlreich liegenden Nervenkerne verschiedener Art und in der physiologischen Bedeutung derselben ein Verständniss für diese Zunahme der centralen Massen gewinnen.

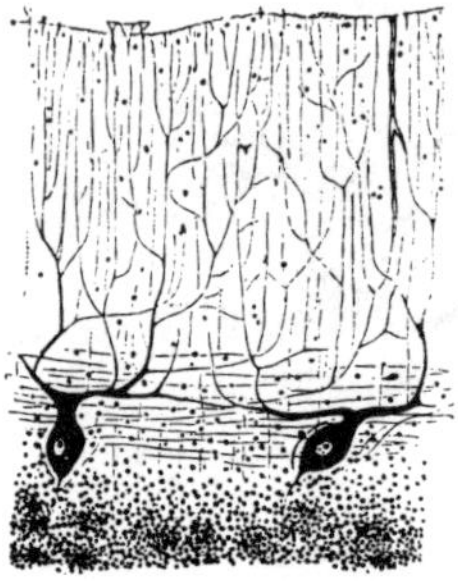
Fig. 9. Rinde von der Seitenfläche eines Kleinhirnläppchens. Karminpräparat. Vergr. 90 (nach Obersteiner).

Die Hirnschenkel zeigen sich nur an der unteren Fläche des Gehirns als mächtige wohlbegrenzte und stark vorspringende Faserbündel. Ihre obere Fläche hat keine scharfe Grenze, sondern ist von anderen Hirnorganen bedeckt, ja mit ihnen verwachsen. Schneidet man in der Gegend der Vierhügel (s. Fig. 7) den Hirnstamm quer durch und betrachtet den Querschnitt mit Lupenvergrösserung, so bekommt man das Bild von Fig. 11. Die beiden an der Unterfläche des Gehirns hervortretenden Hirnschenkel erscheinen nun als längliche Massen querdurchschnittener Nervenfasern *(Pp.)*. Sie heissen der Hirnschenkelfuss. Dem Gebiete des Hirnschenkels gehört aber ausserdem noch die sich daranschliessende halbmondförmig zu Tage tretende Substantia nigra Soemmeringii *(SnS)* an, welche zahlreichen dunkelpigmentirten Ganglienzellen ihre Färbung und damit ihren Namen verdankt, und ein mit der Nachbarschaft verschmolzenes, etwa bis zum Fasciculus longitudinalis post. *(Flp)* reichendes, aus Fasern und Zellen bestehendes Gebiet, die sogenannte Haube des Hirnschenkels oder die Haubenregion. In dieser liegen auch die Bindearme, welche auf dem vorgeführten Querschnitte eben an ihrer Kreuzungsstelle getroffen sind *(Brcj)*.

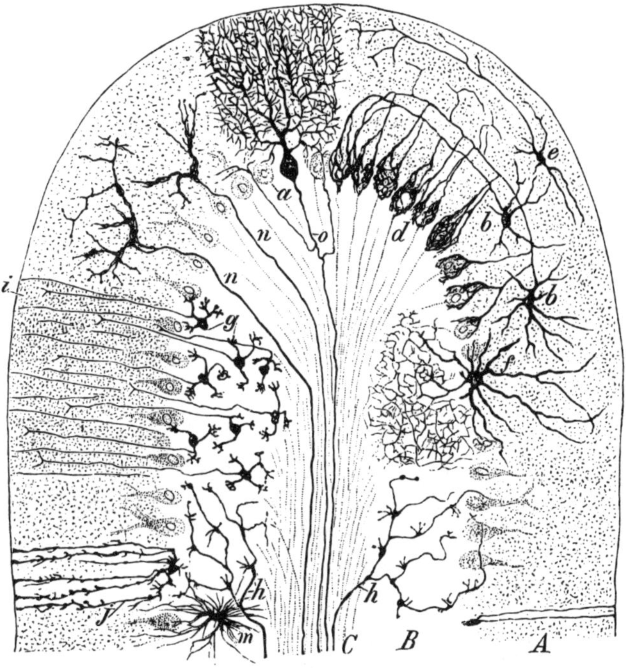

Fig. 10. Schematischer Durchschnitt einer Windung des Kleinhirns (nach Ramón y Cajal). *A* Moleculare Schicht, *B* Körnerschicht, *C* Mark, *a* Purkinje'sche Ganglienzellen, *b* kleine Zellen der molecularen Schicht, deren Axencylinderfortsatz korbartige Geflechte *(d)* um die Purkinje'schen Zellen bildet, *e* kleine Ganglienzelle der molecularen Schicht, *f* grosse Ganglienzelle der Körnerschicht, *g* kleine derselben Schicht, *h* Verzweigung einer Markfaser, *i* moleculares Gewebe, *j* und *m* Stützgewebszellen, *n* Verzweigung von Markfasern.

Wir sahen, dass der Centralcanal des Rückenmarkes sich an der Medulla oblongata geöffnet und den vierten Ventrikel gebildet hat. Weiter vorne schliesst er sich wieder und bildet einen neuen Canal, der unter dem Namen des Aquaeductus Sylvii (*Aq* der Fig. 11) eine Verbindung zwischen dem vierten und dem dritten Ventrikel

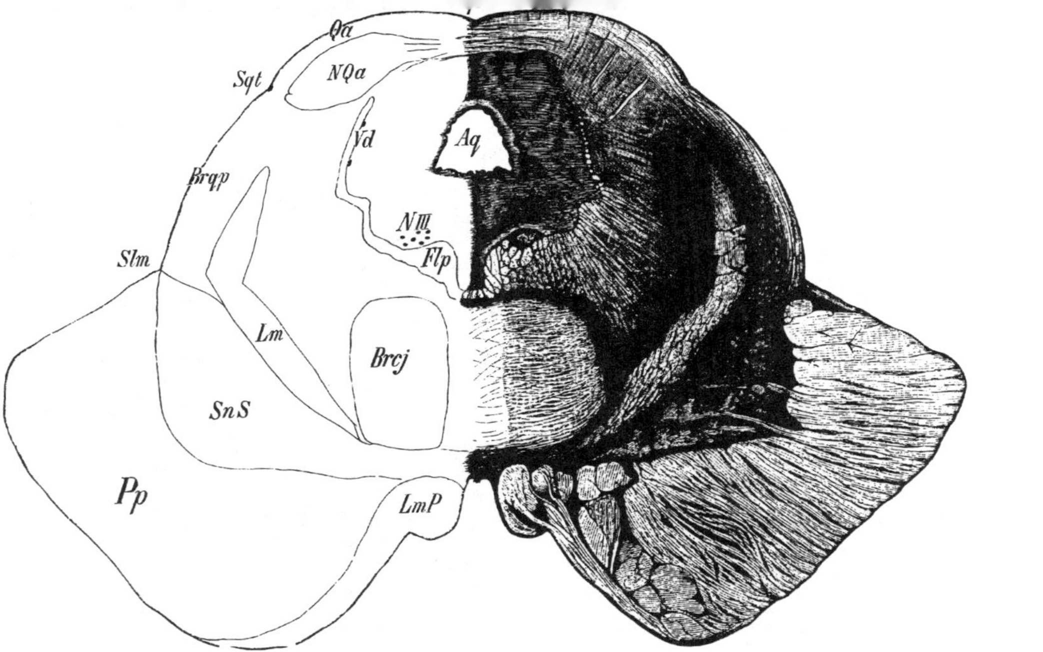

Fig. 11. Querschnitt durch den Hirnstamm in der Höhe der vorderen Vierhügel. *Vd* absteigende Trigeminuswurzel, *Aq* Aquaeductus Sylvii, *Brcj* Bindearmkreuzung (weisser Kern), *Brqp* Arm des hinteren Vierhügels, *Flp* Fasciculus longitudinalis posterior, *Lm* mediale Schleife, *LmP* Schleifenbündel zum Hirnschenkelfuss, *NQa* Kern des vorderen Vierhügels, *NIII* Kern des Nervus oculomotorius, *Pp* Hirnschenkelfuss, *Qa* Vorderer Vierhügel, *Slm* Sulcus longitudinalis mesencephali, *SnS* Substantia nigra Soemmeringii, *Sqs* Sulcus corp. quadrigem. sagittalis, *Sqt* Sulcus corp. quadrigem. transversus (nach Obersteiner).

herstellt. Letzterer ist als Erweiterung des ursprünglichen Canales, nicht aber als Oeffnung desselben zu betrachten.

Denken wir uns in der genannten Fig. 11 eine horizontale Linie durch den Aquaeductus Sylvii gelegt, so schneidet dieselbe eine Kappe ab, welche die Ganglienmasse der Vierhügel enthält.

Die Vierhügel (Corpora quadrigemina) haben ihren Namen von ihrer Gestalt, wie sie sich bei Betrachtung des Hirnstammes von oben zeigt (s. Fig. 5). Durch die Anwesenheit zahlreicher Ganglienzellen im Inneren erweisen sie sich als Centralorgan. Ein reiches Gewirre markhaltiger und wohl auch markloser Fasern füllt neben dem im Centralorgan überall vorhandenen Stützgewebe und den Blutgefässen die Zwischenräume zwischen den Nervenzellen.

Unterhalb der Vierhügelmasse liegt der langgestreckte Kern des Nervus oculomotorius (*NIII* der Fig. 11), desjenigen Hirnnerven, der die meisten Augenmuskeln versorgt und dadurch den Bewegungen des Auges vorsteht. Die experimentelle Forschung hat ergeben, dass die Vierhügel in enger physiologischer Beziehung zu diesem Nervenkern und nicht minder zu den Kernen der übrigen Augenmuskelnerven stehen. Soferne die Augenbewegungen vielfach instinctive Bewegungen sind, dürfen wir die centralen Massen der Vierhügel als die Regulatoren derselben betrachten.

Wesentlich ähnlich gebaute, nur viel mächtigere centrale Massen sind die Sehhügel (Thalami optici) (s. Fig. 5). Auch sie stehen, wie wir sehen werden, mit instinctiven Bewegungen in Beziehung. Ihre mediale Fläche bildet einen Theil der Wandung des dritten Ventrikels, während die laterale Fläche an die sogenannte innere Kapsel und an andere Organe stösst. Sowohl in die Vierhügel als in die Sehhügel strahlen Fasern ein, die aus der Hirnrinde stammen, andererseits gehen von ihnen Bahnen zu tieferen Centren. Diese verlaufen, wie schon Meynert vor vielen Jahren erkannt, wesentlich im Haubengebiet des Hirnschenkels. Nur hatte dieser Forscher noch keine Trennung zwischen instinctiven und reflectorischen Bewegungen gemacht, so dass er das Verhältniss dahin ausdrückte: in der Haube verlaufen die Reflexbahnen, im Fusse des Hirnschenkels die Willkürbahnen. Wie sehr er auch mit letzterer Behauptung im Rechte war, werden wir noch sehen.

Der mittlere Hirnventrikel, dessen laterale Begrenzung durch den Thalamus opticus gebildet wird, steht auf beiden Seiten vorne im Zusammenhang mit den beiden Seitenventrikeln. Die laterale Wandung dieser ist abermals durch eine mächtige graue Masse gebildet, welche bei Freilegung der Hirnhöhlen ihre kolbenförmige

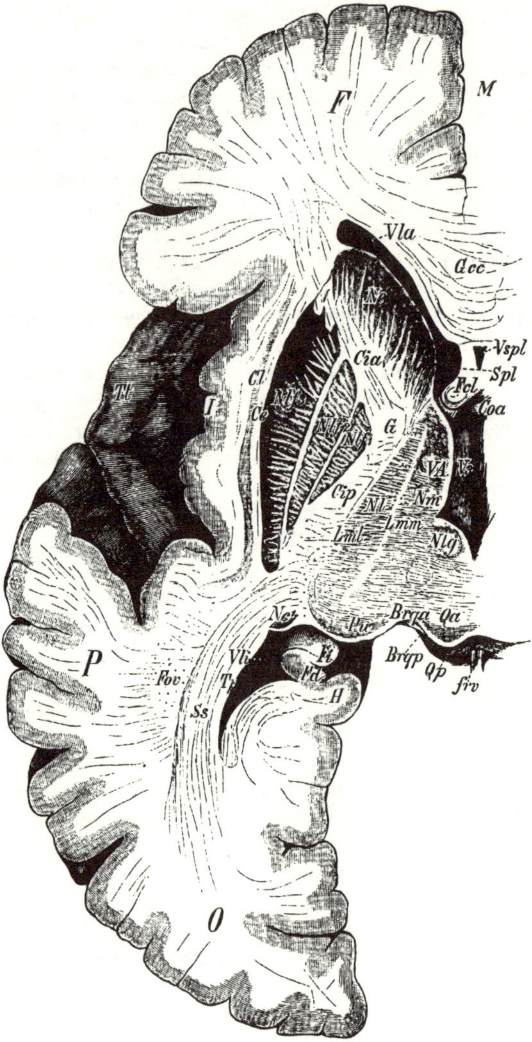

Fig. 12. Horizontalschnitt durch die linke Hemisphäre. Nat. Grösse. Der Rest des Operculum lateral von der Insel ist entfernt. *Brqa* vorderer Vierhügelarm, *Brqp* hinterer Vierhügelarm, *Ce* Capsula externa, *Cia* vorderes Glied der inneren Kapsel, *Cip* deren hinteres Glied, *Cl* Claustrum, *Coa* vordere Commissur, *F* Stirnlappen, *Fcl* Columna

fornicis, *Fd* Fascia dentata, *Fi* Fimbria, *Fov* senkrechtes Occipitalbündel von Wernicke, *frv* Frenulum veli anterioris, *G* Knie der inneren Kapsel, *Gcc* Genu corporis callosi, *H* Gyrus hippocampi, *I* Insel, *Lml* Lamina medullaris thalami lateralis, *Lmm* Lamina medullaris thalami medialis, *M* Mantelspalte, *Nc* Nucleus caudatus (Kopf), *Nc1* Nucleus caudatus (Schweif), *Nl* Nucleus lateralis thalami, *Nlf* Linsenkern, *Nlf1* und *2* Globus pallidus, *Nlf3* Putamen, *Nm* Nucleus medialis thalami, *Ntg* Nucleus tegmenti ruber, *O* Hinterhauptslappen, *P* Scheitellappen, *Pu* Pulvinar thalami, *Qa* vorderer Vierhügel, *Qp* hinterer Vierhügel, *Spl* Septum pellucidum, *Ss* Sagittales Marklager des Hinterhauptslappens, *Tp* Tapetum, *Tt* Gyrus temporalis transversus, *VA* Vicq d'Azyr'sches Bündel, *Vla* Vorderhorn des Seitenventrikels, *Vli* dessen Hinterhorn, *Vsp* Ventriculus septi pellucidi, *V3* dritter Ventrikel (nach Obersteiner).

Gestalt zeigt (Fig. 5 *Nc*). Sie heisst von ihrer Gestalt der geschweifte Kern (Nucleus caudatus) und man unterscheidet an ihr den Kopf und den nach hinten und lateral, dabei in einem nach unten concaven Bogen verlaufenden Schweif.

Führt man durch das Gehirn einen Horizontalschnitt, der den Schweifkern und den Sehhügel theilweise abträgt, also circa 1·5 *cm* unterhalb der in die Ventrikel vorragenden Kuppen des Sehhügels und Schweifkernes, so erhält man das in Fig. 12 wiedergegebene Bild. Es tritt in demselben eine neue graue Masse, die nirgends in den Ventrikeln die Oberfläche erreicht, zu Tage, der Linsenkern, Nucleus lentiformis *(Nlf)*. Zwei Streifen weisser Substanz, der Ausdruck zweier Blätter, trennt den Linsenkern in drei Antheile, die man von innen nach aussen als erstes, zweites und drittes Glied des Linsenkernes zählt.

Auf dem genannten Schnitte ist noch der unterste Theil vom Kopfe des Schweifkernes und ebenso der Sehhügel getroffen. Zwischen diesen beiden und dem keilförmig gegen sie andrängenden Linsenkern findet sich eine ziemlich dicke Lage weisser Substanz, welche der Form des Keiles entsprechend geknickt erscheint. Sie besteht aus durchschnittenen markhaltigen Nervenfasern, welche die Communication zwischen den abgetragenen Antheilen der Hirnrinde und den tieferen Centralorganen herstellen. Diese Markmasse heisst die Innere Kapsel *(C. I.)* und die Knickung ihr Knie *(G)*. Ebenso ist die laterale Oberfläche des Linsenkernes durch weisse Markmasse umgeben, die Aeussere Kapsel *(Ce)*. Nach aussen von dieser kommt nochmals eine graue Schicht, die Vormauer Claustrum *(Cl.)*, über deren physiologische Bedeutung wir gänzlich im Unklaren sind, und dann erst folgt die typische Markssubstanz und Rindensubstanz des Grosshirns.

Nucleus caudatus und Nucleus lentiformis stehen nach den Anschauungen Meynert's in inniger Beziehung zu den eigentlichen

Willkürbewegungen. Wir werden sehen, dass auch diese vielfachen Regulirungen unterliegen, und dürfen vermuthen, dass die genannten Ganglien der anatomische Ausdruck jener physiologischen Erscheinungen sind. So erklärt sich die von Meynert gefundene Thàtsache, dass im Bereiche der Wirbelthiere die mächtigere Entwickelung der Grosshirnrinde parallel geht mit einer bedeutenderen Ausbildung dieser beiden Ganglien, während bei den psychisch niedrig stehenden Thieren mit wenig Grosshirnrinde, bei denen die Instinct- und Reflexbewegungen eine grössere Rolle spielen, die Vierhügel und Thalami optici eine überwiegende Massenentwickelung erfahren haben.

3. Die Grosshirnrinde und ihre Verbindungen.

Der ganze Hirnstamm, beim Menschen mit Einschluss des Kleinhirns, ist überwölbt von der Grosshirnrinde, dem Organ der zweckmässigen Regulirung von Bewegungen durch längst abgelaufene sensorische Eindrücke und die auf Grund derselben gebildeten Associationen. Die Rinde ist das Organ des Gedächtnisses und das Organ von dessen Verwerthung. Die räumliche Entwickelung derselben steigt mit zunehmender Intelligenz, so dass die niedrigen Säugethiere noch eine glatte Gehirnoberfläche haben, beim Menschen aber durch vielfache Faltungen die Rinde eine Ausdehnung angenommen hat, welche die Oberfläche der Schädelhöhle beiweitem übertrifft.

Sie besteht aus einer an verschiedenen Stellen nicht ganz gleich dicken, im Allgemeinen einige Millimeter messenden Lage grauer Substanz (s. Fig. 12), deren wallartige Vorwölbungen Gyri genannt werden. Die zwischen ihnen gelegenen Furchen heissen Sulci. Zwischen dem ansteigenden und dem absteigenden Antheile der grauen Schicht jedes Gyrus liegt weisse Substanz, die natürlich die Oberfläche nicht erreicht. Sie besteht aus markhaltigen Nervenfasern, bestimmt die functionelle Verbindung der Centralorgane dieses Gyrus mit anderen Centralorganen herzustellen.

Bei einer bis vor wenigen Jahren allgemein geübten Untersuchungsmethode der Gehirnrinde und des übrigen Centralnervensystemes erhält man vom Bau derselben ein Bild, wie es in seinen Grundzügen durch Fig. 13 (nach Meynert) wiedergegeben werden kann. Es zeigt die Nervenzellen der Rinde, ihre Gestalt und Anordnung, ausserdem eine granulirte Masse, die nur wenige eingelagerte Nervenfasern erkennen lässt; unter diesen fallen die Bündel markhaltiger Fasern auf. die aus dem Mark des Grosshirns in die Rinde einstrahlen.

Als ich dann mit einer anderen Behandlungsweise Einblick in den Bau der Rinde zu gewinnen suchte, erhielt ich Bilder, die von dem genannten in solchem Grade abwichen, dass selbst ein so gewiegter Kenner des Centralnervensystemes, wie mein College Prof. H. Obersteiner ist, als ich ihm die Präparate zeigte, sie nicht als Hirnrinde zu

Fig. 13 u. 14. Durchschnitte durch die menschliche Gehirnrinde in circa 60facher Vergrösserung. 1. Die erste Schicht enthält wenige Ganglienzellen, aber zahlreiche zum Theil sehr dicke markhaltige Nervenfasern, deren Verlauf grösstentheils parallel zur Oberfläche gerichtet ist. 2. Die zweite Schicht enthält viele kleine pyramidenförmige Ganglienzellen und sehr dünne markhaltige Fasern. In Fig. 14 sieht man von den Ganglienzellen nur die Kerne und etwas durch darin enthaltene Fetttröpfchen kenntliches Protoplasma. Auch einzelne Gefässe, charakterisirt durch ihre Verzweigung oder das Lumen ihres Durchschnittes sind zu sehen. Dasselbe gilt von den Zellen und Gefässen der tieferen Schichten. 3. Schicht der grossen Pyramidenzellen. 4. Schicht der kleinen unregelmässig geformten Ganglienzellen. 5. Schicht der der Oberfläche parallel gestreckten Ganglienzellen. Die beiden letzten Schichten, aufgestellt von Meynert, sind von ihrer Nachbarschaft nicht so deutlich unterschieden, wie die drei oberen Rindenschichten. 6. Mark der Windung.

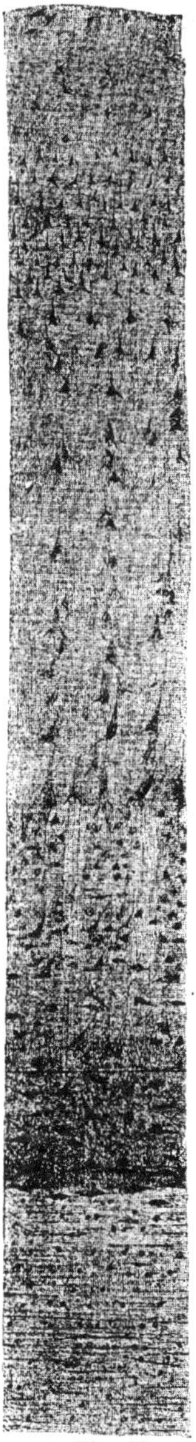
Fig. 13.

1
2
3
4
5
6

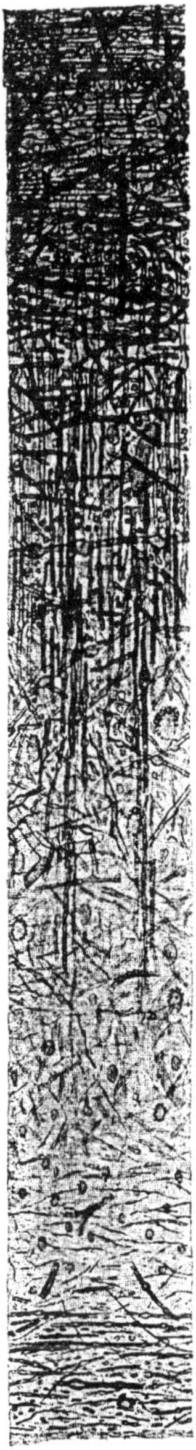
Fig. 14.

erkennen vermochte. Fig. 14 zeigt die Abbildung eines solchen Präparates. Ein Gewirre markhaltiger Nervenfasern in verschiedenen Schichten von wechselndem Charakter tritt zu Tage, während die Nervenzellen nur unvollkommen erkannt werden.

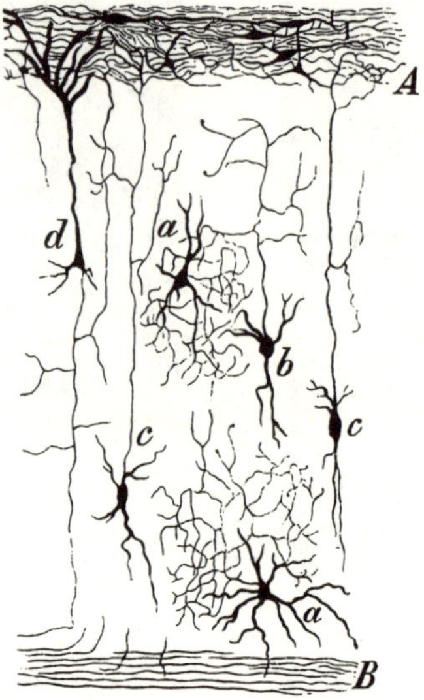

Fig. 15. Halbschematischer Durchschnitt durch die embryonale Hirnrinde. *A* Erste Schicht, *B* Mark, *a* Ganglienzellen mit kurzen und reich verzweigten Fortsätzen, *b* Zelle, deren Axencylinderfortsatz nicht die erste Schicht erreicht, *c* Zellen, deren Axencylinderfortsatz in das Geflecht der ersten Schicht übergeht und sich da verzweigt, *d* Pyramidenzelle (nach Ramón y Cajal).

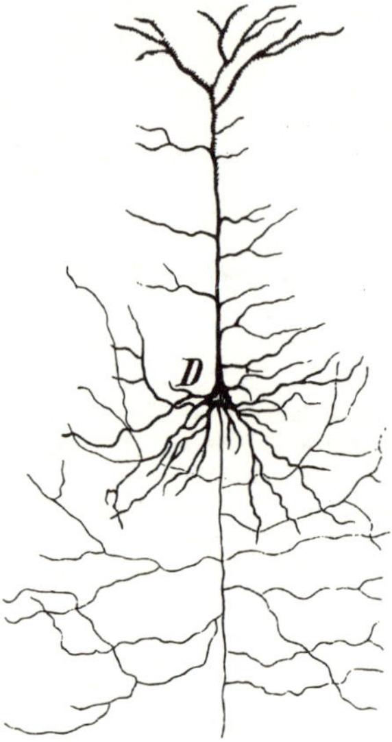

Fig. 16. Eine Pyramidenzelle der menschlichen Gehirnrinde. *D* der Körper der Zelle. Senkrecht nach unten strebt der Axencylinderfortsatz, der nach beiden Seiten Aeste abgibt. Die übrigen von der Zelle abgehenden Fortsätze sind Protoplasmafortsätze (nach Ramón y Cajal).

Die beiden Methoden ergänzten sich, indem die eine besser die Zellen, die andere die Masse verflochtener markhaltiger Fasern zeigte, die, bis dahin unbekannt, einen Theil der „granulirten Substanz" zwischen den Zellen bildet. Jetzt pflegt man diese Fasern durch die bequemere Weigert'sche Methode zur Anschauung zu bringen.

Die neuesten Methoden haben unsere Kenntnisse der Rinde weiter vervollkommnet, indem sie uns von einem sehr grossen Reich-

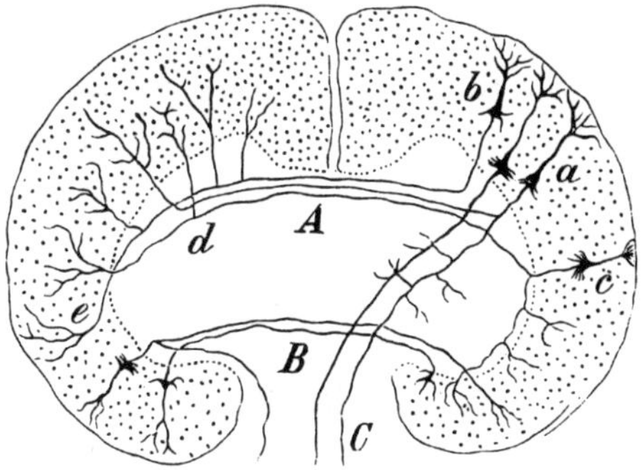

Fig. 17. Schema eines Querschnittes durch beide Hemisphären, zur Versinnlichung der Verbindungen durch Commissurfasern, durch Associationsfasern und durch die nach den subcorticalen Centren verlaufenden Bahnen. *A* Balken, *B* Vordere Commissur, *C* Pyramidenbahnen, *a, b, c* Rindenzellen, *d, e* Verzweigungen von deren Axencylinderfortsätzen in der Rinde (nach Ramón y Cajal).

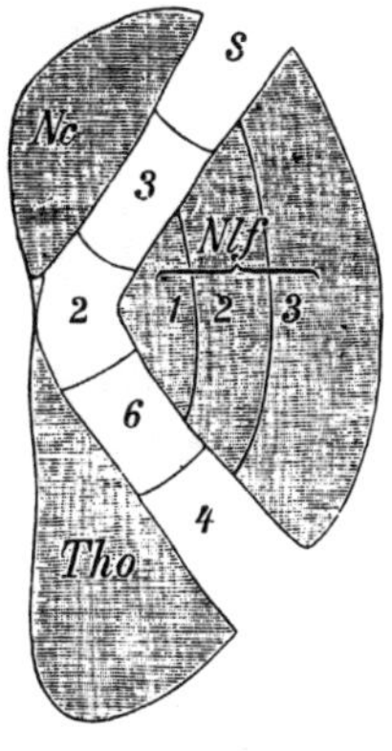

Fig. 18. Schematischer Horizontalschnitt durch die innere Kapsel. *Nc* Nucleus caudatus, *Nlf 1 2 3* die drei Glieder des Linsenkernes, *Tho* Thalamus opticus, *2* Bahn der motorischen Hirnnerven, *3* frontale Brückenbahn, *4* sensible Bahnen, *6* Pyramidenbahn, *s* vorderer Stiel des Sehhügels (nach Obersteiner).

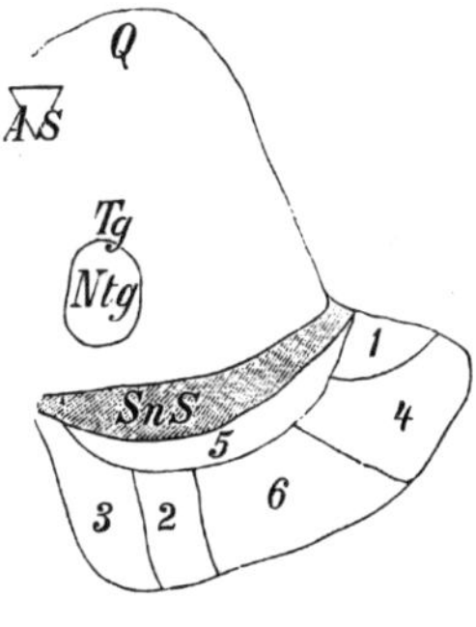

Fig. 19. Schema des Hirnschenkels. *AS* Aquaeductus Sylvii, *Q* Vierhügel, *Tg* Tegmentum, *Ntg* Rother Kern der Haube *SnS* Substantia nigra Soemmeringi, *1 - 6* Pes pedunculi, *1* Bündel von der Schleife zum Fusse, *2* centrale Bahn der weiter spinalwärts entspringenden motorischen Hirnnerven, *3* frontale Brückenbahn, *4* sensibler Antheil des Hirnschenkelfusses, *5* dorsale Grenzschicht des Hirnschenkelfusses, *6* Pyramidenbahn (nach Obersteiner).

thum der Ganglienzellen an Fortsätzen Kunde brachten und ein Bild über die physiologischen Verbindungen der verschiedenen Structurelemente der Rinde zu entwerfen gestatten. Fig. 15 zeigt

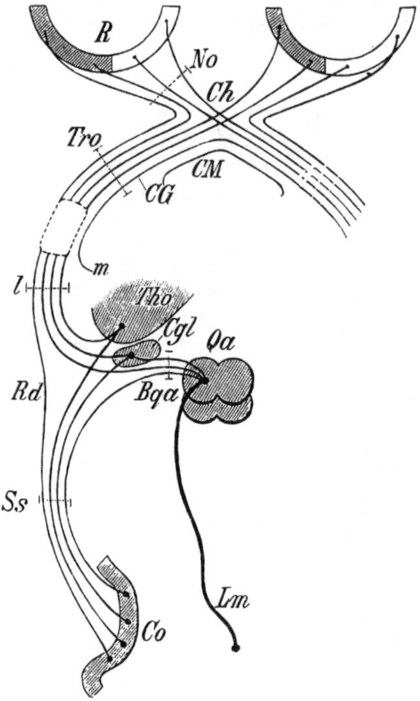

Fig. 20. Schema des centralen Sehapparates. *R* Retina, dunkel, so weit sie von der linken, hell, so weit sie von der rechten Hemisphäre versorgt wird, *No* Nervus opticus, *Ch* Chiasma, *Tro* Tractus opticus, *CM* Meynert'sche Commissur, *CG* Gudden'sche Commissur, *l* laterale Tractuswurzel, *m* mediale Tractuswurzel, *Tho* Thalamus opticus, *Cgl* Corpus geniculatum laterale, *Qa* Vorderer Vierhügel, *Bqa* Arm des vorderen Vierhügels, *Rd* directe corticale Tractuswurzel. *Ss* Sagittales Marklager des Occipitallappens, *Co* Rinde (vorzüglich des Cuneus), *Lm* mediale Schleife (nach Obersteiner).

einen Durchschnitt durch die Rinde, an welchem nur wenige Zellen gefärbt sind, diese aber weithin verfolgbare Ausläufer zeigen, Fig. 16 eine der Pyramidenzellen mit besonders vollständig erkennbaren Fortsätzen, und Fig. 17 die Art der Verbindungen dieser Rindenzellen mit anderen Antheilen des Nervensystemes.

Eine ungeheuere Zahl von Leitungsbahnen ist nämlich dazu bestimmt, die Leistungen der einzelnen Sinnesorgane, beziehungsweise der mit ihnen verknüpften subcorticalen Centren der Rinde zuzuführen und die Leistungen der Rinde selbst zu verwerthen, indem sie deren Impulse den subcorticalen Centralorganen zuführt. Eine wahrscheinlich noch grössere Menge von Fasern ist dazu bestimmt, diese Verwerthung zu einer zweckmässigen zu gestalten, indem sie die Erregung einer Rindenstelle durch die Erregung vieler anderer Rindenstellen veranlassen; so werden die an die subcorticalen Centren abzugebenden Impulse beeinflusst.

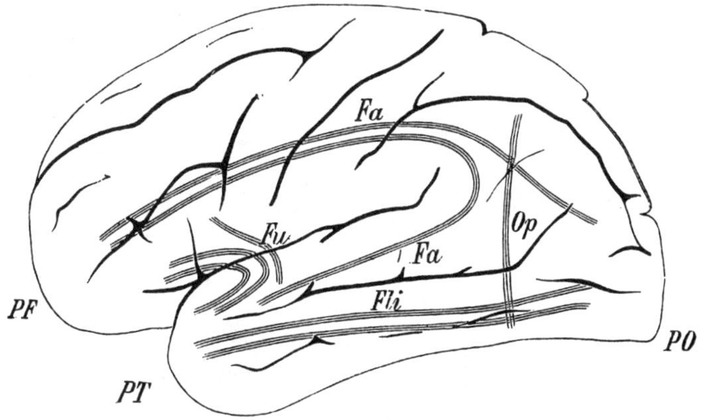

Fig. 21. Schematische Uebersicht der langen Associationsbahnen im Grosshirne. *PF* Frontalpol, *PT* Temporalpol, *PO* Occipitalpol, *Fa* Fasciculus arcuatus, *Fu* Fasciculus uncinatus, *Fli* Fasciculus longitudinalis inferior, *Op* Fasciculus occipitalis perpendicularis (nach Obersteiner).

Sprechen wir erst von den Leitungsbahnen, die die Rinde mit den subcorticalen Centren verbinden. Es ist uns nämlich keine Bahn bekannt, auf welcher eine Nervenfaser von der peripheren Endigung bis in die Rinde verläuft, ohne irgendwo eine centrale Station zu passiren.

Die best gekannte Bahn ist die sogenannte Pyramidenbahn, die ihren Namen dem Umstand verdankt, dass sie in den Pyramiden der Medulla oblongata als compacter Strang gesammelt ist.

Sie führt die willkürlichen Impulse aus der motorischen Region der Hirnrinde zu den motorischen Kernen des Rückenmarkes; ähnlich verlaufende Faserzüge führen die analogen Impulse zu den motorischen

Kernen der Hirnnerven, wie schon erwähnt. Die motorische Rindenregion ist das Gebiet der Gyri centrales, des Lobulus paracentralis und deren nächste Umgebung. Doch scheinen die Pyramidenbahnen nur von den genannten Rindentheilen, nicht auch von deren Umgebung abzugehen.

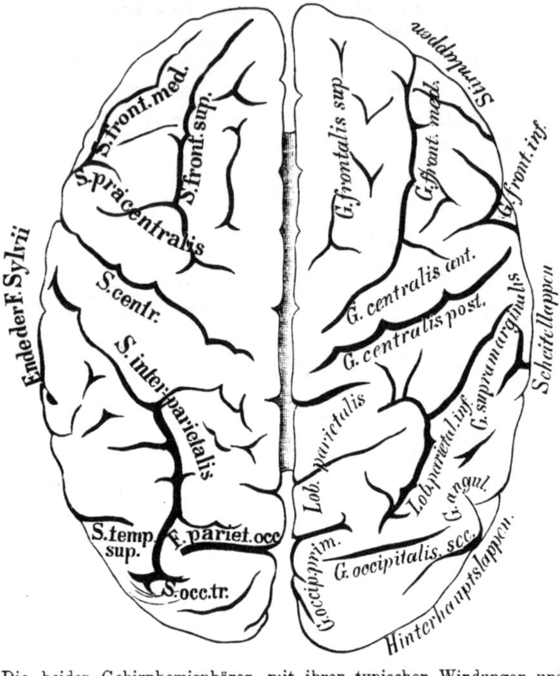

Fig. 22. Die beiden Gehirnhemisphären mit ihren typischen Windungen und Furchen von oben gesehen. Entsprechend den häufig vorkommenden Variationen ist die Anordnung derselben in beiden Hemisphären nicht ganz gleich. Die Windungen und Läppchen sind mit liegender, die Furchen mit stehender Schrift bezeichnet. *G* Gyrus, *Lob* Lobulus, *S* Sulcus, *F* Fissura. Bedeutend abgekürzt sind die Namen: G. angularis, G. occipitalis primus, S. centralis, F. parieto-occipitalis, S. temporalis superior, S. occipitalis transversus.

Die Gyri centrales und der Lobulus paracentralis sind durch besonders grosse pyramidenförmige Ganglienzellen ausgezeichnet, die, wie auch die kleineren anderer Rindenstellen einen Axencylinderfortsatz in die weisse Substanz entsenden (s. Fig. 15 u. 16), der als markhaltige Faser dieselbe durchsetzt, zwischen den grossen Ganglien als Antheil der inneren Kapsel hindurchtritt und so den Hirnschenkel erreicht, in dessen Fuss er auf einem schon genannten Wege weiter verläuft. Es sind das die exquisiten Willkürbahnen (in Fig. 17 als die Bahn *a C* kenntlich).

Die von verschiedenen Rindenstellen kommenden und verschiedenen Körpertheilen zugehörigen Bahnen liegen während dieses ihres Verlaufes nicht vollkommen gemischt, sondern sind zu Bündeln angeordnet, wie dies die schematische Zeichnung, Fig. 18, mit ihrem Texte für den Verlauf durch die innere Kapsel, und Fig. 19 für den Verlauf im Fusse des Hirnschenkels erläutert.

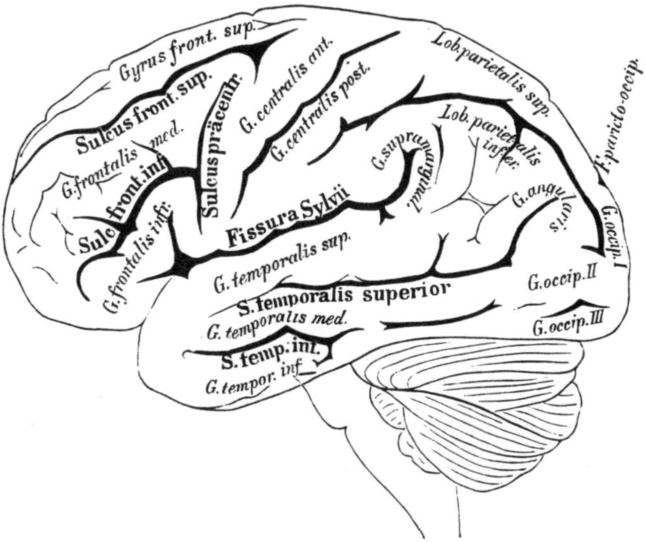

Fig. 23. Die linke Hemisphäre von links gesehen. Schrift und Abkürzungen wie bei Fig. 22.

Aus denselben Abbildungen ergibt sich zugleich der Verlauf der sensorischen Bahnen, die von der Körperoberfläche kommen.

Es ist selbstverständlich, dass auch die übrigen Sinnesnerven nach mannigfaltigen Verbindungen mit subcorticalen Ganglien Bahnen nach der Rinde schicken. So wissen wir, dass es besonders die nächste Umgebung des Sulcus parieto-occipitalis, also Cuneus Lobulus quadratus und erste Hinterhauptwindung ist, nach welchen die Rindenbahnen des Nervus opticus streben. Fig. 20 gibt ein Schema für die centralen Endigungen des Sehnerven und dessen Leitungsbahnen.

Ferner treten Fasern der Gehirnrinde zu allen besprochenen grossen Stammganglien (für Linsenkern und Schweifkern wurde das bezweifelt, aber in neuerer Zeit wieder bestätigt); die Verbindung mit dem Kleinhirn durch die gekreuzten Bindearme, ob diese nun direct oder unter Vermittelung anderer Centren geschieht, mag dahingestellt bleiben, haben wir schon besprochen.

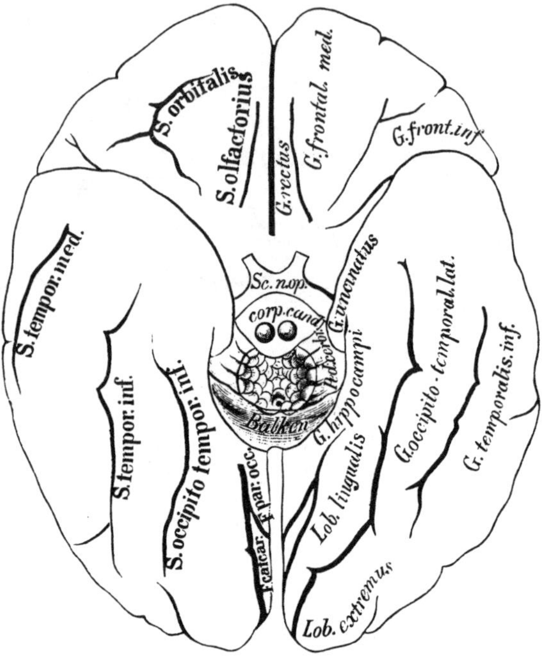

Fig. 24. Die beiden Hemisphären von unten gesehen. Abkürzungen und Schrift wie Fig. 22. F. calcarina, F. parieto-occipitalis, Schiasma nervorum opticorum, Corpora candicantia, Pedunculus cerebri.

Wenn wir, in ähnlicher Weise wie im Vorstehenden, nur von den wichtigsten Faserzügen sprechen wollen, so sind unter jenen, welche verschiedene Theile der Hirnrinde miteinander verbinden, zunächst zu trennen: Bahnen, welche eine Leitung zwischen der Rinde beider Hemisphären herstellen, von Bahnen, welche verschiedene Abschnitte einer Hemisphäre verknüpfen. Erstere heissen Commissurfasern (*A* und *B* der Fig. 17), letztere Associationsfasern

Der beiweitem grösste Theil der Commissurfasern verläuft in einem den Hirnstamm in der Mittelebene überdeckenden, vorne und hinten eingerollten Band von theilweise mehr als einem Centimeter Mächtigkeit, das von der weissen Substanz einer Hemisphäre nach der der anderen gespannt ist. Es bildet den sogenannten Balken, Corpus callosum (s. Fig. 7), der frei zu Tage liegend sichtbar wird, wenn man an einem Gehirn die beiden Hemisphären auseinander drängt. Ausser dieser mächtigsten Commissur gibt es noch mehrere

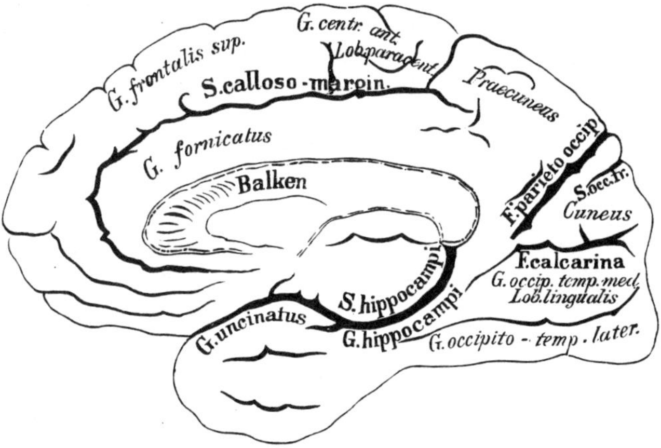

Fig. 25. Die rechte Hemisphäre von der linken durch einen Medianschnitt abgetrennt und von links betrachtet. Abkürzungen und Schrift wie in Fig. 22. G. centralis anterior, Lobulus paracentralis, S. calloso-marginalis, S. occipitalis transversus, G. occipito-temporalis medialis, G. occipito-temporalis lateralis.

kleinere, deren Lage aus der genannten Zeichnung und ihrem Texte zu ersehen ist.

Die Associationsfasern liegen theils in der Hirnrinde, wo wir sie bereits kennen gelernt haben. Sie bilden an der Oberfläche, d. i. in der ersten Schicht derselben, ein dichtes Geflecht, fehlen auch in der zweiten Schicht nicht gänzlich, werden aber in den tieferen Schichten wieder zahlreicher, wo sie, besonders an gewissen Rindenantheilen Lager bilden, die durch ihre weisse Farbe schon mit freiem Auge erkennbar sind. Theilweise aber liegen sie auch unter der Rinde und bilden da Faserzüge, stark genug, um mit der Pincette präparirt werden zu können. Diese verbinden entweder benachbarte

Gyri miteinander, in welchem Falle sie besonders in der Tiefe der Furchen deutlich sind, wo sie die Rinde in einem nach der Oberfläche concaven Bogen umgreifen, oder sie verbinden entferntere Rindenantheile miteinander. Fig. 21 zeigt die wichtigsten dieser Faserzüge in schematischer Zeichnung. In Wirklichkeit sind dieselben grösstentheils keine scharf begrenzten Bündel, sondern Faserlagen von den angegebenen Richtungen, die an ihren Enden in die Rinde ausstrahlen und wohl auch schon im Verlaufe vielfach Fasern an dieselbe abgeben.

Die Rinde ist, wie schon mehrfach erwähnt, in zahlreiche Faltungen gelegt, die Wülste und Furchen erzeugen. Beide dienen uns zur Orientirung auf der Rinde. Denn wenn sie auch durchaus nicht bei allen Menschen gleiche Anordnung zeigen, so ist doch ein Theil von ihnen typisch, und dieser Theil eben wird benutzt. Es genügt, wenn ich Zeichnungen der Gehirnoberfläche, von verschiedenen Richtungen aufgenommen, vorführe, auf welchen die Namen der typischen Gyri und Sulci verzeichnet sind (Fig. 22—25).

II. CAPITEL.

Die physiologischen Grundphänomene.

1. Die Leitung der Erregung im Nerven.

Ein durch den Willen in Contraction versetzter Muskel erschlafft im Momente nach Durchschneidung des ihn versorgenden motorischen Nerven, auch wenn der Willensimpuls fortbesteht; diese und analoge Erscheinungen führten zur Ueberzeugung, dass die Nerven die Leitungsbahnen sind, durch welche verschiedene Organe des Körpers mit dem Centralorgane als der Ursprungsstätte der Impulse in Verbindung stehen. Es ist weiter bekannt, dass jener Muskel nur so lange in Contraction bleibt, so lange der Nerv sich in einem bestimmten Zustande befindet, welchen Zustand man mit dem Namen des Erregungszustandes bezeichnet.

Wodurch sich ein erregter Nerv von einem ruhenden unterscheidet, davon wissen wir nur sehr wenig. Alles aber deutet darauf hin, dass sich beim Uebertritt desselben aus dem einen in den anderen Zustand ein molecularer Umlagerungsprocess in den Axencylindern vollzieht.

Ich muss hier daran erinnern, dass ein peripherer Nervenstamm im Allgemeinen aus einer Anzahl sogenannter Nervenprimitivfasern (oder kurz Nervenfasern) besteht. Jede derselben hat selbst wieder einen ziemlich complicirten Bau. Das Wesentlichste an ihr ist der eben genannte Axencylinder, ein Faden der vom Centralorgan bis an das ihm bestimmte periphere Organ verläuft und die Erregung leitet. Er ist gewöhnlich von zwei Hüllen umgeben, deren eine, die Markscheide, wie allgemein angenommen wird, ihre Bedeutung darin findet, dass sie ihren Axencylinder von seinen Nachbarn isolirt, d. h. verhindert, dass die Erregung des einen eine Miterregung des anderen zur Folge hat. Es gibt übrigens auch Nervenfasern, denen diese Markscheide fehlt.

Der Erregungszustand einer Nervenfaser scheint keine Qualitäten zu haben, wenigstens kennt man keine Thatsache, welche in diesem Sinne spräche; hingegen ist er quantitativ in hohem Grade schwankend, und können Aenderungen in seiner Grösse mit sehr bedeutender Geschwindigkeit vor sich gehen.

Man hat den Erregungsvorgang der Nerven an der Hand ihrer elektrischen Eigenschaften studirt. Es ist nämlich möglich unter bestimmten Bedingungen aus einem Nerven einen galvanischen Strom abzuleiten; derselbe hat in dem Nerven seine Quelle, in demselben Sinne, wie ein Strom seine Quelle in einer galvanischen Batterie hat. Beachtet man die Intensität eines solchen Stromes während der Ruhe des Nerven, und während seiner Erregung, so findet man, dass dieselbe im letzteren Falle geringer ist. Dauert die Erregung nur kurze Zeit, so währt die Abnahme des elektrischen Stromes auch nur kurze Zeit, und da unter gewissen Umständen diese Abnahme grösser sein kann als der ursprüngliche Nervenstrom, d. h. da dieser ursprüngliche Strom durch die Erregung nicht nur bis zum Verschwinden kleiner, sondern sogar umgekehrt werden kann, so nennt man nach Du Bois-Reymond diese Aenderung der Stromintensität „die negative Schwankung" des Nervenstromes.

Auf Grund von Versuchen, die hier näher zu besprechen nicht der Ort ist,*) lässt sich behaupten, dass die negative Schwankung, die ein überaus kurz dauernder Reiz hervorruft, nicht gleichzeitig im ganzen Nerven vorhanden ist, sondern an der Reizstelle entsteht und von hier aus durch den Nerven abläuft, so zwar, dass, wenn sie an dem Ende desselben angelangt ist, die Reizstelle wieder den normalen Nervenstrom zeigen kann.

Man hat auch die Geschwindigkeit, mit welcher die negative Schwankung am Nerven entlang läuft, gemessen und hier eine Grösse gefunden, welche näherungsweise übereinstimmt mit dem Werthe, den man erhielt, als man nach anderen Methoden die Geschwindigkeit der Erregung im Nerven maass. Es ist daraus mit Recht auf einen Zusammenhang geschlossen worden, der zwischen dem Erregungsvorgang im Nerven und jenen Aenderungen seiner galvanischen Eigenschaften, die der negativen Schwankung zu Grunde liegen, bestehe. Demnach ist der Erregungsvorgang in einer Nervenfaser nicht nothwendig als auf die ganze Länge derselben sich erstreckend vorzustellen, er kann vielmehr in einem gewissen Moment auch nur eine kurze Strecke derselben einnehmen. In diesem Falle läuft er an der Nervenfaser ab. Die Geschwindigkeit mit welcher dieses geschieht,

*) Vgl. unter Anderen: Bernstein, Untersuchungen über den Erregungsvorgang im Nerven- und Muskelsysteme. Heidelberg 1871.

ist nach Umständen verschieden. Beim Menschen ist sie durch Helmholtz und Baxt*) an den motorischen Nerven des Armes gemessen und zwischen den Werthen 36·5 und 89·5 Meter pro Secunde schwankend gefunden worden. Bei höherer Temperatur ist die Geschwindigkeit eine grössere als bei niedriger. Aehnlich verlässliche Messungen haben wir für die sensorischen Nerven nicht, doch geht aus den vorliegenden hervor, dass die Werthe der Leitungsgeschwindigkeit in diesen keinesfalls bedeutend von denen jener abweichen.

Es ist bisher kein Weg bekannt, eine motorische Nervenfaser durch eine stetige Einwirkung in dauernden Erregungszustand zu versetzen.**) Bloss Aenderungen in der Intensität eines einwirkenden elektrischen Stromes, Aenderungen in der Grösse eines Druckes u. s. w. wirken als Reiz auf den motorischen Nerven. Diese Aenderungen können nicht lange genug fortgesetzt werden, um die Frage beantworten zu lassen, ob in solchen Fällen der erzeugte Erregungszustand im Nerven ein continuirlicher ist. Man muss vielmehr den Reiz immer wieder von vorne anfangen lassen, um den Erregungszustand durch längere Zeit beobachten zu können. Dieser Erregungszustand trägt dann den Stempel der Discontinuität, indem er selbst aus der Summe jener Einzelerregungen zusammengesetzt ist.

Diese Unmöglichkeit, den motorischen Nerven auf künstlichem Wege in einen continuirlichen Erregungszustand zu versetzen, legt die Frage nahe, ob denn sein natürlicher Erregungszustand, d. h. der durch den Willen hervorgerufene, ein continuirlicher ist. Wir haben Ursache anzunehmen, dass dieses nicht der Fall ist.

Der Umstand nämlich, dass die Muskeln willkürlich in Contraction versetzt, ein Geräusch, den sogenannten Muskelton, erzeugen,***) deutet auf eine discontinuirliche Erregung derselben. In der That ist allgemein angenommen, dass die dauernde willkürliche Contraction eines Muskels der Effect von rasch aufeinander folgenden einzelnen, durch den zugehörigen Nerven vermittelten Reizimpulsen ist. Die dauernde Contraction ist nur der Ausdruck davon, dass die

---

*) Berliner Akad. d. Wiss. März. 1870.

**) Die chemischen Reizungen können nicht als stetig betrachtet werden, da hier die Wirkung augenscheinlich immer neue Nervenabschnitte trifft. Die Wirkungen sehr starker constanter Ströme sind, wie vermuthet wird, auf chemische Wirkungen zurückzuführen.

***) Man hört ihn z. B., wenn man, bei vollkommener Stille in der Umgebung die Kiefer fest aufeinander beisst, oder indem man sein Ohr auf den contrahirten Armmuskel eines Anderen legt.

Muskelfasern in den kurzen Pausen zwischen den Einzelerregungen nicht Zeit haben zu erschlaffen.*)

Die geringe Anzahl von Schwingungen, die der normale, d. h. bei willkürlicher Muskelcontraction auftretende Muskelton hat, kann gesteigert werden, wenn man den peripheren Nerven reizt. Seine Tonhöhe entspricht dann innerhalb gewisser Grenzen**) der Anzahl der den Nerven zugeführten Reize. Es zeigt dies, dass Nerv und Muskel die Fähigkeit besitzen, mehr als die normale Anzahl von Impulsen in der Zeiteinheit zu leiten und aufzunehmen, ja diese Anzahl kann ein Vielfaches von der normalen sein. Wenn man aber nicht den peripheren Nerven, sondern das Rückenmark durch intermittirende Impulse reizt und deren Frequenz von der Norm an wachsen lässt, so wächst der Muskelton nicht in gleicher Weise. Daraus geht hervor, dass es die Centralorgane sind, in deren Function es liegt, ihre Erregungen in einem Rhythmus von bestimmter Frequenz abzugeben, und da das letzte Centralorgan die motorische Ganglienzelle ist, so können wir behaupten, dass aus dieser die Erregung in der geschilderten Form in den Nerven übertritt. Der Muskelton ist in seiner Höhe unabhängig von der Stärke der Reizung.***)

Weniger klar steht es mit den sensorischen Nerven. Dieselben sind, wie aus der täglichen Erfahrung bekannt ist, sehr wohl, wenn auch vielleicht nicht direct, so doch durch ihre Endorgane geeignet, continuirliche Eindrücke als Reize zu verarbeiten, und es ist keine Thatsache bekannt, welche dafür spräche, dass die continuirlichen Reize discontinuirliche Erregungen in den Nervenfasern hervorriefen.

Der grösste Theil unserer Kenntnisse über die physiologischen Eigenschaften der Nervenfasern stammt aus Untersuchungen an den Nervenstämmen, welche der Hauptmasse nach markhaltige Nervenfasern führen. Wir haben aber keine Gründe anzunehmen, dass die marklosen Fasern wesentlich andere Eigenschaften besitzen. Wenn wir die Hornhaut des Auges berühren, so wird die dadurch hervorgerufene Empfindung durch Nerven vermittelt, welche im Anfange ihres Weges, so weit sie in der Hornhaut liegen, marklos sind; die Geschwindigkeit aber, mit der das Centralorgan von einer solchen

*) Vgl. über den Muskelton: Hermann's Handbuch der Physiologie I, 1, pag. 48, und II, 2, pag. 246, wo sich die hierhergehörige Literatur zusammengestellt findet.

**) Vgl. auch Ch. Lovén, Ueber den Muskelton bei elektrischer Reizung etc. Du Bois-Reymond's Arch. f. Physiologie 1881, pag. 363.

***) Diesem Satze widerspricht in neuester Zeit Wedenski (Arch. de Physiol. (5) III, pag. 58 und 253).

Berührung in Kenntniss gesetzt wird, lässt keinen Zweifel darüber, dass diese marklosen Fasern die Erregung ähnlich rasch leiten, wie die markhaltigen. Fast sämmtliche wirbellose Thiere haben überhaupt keine markhaltigen Fasern und doch sehen wir die auf der Nervenleitung beruhenden Lebensprocesse in ihnen so ablaufen, dass angenommen werden muss, es seien die Verhältnisse ähnlich, wie bei den mit markhaltigen Fasern begabten Geschöpfen. Wenn ich hier sage „ähnlich", so soll das nicht heissen, dass z. B. die Nervenleitungsgeschwindigkeit auch zwischen den Grenzen schwankt wie beim Menschen, es soll vielmehr nur andeuten, dass sie von derselben Grössenordnung ist.

Erwägen wir, dass sich im Centralnervensysteme marklose und markhaltige Nervenfasern befinden, welche sich in keinem wesentlichen Punkte anatomisch von den peripheren Nervenfasern unterscheiden, so werden wir mit Recht annehmen können, dass die Leitungsvorgänge im Centralnervensysteme, insoferne es sich um die Leitung in unverzweigten Fasern handelt, Aehnlichkeit haben mit denen, die aus dem Studium peripherer Nerven erkannt worden sind. Es ist dies eine Annahme, die in der Natur der Sache liegt, und die bisher als selbstverständlich allgemein gemacht wurde. Dieser Umstand ist der Grund, aus welchem ich hier auf die peripheren Leitungsvorgänge überhaupt eingegangen bin.

2. Der centrale Umsatz.

Mit diesem Namen will ich jede in der grauen Substanz des Centralnervensystemes vor sich gehende Uebertragung eines Reizes von einer uns bekannten Bahn auf eine andere uns ebenfalls zum mindesten ihrer Existenz nach bekannte Nervenbahn belegen.

Auch hier bin ich genöthigt, einige anatomische Vorbemerkungen vorauszuschicken.

Unsere Kenntnisse über den Bau des Centralnervensystemes sind im Laufe der letzten Jahrzehnte zu einer bedeutenden Grösse herangewachsen, sie beziehen sich aber zum beiweitem überwiegenden Theile auf den Verlauf der Nervenfasern daselbst. Die anatomische Kenntniss des Wesentlichsten im Centralnervensystem, der sogenannten grauen Substanz, ist noch in hohem Grade beschränkt. Wir wissen, dass hier Zellen, die Ganglienzellen, liegen, wissen mit voller Bestimmtheit, dass gewisse Nervenfasern, z. B. die der motorischen (vorderen) Rückenmarkswurzeln mit solchen Zellen in Verbindung treten, dass diese Zellen Fortsätze haben die sich verzweigen.

Weiter wissen wir, dass in der grauen Substanz ein enorm reiches Gewirr von markhaltigen und marklosen Nervenfasern liegt, ja den grössten Theil der Masse der grauen Substanz bildet, und dass aus derselben stellenweise Nervenfaserbündel aus-, bezüglich in dieselbe eintreten. Die motorischen Nervenfasern, wenigstens des Rückenmarkes, scheinen immer, die sensorischen bei gewissen Thieren*) gleich nach ihrem Eintritt in eine Ganglienzelle überzugehen. Speciell beim Rückenmark, von dem zunächst die Rede sein muss, treten aus den sogenannten Vorderhörnern der grauen Substanz die motorischen, aus den Hinterhörnern die sensorischen Fasern aus, die sich alsbald in Bündel vereinigen und so die Nervenwurzeln bilden.

Nicht mehr auf anatomischem, nur mehr auf physiologischem Wege lässt sich nachweisen, dass in der grauen Substanz ein derartiger Zusammenhang zwischen einer motorischen und einer sensorischen Faser bestehen muss, dass die Uebertragung einer Erregung von der letzteren auf die erstere ermöglicht ist. Ob dieser „physiologische Zusammenhang" auch durch anatomische Continuität bewirkt ist, wird in neuerer Zeit immer zweifelhafter.**) Aus der Thatsache der Reflexbewegungen aber, sowie aus dem Umstande, dass die sensorische Faser bis in die graue Substanz läuft und ebenso die motorische aus derselben austritt, geht hervor, dass die Uebertragung in dieser stattfinden muss. Es geht dieses umsomehr daraus hervor, als auch noch ein Bruchstück der gesammten grauen Substanz des Rückenmarkes die Reflexbewegung vermitteln kann. Da sich nun alle in das Centralnervensystem eintretenden Fasern daselbst vielfach verzweigen, sei es mit oder ohne Vermittelung von Ganglienzellen, so kann kein Zweifel darüber herrschen, dass jenes oben erwähnte Gewirr von Nervenfasern wenigstens zum Theil hervorgegangen ist aus den mit der Peripherie in directer Verbindung stehenden Nervenfasern. Durch diese verzweigten Nervenbahnen muss dann auch jene Ueberleitung bei Reflexbewegungen stattfinden, da eine Uebertragung der Nervenerregung durch ein anderes anatomisches Element als eine Nervenfaser oder Zelle nicht bekannt ist. Auch dabei kann es vorläufig dahingestellt bleiben, ob, wie man früher glaubte, die Erregung nur bei wirklichem anatomischen Zusammenhang oder auch, wie man jetzt meint, schon bei grosser An-

*) Vgl. Freud, Ueber den Ursprung der hinteren Wurzeln im Rückenmark von Ammocoetes. Wiener akad. Sitzber. Bd. 75.

**) Vgl. die Untersuchungen von Golgi, Ramón y Cajal, Kölliker u. A., in Zusammenhang dargestellt von Waldeyer: Ueber einige neuere Forschungen im Gebiete der Anatomie des Centralnervensystemes. Leipzig 1891 und oben pag. 11 kurz besprochen.

näherung von, selbst blind endenden, Fasern an andere ebensolche Fasern oder an Ganglienzellen übertragen werden kann.

Aus der Thatsache, dass periphere Nervenfasern direct aus Ganglienzellen entspringen, geht weiter mit Bestimmtheit hervor, dass die Erregung Ganglienzellen passiren kann.

Fig. 26 zeigt in einem Schema einen Theil dessen, was wir von der grauen Substanz des Rückenmarkes mit Sicherheit aussagen können. Bei *s* tritt eine sensorische Faser ein (sie ist in Verbindung mit der Ganglienzelle des Spinalganglions gezeichnet), welche sich reichlich verzweigt. Die Aeste führen theils nach oben, theils nach unten, theils auch in die Nähe der in gleicher Höhe liegenden motorischen Ganglienzelle *(m)*. Ob nun ein directer, d. i. anatomischer oder nur ein indirecter, d. i. physiologischer Zusammenhang von einer oder mehreren dieser Verzweigungen mit der motorischen Ganglien-

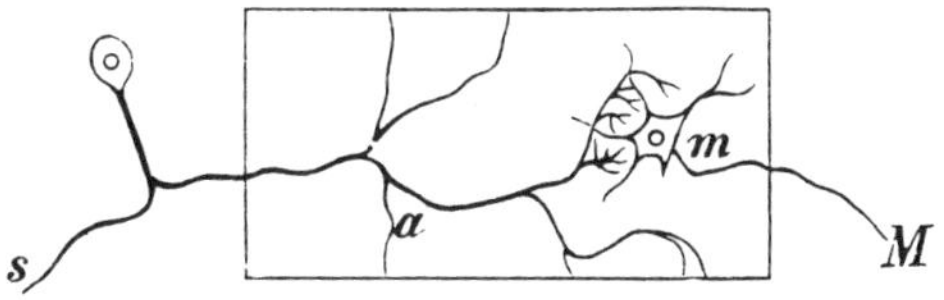

Fig. 26. Schema eines Reflexbogens. *s* eine mit der Spinalganglienzelle zusammenhängende sensorische Nervenfaser, die sich im Centralnervensystem bei *a* verzweigt, auch einen Ast zu der motorischen Zelle *m* schickt. Diese steht durch die motorische Faser *M* in Verbindung mit Muskelgewebe.

zelle *(m)* besteht, es kann die Erregung in diese gelangen. Dadurch in Thätigkeit gesetzt, liefert sie Impulse, die nun durch eine motorische Faser *(M)* wieder aus dem Rückenmarke austreten.

Dieses Schema und die hier entwickelten Vorstellungen sind durchaus nicht neu. Es war mir hier nur darum zu thun, das, was wir im Verfolge unserer Untersuchungen auf Schritt und Tritt brauchen werden, aus der grossen Menge physiologisch-anatomischer Thatsachen herauszuschälen. Wir wollen also festhalten, dass die sensorischen von der Peripherie kommenden und in die graue Substanz eintretenden Nervenfasern sich daselbst mit oder ohne Vermittelung von Nervenzellen vielfältig verzweigen, dass diese Verzweigungen ihren Weg nach mancherlei Richtung einschlagen und wenigstens stellenweise in Verbindung stehen mit Nervenfasern, welche motorisch sind, also eine Erregung zur Peripherie zu leiten vermögen. Da wir im Centralorgane, sowohl im Rückenmarke wie im Gehirn, grosse Mengen in Bündel geordneter und als solche weite Strecken laufender Nervenfasern finden, an denen wir in diesen Strecken keinerlei Theilungen beobachten können, so drängt sich die Frage auf, bestehen diese Bündel noch aus peripheren Nervenfasern, d. h. sind die sie zusammensetzenden Fasern noch keine centralen Verzweigungen eingegangen, oder sind sie gleichsam sehr in die Länge gezogene Aeste, welche aus unserem Maschenwerke hervorgegangen sind und entfernten Antheilen des Centralorganes zustreben?

Die Antwort lautet: In Wirklichkeit ist, das wissen wir bestimmt, beides der Fall. Es sind sowohl Fasern vorhanden, welche von der Peripherie kommend, einer Centralstelle zustreben und einen ziemlich weiten Weg innerhalb des anatomisch als Centralnervensystem bezeichneten Gebildes zurücklegen, als auch Faserbündel die den Verbindungsleitungen verschiedener Antheile des Centralnervensystemes angehören.

Indem ich mich nun den physiologischen Vorgängen in der grauen Substanz, insoferne sie uns gut bekannt sind, zuwende, will ich zunächst zwei Formen des centralen Umsatzes besprechen. *α)* die Reflexbewegung; *β)* die Mitempfindung.

Wir werden hierbei länger verweilen müssen, um die Eigenschaften der grauen Substanz, auf welchen die in diesem Buche vorzutragende Theorie basirt, an den verhältnissmässig einfachen Vorgängen zu studiren.

α) Die Reflexbewegung.

Ich darf als bekannt voraussetzen, dass ein Frosch, dessen ganzes Gehirn, ja auch der oberste Antheil des Rückenmarkes, entfernt wurde, ins Bein gekneipt, mit diesem Beine zuckt. Es ist dies die einfachste Form der Reflexbewegung. Sie zeigt, dass die in den sensorischen Nervenfasern der Haut gesetzte Erregung durch das Rückenmark in die motorischen Fasern übergetreten ist. Dass dieses Uebertreten kein ganz einfaches ist, sondern dass demselben ein complicirter Process zu Grunde liegt, werden wir alsbald zu besprechen haben. Die Uebertragung findet im Rückenmark statt, wie man sich dadurch überzeugen kann, dass sie wegfällt, wenn man dieses zerstört; der Reiz wird durch die sensorischen Fasern zum Rückenmark geleitet, denn die Reflexbewegung bleibt ebenfalls aus, wenn man die hinteren Rückenmarkswurzeln der Extremität durchschneidet.

Derartige Reflexe am lebenden Menschen sind theils der Willkür ganz entzogen, wie z. B. die Verengerung der Pupille bei auf die Netzhaut wirkendem Lichtreiz (hier kommt der Reflex in den Vierhügeln zu Stande), theils sind sie bis zu einem gewissen Grade Zwangsbewegungen, wie das Blinzeln, ein Reflex, zu dessen Zustandekommen die Medulla oblongata erhalten sein muss, oder eben jene Zuckung, welche dem vom Frosch angeführten Beispiele für den Menschen entspricht.

Man würde nun irren, wenn man sich vorstellte, dass — halten wir uns an unser Schema, pag. 43 — die durch *s* eintretende Erregung auf jener durch das System gegebenen Bahn *(s M)* wie durch eine gewöhnliche periphere Nervenfaser nach *M* geleitet würde. Dass sie geleitet wird, wissen wir schon, es geht aber hierbei Mancherlei vor. Wir wollen uns bei unseren Studien zunächst an die einfache Reflexzuckung halten; später werden wir sehen, dass auf einen sensorischen Reiz auch länger dauernde und bisweilen sehr complicirte Muskelactionen erfolgen können.

a) Die Reflexzeit. Dass man es nicht mit einer einfachen Ueberleitung zu thun hat, geht schon daraus hervor, dass die Zeit, welche vom Momente des Reizes bis zum Eintritt der Zuckung verstreicht, in der Regel viel grösser ist, als sie nach der bekannten Nervenleitungsgeschwindigkeit und der Länge des Weges erwartet werden müsste: Ich kann mich hier nicht auf die detaillirte Wiedergabe der Untersuchungsresultate von Helmholtz,*) Rosenthal**) und Wundt***) einlassen; alle arbeiteten am Frosche und fanden die oben genannte Thatsache.

Auch ich habe Versuche über die sogenannte Reflexzeit angestellt, und zwar am Menschen.†) Als Reflex wurde das Blinzeln ausgewählt. Springt nahe vor dem Auge ein elektrischer Funken über, so blinzelt man unwillkürlich: Es ist dies ein Reflex, der durch eine plötzliche verhältnissmässig intensive Netzhautreizung ausgelöst wird. Die Reflexzeit, d. h. die Zeit, welche vom Momente des Ueberspringens bis zum Beginne der Lidbewegung vergeht, ist in diesem Falle durchschnittlich 0·217 Secunden.

Man kann das Blinzeln als Reflex auch durch eine tactile Empfindung auslösen. Lässt man einen elektrischen Schlag durch Augenlid und Hornhaut eines Auges gehen, so blinzelt das andere. In diesem Falle ist die durchschnittliche Reflexzeit für schwächere Schläge 0·066, für stärkere Schläge 0·058 Secunden. Würde man es

*) Berliner Akad. d. Wiss. 1854.

**) Sitzber. d. physik.-med. Societät zu Erlangen, 1. Febr. 1873.

***) Untersuchung zur Mechanik der Nerven und Nervencentren, 2 Abh. Stuttgart 1876.

†) Pflüger's Arch. f. d. ges. Physiol. 1874, Bd. VIII, pag. 526.

mit einer gewöhnlichen Leitung zu thun haben, so würde die Zeit ungefähr 0·0107 Secunden betragen müssen. Dass die Werthe bei Reizen von verschiedener Intensität verschieden ausfallen, ist ein Umstand, der uns noch beschäftigen wird.

Eine solche Verzögerung der Erregungsleitung, wie wir sie hier bei der Reflexübertragung sehen, kommt auch noch in anderen Fällen zur Beobachtung, in welchen die Erregung graue Massen des Centralnervensystemes durchsetzen muss.

In der beistehenden Fig. 27*) ist eine schematische Darstellung des Centralnervensystemes eines Frosches gegeben und die Verbindung desselben mit dem Wadenmuskel durch den Nervus ischiadicus. Ueber dieser Zeichnung befindet sich eine Curve *a b*, welche, von der

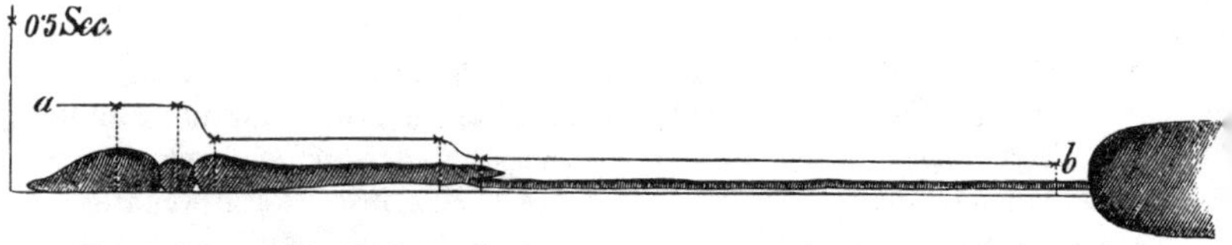

Fig. 27. Schematische Zeichnung des Centralnervensystemes, des Nervus ischiadicus und des von diesem innervirten Musculus gastrocnemius vom Frosch. Darüber befinden sich durch senkrechte punktirte Linien mit einer Abscissenaxe verbunden sechs Punkte. Die Höhe dieser Punkte über der Abscissenaxe ist proportional der Zeit, welche vergeht von dem Momente der Reizung der durch die punktirten Senkrechten bezeichneten Stellen des Centralnervensystemes, bis zum Beginne der Zuckung des Muskels. Die Curve *a b* versinnlicht die vermuthlichen Zeiten für jeden Punkt des Nervensystemes. Der mit *0·5 Sec.* bezeichnete Punkt gibt ein Maass für den Zeitwerth der Ordinaten.

Abscissenaxe an gerechnet, in der Höhe ihrer einzelnen Punkte die Zeitdauer angibt, die verstreicht vom Momente der Reizung der unter den Punkten gelegenen Stelle des Nervensystemes bis zur Zuckung des Muskels. Wirklich bestimmt wurden nur die bezeichneten Punkte. Man sieht, dass die Curve zwei jähe Abfälle hat, sie drücken eine Verzögerung in der Leitung aus. Ein solcher Abfall liegt beim Uebertritt der Erregung vom eigentlichen Gehirn in das verlängerte Mark; er wird, so ist zu vermuthen, durch die hier liegenden Stammganglien bedingt. Der zweite liegt in der Nähe des Austrittes der Wurzeln aus dem Rückenmarke, entspricht also der Lage nach jener Stelle, an der, wie wir bestimmt wissen, die Ganglienzellen liegen, aus welchen die motorischen Wurzelfasern entspringen.

*) Vgl. Sigm. Exner, Pflüger's Arch. f. d. ges. Physiol. Bd. VIII, pag. 535 und Arch. f. Anatom. u. Physiol. Physiol. Abth. 1877, pag. 570, Anmerk.

Diesen Thatsachen wären noch folgende anzureihen: Man kann bei höheren Thieren durch elektrische Reizung der grauen Rinde des grossen Gehirns in gewissen Fällen Bewegungen, z. B. an den Extremitäten hervorrufen. Hat man dieses gethan, trägt dann die graue Rinde an der gereizten Stelle ab, und reizt die darunterliegende weisse Substanz, so erhält man Bewegung in denselben Muskelgruppen wie vorher. Diese Bewegung tritt aber um 0·015 Secunden früher ein als jene, welche durch Reizung der grauen Substanz ausgelöst worden ist. Dieser Versuch, der von François-Franck und Pitres*) herrührt, von Bubnoff und Heidenhain**) im Wesentlichen bestätigt wurde, deutet also darauf hin, dass bei Reizung der grauen Substanz die zu jenen Muskeln gehörigen Bahnen zwar gereizt wurden, dass die Reizung aber deshalb länger brauchte, um an ihren Bestimmungsort zu gelangen, weil die Erregung noch wenigstens einen Theil der grauen Masse der Gehirnrinde passiren musste.

Wir kehren jetzt zu der Reflexbewegung zurück; das Studium dieser sowohl wie anderer Leitungsvorgänge in der grauen Substanz hat uns gezeigt, dass die Erregungen in dem Nervennetze derselben mit bedeutend geringerer Geschwindigkeit ablaufen als in den peripheren Nerven. Dabei muss es dahingestellt bleiben, ob diese Verzögerung auf Rechnung der Ganglienzellen, welche von der Erregung durchsetzt werden, oder der Uebertragung zwischen Endbäumchen und Zelle, oder auf die der Leitung in den feinsten Nerven kommt. Gegen ersteres spricht das Ergebniss einer von mir angestellten Untersuchung an den Spinalganglien des Frosches.***) Es besagt, dass die negative Schwankung mit derselben Geschwindigkeit, und, so viel zu ersehen, auch in derselben Form durch das Spinalganglion hindurchtritt, mit der sie hindurchtreten würde, wenn kein Ganglion eingeschaltet wäre. Nun hat freilich die spätere histologische Untersuchung der Spinalganglien ergeben, dass diese Zellen, wie das in dem Schema pag. 43 angedeutet ist, durch einen Seitenzweig gleichsam nur an der Faser hängen, und Aehnliches wird jetzt vielfach auch von Ganglienzellen des Centralnervensystemes angenommen. Es ist aber in Bezug auf die Spinalganglien doch zu erwägen, ob daraus hervorgeht, dass die Erregung thatsächlich an der Zelle vorbeifliessen kann. Bei Fischen sind diese Ganglienzellen zweifellos bipolare, da muss

*) Gaz. hebdom. de Paris 1878, No 1.

**) Pflüger's Arch. f. d. ges. Physiol., Bd. XXVI.

***) Sigm. Exner: In welcher Weise tritt die negative Stromesschwankung durch das Spinalganglion? Monatsber. d. Akad. d. Wiss. zu Berlin, 29. Nov. 1877, pag. 729, und Arch. f. Anat. u. Phys. Phys. Abth. 1877, pag. 567.

die Erregung also durch die Zelle selbst hindurchgehen, und es lässt sich z. B. bei Ammocoetes leicht eine Stufenleiter von diesen bipolaren zu jenen unipolaren Zellen verfolgen, indem die beiden Fortsätze näher und näher aneinander rücken, bis sie anscheinend zu einem verschmelzen. Physiologisch könnte dieser aber immer noch aus zwei Theilen bestehen, von denen der eine die Erregung zu, der andere von der Zelle leitet.

Immerhin kann man in Bezug auf meinen Versuch noch die Ansicht haben, dass sich derselbe auf einen Fall beziehe, in welchem die Erregung jeder Nervenfaser nur eine Ganglienzelle passiren musste. Es könne die Verzögerung hier wohl so gering sein, dass sie der Beobachtung entgeht; wenn aber die Erregung, wie das möglicherweise in der grauen Substanz der Fall ist, eine grosse Menge von Zellen zu passiren hat, so könnten die unmerklichen einzelnen Verzögerungen sich wohl zu einer merklichen Grösse summiren.

Doch ist die Nervenleitungsgeschwindigkeit in den peripheren Nervenfasern, wie wir sahen, selbst eine wechselnde Grösse, so dass die Annahme, es leiten die der grauen Substanz um vieles langsamer, nicht von der Hand gewiesen werden kann, und wenn kein anatomischer Zusammenhang angenommen wird, so könnte der Zeitverlust sehr wohl auf die Uebertragung zwischen Endbäumchen und Zelle bezogen werden. Ja letztere Ansicht ist zweifellos die wahrscheinlichste, wenn die Lehre von den Neuronen als allgemein giltig angenommen wird.

Wie oben schon angedeutet, kann die Reflexzeit für einen ganz bestimmten Reflex verschiedene Grössen haben. Wir haben da gesehen, dass die Reflexzeit des Blinzelns bei elektrischer Hornhautreizung grösser war, wenn die Intensität des Reizes geringer, und kleiner, wenn die Reizintensität eine höhere war. In der That hatte schon vor Publication meiner Versuche Rosenthal*) beim Frosche dieselbe Abhängigkeit der Reflexzeit von der Intensität des Reizes gefunden. Es ist dies ein wichtiger Punkt, weil eine Abhängigkeit der Leitungsgeschwindigkeit von der Intensität des Reizes bei den peripheren Nerven nicht gefunden wird.

Aber noch in anderer Weise zeigt es sich, dass die Reflexzuckung keine einfache Ueberleitung der Erregung von einer Bahn auf eine andere ist, sondern dass eine gewisse Verarbeitung der Erregung im Centrum stattfindet. Die Reflexzuckung als Antwort auf einen momentanen Reiz hat immer einen ganz anderen Verlauf, als die bei directer

*) Sitzber. d. physik. med. Societät zu Erlangen, 1. Febr. 1873.

Reizung des centrifugalen Nerven erzeugte Zuckung. Sie dauert länger, ja sie kann sich zu einem Tetanus ausdehnen. Das deutet darauf hin, dass irgendwo im Centrum, setzen wir voraus, in den Endbäumchen oder den Ganglienzellen, durch den einwirkenden Reiz eine Art Ladung stattfindet, und dass diese Ladung vom Centrum verhältnissmässig langsam wieder abgegeben wird. Das Centrum entladet sich durch das Abfliessen der Erregung zum Muskel.

Wir haben uns bisher an das Beispiel gehalten, in welchem die Reflexzuckung in einem Bein, das selbst den Reiz empfing, auftritt. Der Reflex kann sich aber auch auf andere Gebiete erstrecken. Es kann z. B. auf Reizung des einen Hinterbeines des geköpften Frosches das andere Hinterbein (natürlich nebst dem ersten) zucken. In diesem Falle ist die Erregung von einer Seite des Rückenmarkes auf die andere übergetreten. Die Zeit dieser „Querleitung", wie sie Rosenthal nennt, ist grösser als die bisher besprochene Reflexzeit, und nimmt auch ab, wenn die Intensität des Reizes zunimmt.

Es sei hier erwähnt, dass die Reflexe, welche durch den eine Extremität treffenden Reiz hervorgerufen werden, nicht nur diese und die symmetrische Extremität betreffen, dass sie sich vielmehr auch auf andere Muskeln des Körpers erstrecken können, ja dass es bisweilen zu allgemeinen Convulsionen kommt. Es lässt sich leicht die allgemeine Regel demonstriren, dass der durch einen Reiz erzeugte Reflex eine um so grössere Anzahl von Muskeln ergreift, je intensiver er ist. Ich komme auf diese Reflexe und ihre Formen noch einmal zurück.

b) Die Summation der Reize. Man bezeichnet mit diesem Namen seit geraumer Zeit die Erscheinung, dass ein schwacher Reiz, der zu einer gegebenen Zeit nicht ausreicht, eine Reflexbewegung hervorzurufen, durch längere Dauer oder durch häufige Wiederholung den Reflex hervorruft. Ein Beispiel aus dem gewöhnlichen Leben ist das Husten. Auch dieses ist eine Reflexbewegung. Eine Schleimflocke im Respirationstract kann lange gespürt werden. Ihre Berührung reicht nicht aus, einen Hustenstoss hervorzurufen: ein derberer Körper würde denselben sogleich auslösen. Aber durch ihre lange Anwesenheit summiren sich diese schwachen Reize der einzelnen Zeittheilchen und wenn diese Summe eine gewisse Grösse erreicht hat, tritt der Hustenanfall ein. Beim Niessen kann man Aehnliches beobachten.

In neuerer Zeit sind die hierhergehörigen Erscheinungen auch am enthirnten Frosche genauer studirt worden. Ward*) fand, dass bei elektrischen Reizschlägen, welche sowohl der Intensität als der Art

*) Arch. f. Anatom. u. Physiol. Physiol. Abtheil. 1880, pag. 72.

der Application nach möglichst gleichartig gemacht waren, von denen aber einer für sich nicht ausreichte, eine Reflexzuckung hervorzurufen, eine solche Zuckung eintrat, wenn eine gewisse Anzahl derselben nacheinander gewirkt hatte. Und zwar war diese Anzahl, wenn die Reize in Intervallen von z. B. 0·05 Secunden folgten, in mehreren Versuchsreihen dieselbe. Diese Anzahl blieb näherungsweise gleich, wenn man das Intervall von der angegebenen Grösse bis auf 0·4 Secunden steigerte.

Es lässt sich diese Erscheinung nur folgenderweise deuten: Der erste Reiz kann zwar keine Zuckung auslösen, bringt aber in der grauen Substanz eine Veränderung hervor, welche die Auslösung einer Zuckung begünstigt. Der zweite Reiz trägt zu dieser Veränderung im gleichen Sinne bei, der dritte ebenso u. s. f., bis der Zustand der betreffenden Theile des Centralnervensystemes der Zuckungsauslösung so günstig ist, dass ein weiterer Reiz dieselbe wirklich hervorrufen kann. Dass das Zeitintervall innerhalb der angegebenen Grenzen gleichgiltig ist, zeugt von dem Umstande, dass die durch eine Reizung hervorgerufene Veränderung im Laufe von 0·4 Secunden merklich dieselbe Grösse beibehält.

Aehnliche Versuche hat v. Basch*) an der sogenannten Herzspitze des Frosches angestellt.**) Es liesse sich noch manches Hierhergehörige anführen, doch genügt das Mitgetheilte dem mir vorschwebenden Zwecke. Erwähnt sei nur noch, dass man ganz ähnliche Summation der Reize auch im Gebiete der Empfindungen beobachtet. Ein einzelner Reiz von gegebener Art und Grösse ist z. B. durchaus nicht schmerzhaft, eine Reihe ebensolcher Reize in passender Zeitfolge aber kann schmerzhaft werden (vgl. u. a. „Ueber die Summation von Hautreizen" von J. Gad und Goldscheider).***) Diese Thatsachen erweisen, dass die Fähigkeit der Summation von Reizen nicht allein den motorischen Antheilen des Centralnervensystemes zukommt, sondern dass es eine verbreitete Eigenschaft der grauen Substanz ist.

Es ist selbstverständlich, dass analoge Summationserscheinungen im motorischen und sensorischen Gebiete auftreten, wenn der Einzelreiz nicht unter der Schwelle seiner Wirkung steht. Es werden dann eben die Muskelbewegungen oder die betreffenden Empfindungen von grösserer Intensität, als dem Einzelreiz entsprechen würde.

---

*) Sitzber. d. Wiener Akad. d. Wiss., Bd. 79, Abth. III, Jan. 1879 und Arch. f. Anatom. u. Physiol. Phys. Abth. 1880, pag. 283.

**) Vgl. auch Stirling, Ueber die Summation elektrischer Hautreize. Arbeiten a. d. physiol Anstalt in Leipzig 1874, pag. 223.

***) Zeitschr. f. klin. Med. Bd. XX.

c) Der Reflex als Auslösungsprocess. Ich habe schon wiederholt den Ausdruck „der Reiz löse den Reflex aus" gebraucht, und muss denselben nun rechtfertigen und erläutern.

Wenn ich an einer Schnur ziehe, an deren Ende ein Hämmerchen befestigt ist, das eine Glocke schlägt, so wird die meinen Muskeln entsprungene Energie zunächst auf die Massentheilchen der Schnur übertragen, sie kann da zu einer Bewegung derselben führen, welche für alle parallel ist und der Richtung des Zuges entspricht, es geschieht dies, wenn die Schnur unelastisch ist; oder sie kann, wenn dieselbe elastisch ist, in Form einer Longitudinalwelle zum Ausdruck kommen, immer ist die eintretende Bewegung die umgesetzte in den Muskeln frei gewordene Energie. Dasselbe gilt von dem in Bewegung gesetzten Hämmerchen *) und den von der Glocke erzeugten Schallwellen, wie weit immer dieselben dringen mögen. Hier liegt also eine Ueberleitung einer und derselben Energie auf andere Massentheilchen ohne Hinzukommen einer anderen Energie vor. Alle Arbeit, welche eventuell durch den Hammer oder durch die Schwingungen der Glocke oder durch die Schallwellen geleistet werden kann, entspringt aus der im Muskel stattgehabten Verwandlung potentieller Energie in lebendige Energie.

Anders ist es, wenn dasselbe mit der Schnur verbundene Hämmerchen durch sein Aufschlagen nicht eine Glocke zum Klingen bringt, sondern wenn es z. B. eine explosible Substanz zur Detonation bringt. Hier werden in Folge des durch die Muskeln ausgeführten Zuges an der Schnur neue Kräfte ausgelöst, die um das Vielfache grösser sein können, als die ursprüngliche auslösende Kraft. Die Schallwelle, die jetzt an unser Ohr schlägt, ist nicht mehr allein die umgesetzte Energie der Muskeln. In diesem Falle spricht man also, im Gegensatze zum ersten Falle, von einem Auslösungsvorgang.

Aeusserlich werden sich diese beiden Arten von Uebertragungen dadurch unterscheiden, dass erstens bei der einfachen Leitung nach Ablauf des ganzen Vorganges im Leitungsapparat alles vollkommen beim Alten ist. Die einzelnen Massentheilchen haben ihre ursprüngliche Stellung, es ist nirgends ein chemischer Process, im idealen Falle auch nirgends eine Temperatursänderung eingetreten. Anders muss es beim Auslösungsvorgang sein. In unserem Beispiele ist jene chemische Veränderung, mit welcher jede Explosion verbunden ist, die Quelle der neuen Kräfte gewesen. Zweitens kann bei der einfachen Leitung die durch dieselbe vermittelte Energie niemals grösser sein

*) Soferne dies nach dem Zuge wieder dieselbe Lage einnimmt wie vorher.

als die ursprüngliche; beim Auslösungsprocess kann dies sehr wohl der Fall sein.

Dass die Auslösungsvorgänge dem thierischen Körper nichts Fremdes sind, kann jeder Froschmuskel, der mit seinem Nerven in Verbindung steht, zeigen. Lässt man aus geringer Höhe ein kleines Gewicht auf den Nerven herabfallen, so reicht die durch diese Quetschung erzeugte Reizung hin, den Muskel zu einer Zuckung zu veranlassen, bei welcher er ein viel grösseres Gewicht als das erste war, auf dieselbe Höhe hebt. Hier ist also ein Kriterium des Auslösungsvorganges schon gegeben. Auch das zweite ist zu finden. Man weiss, dass in arbeitenden Muskeln chemische Veränderungen vor sich gehen, man weiss speciell, dass sich Glykogen in Zucker umwandelt,*) dass sich weiter Milchsäure**) bildet, wodurch der arbeitende Muskel eine sauere Reaction annimmt. Schon Berzelius war es aufgefallen, dass er aus den Muskeln gehetzten Wildes auffallend viel Milchsäure darstellen konnte, im Gegensatze zu einem besonders geringen Ergebnisse aus Muskeln von gelähmten Extremitäten.***)

Es frägt sich nun, welcher der beiden Leitungsarten die nervösen Vorgänge, die einer Reflexbewegung zu Grunde liegen, angehören.

Wir haben es hier aller Wahrscheinlichkeit nach mit Auslösungsvorgängen zu thun. Es geht dies schon daraus hervor, dass ein Reflexcentrum ermüdet, d. h., dass nach Ablauf einer Reihe von Erregungen sich in demselben eine merkliche Veränderung eingestellt hat. Es wurde zuerst von Funke†) behauptet, dass der Nerv in Folge seiner Erregung ebenso wie der Muskel, Säure bildet. Wenn sich diese chemische Umwandlung bewahrheitet, so liegt in ihr der Ausdruck frei gewordener Spannkräfte. In gleichem Sinne spricht gegen die Annahme einer einfachen Leitung der Umstand, dass man auf einen kurz dauernden Reiz eine lang dauernde Reflexaction beobachten kann u. dgl. m. Wir werden also im Folgenden anzunehmen haben, dass diese Vorgänge im Allgemeinen auf Auslösungen beruhen, und befinden uns hierin im Einklang mit, so viel ich weiss, sämmtlichen Physiologen.

Handelt es sich aber um die Frage, in welchem anatomischen Elemente diese Auslösungen stattfinden, so müssen wir, da auch der

*) Sigm. Weiss, Sitzber. d. Wiener Akad. d. Wiss. 1871, Juli. Vgl. auch Otto Nasse, Arch. f. d. ges. Physiol. II, pag. 97.

**) Du Bois-Reymond, Monatsber. d. Berliner Akad. d. Wiss. 1859, pag. 288.

***) Vgl. Otto Nasse in Hermann's Handb. d. Physiol. I, 1, pag. 324.

†) Arch. f. Anatom. u. Physiol. 1859, pag. 835.

periphere Nerv ermüden kann, und da zunächst für ihn die in Folge der Erregung eintretende Säuerung behauptet wurde, jedenfalls schon in diesem einen Auslösungsvorgang annehmen. Wir müssen sagen, dass die im Nerven ablaufende Erregung sich in demselben nicht fortpflanzt wie eine Welle in einem elastischen Faden, sondern dass sie unter Substanzverbrauch, d. h. als Auslösungsvorgang abläuft. Es wird dies jedenfalls auch auf die Nervenfasern der grauen Substanz übertragen werden können.*)

Den grösseren Antheil der Auslösungsvorgänge und wohl auch den für die Reflexübertragung wesentlicheren Antheil derselben müssen wir aber den Ganglienzellen zusprechen, und zwar von dem allgemeinen Gesichtspunkte aus, dass wir nur dort das Freiwerden grösserer Mengen von lebendiger Kraft zu erwarten haben, wo grössere Massen vorhanden sind. Da die graue Substanz des Centralnervensystemes nach Gscheidlen sauer reagirt, also sich immer so verhält, wie ein wenigstens mässig arbeitender Muskel, die weisse Substanz des Centralnervensystemes aber in denselben Fällen neutral reagirt hat, so lag der Gedanke nahe, den Sitz der Säure geradezu in die Ganglienzellen zu verlegen, wie dieses Gscheidlen wirklich gethan hat.

Ich will bei dieser Auseinandersetzung nicht unerwähnt lassen, dass das Auftreten der Säure im Nerven in Folge von dessen Reizung nicht unbestritten ist.

Doch nicht nur während der sogenannten Muskelcontraction werden in der grauen Substanz Kräfte frei, welche als Nervenerregung zur Peripherie abfliessen, auch bei der sogenannten Ruhe ist das, freilich in weit geringerem Grade, der Fall. Der sogenannte Muskeltonus d. i. eine stetige mässige Spannung der Muskeln, gibt hiefür Zeugniss.

d) Theorie der Leitung in der grauen Substanz. Nach dem, was wir durch das Studium der Reflexbewegung von den Vorgängen in der grauen Substanz kennen gelernt haben, können wir uns über das Schicksal einer in derselben anlangenden sensorischen Erregung folgende Vorstellung machen. Wir wollen der Einfachheit wegen annehmen, es sei nur eine sensorische Wurzelfaser überhaupt vom Reiz getroffen, und der Reiz habe sehr kurze Zeit eingewirkt.

Jene sich schnell von Stelle zu Stelle in der Nervenfaser fortpflanzende moleculare Zustandsänderung, als welche wir die Erregung im peripheren Nerven kennen gelernt haben, tritt, nachdem sich die Faser ein- oder mehreremale oder auch gar nicht getheilt hat, in das

*) Vgl. Gscheidlen. Pflüger's Arch. f. d. ges. Physiol., Bd. VIII, pag. 175.

Endbäumchen an einer Ganglienzelle. Sie setzt hier den Inhalt der Zelle auch in einen veränderten Zustand, dessen Folge es wieder ist, dass die abgehenden Fortsätze der Zellen wahrscheinlich in eine ähnliche Erregung gerathen, wie der periphere Nerv. Diese Erregungen pflanzen sich ihrerseits wieder fort, passiren die Grenzen zwischen den Gebieten verschiedener Ganglienzellen (Neuronen) und diese letzteren selbst, bis wenigstens eine solche Erregung bei jener Ganglienzelle oder bis mehrere solche Erregungen bei jener Gruppe von Ganglienzellen ankommen, von welcher die motorischen Nervenbahnen zu den Muskeln abgehen. Es werden auch diese Ganglienzellen durch die erregten Endbäumchen in den veränderten Zustand versetzt, theilen denselben ihren Axencylinderfortsätzen mit, so dass die Muskeln zur Contraction angeregt werden.

Dass es schwache Reize gibt, die unmittelbar keine Bewegung erzeugen, aber wie aus der Thatsache, dass sie, summirt, eine Reflexbewegung auslösen, hervorgeht, jedenfalls in die graue Substanz eindringen, das zeigt, dass die Erregung eine gewisse Grösse haben muss, um überhaupt an das genannte Ziel zu gelangen. Mit anderen Worten: schwache Erregungen können in der grauen Substanz aufgehalten werden.*) In der That wird Niemandem, der hierhergehörige Versuche macht, der Unterschied entgehen, der zwischen Muskelzuckungen, die durch directe Reizung des betreffenden Nerven, und solchen, die durch Reflex ausgelöst werden, besteht. Bei ersteren ist durch allmähliche Schwächung des Reizes auch die Zuckung — natürlich innerhalb gewisser Grenzen — bis zur Unmerklichkeit abzuschwächen. Nicht so bei Reflexen. Hier erhält man häufig eine deutliche und anhaltende Reflexaction, und bei geringer Herabsetzung des Reizes erhält man schon gar keine Reaction mehr. Damit soll nicht etwa gesagt sein, dass man schwache Reflexe überhaupt nicht erzielen kann, es soll nur auf diese allgemein bekannte und leicht zu beobachtende Erscheinung hingewiesen sein.

Solche schwache Reize, die nicht ausreichen, die Reflexbewegung zu veranlassen, bringen aber in der grauen Substanz, wahrscheinlich in den Ganglienzellen derselben eine Veränderung hervor, durch welche sie jenem Zustande näher gerückt werden, in dem sie ihren Fortsätzen eine Erregung ertheilen. Wir haben gesehen, dass diese Erregung höchst wahrscheinlich auf einem Auslösungsvorgange beruht,

*) Wenigstens in Bezug auf die in Rede stehende Richtung nach den motorischen Ganglien. Dass sie sich nach anderer Richtung fortpflanzen können, geht daraus hervor, dass solche Erregungen noch zum Bewusstsein gelangen können.

können also von einer sich vorbereitenden Entladung der Ganglienzelle sprechen. Ein zweiter solcher schwacher Reiz bringt die Ganglienzelle der Entladung noch näher u. s. f. , bis die Entladung wirklich eintritt.

Man kann sich hierbei vorstellen, dass der Zustand, in welchen die Ganglienzelle durch die ersten unzulänglichen Reize versetzt wurde, nur graduell verschieden ist von jenem, in dem sie durch den ausreichenden Reiz geräth, und dass die an der Ganglienzelle beginnenden Nervenfasern für so niedrige Grade dieses Zustandes unempfindlich sind, also deshalb nicht in Erregung gerathen. Man kann sich aber auch andererseits vorstellen, dass dieser Zustand ein wesentlich anderer ist, als der erste, und dass, wenn die durch die unzulänglichen Reize erzeugte Veränderung in der Zelle eine gewisse Grösse erreicht hat, dann durch dieselbe wie mit einem Schlage die Erregung auftritt. Oder man kann annehmen, dass das Endbäumchen geladen wird, und erst, wenn dessen Ladung eine gewisse Grösse erreicht hat, die Einwirkung auf die zugehörige Ganglienzelle eintritt, ähnlich wie wir das bei elektrischen Ladungen zu sehen gewöhnt sind, die erst bei der Erreichung eines bestimmten Potentials zu einem Funken führen.

Wir haben gesehen, dass die starken Reize eine kleinere, die schwachen eine grössere Reflexzeit haben (pag. 45). Ja bei sehr starken Reizen kann die Uebertragungszeit im Rückenmark „unmerklich klein" werden.*) Wollen wir auch diese Eigenthümlichkeit den Endbäumchen und Zellen zuschreiben — und wenn wir dies für den Zeitverlust beim Reflex im Vergleich zur peripheren Leitung thun, so müssen wir es auch hier — so wäre sie dahin zu verstehen, dass auf Eintritt eines, wenn auch sehr kurzen, schwachen Reizes, jene Ladung sich allmählich steigert, indem die sensorischen Fasern und Endverzweigungen, trotz des kurzdauerndenReizes, nicht sofort wieder zu Ruhe kommen, sondern länger als der Sinnesreiz wirkt, in Erregung sind, und diese Erregung durch Summation während der einzelnen Zeittheilchen die Ladung bewirkt. Man könnte auch versuchen, diese Erscheinung dadurch zu erklären, dass sich jeder Reiz in der grauen Substanz ausbreitet, der schwache die Reflexbewegung aber erst dann auslöst, wenn er eine grössere Anzahl von Zellen erreicht hat, der starke schon auf dem kürzesten Wege die motorische Ganglienzelle erreicht, die Reaction also früher zur Auslösung bringt.

*) Rosenthal l. c. pag. 2.

Wir wissen, dass schon von der ersten Nervenfaser aus, von welcher die sensorische Erregung aufgenommen wird, eine grössere Anzahl von Aesten abgehen, wissen, dass diese sich auch noch verzweigen. Es ist sicher, dass andere Fasern in der grauen Substanz auch einer grossen Zahl von Aesten ihren Ursprung geben. Sie gelangen theilweise zu denselben Ganglienzellen und so ist der eintretenden Erregung Gelegenheit zu ihrer Verbreitung gegeben. Dass die Erregung sich in der That in der grauen Substanz nach verschiedenen Richtungen ausbreitet, geht daraus hervor, dass, wenn der Reiz stark war, Reflexbewegungen in den Muskeln aller Extremitäten und an anderen Körpertheilen auftreten. Im Allgemeinen sind die Reflexe um so ausgedehnter, je intensiver die Reizung war. Da nun die motorischen Nervenfasern z. B. der oberen Extremitäten weiter oben aus der grauen Substanz hervorgehen als die der unteren, so beweist der Umstand, dass ein stärkerer sensorischer Reiz, an der unteren Extremität applicirt, Reflexbewegungen auch an der oberen auslöst, die Leitung der Erregung nach oben. Dabei mag, und es ist dies sogar wahrscheinlich, diese Erregung einen Theil ihres Weges durch die sogenannte weisse Substanz des Rückenmarkes nehmen, der Anfang und das Ende des Weges liegt aber in grauer Masse.

Es ist übrigens zu bemerken, dass auch bei der ganz gewöhnlichen Reflexzuckung, bei welcher Reiz und Bewegung denselben Körpertheil, z. B. ein Froschbein betreffen, eine Verbreitung der Erregung in der grauen Substanz kaum bezweifelt werden kann. Denn wenn auch der Reiz auf eine noch so beschränkte Hautpartie einwirkt, also so wenig Nervenfasern als möglich trifft, es zuckt doch eine grössere Anzahl von Muskeln. Bedenkt man, wie viele Nerverfasern nur in einen Muskel eintreten, und dass jede dieser Nervenfasern aus einer Ganglienzelle des Vorderhornes entsprungen ist, so wird man in der That zu der Anschauung von der Vertheilung der Erregung auch für diesen Fall gedrängt.

Es gehört zu den Thatsachen der täglichen Erfahrung, dass auf Reizung gewisser Nerven der Reflex in einer Muskelgruppe besonders leicht, in einer anderen schwer eintritt. Auf Berührung der Hornhaut tritt Blinzeln, und zwar beider Augenlider ein; wird die Berührung eine derbere, so kann wohl auch ein reflectorisches Zurückfahren des ganzen Kopfes, bei noch intensiverer Reizung ein Zucken in noch weiteren Körpermuskeln auftreten.

Ueber den inneren Vorgang, der dieser ungleichmässigen Vertheilung der Reflexaction zu Grunde liegt, pflegt man sich durch das Bild einer innigeren Verbindung hinwegzuhelfen, welche zwischen den sensorischen Fasern der Hornhaut und den motorischen der Augenlider besteht, als zwischen ersteren und z. B. den Nerven der oberen Extremität. Wie sollen wir uns aber diese innigere Verbindung vorstellen? Die Thatsache, dass bei heftiger Erregung auch die ganze Muskulatur der Extremität zuckt, beweist, dass jene sensorischen Nervencentren mit (so weit dies zu sehen ist) allen motorischen Fasern der Extremität in Verbindung stehen. Diese ist also eine sehr reichliche, wahrscheinlich reichlicher, als jene mit der verhältnissmässig geringen Anzahl von Nervenfasern, welche die Lidmuskulatur versorgt.

Da demnach am physiologischen Zusammenhange auch der schwerer erregbaren motorischen Zellen mit den sensorischen Fasern nicht zu rütteln ist, so bleibt nur die Vorstellung übrig, dass der physiologische Vorgang der Erregung manche Bahnen leichter, andere schwerer durchläuft. Dem entsprechend muss ein geringerer Reiz ausreichen, um den Reflex des Blinzelns hervorzurufen, und ein grösserer nöthig sein, um das reflectorische Zucken im Arm auszulösen. Aber auch dieses leichtere und schwerere Durchlaufen der Bahn kann in zweierlei Art bedingt sein.

Erstens nämlich könnte das Vorwärtsdringen der Erregung in der grauen Substanz unter gewissen Umständen überhaupt mit einer Abschwächung der Erregung verbunden sein, so dass ein Reiz, der eine grössere Strecke der grauen Substanz passirt hat, schwächer an seinem Ziele anlangt, als der, der eine geringere Strecke zurückgelegt hat. Die Reflexerregbarkeit verschiedener Muskelgebiete für einen und denselben Reiz würde dann mit wachsender grauer Leitung abnehmen, und erstere durch letztere zu erklären sein. Eine ähnliche Annahme, nämlich dass die Erregung in der grauen Substanz einen gewissen Widerstand zu überwinden hat, machte Bernstein zur Erklärung der Existenz des psychophysischen Gesetzes.*)

Zweitens könnte man annehmen, dass die an einer bestimmten Stelle liegenden motorischen Ganglienzellen (z. B. die der Augenlider) durch eine an einer anderen bestimmten Stelle in das Grau eintretende Erregung (z. B. den von den Hornhautnerven stammenden) deshalb leichter in Thätigkeit versetzt werden, weil die Erregung eben dahin leichter vordringt, also geringeren Widerstand findet als nach einer anderen Richtung (z. B. nach den motorischen Ganglienzellen der oberen Extremität). Ich halte die letztere Auffassung für diejenige, welche mehr Wahrscheinlichkeit für sich hat; sie kann selbst wieder verschieden gedeutet werden.

*) Untersuchungen über den Erregungsvorgang im Nerven- und Muskelsysteme. Heidelberg 1871, pag. 163.

So wie bei einem Telegraphennetze der Widerstand einer Leitung geringer als der einer anderen (abgesehen von den Längenverhältnissen) gemacht werden kann, indem man erstere — den Draht derselben — aus einem besonders gut leitenden Metall macht, oder indem man zweitens statt eines Drahtes ein Kabel, also mehrere Drähte, die gleichen Anfangs- und Endpunkt haben, anwendet, oder drittens den einen Draht besonders dick macht, so könnte es auch hier sein.

Da wir sehen werden, dass das Leitungsvermögen der grauen Substanz in mancherlei Weise erhöht und herabgesetzt werden kann, so hat es nichts Widersinniges, anzunehmen, dass gewisse Bahnen dauernd von höherer Leitungsfähigkeit sind als andere.

Aber auch die andere Anschauung kann nicht von der Hand gewiesen werden, ja ist vielleicht der eben genannten ihrer Einfachheit wegen vorzuziehen.

Wenn wir zwei motorische Ganglienzellen vor uns haben, die nach verschiedenen Typen (wie sie beistehende Fig. 28 zeigt) mit der sensorischen in physiologischer Beziehung stehen, die eine *(a)* durch einen starken, keinen oder nur wenig anderen Functionen dienenden Nervenfaden, die andere *(b)* durch einen feinen Nervenfaden, der das Resultat vielfacher Theilung des ursprünglich aus der Zelle entspringenden ist, so leuchtet wohl ein, dass eine Erregung, die bei *s* eintritt, voraussichtlich mit einem grösseren Antheil in *a* als in *b* ankommt.

Will man sich die Verbindung von *s* und *a* durch mehrere Fasern von geringerer Dicke vorstellen, so steht dem natürlich nichts im Wege. Dass man in der grauen Masse Nervenfasern von sehr verschiedener Dicke findet, und dass diese zum Theile weite Strecken ohne sich zu theilen, zurücklegen, ist bekannt; dass die dickeren Fasern im Allgemeinen mächtigere Erregungen leiten als die dünnen, ist zwar nicht erwiesen, aber so wahrscheinlich, dass es als selbstverständlich wohl allgemein angenommen wird. Demnach sprechen die anatomischen Thatsachen am meisten für die zweite und dritte Art der Deutung unserer Erscheinung.

Für die zu entwickelnde Theorie ist die Constatirung der Thatsache, dass die Erregung von einer Partie Nervenfasern zu verschiedenen anderen mit verschiedener Leichtigkeit durch die graue Masse vordringt, genügend; die Vorstellungen, die man sich hierüber machen kann, sind nebensächlich. Da jedoch öfter von diesem Gegenstande die Rede sein wird, so will ich mich der einfacheren Darlegung wegen an eine Vorstellung halten, und wähle die zuletzt besprochene, nach welcher die Reichhaltigkeit und Dicke der verbindenden Nervenfasern ausschlaggebend sind.

Auch will ich den Grad der Verbindung zweier Fasergebiete oder Ganglienzellen, gleichgiltig, ob wir uns einen anatomischen oder nur physiologischen Zusammenhang vorstellen, durch die Bezeichnung „Verwandtschaft" ausdrücken und demnach sagen, die sensorischen Hornhautfasern stehen mit den motorischen Lidfasern in näherer Verwandtschaft als mit den motorischen Fasern der oberen Extremität.

Es war oben von der Verzögerung der Erregung die Rede, welche in der grauen Substanz zu Stande kommt. Wir haben da — was übrigens für die weitere Untersuchung gleichgiltig ist — auf Grund gewisser Erscheinungen angenommen, dass diese Verzögerung an den Ganglienzellen geschieht, indem diese durch die ihnen zugeführte Erregung erst langsam geladen werden, ehe sie selbst die Erregung weitergeben.*)

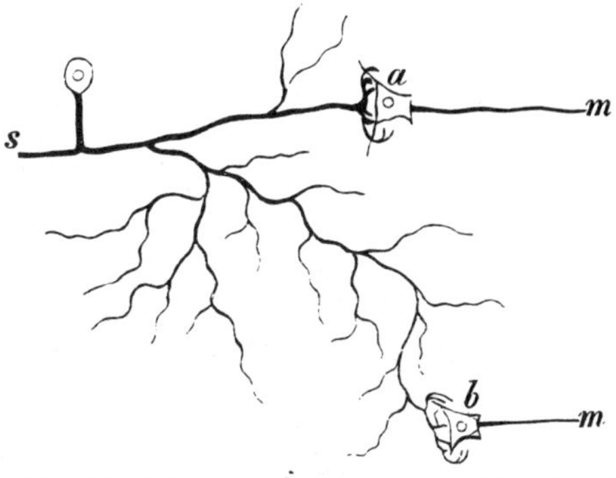

Fig. 28. Schema zweier motorischer Zellen (*a* und *b*) oder motorischer Fasern (*m*), welche mit einer sensorischen Zelle oder sensorischen Faser (*s*) in ungleicher Verwandtschaft stehen.

Es ist jetzt noch hinzuzufügen, dass die aus dem Grau austretende Erregung eine nicht unwesentlich andere Form hat, als die, welche eingetreten ist. So muss man die beschriebene Thatsache deuten, dass eine Zuckung, die durch Reizung der peripheren Nerven in einem Muskel ausgelöst wird, einen ganz auffallend anderen Verlauf hat, wie die Reflexzuckung, welche durch einen gleichartigen Reiz in demselben Muskel hervorgerufen wird. Fig. 29 (auf pag. 60) zeigt diesen Unterschied. Die das Grau verlassende Erregung ist also nicht nur verspätet, sondern auch, wenn man will, sanfter verlaufend, zeitlich mehr ausgebreitet. Man könnte nun annehmen, dass dies einfach daher rührt, dass die auf die motorischen Nervenfasern des Muskels vertheilte Erregung auf ihren verschiedenen Wegen und in

*) Es möge gestattet sein von den Ladungen der Ganglienzellen zu sprechen, ohne jedesmal hervorzuheben, dass die eigentliche Ladung vielleicht im anliegenden Endbäumchen geschieht.

ihren verschiedenen Antheilen eine verschieden grosse Verzögerung erfahren hat. Es mag dies in der That so sein, doch ist es unzweifelhaft, dass auch die Erregung einer einzelnen Faser, indem sie durch das Grau — wenn man will, durch die Ganglienzelle — tritt, eine Umgestaltung erfährt. Es geht dies aus der von Du Bois-Reymond*) aufgedeckten Erscheinung des Muskeltones hervor, der, wie wir sahen, bei Reizung des Rückenmarkes sich anders verhält, als bei Reizung der peripheren Nerven.

Es wird also durch die graue Masse die Form der Erregung, d. i. die mit der Zeit sich ändernde Intensität derselben modificirt.

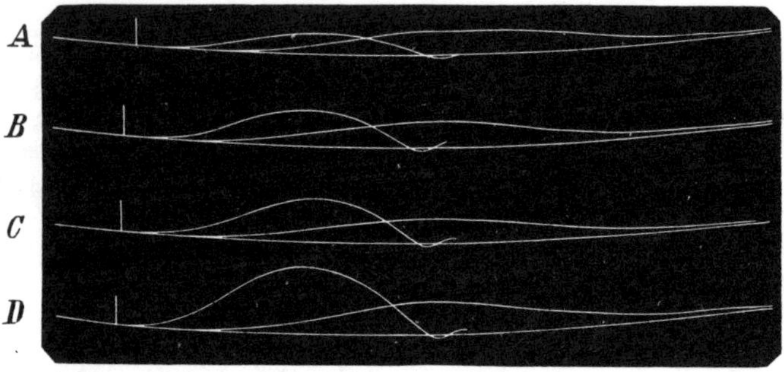

Fig. 29. Vier Curvenpaare, von denen jedes eine kürzer dauernde durch directe Nervenreizung und eine länger dauernde reflectorisch ausgelöste Zuckung, sämmtlich von demselben Muskel, darstellt. Die kurzen auf der kreisbogenförmigen Abscisse senkrecht stehenden Striche bedeuten den Moment des Reizes. Man sieht, dass die Reflexzuckung jedesmal später beginnt und länger andauert als die vom peripheren Nerven ausgelöste Zuckung (nach Wundt, Mechanik der Nerven und Nervencentren II).

Wer die Summation der Reize den Ganglienzellen zuschreibt, muss wohl, da diese gleichfalls auf einer Formänderung der Erregung beruht, auch für die zuletzt genannte Erscheinung die Ganglienzellen als Grundlage betrachten.

e) Die grauen Kerne. An der Hand der im Vorgehenden besprochenen Verhältnisse wird eine wichtige anatomische Thatsache dem physiologischen Verständnisse näher gerückt. Es ist bekannt, dass die motorischen Nerven da, wo sie aus dem Grau des Centralsystemes austreten, ihren Ursprung aus Ganglienzellen nehmen, welche zu Haufen in dem Grau eingetragen liegen. Eine solche Anhäufung nennt man den Kern eines Nerven. Es kann dieser übrigens in hohem

*) Gesamm. Abhandl. II, pag. 30.

Grade in die Länge gestreckt sein, wie die Nervenkerne, welche den Spinalnerven angehören und in den Vorderhörnern des Rückenmarkes liegen.

Aehnliches gilt von den sensorischen Nerven. Auch sie entspringen aus Nervenkernen, wobei es dahingestellt bleiben mag, ob die einzelne Faser fertig aus einer Ganglienzelle hervorgeht, wie es (s. oben) bei gewissen Fischen der Fall ist, oder ob sie sich aus einem Netzwerke von Fasern herausbildet und ihre Zelle erst im Spinalganglion findet.

Kehren wir zu dem schon oft benutzten Beispiele des Blinzelns zurück, und beachten, welche nothwendigen Verbindungen wir im Centralnervensysteme annehmen müssen, um die Erscheinung zu erklären.

Es seien *s*, *s* (Fig. 30) sensorische Fasern, die, von der Hornhaut kommend, in den sogenannten sensorischen Trigeminuskern eintreten. Hier seien nur zwei solche Fasern mit ihren im Ganglion Gasseri gelegenen Ganglienzellen (*sg*, *sg*) gezeichnet. Die Erregung durchsetzt diese Zellen und gelangt in das Netzwerk des sensorischen Trigeminuskernes. Es stehen ihr hier mannigfache Bahnen offen; wir wollen bloss drei Arten derselben ins Auge fassen.

Erstens gehen sicher Bahnen in das Organ des Bewusstseins, also in das Grosshirn. Vielleicht geht von jeder der Fasern eine solche Bahn ab; die verhältnissmässig gute Localisation, deren die Tasteindrücke der Hornhaut fähig sind, deutet wenigstens auf eine ziemlich reichliche Differenzirung. Es sind dies die mit *b*, *b* bezeichneten Bahnen.

Zweitens geht vermuthlich von jeder Faser eine Leitung zu dem motorischen Kern der Lidmuskeln, und zwar derart, dass jede sensorische Faser eine Verbindung mit jeder Zelle (*mg*) des motorischen Kernes hat. Es muss dieses deswegen angenommen werden, weil auf Reizung jeder Nervenfaser der Hornhaut die Zuckung in allen Lidmuskelfasern eintritt (so weit sich dies überhaupt constatiren lässt). Würde nur ein Theil der sensorischen Fasern mit den motorischen in Verbindung stehen, so müsste der Fall eintreten können, dass bei Reizung einer gewissen Hornhautstelle kein Reflex eintritt, und würden die sensorischen Fasern nur mit einem Theil der motorischen verbunden sein, so würde nur ein Theil des Muskels zucken.

Die dritte Verbindung wäre die schon genannte, mit den als Beispiel gewählten motorischen Nerven der oberen Extremität. Auch hier muss aus denselben Gründen eine Verbindung jeder sensorischen mit jeder motorischen Bahn vorhanden sein. Jede motorische Zelle steht auch mit dem Organ des Bewusstseins in Verbindung (die

Bahnen *b'*, *b'*, *b'*, *b'*) und hat selbstverständlich auch sonst noch mannigfaltige Verwandtschaften.

Ich habe hier als Beispiele nur drei Paare von Bahnen gewählt und schon an diesen zeigt sich, wie ungemein reichhaltig das Faserwerk sein müsste, um seine Aufgabe zu erledigen. Man bedenke nun, dass jeder solche Kern Tausende von Ganglienzellen enthält, dass sich z. B. jenes Reflexcentrum, durch welches bei heftigem Schlag auf die Hornhaut nicht nur die Muskeln der oberen Extremität, sondern der grösste Theil der Körpermuskeln in Action geräth (wir nennen dies

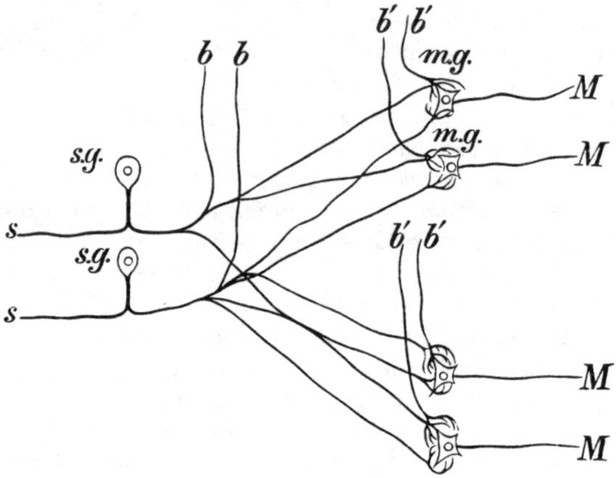

Fig. 30. Schema der theoretisch vorhandenen Verbindungen zwischen einem sensorischen und zwei motorischen Nervenkernen. *ss* zwei sensorische Fasern, die nach ihrer Verbindung mit der Spinalganglienzelle *sg* sich in der grauen Substanz theilen und mit den motorischen Ganglienzellen *mg* in Verbindung treten. *b* und *b'* Fasern, die zum Organ des Bewusstseins führen. *M* motorische Fasern.

das „Zusammenfahren" beim Erschrecken), durch das ganze Rückenmark oder doch einen grossen Theil desselben hindurch erstrecken muss, so wird wohl jedermann über die Anzahl der nothwendigen Fasern staunen. Doch Fasern sind in der grauen Substanz so viele, dass sie möglicherweise auch hiefür ausreichten. Ein anderer Umstand aber ist es, der die hier in ihrer nackten Einfachheit vorgetragene Verbindungsweise nicht zulässig erscheinen lässt.

Es ist dies die grosse Anzahl von Nervenfasern, welche zu jedem Nervenkern hingehen müsste. Die anatomischen Untersuchungen stimmen darin überein, dass in den Nervenkernen eine Reduction, bezüglich eine Production von Nervenfasern stattfindet. Wenn dem nicht so wäre, so müsste z. B. die Form des Rückenmarkes, da dasselbe in seinem Verlauf in gewissen Abständen Nervenbündel aufnimmt, respective abgibt, welche mit dem Gehirn in Verbindung stehen, eine konische sein.

Ich führe in dieser Angelegenheit ein Paar Sätze Meynert's*) an: „Die unterhalb der Grosshirnlappen gelegenen grauen Massen sind (mit Ausschluss des centralen Höhlengrau...): 1. Unterbrechungsmassen des Projectionssystemes und 2. Reductionsgebiete für dessen Umfang, indem die grösstentheils in Form des Stabkranzes in die multiplen Massen der Grosshirnganglien eintretende Mächtigkeit seines ersten Gliedes allmählich bis auf den unansehnlichen Umfang der Rückenmarksstränge vermindert wird...... Das centrale Höhlengrau wurde bereits oben von den Beziehungen grauer Massen zu einer Reduction der Fasermasse des Projectionssystemes ausgeschlossen, es ist im Gegentheile das Centrum für eine reichliche Zunahme derselben, was sich in der heute allgemein anerkannten Thatsache ausprägt, dass die Faseranzahl der vom Rückenmark entspringenden Nervenwurzeln die Faseranzahl der Rückenmarksstränge so bedeutend übertrifft."

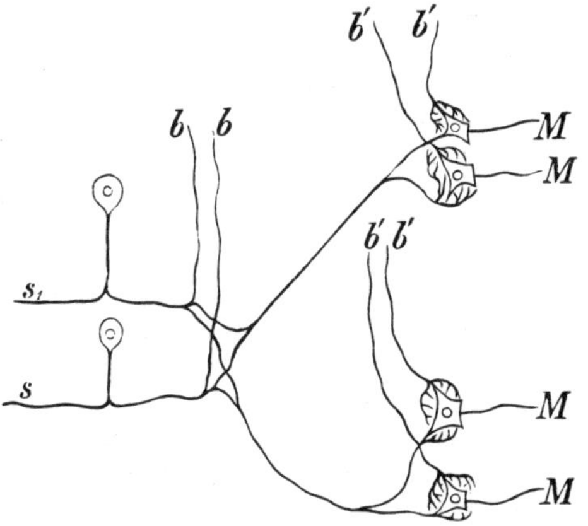

Fig. 31. Das Schema der Fig. 30 so modificirt, dass die Erregungen, welche vom sensorischen zu denselben motorischen Kernen gehen in einer Nervenfaser verlaufen, wodurch die anatomische Bildung von Nervenkernen verständlich wird. Bezeichnungen wie in Fig. 30.

Nach unserem Schema müsste das Gegentheil der Fall sein. Es schwindet dieser Widerspruch sogleich und macht dem Verständniss des anatomischen Baues der Nervenkerne Platz, rückt auch das physiologische Verständniss derselben näher, wenn wir eine Modification des Schemas vornehmen. Es ist nämlich, wie wir oben sahen. zwar nothwendig, dass jede sensorische Zelle desselben mit jeder motorischen in Verbindung steht, es ist aber nicht nöthig, dass diese

*) Stricker's Handb. d. Gewebelehre pag. 699 u. 701.

Verbindung isolirt sei von den anderen Verbindungen, welche zu demselben Nervenkern hingehen. Es können sich also je vier Fasern, die von zwei sensorischen Zellen zu einem Paar motorischer gehen, zu einer Faser zusammensetzen, welche im Kern angelangt, sich in zwei Aeste theilt. So erhalten wir vorstehendes modificirtes Schema. In demselben (Fig. 31) sind die zum Organ des Bewusstseins führenden Bahnen noch wie in Fig. 30 beibehalten; von ihnen wird später die Rede sein: die Reduction, respective Production der die Reflexe leitenden Bahnen leuchtet ein, besonders wenn man sich die Zahl der Zellen, deren Fortsätze sich zu einer Faser vereinigen, grösser denkt, als sie im Schema angenommen ist. Es sind möglicherweise viele hundert Fasern, welche zu einer Bahn zusammentreten, aus der im motorischen Kern wieder viele hundert Endzweige entstehen.

Dass jede der gezeichneten Zellen noch mannigfache, hier nicht erwähnte Verbindungen haben muss, braucht kaum gesagt zu werden.

Ich glaube, dass die hier vorgetragene Anschauung, die, wie ausdrücklich hervorgehoben sein mag, nicht das unmittelbare Resultat anatomischer Beobachtung ist, mit diesen in hinlänglich guter Uebereinstimmung steht, sowie als Grundlage der uns bekannten physiologischen Vorgänge dienen kann.

In der That wird so die Anhäufung von Zellen in jedem Kern, sowie deren gruppenweise Anordnung verständlich, es wird vor allem klar, was die grosse Menge von Fortsätzen und deren Verzweigungen zu bedeuten haben, und zwar gleichgiltig, ob die Fortsätze nur durch Berührung oder, wie man früher annahm, direct mit den anderen Bahnen in Verbindung stehen. Was die Menge anbelangt, so ist nicht zu vergessen, dass die Zuckung des Armes als Reflexbewegung auf einen heftigen Sinnesreiz von vielleicht allen Sinnesorganen, jedenfalls von der Gesammtoberfläche des Körpers ausgelöst werden kann. Es wird also der untere Nervenkern unseres Schema beiweitem mehr Verbindungen aufzuweisen haben, als gezeichnet sind; und doch sind das nur die Reflexbewegungen. Für die willkürlichen Bewegungen müssen auch noch vielfache Verbindungen vorhanden sein. Bedenkt man die zahlreichen Protoplasmafortsätze einer Ganglienzelle (s. Fig. 32) so fällt es schwer, sich, entsprechend der neuen Neuronen-Lehre, vorzustellen, dass diese mit der ungeheuren Mannigfaltigkeit der Verbindungen gar nichts zu thun haben sollen. Wahrscheinlicher muss es erscheinen, dass auch diese Erregungen zu leiten bestimmt sind, mögen ihnen dieselben durch Berührung ihrer Enden mit Endbäumchen, oder in anderer Weise zugehen.

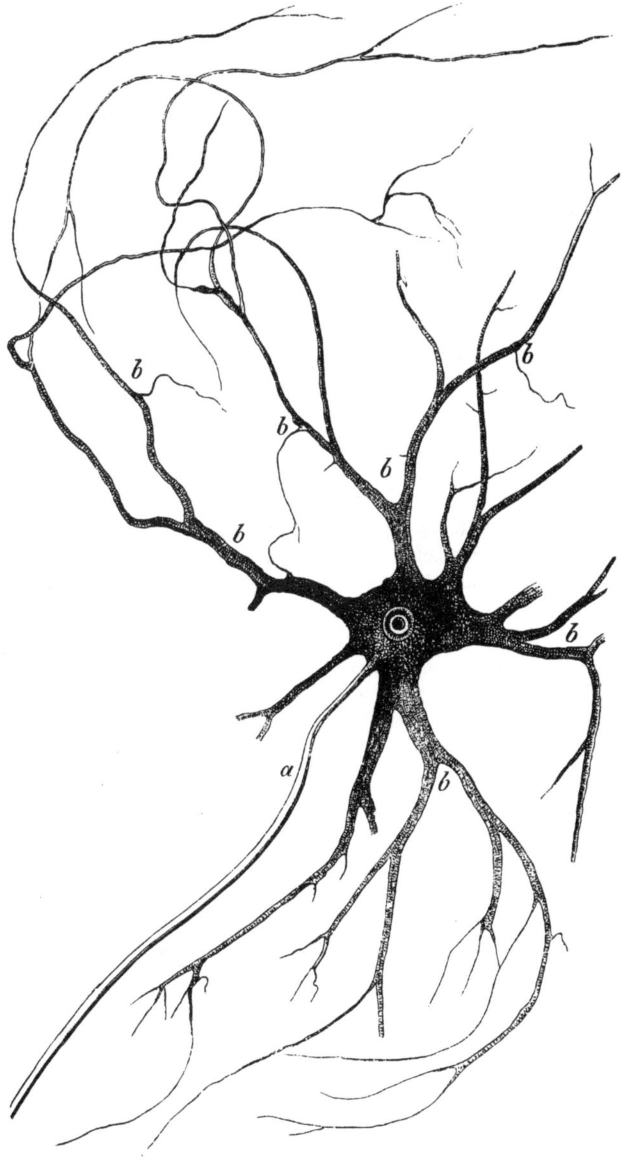

Fig. 32. Ganglienzelle (n. M. Schultze). *a* Axencylinderfortsatz; *bb* Protoplasmafortsätze.

Wie dem immer sei, jede der motorischen Ganglienzellen unseres Schemas muss reiche physiologische Verbindungen haben, denn sie hat Eindrücke von der ganzen Körperoberfläche den motorischen Bahnen zuzuführen, muss also wie vom sensorischen Kern der Hornhaut, von jeder anderen Körperstelle Erregungen aufnehmen. Es geschieht dies vielleicht unter Zwischenschaltung von anderen Neuronen, welche dann gleichsam als Sammelstellen für die Nervenbahnen dienen. So erklärt sich auch das Gewirr von unzählbaren Nervenfasern in den Kernen, welche, wie allgemein angenommen ist, sämmtlich Fortsätze von Ganglienzellen sind.

Auch physiologisch genügt die dargelegte Anschauung den Thatsachen. Vor allem wird ersichtlich, dass eine Reflexzuckung im Allgemeinen denselben Charakter hat, wo immer der Reiz gesetzt werden mag. Die Art wie ein Mensch zusammenfährt, wenn ihn ein plötzlicher und unerwarteter*) Sinnesreiz von genügender Heftigkeit trifft, ist näherungsweise dieselbe, für alle Angriffsorte des Reizes. Natürlich muss hier von einzelnen quantitativen Unterschieden abgesehen werden, welche auf der grösseren Verwandtschaft gewisser sensorischer Kerne zu gewissen motorischen beruhen.

Von den Fällen, in denen auf einen kurz dauernden Reiz lang dauernde und complicirte Reflexactionen auftreten, wird später die Rede sein; ebenso von den Vorgängen, welchen die bilateralen Reflexe ihre Doppelseitigkeit verdanken, wie z. B. die Doppelseitigkeit des Blinzelns, der Irisbewegungen u. s. w.

β) Die Mitempfindungen.

Ich habe im Vorstehenden die Uebertragung der Erregung von einer centripetalleitenden Bahn auf eine centrifugale behandelt. Es wären noch die Reflexe auf die Absonderungsnerven zu erwähnen gewesen, jene Nerven, welche durch ihre Erregung bewirken, dass die ihnen angehörigen Drüsen in Action treten. So werden durch bedeutendere Erregung der Hornhautnerven auch Reflexe in den zu den Thränendrüsen gehenden Nerven hervorgerufen, und dadurch die reichlichere Thränenabsonderung erzeugt. Doch bieten diese Reflexe für die hier zu lösende Aufgabe kein weiteres Interesse; ich gehe also zu einer anderen Art des centralen Umsatzes über, nämlich zu den Uebertragungen einer Erregung von einer centripetalen Bahn auf eine andere centripetale.

---

*) Da der Mensch Reflexe hemmen kann, wie noch ausführlich besprochen werden wird, so muss der Sinnesreiz unerwartet sein.

Die Erscheinungen, zu welchen diese Art des Umsatzes führt, sind die sogenannten Mitempfindungen.

Als Beispiele für dieselben können angeführt werden: das Gefühl des Kitzels im Kehlkopf, das eine mechanische Reizung der inneren Abschnitte des äusseren Gehörganges zu begleiten pflegt; das Kitzelgefühl in der Nase beim Anblick des hellen Himmels; die Schmerzempfindungen, die in eine ganze Extremität ausstrahlen, obwohl der Sitz der Erkrankung nur ein beschränkter, z. B. ein Finger ist, ebenso die Verbreitung des Zahnschmerzes, der von einem Zahn ausgeht, aber schliesslich die ganze Seite einnimmt; das Schaudergefühl beim Kratzen auf Glas, an einer Wand*) etc.

Bei einem Theile der Mitempfindungen kann man denken, dass man es mit dem Resultate einer Unvollkommenheit der isolirten peripheren Leitung zu thun hat. Eine mir näher bekannte derartige Erscheinung ist die der elliptischen Lichtstreifen, ein von Purkinje entdecktes subjectives Gesichtsphänomen, welches wahrscheinlich davon herrührt, dass die Erregung einer Nervenfaser sich auf die benachbarten überträgt; und zwar geschieht diese Uebertragung in der Faserschicht der Netzhaut.

Blickt man im dunklen Zimmer mit gut ausgeruhten Augen nach der Glut einer Cigarre, so sieht man von derselben nach der rechten und nach der linken Seite hin je zwei miteinander eine elliptische Figur bildende, bläuliche Streifen ausgehen. Schliesst man ein Auge, so verschwinden die Streifen derselben Seite. Bei genauerer Untersuchung stellt sich heraus, dass diese Streifen die Projection jener Nervenfasern sind, welche von der Stelle der Netzhaut, auf welcher das Bild der glühenden Cigarre liegt, nach dem Austritt des Sehnerven aus der Netzhaut hinziehen. Diese Fasern sind direct durch das Netzhautbild erregt und übertragen ihre Erregung auf die mit ihnen verlaufenden Fasern. Deshalb erscheinen die Lichtstreifen auch stets in bläulichem Lichte, wie immer die Farbe des Netzhautbildes ist — man kann den Versuch vielfach modificiren — weil die durch subjective Erregung der Netzhaut erzeugte Empfindung die des bläulichen Lichtes**) zu sein pflegt.

Aehnlich wie dies hier geschieht, könnte man meinen, dass die Ausstrahlung heftiger Schmerzen auf benachbarte Organantheile auch auf Uebertragung der Erregung im Verlaufe des Nervenstammes beruht.

*) Vgl. Joh. Müller, Handb. d. Physiol. I., pag. 708.

**) Vgl. in Bezug auf diesen Versuch: Sigm. Exner, Ueber einige neue subjective Gesichtserscheinungen. Pflüger's Arch. f. Physiol. I, pag. 375.

Ob dies in gewissen Fällen richtig ist, muss dahingestellt bleiben, in anderen ist es gewiss nicht richtig.

Schon folgender Umstand deutet wenigstens an, dass in der Peripherie die Uebertragung nicht geschieht. Ich weiss nicht, ob es eine allgemeine Erscheinung ist, bei mir aber habe ich beobachtet, dass Schmerzen, die von einem Zahn des Oberkiefers ausgehen, zwar die Nachbarzähne in demselben in Mitleidenschaft ziehen, aber insbesondere auch den entsprechenden Gegenzahn im Unterkiefer; also den Zahn, der im Leben fast immer gleichzeitig mit dem erkrankten seine Tastempfindungen hat. Bedenkt man, dass diese beiden Zähne durch zwei Nervenstämme versorgt werden, die erst in der Schädelhöhle, kurz vor ihrem Eintritt in das Gehirn in einem Stamm zusammentreten, und auch in diesem, da er sehr dick ist, wahrscheinlich nicht hart nebeneinander liegen, so wird man kaum zweifeln, dass in diesem Falle die Uebertragung erst im Centralorgan erfolge. Doch wäre es immerhin noch denkbar, dass dieselbe auch hier in den Nervenstämmen geschehe, ehe die einzelnen Nervenfasern in der grauen Substanz ihre wahre centrale Endigung oder Auflösung gefunden haben.

Noch wahrscheinlicher haben wir es mit einem rein centralen Umsatz zu thun in jenen Fällen, in denen die Empfindung nicht schmerzhaft ist, und die beiden Nervenbahnen ausserhalb des eigentlichen Centralorganes in keinerlei Berührung kommen, wie z. B. wenn der Anblick des blauen Himmels, also eine Netzhautreizung, einen Kitzel in der Nase und in der Folge Niessen verursacht. Es liegt wenigstens bisher keinerlei Grund vor, eine Erregung der den Sehnerven versorgenden Trigeminusfasern für diese Mitempfindung verantwortlich zu machen.

Andererseits ist freilich nicht zu übersehen, dass Mitempfindungen höchst frappanter Art dadurch unserem Verständnisse näher gerückt erscheinen, dass die beiden Gebiete von demselben Nerven versorgt werden. Es ist dies z. B. der Fall bei dem Kehlkopfreiz, der in Folge Kitzelns der tieferen Partien des äusseren Gehörganges auftritt. Man wird nicht leugnen können, dass die Entdeckung eines Aestchens des Nervus vagus, welches zu diesem Antheile des Gehörganges geht (der N. vagus versorgt den Kehlkopf), ein gewisses Licht auf diese räthselhafte Erscheinung geworfen hat.

Bringt man die vielfachen Ausbreitungserscheinungen intensiver Schmerzen mit den letzthervorgehobenen Umständen in Verbindung, so ergibt sich daraus, dass die nicht auf peripherer Uebertragung beruhenden Mitempfindungen im Allgemeinen darin ihren Grund haben.

dass die Erregung sich im Centralorgane, nebst dem, dass sie in das Bereich des Bewusstseins tritt, von einer Bahn aus auf andere verbreitet.

Wir kennen bereits einen Weg, auf dem dies möglich wäre. Die Erregung, die in Fig. 31 (pag. 63) durch eine sensorische Faser *s* eindringt, kann nicht nur auf dem directen Wege durch *b* zu dem Organe des Bewusstseins gelangen, sondern auch durch Vermittelung der Theilungsstelle theilweise rückläufig durch das andere *b*. Es ist also ganz wohl möglich, dass der Reiz, wenn er eine gewisse Intensität hat, diesen Weg nimmt und dann im Organ des Bewusstseins so anlangt, als käme er auch von der zweiten *s*-Faser. Warum er denselben nicht in jedem Falle nimmt, davon wird bei Gelegenheit der Empfindungen die Rede sein. Es beruht aber, wie leicht einzusehen, hauptsächlich darauf, dass zwischen *s* und dem ersten *b* eine grössere Verwandtschaft herrscht als zwischen *s* und dem zweiten *b*, sowie ja auch zwischen *s* und *b* eine grössere Verwandtschaft herrschen muss als zwischen *s* und *M*. Wäre letzteres nicht der Fall, so müssten bei jedem merklichen Reiz schon Reflexbewegungen eintreten.

3. Die centrale Hemmung und Bahnung.

Erregungen, welche eine Masse der grauen Substanz treffen, können in derselben neue Erregungsquellen hervorrufen. Es war von diesen schon bei Gelegenheit der Auslösungsvorgänge die Rede, welche gewissen Reflexen zu Grunde liegen, es wird später noch ausführlicher davon gehandelt werden müssen.

Andererseits aber gibt es Erregungen, welche den Ablauf anderer Erregungen hemmen. Die Hemmungsvorgänge sollen uns zunächst beschäftigen.

α) Hemmung motorischer Impulse.

Auch ausserhalb der centralen grauen Masse gibt es Hemmungsmechanismen, deren bekanntester im Herzen liegt. Die rhythmische Zusammenziehung des Herzens hört auf, wenn demselben eine Erregung des Nervus vagus zufliesst. Man spricht von dem Nervus vagus als dem Hemmungsnerven des Herzens.

Dass auch im centralen Grau des Gehirns und Rückenmarkes Hemmungsvorgänge stattfinden, ist aus der täglichen Erfahrung bekannt: wir können die Auslösung von Reflexen willkürlich verzögern oder ganz verhindern.

Wer jemals an sich ohne Chloroform eine Operation ausführen liess, z. B. eine Operation des Auges, der weiss, welche intensive

Willensanstrengung er machen musste, um, dem Gebote des Arztes entsprechend, ruhig zu halten, d. h. die Reflexe des Blinzelns und andere zu hemmen. Ja der Betreffende kann im Laufe der Operation zur Erkenntniss kommen, dass er jene Hemmung nicht mehr aufzubringen im Stande ist, d. h. dass die Hemmungsorgane ermüden, und bittet darum, gehalten zu werden. Die Reflexe des Hustens, Niessens u. s. w. kann man bis zu einem gewissen Grade unterdrücken.

Es gibt einen Versuch am Frosche, der geeignet ist, diese centrale Hemmung anschaulich zu machen.*)

Man prüfe einen gesunden Frosch auf seine Reflexerregbarkeit, etwa dadurch, dass man eines seiner Beine in sehr verdünnte Schwefelsäure hängen lässt, und beobachtet, nach wie langer Zeit er dasselbe herauszieht; schneidet man ihm jetzt den Kopf ab, wartet einige Zeit, bis er sich etwas beruhigt hat, und stellt den Versuch neuerdings an, so findet man, dass er schon nach kürzerer Zeit das Bein heraushebt. Die Reflexe laufen jetzt also leichter ab, d. h. das Gehirn hat einen hemmenden Einfluss auf die Vorgänge im Rückenmark gehabt. Man sagt, in demselben liegen Hemmungscentren für das Rückenmark. Dieselben sind durch das ganze Leben in einer gewissen Erregung, und dadurch entsteht die Steigerung der Reflexerregbarkeit nach Entfernung des Gehirns.

Es werden speciell die sogenannten Thalami optici und das verlängerte Mark als Sitz dieser Hemmungscentren betrachtet.

Man kann den Versuch auch so ausführen, dass man die Hemmungscentren chemisch reizt und zeigt, dass dadurch die Rückenmarksreflexe in ihrer Intensität herabgesetzt werden.

Wenn auch vieles in Rücksicht auf diese von Setschenow stammenden Versuche noch strittig ist und wenn sich insbesondere die am Frosch gemachten Erfahrungen nicht ohneweiters auf das Säugethier und den Menschen**) übertragen lassen, so ist doch eines über jeden Zweifel erhaben, nämlich dass Erregungen, welche in der grauen Substanz abzulaufen im Begriffe stehen, seien es nun Reflexe oder andere centrale Vorgänge, durch Reize, welche direct anderweitige Abschnitte der grauen Substanz treffen, gehemmt werden können. Unter Hemmung kann sowohl Verzögerung des Auftretens als Verlangsamung des Verlaufes, als auch vollständige Unterdrückung verstanden sein.

---

*) Vgl. auch Wundt, Mechanik der Nerven und Nervencentren II, pag. 84.

**) Vgl. N. Weiss, Beiträge zur Lehre von den Reflexen im Rückenmark. Stricker's Medic. Jahrbücher 1878, pag. 485.

Es ist eine bekannte, von Lewisson*) genauer studirte Erscheinung, dass man einen Frosch in eine Art Lähmungszustand versetzen kann, wenn man ihm die Vorderbeine fest umschnürt, oder irgend eine Hautfalte in eine Klemmpincette nimmt. Der Schmerz, den die Umschnürung macht, unterdrückt die motorischen Impulse. Schon früher hatte Goltz**) gezeigt, dass an seinen sogenannten „Quakfröschen" der Versuch, reflectorisch die Stimme hervorzurufen, versagt, wenn ihnen ein Bein umschnürt wird. Es liessen sich noch mannigfaltige hierhergehörige Erscheinungen anführen.

β) Hemmung sensorischer Impulse.

Auch sensorische Impulse können in ihrem Verlaufe nach dem Organe des Bewusstseins durch sensorische Impulse, die anderen Bahnen angehören, gehemmt werden.

Es liegen gewichtige Gründe vor, als Organ des Bewusstseins des Menschen und der höheren Thiere die Hirnrinde anzusehen. Ich kann hier auf dieselben nicht näher eingehen; es ist dies an anderer Stelle geschehen.***)

Man könnte glauben, auch für die sensorische Hemmung in der alltäglichen Erfahrung Beweise zu finden, doch liegen hier die Dinge nicht so klar zu Tage, wie es auf den ersten Blick scheint. Der von Hippokrates stammende Satz: „duobus doloribus, simul abortis, non in eodem loco, vehementior obscurat alterum" könnte in diesem Sinne ausgelegt werden. In der That ist kein Zweifel daran, dass die geringen Schmerzen eines Gliedes uns gelegentlich nicht zum Bewusstsein kommen, wenn gleichzeitig heftige Schmerzen in einem anderen Gliede herrschen. Andererseits ergibt die tägliche Erfahrung, dass wenn wir mit gespannter Aufmerksamkeit den Eindrücken eines Sinnesorganes folgen, die Eindrücke anderer Sinnesorgane schwerer oder gar nicht in unser Bewusstsein treten.

Wir könnten diese beiden Erscheinungen für Hemmungserscheinungen halten, wenn wir sicher wären, dass die physiologischen Vorgänge, welche dem Spiel der Aufmerksamkeit zu Grunde liegen, sich nicht ganz oder theilweise im Organ des Bewusstseins abspielen. Es könnten im zweiten Falle die Erregungen jenes Sinnesorganes, von dem die Aufmerksamkeit abgelenkt ist, ganz wohl in das Organ des Bewusstseins, also in die Hirnrinde gelangen, aber von der Auf-

---

*) Arch. f. Anat. u. Physiol. v. Du Bois-Reymond u. Reichert 1869, pag. 255.

**) Centralbl. f. d. med. W. 1865. Nr. 45.

***) Vgl. meinen Aufsatz in Hermann's Handb. d. Physiologie Bd. II, 2: Die Physiologie der Grosshirnrinde, pag. 192.

merksamkeit nicht erfasst werden. Man könnte freilich auch in diesem Falle von einer Hemmung sprechen, doch scheint es mir zweckmässiger nur dann das Wort zu gebrauchen, wenn die Erregungen ihr Ziel nicht oder nur abgeschwächt erreichen. Dass sie in jenem Falle wirklich bis an Stellen des Centralorganes vordringen, welche der Aufmerksamkeit schon zugänglich sind, und in welchen Erinnerungen deponirt werden, geht mit Bestimmtheit daraus hervor, dass sie ein „primäres Gedächtnissbild" hinterlassen. So nannte ich*) das Gedächtnissbild, welches gleich nach Entfernung des sinnlichen Reizes von diesem zurückbleibt, und das sich durch besondere Lebhaftigkeit auszeichnet. Bei Eindrücken, auf welche die Aufmerksamkeit gerichtet war, geht das primäre Gedächtnissbild continuirlich in das gewöhnliche „secundäre" über; Eindrücke, auf welche die Aufmerksamkeit nicht gerichtet war, haben nur ein primäres und gar kein secundäres Gedächtnissbild. Es wird von diesen Gedächtnissbildern und von der Art, das primäre Gedächtnissbild von Objecten, auf welche die Aufmerksamkeit nicht gerichtet war, nachzuweisen, noch die Rede sein.

Wir können also nicht behaupten, dass Erregungen, welche uns wegen abgelenkter Aufmerksamkeit nicht zum Bewusstsein kommen, auch gar nicht in das Organ des Bewusstseins, die Hirnrinde, eindringen.

Aehnlich ist es mit dem erstgenannten Falle. Wenn der weniger intensive Eindruck nicht zum Bewusstsein kommt, so kann dies daher rühren, dass wir eben nicht ihm, sondern dem intensiveren die Aufmerksamkeit zuwenden, und wenn der eine Eindruck wie beim Schmerz sehr heftig ist, so gelingt es uns vielleicht gar nicht, von demselben die Aufmerksamkeit ab- und dem weniger intensiven dieselbe zuzuwenden. Die Aufmerksamkeit ist nicht vollkommen der Willkür unterworfen.

Auch eine andere Gruppe von Erscheinungen kann nicht ohneweiters als sensorische Hemmung gedeutet werden. Als Paradigma derselben mag Folgendes dienen.

Bei verschiedenen Ohrenerkrankungen tritt Ohrensausen oder sogenanntes Grillenzirpen u. dgl. ein. Wenn eine derartige schwache Erregung ein Ohr trifft, und das andere Ohr empfängt lautere Schalleindrücke, z. B. indem man es reibt, so wird erstere unterdrückt, und es gelingt auch bei darauf gerichteter Aufmerksamkeit nicht mehr, das schwache Sausen wahrzunehmen. Auch dies ist nicht noth-

*) L. c. pag. 281.

wendig eine Hemmung der Erregung des einen Ohres auf ihrem Wege zum Bewusstsein, denn es ist sehr wohl möglich, sogar wahrscheinlich, dass man es hier mit einer Erscheinung zu thun hat, welche unter die allgemeine Regel fällt, dass das Organ des Bewusstseins schwache Zuwüchse zu starken Erregungen, wenn sie unter gewissen Umständen dasselbe Sinnesgebiet treffen, übersieht (eine Folge aus Fechner's Gesetz). Es verhalten sich hier die beiden Eindrücke, als würden sie dasselbe Ohr treffen. Selbst wenn, was unwahrscheinlich ist, die Erregung des einen Ohres in die eine Hemisphäre des Gehirns, die des anderen in die andere Hemisphäre gelangt, so können ganz wohl die beiden Rindenfelder, um die es sich hier handelt, durch Commissurfasern in solcher Verbindung stehen, dass sie sich wenigstens in dieser Beziehung wie ein Organ verhalten. Es stehen ja im Allgemeinen die correspondirenden Organe der beiden Rindenhalbkugeln durch Nervenstränge miteinander in Relation.

Dass es nun wirklich sensorische Hemmungen gibt, lässt sich durch folgenden einfachen und längst bekannten Versuch*) zeigen.

Man blicke mit parallelen Augenaxen auf die beiden schwarzen Streifen in Fig. 33 (wem dies nicht geläufig ist, sehe sie durch ein Stereoskop oder durch Prismen an). Es erscheinen dann vier Streifen, und man hat die Aufgabe, diejenige Augenstellung zu finden, bei welcher sich die Mittelpunkte der beiden inneren Streifen decken. Man sieht dann ein Kreuz, das zum Theil in eigenthümlichem Graphitglanz schimmert, etwas Unruhiges hat, und das in der Mitte, da wo sich die beiden Balken überschneiden, ein schwarzes Quadrat zeigt. Nun beachte man die Grenzen desselben. Sie sind im Allgemeinen hell, und zwar nicht nur heller als das mittlere Quadrat, sondern auch als die Enden der Balken des Kreuzes; dasselbe erscheint so wie es Fig. 34 zeigt.

Was hier vorgeht, ist Folgendes. Dadurch, dass wir die Augenaxen parallel stellen, ist es möglich, dass der Mittelpunkt des einen Balkens auf den Punkt des deutlichsten Sehens einer Netzhaut, und der Mittelpunkt des anderen Balkens auf den entsprechenden Punkt der anderen Netzhaut fällt. Dasselbe gilt von den mittleren Theilen der beiden Balken. Diese liegen auf sogenannten correspondirenden Netzhautstellen, und so kommt es, dass wir in der Mitte ein schwarzes

*) S. Johannes Müller, Zur vergleichenden Physiologie des Gesichtssinnes, Leipzig 1826, pag. 192 und Herm. Meyer, Arch. f. Ophthalmologie Bd. II, 2. Uebrigens ist eine ganze Reihe von Modificationen dieses Versuches bekannt, auf welche hier einzugehen nicht der Ort ist. Vgl. auch Sigm. Exner, Pflüger's Arch. f. Physiologie XI, pag. 589.

Quadrat ebenso sehen, als würden wir nach einem solchen mit beiden Augen hinblicken. Anders ist es mit den Kreuzbalken. Wo wir hier mit einem Auge den schwarzen Balken sehen, sehen wir mit dem anderen Auge den weissen Grund. Unter gewöhnlichen Verhältnissen erscheint in solchen Fällen ein Graphitglanz, der auch hier deutlich

Fig. 33.

Fig. 34.

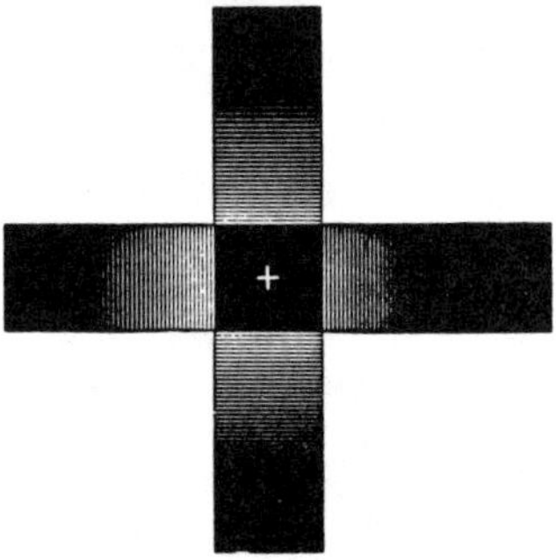

Fig. 33 und 34. Beispiel für eine sensorische Hemmungswirkung. Die beiden Streifen der Fig. 33 mit parallelen Augenaxen oder mit Hilfe des Stereoskopes betrachtet, erscheinen so wie es Fig. 34 zeigt. Es sind gewisse sensorische Erregungen des einen Auges, durch die des anderen gehemmt worden, und so die scheinbaren Helligkeitsabstufungen an den Armen des Kreuzes enstanden (nach Helmholtz).

ist. Es kommt aber noch dazu, dass in der Nähe des schwarzen Quadrates die Balken viel heller, fast so hell erscheinen, wie der Grund. Ich sage fast so hell, obwohl der Effect ein wechselnder ist; während man das Phänomen beobachtet, tritt es einmal deutlicher, dann weniger deutlich auf. Im Allgemeinen muss man wohl sagen, dass die Grenze fast so hell ist wie der Grund.

Nun würde natürlich dieselbe Stelle im Balken, die jetzt so hell erscheint, ihren gewöhnlichen graulichen Glanz haben, wenn das schwarze Quadrat nicht daneben stünde. Es bewirkt also die Mitte des Bildes in einem Auge, dass diese bestimmte Stelle des Bildes im anderen Auge heller erscheint, d. h. die Erregung gewisser Netzhautstellen im ersten Auge bewirkt ein Zurückdrängen der Schwarz-Empfindung jener Netzhautstellen des zweiten Auges, auf denen das Bild des centralen Antheiles des Kreuzbalkens liegt. Analog verhält es sich mit den peripheren Enden des Kreuzbalken, die dunkler erscheinen als sie erscheinen würden, wenn nicht in ihrer Umgebung mit beiden Augen der weisse Grund gesehen würde. Hier wird die Weiss-Empfindung des einen Auges gehemmt, weil die den correspondirenden Punkten benachbarten Stellen des anderen Auges durch Weiss erregt sind.

Es ist diese Erscheinung namentlich von jenen unterschieden, welche durch die Ablenkung der Aufmerksamkeit von einem Sinnesorgane zu Stande kommen,*) denn würde dieselbe ihren Grund darin haben, dass wir die Aufmerksamkeit von jenem Theile des Netzhautbildes abziehen, dann müsste es willkürlich gelingen, sie demselben wieder zuzulenken; nun bringt zwar die willkürliche Aufmerksamkeit gewisse Wechsel in der Erscheinung hervor, das Wesentliche an derselben bleibt aber doch immer bestehen. Auch hat man es hier sicher nicht mit einem so intensiven Eindrucke zu thun, dass aus diesem Grunde die Aufmerksamkeit kein freies Spiel mehr hätte. Endlich müsste, wenn die Erregung so weit in das Centralorgan vordringen würde, wie sie es ohne Erregung des anderen Auges thut, nach Schluss der Augen ein primäres Erinnerungsbild von gleichmässig grauschattirten Balken zurückbleiben, wie ein Erinnerungsbild eines Schalleindruckes oder eines anderen Gesichteindruckes übrig bleibt, wenn wir auch, während derselbe wirkte, unsere Aufmerksamkeit von demselben abgelenkt hatten.

Es gehören hierher ferner alle unter dem Namen des Wettstreites der Sehfelder bekannten Erscheinungen. Für diejenigen Menschen, welche Farben nicht binoculär mischen können (manche können dies wenigstens unter gewissen Umständen), gilt der Satz, dass wenn sie vor ein Auge z. B. ein rothes, vor das andere ein grünes Glas halten, ihnen die Gegenstände abwechselnd roth und grün erscheinen. Ob die eine oder die andere Farbe auftritt, ist von der willkürlichen Aufmerksamkeit nur theilweise abhängig. In dem

---

*) Vgl. darüber meinen Aufsatz in Pflüger's Arch. f. Physiologie XI, pag. 591.

Momente, wo die Gegenstände roth erscheinen, ist die Erregung des grün bewaffneten Auges von der Hirnrinde abgehalten und umgekehrt. Hat man mehrere Secunden lang den Eindruck des Roth festgehalten und schliesst die Augen, so erscheint im primären Erinnerungsbilde trotz danach suchender Aufmerksamkeit keine Spur vom Grün.

Es gibt also eine sensorische Hemmung, welche zwar nach allem, was wir gesehen haben, erst in verhältnissmässig nahe am Organ des Bewusstseins stehenden grauen Massen zum Ausdrucke kommt, von der aber so viel ausser Zweifel ist, dass durch dieselbe Erregungen, theilweise oder gänzlich dem Spiele der Aufmerksamkeit entrückt, von jenen Organen abgehalten werden, in denen sie zum Bewusstsein gelangen und ein Gedächtnissbild zurücklassen können.

Wenn in diesen Auseinandersetzungen für den Nicht-Physiologen manches weniger klar und augenfällig ist, wie ich es gewünscht hätte, so liegt dies daran, dass ich vielfach den erst später folgenden Capiteln von den Empfindungen, der Aufmerksamkeit etc. vorgreifen musste.

γ) Die Bahnung.

So wie eine Erregung im Centralnervensysteme den Ablauf einer anderen Erregung schwächen oder gänzlich hemmen kann, können auch Erregungen fördernd auf den Ablauf anderer wirken, indem sie gleichsam die Bahn frei machen. Ich habe deshalb diese Erscheinung „Bahnung" genannt. Nachdem ich aus einer Reihe physiologischer Thatsachen, von denen einige z. B. bei der Bestimmung der Reactionszeit zu Tage treten, geschlossen hatte, es müsse eine Bahnung bestehen, ist es mir gelungen, dieselbe auch durch den Thierversuch experimentell nachzuweisen.

Lässt man elektrische Schläge durch die Pfote eines Kaninchens gehen, so macht dieselbe die gewöhnlichen Reflexzuckungen. Diese Zuckungen beruhen auf einem im Rückenmarke erfolgenden centralen Umsatz, wie daraus zu ersehen ist, dass sie noch ebenso ablaufen, wenn man das Gehirn vom Rückenmarke abtrennt. Schwächt man die Schläge allmählich ab, so kommt man zu einer Grenze, bei welcher die Schläge eben keine Zuckung mehr hervorrufen. Andererseits kann man ähnliche Pfotenzuckungen hervorrufen, wenn man elektrische Schläge durch eine bestimmte Stelle der Grosshirnrinde leitet. Man kann auch diese so weit abschwächen, dass sie eben keine Wirkung an der Pfote mehr erzeugen. Lässt man aber an einem Kaninchen rasch aufeinanderfolgend den schwachen Rindenreiz und den schwachen Pfotenreiz einwirken, so erzeugt letzterer eine Contraction. Der erstere hat also das Centralorgan im Rückenmarke in dem Sinne verändert (geladen), dass der früher unwirksame Pfotenreiz nun den Weg in die motorischen Nervenbahnen einschlägt und in wirksamer Intensität durchläuft. Die Bahnung, welche ein derartiger, sehr kurz dauernder Reiz bewirkt, währt nicht lange, doch gelingt es leicht dieselbe noch nach 0·6 Secunden nachzuweisen. Sie nimmt an Deutlichkeit vom Momente des ersten Reizes an allmählich ab und dürfte in der Regel nach einer Secunde eben verschwunden sein. Je rascher also die zwei Reize aufeinanderfolgen, desto stärker ist die erfolgende Zuckung.

Man kann die Bahnung natürlich auch nachweisen, ohne die beiden wirkenden Reize unter ihre Schwelle zu bringen. Sind sie beide schon einzeln wirksam, so zeigt sich der Effect der Bahnung in der Verstärkung der Zuckung. Das angeführte Beispiel würde etwa dem Falle analog sein, dass ein Reizzustand der Gehirnrinde, also die bewusste Aufmerksamkeit auf die Vorgänge an der Pfote, den Ablauf der dieser zugehörigen Rückenmarksprocesse begünstigt (die Reflexzuckung bei einem Nadelstich ist stärker, wenn wir mit ängstlicher Aufmerksamkeit dem Stechen zusehen); die Bahnung lässt sich aber auch umgekehrt für den Fall nachweisen, dass erst der Pfotenreiz und dann die Rindenreizung erfolgt. Der Pfotenreiz hat dann die Rückenmarkscentren geladen, so dass der Rindenreiz nun leicht durch dieselben hindurchtritt.

Ich gebe nachstehend einige Curven aus meiner Untersuchung über diesen Gegenstand.*) Fig. 35 zeigt vier parallele Linien, welche von vier Schreibstiften auf einer rotirenden Trommel gezeichnet wurden, und nur da aus ihrer Richtung abweichen, wo der Schreibstift eine Bewegung machte. Der oberste Schreibstift war mit einem Muskel der Kaninchenpfote in Verbindung und zeichnet also Zuckungen desselben; der zweite und dritte gibt den Moment an, in welchem Hirn und Pfote elektrisch gereizt wurden, der vierte gibt ein Zeitmaass, indem er jede Secunde eine Stufe zeichnete. Zu lesen sind die Curven in der Richtung des Pfeiles. Man sieht, dass im Momente, in welchem der Hirnreiz erfolgt, der Muskel eine Zuckung macht, und dass weiterhin eine zweite Zuckung erfolgt, wenn der Pfotenreiz eintritt. Lässt man aber einige Secunden verstreichen, so ist zwar der Hirnreiz noch wirksam, aber der drei bis vier Secunden später erfolgende Pfotenreiz nicht mehr. Letzterer löste also

*) Zur Kenntniss von der Wechselwirkung der Erregungen im Centralnervensystem. Pflüger's Arch. f. d. ges. Physiol. XXVIII.

eine Zuckung nur aus, als ihm in kurzem Intervall (hier 0·64 Secunden) eine Rindenreizung vorausgegangen war. Fig. 36 zeigt dasselbe Verhältniss bei so geringer Reizintensität, dass jeder Reiz für sich unwirksam ist. Das Intervall der beiden sich rasch folgenden Reize beträgt hier 0·13 Secunden. Wir haben oben von der Summation der Reize gesprochen. Diese unterscheidet sich von der Bahnung nur

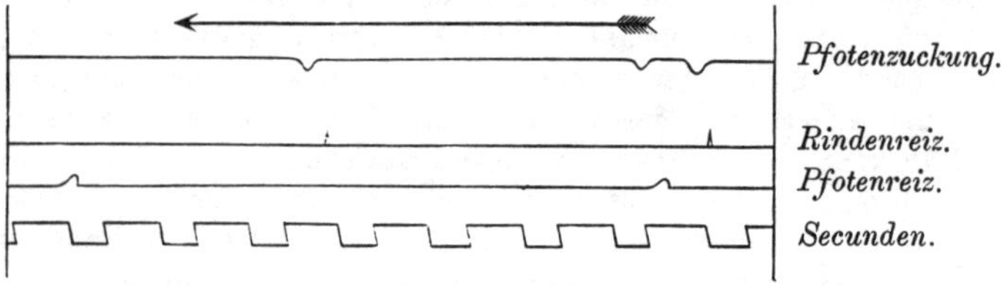

Fig. 35. Effect der Bahnung. Der Pfotenreiz bewirkt eine Zuckung, wenn ihm ein Rindenreiz um einen Bruchtheil einer Secunde vorausgegangen ist, bewirkt aber keinen, wenn jener um einige Secunden früher erfolgt ist.

dadurch, dass bei der Summation die bahnenden Erregungen denselben Weg gehen als die nachfolgenden gebahnten, sie bildet also einen speciellen Fall der Bahnung.

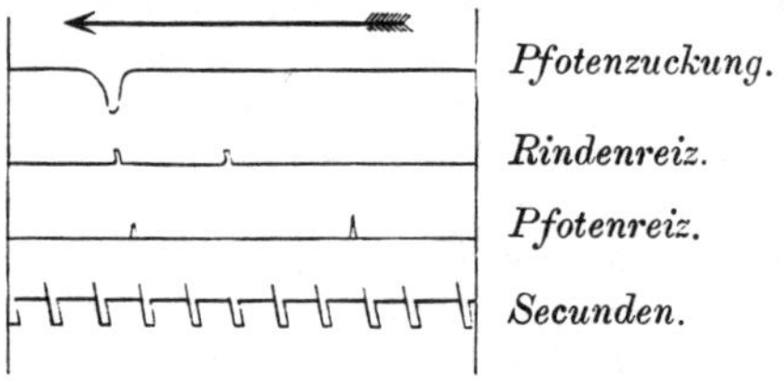

Fig. 36. Effect der Bahnung bei zwei an sich unwirksamen Reizen. Verfliessen einige Secunden zwischen den beiden nahezu unmessbar kurze Zeit dauernden Reizen, so bewirkt keiner eine Zuckung; ist aber der unwirksame Pfotenreiz der Rindenreizung um den Bruchtheil einer Secunde vorausgegangen, so bewirkt letztere eine Zuckung.

Besonders auffallend ist die Erscheinung der Bahnung, wenn man die Gehirnrinde nicht durch einzelne elektrische Schläge, sondern durch zahlreiche aufeinanderfolgende Wechselströme (mit dem Du Bois-Reymond'schen Inductorium) reizt, während man als Pfotenreize einzelne Inductionsschläge, die in Pausen von mehreren Secunden erfolgen, verwendet. Man kann auch hier jeden Reiz für sich unwirksam, oder sehr schwach wirksam machen, und bemerkt immer, dass die Pfotenreize einen bedeutend grösseren Effect erzeugen, sobald die tetanische Rindenreizung beginnt.

Man bemerkt weiter, dass dieser grössere Effect nicht nur in einer Zunahme der Zuckungshöhe, sondern auch in einer Ausbreitung der Zuckung auf Muskeln beruht, die durch keinen der beiden Reize, einzeln angewendet, in merkliche Erregung gerathen. Die Bahnung bewirkt also, dass die Erregung sich auf Nerven erstreckt, die sonst in Ruhe geblieben wären.

Bahnung anderer Reflexe hat Sternberg bei Gelegenheit seiner interessanten Studien über „Hemmung, Ermüdung und Bahnung der Sehnenreflexe im Rückenmarke"*) beobachtet.

Als eine specielle Form der Bahnung kann es betrachtet werden, wenn zwei Nervenkerne durch Verbindungsfasern so physiologisch verknüpft sind, dass die Erregung des einen immer oder in der Regel synchron mit der des anderen statthat. Es ist dies z. B. der Fall mit den beiden Vaguskernen, die mit der Athmung in enger Beziehung stehen, und die durch Commissurfasern so miteinander verbunden sind, dass die Impulse für jede Inspirationsbewegung immer gleichzeitig an die symmetrischen Inspirationsmuskeln beider Körperhälften abfliessen. Die Vaguskerne liegen in der Medulla oblongata, und Langendorff**) hat gezeigt, dass nach einer Längsspaltung derselben, durch welche die Commissurfasern durchtrennt werden, an einem vagotomirten Thiere die beiden Körperhälften zeitlich unabhängig voneinander athmen. (Dass die beiden N. vagi durchschnitten sein müssen, hat einen Grund, auf welchen hier einzugehen keine Ursache ist.) Man kann sich den physiologischen Vorgang hier nicht leicht anders als in folgender Weise vorstellen. In jedem Athmungskern wachsen die Reize in der Pause zwischen zwei Athemzügen allmählich an, bis sie durch Summation jene Grösse erreicht haben, dass eine Entladung derselben eintritt, die Inspirationsmuskeln also in Action treten. Sind die beiden Vaguskerne voneinander isolirt, so ist kein Grund vorhanden, dass die Entladung in beiden gleichzeitig erfolge. Stehen sie aber noch durch die Commissurfasern miteinander in Verbindung, so bewirkt die steigende Ladung des einen eine solche Veränderung im anderen, dass er zur Entladung geeigneter wird. Diese Art der Beeinflussung durch Nervenfasern haben wir aber als Bahnung bezeichnet. Da diese Beeinflussung gegenseitig sein wird, so wird auch die Entladung eine gleichzeitige sein. Wenn man will, kann man auch sagen, dass sich beide Ladungen durch die Commissurfasern stets ausgleichen.

---

*) Wiener akadem. Sitzber. Bd. C, Abth. III, Juni 1891.

**) Du Bois-Reymond's Arch. f. Phys. 1881, pag. 78.

Der typischen Bahnung noch näher stehend, weil mit einer nachgewiesenen Erhöhung der Erregbarkeit verbunden, ist die Beeinflussung zweier Nervenkerne, die in den folgenden, von Grossmann*) unter meiner Leitung ausgeführten Versuchen zu Tage trat. Bei jedem Athemzug des Kaninchens sind zahlreiche Muskeln betheiligt, die nach ihrer Versorgung durch Nerven in drei Gruppen getheilt werden können. 1. Die Facialismuskeln, die das Spiel der Nasenlöcher bei jedem Athemzuge besorgen; 2. die Vagusmuskeln, welche den Athembewegungen des Kehlkopfes vorstehen, und 3. die Thoraxmuskeln, insbesondere das vom Nervus phrenicus versorgte Zwerchfell. Die Nervenkerne dieser drei Muskelgruppen liegen hinlänglich weit voneinander entfernt, um durch Schnitte, welche quer durch das Centralnervensystem verlaufen, voneinander getrennt werden zu können. Diese Schnitte wurden geführt, um die Communicationsfasern zu durchtrennen, welche als Ursache für die gleichzeitigen Entladungen der drei Nervenkerne angenommen werden müssen.

Fig. 37 zeigt halb schematisch das verlängerte Mark und das Halsmark des Kaninchens mit den eingelagerten drei Nervenkernen. Sie stehen miteinander durch jene nicht gezeichneten, im Centralnervensystem gelegenen Communicationsfasern in Verbindung, welche bewirken, dass gleichzeitig Facialis-, Vagus- und Thoraxmuskeln in Action treten, in ähnlicher Weise, wie wir das oben von den Athmungskernen der beiden Körperhälften besprochen haben. Den drei Kernen fliessen chemische und sensorische Reize zu, deren Summation zur Abgabe des Inspirationsimpulses führt. Dieser Vorgang wiederholt sich bei jedem Athemzug. Wird nun einer der Kerne von den beiden anderen abgetrennt, so sind die beiden miteinander verknüpften noch im Stande, ihre Reize ziemlich regelmässig zu summiren und so zur Auslösung der rhythmischen Athembewegungen zu verwerthen; doch ist die Schwelle für diese Auslösung höher geworden — der schliesslich ausgelöste Impuls aber entsprechend der längeren Summationsdauer ein intensiverer. Die Thiere machen mit den betreffenden Muskeln rhythmische Bewegungen, die den Charakter des „nach Luft Schnappens" tragen. Dabei ist der Rhythmus wesentlich verlangsamt. Macht man den Schnitt Nr. 1 zuerst, so beobachtet man an Kehlkopf und Thorax, macht man Schnitt Nr. 2 zuerst, an Kehlkopf und Nase die geschilderten Bewegungen. Der abgetrennte Kern hat seine Thätigkeit stets eingestellt.

*) Ueber die Athembewegungen des Kehlkopfes I. Theil. Wiener akad. Sitzber. Bd. XCVIII, Abth. III, Juli 1889.

Jeder der drei Kerne, ausser Verbindung gesetzt mit den anderen Kernen, ist im Allgemeinen zu einer Summation seiner Reize und der dadurch bedingten Rhythmik der abzugebenden Impulse nicht mehr

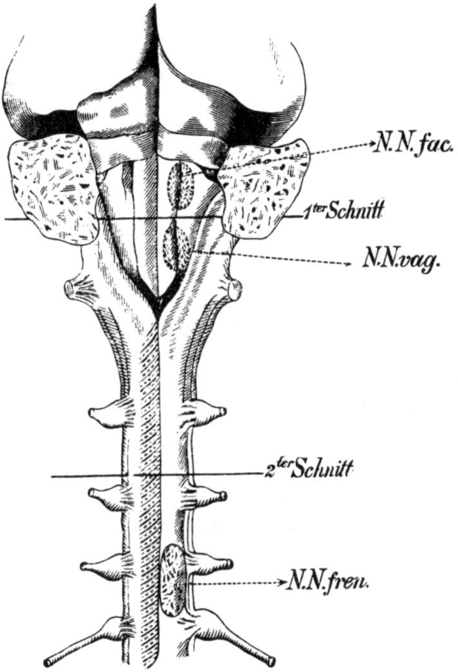

Fig. 37. Verlängertes Mark und vorderes Ende des Rückenmarkes vom Kaninchen. Man sieht den vierten Ventrikel und die ersten vier Paare der Rückenmarkwurzeln. Auf der rechten Seite ist halbschematisch wie durchschimmernd eingezeichnet *N. N. fac.* der Kern des Nervus facialis; *N. N. vag.* der Kern des Nervus vagus; *N. N. fren.* der Kern des Nervus phrenicus. Ferner ist die Lage zweier Schnitte angegeben, welche diese Kerne voneinander trennen.

befähigt. Nur unter gewissen Verhältnissen kann man noch seinen Charakter als rhythmisch fungirenden Kern erkennen.

Am schlagendsten wirkt der Versuch, wenn man erst den Schnitt 1 ausführt, sich dann überzeugt, dass Kehlkopf und Thorax noch regelmässige Athmungsbewegungen machen und nun erst den weit vom Vaguskern entfernten Schnitt 2 anlegt. Es steht jetzt nicht nur das Zwerchfell, sondern auch der Kehlkopf still, der Vaguskern gibt keine rhythmischen Impulse mehr ab, obwohl er, wie Versuche erweisen können, in anderer Beziehung noch vollkommen functionsfähig ist.

Hier hat also die summirte Reizung eines Kernes bahnend auf jeden anderen Kern eingewirkt, so dass alle drei Kerne in ihren normalen Verbindungen bald gemeinsam jene Erregungsschwelle erreicht hatten, bei welcher sie sich, natürlich auch gemeinsam, entluden. Zwei Kerne isolirt erreichen diese Schwelle erst nach einer längeren Zeit der Summation, ein einzelner erreicht sie in der Regel gar nicht mehr.

Bei diesem Versuche Grossmann's, kann man auch wieder, wie bei jenem von Langendorff, die gleichzeitige Entladung der Kerne als ein Resultat davon betrachten, dass sich die Ladungen der einzelnen Kerne gegenseitig ausgleichen; man sieht aber hier, dass dies eine Beeinflussung in dem Sinne der Herabsetzung des Schwellenwerthes für die Entladung sein muss. Denn die Entladung tritt nicht nur um so früher ein, je mehr Kerne noch miteinander in Verbindung sind, sondern es ist auch, wie gesagt, die endliche Entladung nach Abtrennung eines Kernes eine intensivere. Es geht daraus hervor, dass die bahnende Wirkung eines Kernes auf die anderen hier wesentlich darin besteht, dass die Ladungen leichter abfliessen. So erklärt sich die Thatsache, dass in die motorischen Nerven die Impulse erst nach stärkerer Ladung gelangen, die Kerne erst später losschlagen, wenn sie zu zweit isolirt sind, als wenn der dritte Kern noch in Verbindung mit den beiden anderen ist.

Wir sehen also, dass die Erscheinungen der Bahnung nicht nur auf Ladung von Centren, sondern auch auf der Herabsetzung von deren Entladungsschwelle beruhen können. Es wird im einzelnen Falle schwer sein, zu entscheiden ob der erste, der zweite oder auch gleichzeitig beide Fälle zutreffen.

Ich habe diese Beispiele hier angeführt, weil ich die Thatsachen für typisch halte und glaube, dass im Centralnervensystem diese Form der Wechselwirkung der Kerne vielfach vorkommt, wir aber selten in der Lage sind, sie so genau studiren zu können wie hier.

4. Wechselwirkung der Erregung in der grauen Substanz.

Wir haben oben gesehen, dass und wie eine sensorische Erregung eine Reflexbewegung auslösen kann, dass andererseits Erregungen das Ablaufen von Reflexen hemmen und bahnen können. Das sind die beiden einfachsten Formen der Beeinflussung grauer Massen untereinander. Es sind nun die complicirteren Fälle dieser Art zu besprechen.

Ein geköpfter Frosch, der z. B. an einer unteren Extremität sensorisch gereizt wurde, macht häufig mehr als eine einfache Reflexzuckung. Es kommt vor, dass er das gereizte Bein an sich zieht und geraume Zeit angezogen hält. Dieses Ansichziehen hat den Charakter einer combinirten Bewegung, d. h. es ist hierbei eine grosse Anzahl von Muskeln betheiligt, von denen jedem ein bestimmtes Maass der Erregung zukommt, und zugleich den Charakter einer regelmässigen Bewegungssuccession, d. h. die Muskeln werden in einer bestimmten Reihenfolge und Dauer innervirt.

Wir kennen in dem angeführten Beispiele die Reihenfolge, in welcher die Muskeln sich contrahiren, sowie die Energie derselben nicht näher, dem Augenschein nach aber dürfte der Verlauf folgender sein: Erst contrahiren sich die Strecker der Zehen und des Sprunggelenkes, so dass der Fuss sich hebt, dabei tritt gelegentlich auch ein Spreizen der Zehen ein, dann beginnen langsam und ungefähr gleichzeitig die Beugemuskeln des Knies und die der Hüfte sich zusammenzuziehen, so dass durch erstere allmählich die Wade an den Oberschenkel, durch letztere dieser an die Bauchwand angelegt wird. Die Contraction der Fussmuskeln hat während dieser Zeit zugenommen, so dass nun auch der Fuss sich dem Unterschenkel genähert hat. Das Thier nimmt also mit diesem Beine eine Stellung ein, welche der beim Sitzen ähnlich ist.

Es liesse sich eine grosse Reihe von solchen Reflexen anführen, welche in geordneten Bewegungen bestehen. Das Schlucken, Niessen, Husten, Schluchzen, Athmen u. dgl. m. sind gut ausgebildete combinirte Reflexe.

Die Bewegung, welche unser Frosch zeigte, indem er ein Bein hob, trägt vollkommen den Charakter einer willkürlichen Bewegung. Diese sind ja auch, wie weiter unten gezeigt werden wird, grösstentheils combinirt. Man hat demnach den Eindruck, wenn man zwei Frösche vor sich hat, von denen der eine geköpft ist, der andere normal, und beide ziehen auf gleichen Reiz in der gleichen Weise ihr Bein zurück, dass diese Art der Bewegungscombination im Rückenmarke vorgebildet ist, und dass beim normalen Frosche die Bewegung „willkürlich" nur dadurch hervorgerufen wird, dass vom Gehirn aus dem Rückenmark ein Anstoss zur Auslösung dieser in ihm vorgebildeten Bewegungscombination zukommt.

Diese Vermuthung wird zur Gewissheit, wenn man den hirnlosen Frosch in Folge einer etwas stärkeren Reizung einen förmlichen Sprung ausführen sieht. Nach demselben setzt er sich mit Vorder- und Hinterbeinen zurecht, um eventuell einen zweiten zu machen.

Es sind also auch die Sprungbewegungen des Frosches mit dem sich an dieselben anschliessenden Zurechtsetzen u. s. w. im Rückenmarke vorgebildet. Dasselbe gilt für die Locomotionsbewegungen der meisten Thiere; die Schlange, in Stücke zerhauen, schlängelt sich noch in ihren einzelnen Abtheilungen, der geköpfte Vogel macht noch Flug- und Laufbewegungen, wenn auch erstere nicht mehr geschickt genug sind, ein eigentliches Fortfliegen zu ermöglichen. Ein geköpftes Kaninchen macht seine Galoppsprünge im normalen Tempo, wobei es sich freilich nicht aufrecht zu erhalten vermag, sondern in der Regel auf die Seite zu liegen kommt. Ob Affen entsprechende Erscheinungen zeigen, weiss ich nicht, ebenso fehlen mir auf den Menschen bezügliche Erfahrungen. Es mag hier schon erwähnt sein, dass im Allgemeinen die Bewegungscombinationen umsoweniger im Rückenmarke ihre fertige Vorbildung zu finden scheinen, je höher das Thier in der Stufenleiter der Intelligenz steht.

Einfluss der Art der Empfindungen auf die reflectorischen Bewegungscombinationen. Bringt man einem geköpften Frosche einen Tropfen Schwefelsäure auf die Rückenhaut, so antwortet er nicht mit dem typischen Fluchtreflex, einem Sprunge, er greift vielmehr mit seiner Hinterpfote nach dem Rücken und macht die regelrechten Wischbewegungen, um den Fremdkörper zu entfernen. Hier also ist die Reflexbewegung nach der Art des Reizes modificirt. Es beeinflussen also die tactilen Empfindungen die Art der Bewegungscombinationen, und auch diese Beeinflussung ist im Rückenmarke vorgebildet. Ja diese Wechselwirkung der Impulse in der grauen Substanz des Rückenmarkes geht beim Frosche und anderen niedrigen Thieren noch viel weiter, sie führt zu Actionen, welche den Charakter der bewussten Zweckmässigkeit tragen und welche dadurch zur Anschauung geführt haben, es müsse im Rückenmarke dieser Thiere eine Seele sitzen. Ein solcher geköpfter Frosch ist nicht nur im Stande, einen auf die Rückenhaut gebrachten Tropfen einer Säure durch die höchst complicirte Bewegung des Hinterbeines wegzuwischen, er benutzt sogar, wenn man ihm dieses Hinterbein festhält, nach einigen vergeblichen Versuchen, sich zu befreien, das andere Bein zur Reinigung. Diese und viele andere Erscheinungen zeigen, dass bei niedrigen Thieren im Rückenmarke Processe ablaufen, welche bei höheren Thieren und vor allem beim Menschen aus dem Rückenmarke in das Gehirn im weitesten Sinne verlegt sind. Da es sich hier nur darum handelt, die Vorgänge in der grauen Substanz im

Allgemeinen zu studiren, so würden diese Rückenmarksleistungen sich hierzu vollkommen eignen. Doch halte ich es für zweckmässiger, da gerade diese Erscheinungen zu den complicirteren gehören, sie erst später zum Gegenstande unserer Betrachtungen zu machen.

Indem wir zu den einfacheren Fällen zurückkehren, soll noch an einigen Beispielen gezeigt werden, wie die Art sensorischer Erregungen bestimmend ist für die Art der ausgelösten motorischen Reflexcombinationen.

Schneidet man zur Paarungszeit aus einem männlichen Frosche ein Stück heraus, das aus den beiden vorderen Extremitäten, dem Schultergürtel und dem dazwischenliegenden Antheile des Rückenmarkes, so weit es in den drei oberen Wirbeln enthalten ist, besteht, alles dies mit der Muskulatur und der Haut bekleidet, und berührt sachte mit dem Finger die Brusthaut, so klammern sich die beiden Extremitäten fest an den Finger an und halten ihn umarmt. Es ist hierbei zu bemerken, dass die Männchen zu dieser Zeit die Weibchen umklammert halten und tagelang in dieser Stellung mit ihnen herumschwimmen. Zu einer anderen Jahreszeit gelingt der Versuch nicht. Hier hat also die Berührung des Fingers offenbar dieselbe Wirkung wie die Berührung des Weibchens, und der Versuch zeigt, dass in jenem Abschnitte des Rückenmarkes und nur zu einer Zeit im Jahre eine wohl geformte Reflexcombination vorbereitet ist.

Ein ähnlicher Versuch, der sich allerdings nicht auf das Rückenmark allein beschränkt, besteht darin, dass einem Frosche das Grosshirn von dem übrigen Centralnervensystem abgetrennt wird; derselbe hat nun die Eigenthümlichkeit, auf sachtes Streicheln der Rückenhaut zu quaken, und zwar erfolgt auf jeden Strich ein Quakton.*)

Von der grossen Anzahl von Versuchen, die an Eidechsenschwänzen, Aalen und Schlangen angestellt wurden, mag hier nur einer genauer besprochen werden, der sich auf einige in Japan heimische Schlangenarten bezieht;**) wie ich aus gelegentlichen Beobachtungen schliessen zu können glaube, ergeben unsere europäischen Schlangen gleiche Resultate.

Eine geköpfte Schlange auf den Tisch gelegt oder an ihrem oberen Ende aufgehängt, macht zunächst schlängelnde Bewegungen mit dem ganzen Körper, d. h. es ziehen sich abwechselnd die Muskeln der beiden Seiten zusammen, und jede solche Zusammenziehung läuft

---

*) Diese beiden letzten Versuche stammen von Goltz, Centralbl. f. d. med. Wiss. 1865, Nr. 45.

**) Osava und Tiegel, Beobachtungen über die Functionen des Rückenmarkes der Schlangen. Pflüger's Arch. f. d. ges. Physiologie. Bd. XVI, pag. 90.

am Körper der Schlange in der Richtung von vorne nach hinten ab. Es entsprechen diese Bewegungen den Sprüngen des Frosches, den Flugbewegungen der Vögel, den Galoppbewegungen des Kaninchens nach deren Köpfung. Nach circa zehn Minuten hat sich die Schlange beruhigt und liegt regungslos. Berührt man sie nun sachte an einer Stelle ihrer Haut, so wölbt sich die berührte Stelle so heraus, dass die Convexität nach der berührten Seite sieht. Durch Berührung der Mitte des Rückens kann man bewirken, dass die Schlange sich an dieser Stelle vom Tische abhebt. Hält man den berührenden Körper dauernd an eine Körperstelle, und ist er von passender Gestalt, so wickelt sich der hinter der Berührungsstelle gelegene Theil der Schlange um denselben herum, wie er das im Leben zu thun pflegt. Ja die geköpfte Schlange kann sich um den Arm des Experimentators oder um ein Kaninchen wickeln, letzteres mit gleicher Geschicklichkeit wie unter normalen Verhältnissen, d. h. so, dass auch die Beine des Thieres von Schlingen umgeben sind, und diese Fesselung kann so schnell geschehen, dass das Thier nicht Zeit zur Flucht hat. Besonders verdient hervorgehoben zu werden, dass wenn der berührende Körper eine glühende Kohle ist, sich die geköpfte Schlange so verhält wie bei einem anderen Körper: auch um die Kohle ringelt sie sich herum, obzwar sie sich verbrennt. Man sieht, dass dieser Fall im Rückenmark nicht vorgesehen ist, solche complicirtere Verhältnisse sind dem Gehirn zur Beurtheilung vorbehalten; könnte dieses noch interveniren, so würde die Schlange sich vor zu argen Brandwunden zu hüten wissen.

Es ist nicht ohne Interesse, dass man auch bei wirbellosen Thieren analoge Erscheinungen zu beobachten Gelegenheit hat. So erzählt Word*) vom Flusskrebs, dass, falls er in der Gefangenschaft Nahrungsaufnahme verweigert hatte, er alsogleich instinctiv fresse, wenn man ihm das Supraösophagalganglion abgetrennt habe. Seine Bewegungen seien dann anscheinend dem Willen entzogen und er fresse, selbst wenn man ihn auf den Rücken gelegt hat. Also auch hier sind die Fressbewegungen im Nervensystem vorgebildet und werden durch den Willen in ihrem ganzen Complex ausgelöst oder gehemmt.

Es mag bei dieser Gelegenheit erwähnt werden, dass ich auch bei einem Säugethier einmal zufällig eine Beobachtung gemacht habe, welche in ähnlicher Weise gedeutet werden kann. In das Wiener zootomische Institut wurde vor Jahren zu anatomischen Zwecken

*) Some notes on the physiology of the nervous system of the freshwater crayfish. Journ. of physiol. 1879, pag. 214.

dem Tode nahe ein Dromedar gebracht. Das Thier war so matt, dass es in der That kaum mehr eine Bewegung ausführen konnte. Es fiel z. B. mit der Wange auf einen heissen Ofenschirm, verbrannte sich die Haut, konnte aber den Kopf von dem Schirm nicht abheben. Ich brachte ihm ein Stück Brot zwischen die Lippen und das Thier erfasste es mit denselben, ähnlich wie es Pferde thun, und brachte es so in die Mundhöhle. So oft ich ein neues Stück an die Lippen brachte, ging dasselbe vor sich. Es geschah mit einer solchen Regelmässigkeit, dass der Vorgang den Eindruck einer Reflexbewegung machte. Da das Thier niemals kaute noch schluckte, so war nicht vorauszusetzen, dass es mit Bewusstsein die Nahrung nahm. In der That fand sich nach dem Tode der ganze Vorrath von Brotstücken zwischen Wangenhaut und Zähnen. Andererseits kann ein sonst gesundes Pferd oder ein Esel, dem der rein sensorische Nerv für die Lippenhaut durchschnitten worden war, ein vorgehaltenes Stück Brot nur sehr unvollkommen, in gewissem Sinne gar nicht mehr mit den Lippen erfassen, ein Beweis, dass die Willkürbewegungen nicht im Stande sind, jene instinctiv ausgelösten Bewegungen zu ersetzen.

Aus den angeführten Beispielen geht zur Genüge hervor, dass in der grauen Substanz des Rückenmarkes und seiner Analoga sich Bewegungscombinationen anatomisch und physiologisch vorgebildet finden, welche als Ganzes aufzutreten pflegen, und dass diese Combinationen durch Empfindungsimpulse modificirbar sind.

Es handelt sich jetzt darum, ob es uns gelingt, an der Hand bekannter Leistungen des Nervensystemes ein Bild von den Vorgängen zu entwerfen, welche sich als Grundlage der besprochenen Erscheinungen im Rückenmarke abspielen. Es können hier leider nicht Behauptungen aufgestellt werden, nur Vermuthungen sind es, die ich vorbringen will und die als denkbare Erklärung der Erscheinungen dienen sollen, wobei natürlich nicht aus den Augen gelassen wird, dass, wo sich mehrere Erklärungen darbieten, diejenige gewählt wird, welche den bekannten nervenphysiologischen Thatsachen am besten entspricht. Es gilt eben nicht einen Lehrsatz, sondern eine Theorie aufzustellen.

Halten wir uns zunächst an die eigentlichen Locomotionsbewegungen, die wir besprachen. Wenn der geköpfte Frosch einen Sprung ausführt, so geschieht dies sicher dadurch, dass vom Centralnervensysteme aus im Laufe einer verhältnissmässig sehr kurzen Zeit Erregungen zu den Muskeln der Hinterbeine fliessen. Es kann kaum ein Zweifel darüber obwalten, dass auch noch andere Muskeln erregt werden, doch wollen wir vorläufig bei den genannten, jedenfalls wichtigsten, bleiben. Die Erregungen, welche den Muskeln zufliessen, sind jedenfalls von sehr verschiedener Intensität: es werden die Strecker verhältnissmässig starke, die Beuger schwache oder gar keine, die Rumpfmuskeln mässige, zur Feststellung der Körpertheile gegeneinander dienende Contractionen ausführen. Die symmetrischen Muskeln beider Seiten werden beim geraden Sprung gleich stark erregt werden.

In Fig. 38 sei *s* wieder wie in unseren früheren Schemata eine sensorische Ganglienzelle, die mit der Nervenfaser *S* in Verbindung

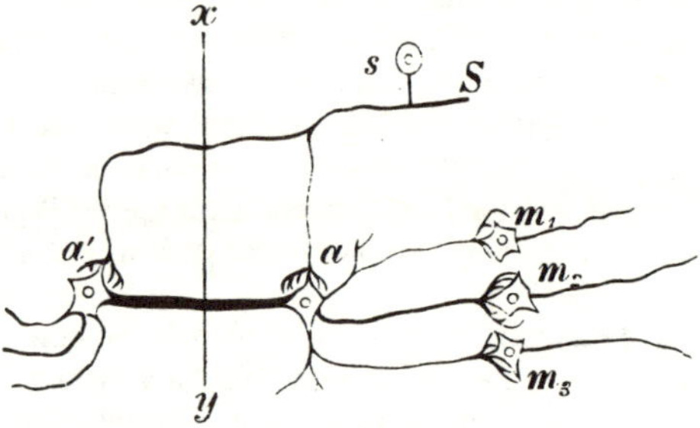

Fig. 38. Schema eines Reflexcentrums, das auf die durch *S* eintretende sensorische Erregung eine bilaterale Sprungbewegung vermittelt, wobei die *a*-Zellen die Reize bis zur gleichzeitigen Entladung summiren, und ihre Erregungen in einem dem verschiedenen Verwandtschaftsgrade entsprechendem Maasse den *m*-Zellen zusenden. Die mit diesen in Verbindung stehenden Muskeln erhalten dann die zweckentsprechenden Innervationen. Die nahe Verwandtschaft der beiden *a*-Zellen ist durch einen dicken Communicationsast angedeutet, man kann sich natürlich auch diese Verbindung durch Endbäumchen denken.

steht, und deren Erregung den Sprung veranlasst. Es ist wohl nicht nöthig zu erwähnen, dass im Allgemeinen viele solche Endfasern durch eine schmerzhafte Erregung getroffen werden, sowie dass jede derselben viele Theilungsäste hat, von denen ich eben nur die uns momentan interessirenden zeichne. Auch die Zellen *m* haben dieselbe Bedeutung wie in den früheren Zeichnungen. Es sind die Zellen der Vorderhörner. Die Zelle *s* gibt ihre Erregung an die Zelle *a* weiter. Von dieser setze ich vorläufig die Eigenthümlichkeit voraus, die ihr zufliessenden Ladungen in verhältnissmässig plötzlichen und kräftigen Entladungen abzugeben. Sie stehe in Verbindung mit den motorischen Zellen *m* der beim Sprung betheiligten Muskeln, und zwar je nach dem Intensitätsgrade der Contraction dieser Muskeln in verschiedenem

Grade der Verwandtschaft (s. pag. 59). Wir haben uns oben das letztere Verhältniss vorgestellt als durch die Dicke der communicirenden Nerven bedingt. So zeigt es auch diese Abbildung.

Denken wir uns nun die Nervenfaser *S* durch einen continuirlichen schwachen oder einen einmaligen starken Reiz erregt, immer kann die Erregung zu einer mehr oder weniger plötzlichen Entladung der Zelle *a* führen. Diese kommt nun den einzelnen Muskeln in der ihnen angehörigen Intensität zu, d. h. es wird z. B. der Gastrocnemius, der durch m_2 versorgt ist, durch die dicke Nervenfaser eine relativ hohe Innervation, andere Muskeln geringere bekommen. So macht das Bein bei einer Entladung von *a* eine wohlcoordinirte Sprungbewegung.

Wie kommt es nun, dass gleichzeitig auch die andere Seite des Frosches, beziehungsweise das andere Bein die Sprungbewegung ausführt? Nehmen wir symmetrisch zu Zelle *a* eine gleichbedeutende Zelle *a'* auf der anderen Seite der Mittelebene (welche durch die Linie *x y* dargestellt ist) an, so ist nach den verzeichneten Bahnen ersichtlich, dass auch *a'* geladen werden muss. *a* ist mit *a'* durch eine starke Commissurfaser verbunden, d. h. die beiden Zellen stehen in nahem Verwandtschaftsgrade (ich habe dies durch eine derbe Verdindungslinie angedeutet). Die Ladung von *a'* geht im Allgemeinen so rasch oder doch nicht nennenswerth langsamer vor sich als die von *a*. Es würden also beide Zellen ungefähr zu gleicher Zeit losschlagen. Damit dies genau *) gleichzeitig geschehe, ist die Commissurfaser *a a'* da. Würde nämlich, was wahrscheinlich ist, *a* zuerst losschlagen, so trifft diese Entladung, nach kaum merkbar kurzer Zeit *a'* und bringt auch diese Zelle zur Entladung.

Sehen wir nun, was an dieser complicirten und anscheinend künstlichen Theorie reine Hypothese ist. und was sich als nothwendige Folgerung aus den Thatsachen ergibt. Dass sie complicirt ist, spricht nicht gegen sie, denn die Vorgänge im Centralnervensystem sind sicher in so hohem Grade verwickelt, dass selbst, wenn wir statt jeder Zelle unseres Schemas eine ganze Gruppe annehmen, was wir nothwendig thun müssen, wir sicher die Natur noch immer vereinfacht darstellen. Auch ist uns hier nur um einen speciellen Vorgang zu thun. wir werden sehen und haben theilweise schon gesehen, dass die in Rede stehenden Zellen oder, allgemeiner gesagt, Centralorgane noch bei anderen Vorgängen betheiligt sind.

*) Es ist hier natürlich nicht von mathematischer Genauigkeit die Rede, sondern von einem zeitlichen Zusammenfallen, das in seiner Wirkung von der vollkommenen Gleichzeitigkeit nicht merklich verschieden ist.

Dass sich nach der aufgestellten Theorie die sensorische, durch *S* anlangende Erregung weiter fortpflanzt, hat nichts Auffallendes. es ist das eben die centrale Leitung, von der schon oben die Rede war und die, wenn sie auch nicht gesehen, gefühlt und gehört werden kann, nothwendig aus den Thatsachen folgt, wobei ich abermals darauf aufmerksam machen will, dass die angenommenen Ganglienzellen *(a, a')* in der Theorie keine Rolle spielen, so dass, wenn heute nachgewiesen würde, dass solche an diesen Stellen des Centralorganes bei irgend einem Thiere oder dem Menschen gar nicht vorhanden wären, die Theorie dadurch nicht litte. Es handelt sich eben nur um eine Stätte der Summation und der Vertheilung der Erregung, die im Rückenmark gewiss, vielleicht aber in anderer Form vorhanden ist. Was die nervösen Verbindungen anlangt, so sind keine vorausgesetzt, deren anatomischer Nachweis mangeln würde.

Etwas auffallender kann die der Ganglienzelle *a* und *a'* zugesprochene physiologische Rolle gefunden werden. Es soll diese Zelle die Eigenschaft haben, sich nur in kräftigen Stössen zu entladen. Dies ist eine zur Vereinfachung der Darstellung nöthige Supposition, die sich alsbald als überflüssig herausstellen wird und vorläufig passiren möge. Auch hier ist diese Zelle kein Postulat der Theorie; wenn man will, kann man sich das Freiwerden von Kräften auch in Nervenfasern oder anderen Organen vorstellen. Bedenkt man aber die Thatsache der Summation der Reize, so wird man die Anwesenheit von Ganglienzellen an solchen Orten, wo grössere Spannkräfte in lebendige Kräfte umgesetzt werden, für wahrscheinlich halten.

Was die Verbindung der Zelle *a* mit den Zellen *m* unter ungleichem Verwandtschaftsgrad anbelangt, so ist dies nur insoferne eine Hypothese, als diese Art der Verbindung hier vorausgesetzt wird, dass solche Arten der Verbindungen von Centraltheilen bestehen, habe ich schon gezeigt. Ferner sind die Verbindungen der Zellen *a* mit *a'* und *s* mit *a'* zwar als Verbindungen eben dieser so functionirenden Zellen hypothetisch, doch ist es allgemein bekannt, dass sowohl im sogenannten sensorischen hinteren Antheile des Rückenmarkes Fasermassen von einer Seite der Medianebene auf die andere ziehen als auch im vorderen motorischen Antheil. Es sind dies die vor und hinter dem Centralcanal liegenden sogenannten Commissuren (vgl. Fig. 2, pag. 8.) Es besteht die vordere weisse Commissur aus verhältnissmässig dicken, markhaltigen Fasern, was mit der Theorie in guter Uebereinstimmung ist. Selbstverständlich kann hiermit nicht gemeint sein, dass alle Commissurfasern die genannte Bedeutung haben.

Unsere Theorie macht also nur die Hypothese, dass gewisse Processe, die in anderen Abschnitten des Centralnervensystems nachgewiesen sind, sich auch hier bei den dem Sprung zu Grunde liegenden centralen Vorgängen wiederfinden.

Doch ist noch eine Schwierigkeit zu beheben. Ich habe gesagt, dass jede der Ganglienzellen des Schemas als eine Repräsentantin einer ganzen Gruppe aufzufassen ist, einer Gruppe, die sich wahrscheinlich — so wie dies der Structur des Rückenmarkes entspricht — in der Längsaxe des Markes eine gewisse Strecke weit hinzieht. In der That ist es höchst unwahrscheinlich, dass der Impuls allein von einer Zelle ausgeht. Es leuchtet nun ein, dass die ganze Gruppe der a-Zellen sich nahezu gleichzeitig entladen muss, soll der Sprung gelingen; es muss also noch die Frage beantwortet werden, wie hat man sich die Verbindung dieser Zellen zu denken, damit die Forderung erfüllt werde. Weiter kann auch von anderen Stellen der Haut aus, also auf dem Wege anderer sensorischer Fasern, die Sprungbewegung eingeleitet werden. Auch dem muss im Schema Rechnung getragen werden.

Dasselbe complicirt sich demnach folgendermaassen: x y stelle wieder die Medianebene dar (Fig. 39). Die einzelnen Zellgruppen mögen durch je drei Zellen vertreten sein. Die Fortsätze der s-Fasern vertheilen und verbinden sich (bei k) in der Art, wie dies für Nervenkerne vorausgesetzt wurde. Dabei mag man sich eine Intervention von Ganglienzellen denken oder nicht. Von dem so entstehenden Fasergeflecht führen Verbindungen auf die andere Seite (c), andere Fasern führen zu den a-Zellen. Diese stehen in entsprechender Weise mit den m-Zellen in Communication. Auch die a-Zellen schicken Commissurfasern (c_1) nach der anderen Körperhälfte.

Wir sind hier den thatsächlichen Verhältnissen offenbar viel näher gekommen, indem die Betheiligung grösserer Massen grauer Substanz an einer Action viel wahrscheinlicher ist als das Gegentheil. Ich glaube nicht oft genug hervorheben zu können, dass an diesem und anderen Schemata die Vertheilung der Bahnen das Wesentliche, die Einschaltung der Ganglienzellen und die Art dieser Einschaltung ganz unwesentlich ist.

Auf diese Weise, scheint mir, ist den oben genannten Bedingungen Genüge geschehen. Es kann jetzt die Sprungbewegung durch jede der s-Fasern ausgelöst werden, und diese Bewegung ist eine prompte, weil die a-Zellen durch kurze Verbindungsfasern miteinander in Communication stehen, also alle gleichzeitig losschlagen, so wie dieses beim ersten Schema von den a-Zellen der beiden Seiten dargelegt wurde. Wir kennen einen Apparat des thierischen Organismus, der nach dem dargelegten Principe gebaut ist. Es ist das der Lobus electricus des Zitterrochen. Er besteht aus einer Gruppe von grossen Ganglienzellen, einen Hirnanhang bildend, die offenbar immer nur gleichzeitig ihre Impulse abgeben und dadurch eine Entladung des elektrischen Organes, also einen elektrischen Schlag auslösen. Das elektrische Organ steht mit den Zellen durch Nerven in Verbindung, wie der Muskel in unserem Schema. Ich brauche kaum zu erwähnen, wie unwahrscheinlich es ist, dass die viel-

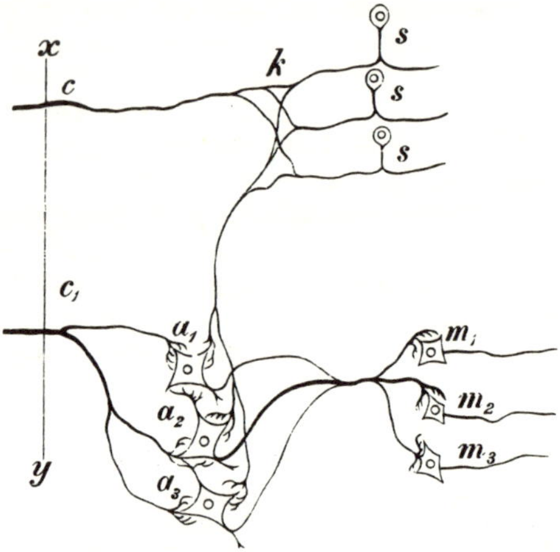

Fig. 39. Ergänzung des Schemas der Fig. 38 für mehrere sensorische Fasern. Die *a*-Zellen stehen miteinander durch Zellfortsätze und Endbäumchen in physiologischer Verbindung.

leicht nach Hunderten zählenden *a*-Zellen nur durch eine Faser mit den *s*-Zellen und den *m*-Zellen in Verbindung stehen, es können deren viele sein, es kann auch das Verhältniss, das ich durch die Dicke der zu den *m*-Zellen laufenden Fortsätze ausgedrückt habe, theilweise schon in den Eigenthümlichkeiten der *a*-Zellen und ihrer Fortsätze vorgebildet sein. Es sind hier mehrere Möglichkeiten, die offen bleiben, was einer Theorie, welche zunächst darauf ausgeht zu zeigen, dass die Vorgänge in der grauen Substanz erklärbar sind, nur zum Vortheile gereichen kann.

So viel vorläufig über den Sprung des geköpften Frosches, ich werde später noch einmal auf ihn zurückkommen.

α) Die tetanische Reflexaction.

Der geköpfte Frosch pflegt meines Wissens nie Gehbewegungen zu machen wie der gesunde Frosch, von dem es ja bekannt ist, dass er ganz wohl zu gehen und zu steigen vermag. Wohl aber hat ein geköpfter Frosch auch langsame Bewegungen. Seine Reaction auf mechanischen Reiz ist durchaus nicht immer ein Sprung. Hängt man ihn so auf, dass er mit den Beinen frei herabhängt, und reizt eines derselben, so kann man sehen, wie er es langsam an sich zieht, eine Weile oben hält, und es dann langsam wieder sinken lässt. Für die Gehbewegungen des Frosches kann das gelten, was unten über die Gruppe von Locomotionsbewegungen gesagt wird, was aber die langsam ablaufenden Reflexe überhaupt betrifft, so ist hier der Ort, das nachzuholen, was bei den Reflexbewegungen zu besprechen noch nicht gut thunlich war. In der That hat sich aus der Theorie noch nicht ergeben, wie auf einen Reiz eine denselben beträchtlich überdauernde combinirte Muskelaction eintreten kann. Ueberhaupt war bisher nur ersichtlich, dass eine einmalige Entladung der Muskeln zu Stande kommt; die meisten Reflexactionen beruhen aber auf einem kürzeren oder längeren Tetanus, und dessen centrale Entstehung muss nun besprochen werden.

Ich will daran erinnern, dass wenn man das Halsmark eines Thieres durch Inductionsströme reizt, die Muskeln der unteren Extremität in Tetanus verfallen. Hierbei erzeugen sie jenes Muskelgeräusch, von dem schon oben die Rede war. Es entsteht dadurch, dass durch jede Nervenfaser eine bestimmte Anzahl Innervationsimpulse in der Zeiteinheit abläuft; wie aus der Thatsache, dass die Höhe dieses Muskeltones sich nicht ändert, wenn die Anzahl der reizenden Inductionsschläge über ein gewisses Maass gesteigert wird, hervorgeht, ist die graue Substanz unfähig, ihre Impulse so weiter zu geben, wie sie sie erhalten hat. Wir müssen uns vielmehr vorstellen, dass sie unter diesen Verhältnissen in einen Reizungszustand verfällt, der sich den motorischen pheripheren Nerven gegenüber dadurch äussert, dass sie in der Zeiteinheit jene bestimmte Zahl von Impulsen abgibt. Wenn wir weiter erwägen, dass die peripheren Nervenfasern eine grössere Zahl von Impulsen zu leiten vermögen als jene ist, so wird es wahrscheinlich, dass das Element, welches jene Umordnung der Impulse bewirkt, die Ganglienzellen oder die typischen Centren sind. Da die Höhe des Muskeltones, so viel wir wissen, für alle Muskeln des Körpers dieselbe ist, so müssen wir uns wohl vorstellen, dass die dauernd erregte Ganglienzelle die Eigenthümlichkeit besitzt, ihre Impulse discontinuirlich, und zwar in einem bestimmten Rhythmus abzugeben. Andererseits schöpfen wir unsere Kenntniss dieser Verhältnisse nur aus den Vorgängen der motorischen peripheren Nerven und haben somit vorläufig kein Recht, diese Eigenthümlichkeit von allen Ganglienzellen anzunehmen, wir können dieselben vielmehr als allein auf jene beschränkt betrachten, welche den motorischen Nerven ihren Ursprung geben.

Denken wir uns nun im beistehenden Schema (Fig. 40) durch die *s*-Fasern Erregungen der grauen Masse zufliessen, die von geringer Intensität sind, so dass nicht alsogleich Reflexe eintreten. Es werden

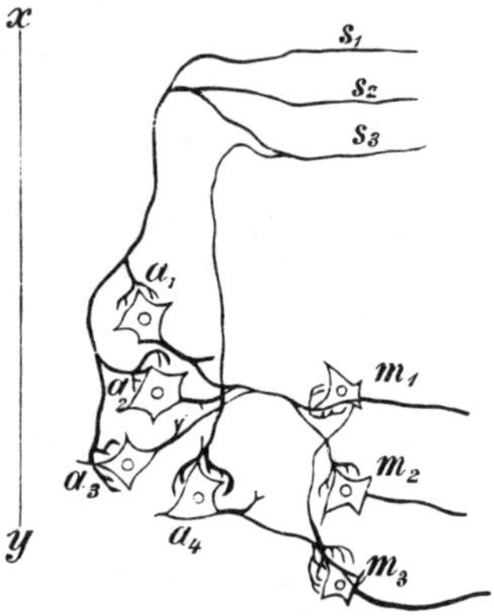

Fig. 40. Schema für eine tetanische Reflexaction: zwischen den *a*-Zellen und *m*-Zellen findet ein intercellulärer Tetanus statt, der durch die motorischen *m*-Fasern zum Ausdrucke kommt.

diese Erregungen die Zellen laden, und zwar zunächst die *a*-Zellen; diese können in dem pag. 80 besprochenem Sinne der gegenseitigen Bahnung zweier Kerne ihren Ladungszustand auf die *m*-Zellen übertragen, die nicht sogleich losschlagen werden; es wird eine Summation der Reize abzuwarten sein, dann wird sich eine oder es werden sich zugleich mehrere dieser Zellen entladen. Nun kommt ein Umstand in Betracht, auf den ich bisher noch nicht aufmerksam gemacht habe. Es war wiederholt von Entladung einer Zelle die Rede, wir haben aber immer nur einen der dadurch in Erregung gesetzten Zellenfortsätze oder eines der durch die Zellen beeinflussten Endbäumchen im Auge gehabt. Es ist aber begreiflich, dass die Entladung sich auf alle diese erstrecken wird. Bisher ist hiervon noch nicht die

Rede gewesen, weil sich in den angezogenen Beispielen die Erregung der nicht ins Auge gefassten Fasern immer gegen die sensorischen Fasern erstreckt hat, wo sie wirkungslos blieb, oder eine Wirkung hervorrief, von der an jenem Orte noch nicht gesprochen werden konnte.

Auch im vorliegenden Beispiele geht gleichzeitig mit dem ersten motorischen Entladungsimpuls von *m* ein anderer zu den *a*-Zellen ab. Von diesen wissen wir, dass sie in hohem Grade geladen sind, sie werden durch den Impuls also entladen werden, und zwar voraussichtlich nicht alle gleichzeitig, sondern je nach der Länge des Weges, den die Erregung von der *m*-Zelle bis zu den verschiedenen *a*-Zellen zurückzulegen hat, ferner je nach dem jedenfalls nicht absolut gleich hohen Ladungsgrad der verschiedenen *a*-Zellen und ihren individuellen Ungleichheiten, endlich je nach der Intensität des jeder Zelle zurückgegebenen Impulses*) in verschiedenen freilich ziemlich nahe aneinander liegenden Zeitmomenten. So erhalten die *m*-Zellen neue Impulse, die wieder an die *a*-Zellen zurückgegeben werden, und die, wenn die letzteren die Eigenschaft besitzen, bei Abgabe eines Impulses sich nicht vollständig zu entladen, ihrerseits neue Erregungen zur Folge haben. So kann man sich also die Wechselwirkung dieser Zellenmasse vorstellen, wie zwei mit Elektricität geladene Wolken, die sich gegenseitig Blitze zusenden, von denen jeder, wie er in der Wolke ankommt, in ihr neue Elektricitätsvertheilung hervorruft. Das Spiel geht so lange fort, bis in den Zellen der Vorrath an Spannkräften merklich gesunken ist.

Es wird auf diese Weise anschaulich, dass die von den verschiedenen *m*-Zellen abgegebenen Entladungen nicht gleichzeitig im Muskel ankommen (E. Brücke), weiter, dass der Tetanus durch dauernden Reiz, d. i. durch erneute Ladungszufuhr durch die *s*-Fasern erhalten werden, sowie dass er den Reiz überdauern kann. Auch ist ersichtlich, dass bei erhöhter Ladung der *m*-Zellen durch stärkere, ihnen von den *a*-Zellen zufliessende Impulse den Muskeln intensivere Erregungen zugehen müssen, da, wie wir oben sahen, die *m*-Zellen eine gewisse Grenze in der Frequenz ihrer Entladungen nicht überschreiten können. So halten sich die beiden Zellenmassen also gegenseitig in Erregung, was mit Rücksicht darauf, dass der Entladungsvorgang auf einem Auslösungsprocesse beruht, nichts Auffallendes hat. Diese Erregung der grauen Masse kommt an der Peripherie als rhythmischer Bewegungsimpuls zu Tage, da die

*) Wir sahen oben, dass die Reflexzeit mit der Reizstärke abnimmt.

erregten *m*-Zellen eben nur im Rhythmus (aber unter Phasendifferenzen) ihre Impulse abgeben können; nach der anderen Seite wirkt sie durch Verbindungen der Ganglienzellen mit anderen Organen in einer erst später zu besprechenden Weise, wovon hier nur vorläufig bemerkt sein möge, dass sie bei Anwesenheit des Gehirns auch zum Bewusstsein vom eingetretenen Reflex führen kann.

Es wird vielleicht auffallen, dass ich eine Wechselwirkung zwischen den *m*- und den *a*-Zellen annehme, bei welcher nothwendig Erregungen dieselbe Bahn abwechselnd nach entgegengesetzter Richtung passiren müssen. Unterscheiden wir doch gewöhnlich zwischen centripetal und centrifugal leitenden Fasern. Diese Annahme erscheint mir trotzdem nicht ungerechtfertigt. Denn erstens wissen wir, besonders durch die Untersuchungen Kühne's, dass auch die exquisit centrifugalleitenden Fasern, die wir motorische nennen, thatsächlich nach beiden Seiten leiten. Nur wird die Erregung allein an ihrem peripheren Ende, durch die Muskelcontraction. eine sichtbare Wirkung erzielen und von der Wirkung zwischen Endbäumchen und Zelle wird allgemein vorausgesetzt, dass sie vom ersten zur zweiten oder auch umgekehrt ausgeübt werden kann. Zweitens aber ist keine Ursache vorhanden anzunehmen, dass im Centralorgane die Verhältnisse gerade so liegen wie an der Peripherie. Es wird vielmehr in beiden Fällen die doppelsinnige Leitungsfähigkeit anzunehmen sein, und der Effect der Erregung einer Faser wird von ihren Endorganen abhängen. Diese können einen Uebertritt in andere Organe, seien diese nun Muskeln, wie an der Peripherie, oder centrale Apparate, wie im Centrum, gestatten oder nicht gestatten. Ich habe mich — in Uebereinstimmung mit den Erfahrungen früherer Forscher — neuerlich wieder vergeblich bemüht, durch Reizung motorischer Wurzeln beim Frosche irgendeine Aenderung im Tonus oder in Ladungsverhältnissen der Rückenmarkscentren zu erzielen. Es scheint wirklich keine Möglichkeit zu sein, auf diesem Wege irgend eine Wirkung auf die von der anderen Seite so leicht erregbaren Organe auszuüben: die Pforte geht nur nach der einen Richtung auf. Das Hemmniss nach der anderen liegt aller Wahrscheinlichkeit nach in der ersten centralen Endigung der motorischen Nerven im Rückenmarke. Es wird demnach nicht auffallen, wenn auch an den Verbindungsbahnen zwischen verschiedenen Centren im Centralsysteme ähnliche einseitig wirkende Pforten angenommen werden, andererseits aber ist keine Ursache vorhanden auch hier immer solche anzunehmen. Für die sensorischen (hinteren) Wurzeln des Rückenmarkes haben Gotch und Horsley in neuester Zeit eine derartige doppelsinnige Vermittelung durch das Rückenmark beim Säugethiere aufgefunden. Diese Forscher erhielten bei Reizung einer hinteren Wurzel negative Schwankungen in der hinteren Wurzel der anderen Körperhälfte. Da die negative Schwankung der Ausdruck einer Erregung ist, so hat hier die auf gewöhnlichem Wege erzeugte Tonusänderung der grauen Rückenmarkssubstanz sich den sensorischen Fasern der anderen Seite mitgetheilt. Voraussichtlich wird sich der so erzeugte Erregungszustand in den sensorischen Fasern bis an die Peripherie fortgepflanzt, hier aber keinerlei Veränderung bewirkt haben. Wenigstens ist uns eine solche nie bekannt geworden. Die Endorgane an der Peripherie (die Sinnesorgane im weitesten Sinne des Wortes) sind eben auch nur nach einer Richtung aufgehende Pforten. Hingegen zeigt dieses Experiment, dass im Inneren des Centralnervensystemes Erregungen von einer peripheren centripetalleitenden Faser zu einer anderen „centripetalleitenden" Faser der Peripherie übergehen kann. Diese letztere führt in dieser Hinsicht also ihren Namen nicht mit vollem Rechte, und im Centrum ist eine Scheidung zwischen centripetalen und centrifugalen Leitungen nicht bedingungslos gerechtfertigt.*)

Ich will nicht unerwähnt lassen, dass mit der dargelegten Theorie gewisse Erfahrungen stimmen, die man bei Untersuchung von Reflexthätigkeiten zu machen Gelegenheit hat. Gad**) hat ein „Beugecentrum" im Rückenmark des Frosches aufgefunden, das aus räumlich zusammengeordneten Nervenzellen besteht — es sind kleine Zellen der Hintersäulen — deren jede eine grössere Zahl distal gelegener motorischer Ganglienzellen in den Vorderhörnern zu gleichzeitiger und coordinirter Thätigkeit anregt. Diese Ganglienzellen geben Nervenfasern ihren Ursprung, die sämmtlich in Muskelfasern endigen die der Beugung dienen. Und Ward***) sagt: „Alle früheren Beobachter, welche den Reflex durch schwache und andauernde Reize herbeigeführt haben, gleichgiltig, ob sie sich der verdünnten Säuren, des constanten oder des Inductionsstromes bedienten, geben von einem

*) Man könnte freilich den oben erwähnten Versuch von Gotch und Horsley auch auf die in den anatomischen Vorbemerkungen, pag. 7, erwähnten centrifugalleitenden Fasern der hinteren Wurzeln beziehen, oder auf die in aller neuester Zeit von Steinach (Lotos, Bd. XIV, 1893) gefundenen Fasern. Doch stösst man dabei auf die Schwierigkeit, dass diese Fasern doch nur in sehr geringer Anzahl vorhanden sein dürften und an den Wurzeln und den Thieren, an denen Gotch und Horsley experimentirten, nicht nachgewiesen sind.

**) Centren und Leitungsbahnen im Rückenmark des Frosches. Verhandlg. d. Physik-Med. Ges. z. Würzburg, N. F. XVIII, 8.

***) Arch. f. Physiologie 1880, pag. 73.

eigenthümlichen Verlaufe Nachricht, der sich unter diesen Umständen wenigstens häufig einstellte. Die erste Rückäusserung auf den sensiblen Reiz besteht hiernach in einer schwachen zuckenden oder tetanischen Contraction, nach deren Vorübergang, vorausgesetzt, dass die Reizung noch fortdauert, eine kräftige und weiter verbreitete Zuckung erfolgt, welche ihrem Ansehen nach derjenigen entspricht, die ein einziger starker Inductionsstrom auszulösen pflegt." Ich kann dem hinzufügen, dass man dieselbe Erscheinung beim Kaninchen auch bei nicht dauernder Reizung sehen kann, wenn zwei rasch aufeinanderfolgende Inductionsschläge eine Pfote treffen. Anscheinend gleichzeitig mit den beiden elektrischen Schlägen erfolgt eine Zuckung, auf welche erst merklich später eine tetanische Contraction in einer grösseren Anzahl von Muskeln eintritt. Der ersten Zuckung entspricht die erste Entladung der *m*-Zellen, die vielleicht auf dem directeren im Schema, Fig. 26, pag. 43, angedeuteten Weg mit Umgehung der *a*-Zellen nach *m* gelangt. Der zweiten tetanischen Contraction entspricht jenes Kreuzfeuer von Entladungen, welches sich entsprechend den Verbindungen der Ganglienzellen untereinander auf ein grösseres Terrain erstreckt.

Es ist im Schema auch angedeutet, dass Reizung verschiedener sensorischer Nervenfasern die ausgelöste Bewegung in ihrer Form ändern kann. Es wird z. B., wenn die Fasern S_1 und S_2 erregt werden, die ausgelöste Bewegung eine andere Form haben, als wenn S_2 und S_3 vom Reiz getroffen sind. Im letzteren Falle wird m_3 wegen der grösseren Verwandtschaft mit S_3 früher und kräftiger erregt werden, als die anderen *m*-Zellen. So kann es kommen, dass, wenn der Reiz eine Hautstelle trifft, die Extremität nach dieser ihre Richtung nimmt, d. h. reflectorisch hingreift, und dass diese Richtung bei Reizung einer anderen Hautstelle eine andere ist.

Ich will hier einiges über den Unterschied bemerken, der zwischen dieser Art des Reflextetanus, und jenen Reflexzuckungen besteht, von denen im Abschnitt über Reflexe die Rede war.

Die Reflexzuckungen und ihre zeitlichen Verhältnisse sind hauptsächlich an Fröschen studirt worden, die mit Strychnin vergiftet waren. Dieses Gift eignet sich zu den Versuchen deshalb, weil es bewirkt, dass erstens die Reflexe sehr leicht, zweitens sehr regelmässig auftreten. Man kann aber beobachten, dass diese Regelmässigkeit erst in einem gewissen Stadium eintritt, und dass ein so vergiftetes Thier, wenn es gereizt wird, zuerst in einen Reflexkrampf verfällt, und nur wenn es durch diese Krämpfe bis zu einem gewissen Grade erschöpft ist, macht es auf jeden momentanen Reiz nur eine

Zuckung, die dann sehr regelmässig ausfällt. In diesem Zustand, wurden die Thiere gewöhnlich für die Versuche verwendet. Es leuchtet also ein, dass die so gewonnenen Resultate nur zur Beantwortung gewisser Fragen tauglich sind, dass sie aber nicht in jeder Beziehung als den normalen Verhältnissen entsprechend betrachtet werden dürfen. Nichtsdestoweniger ist der Unterschied zwischen der sogenannten Reflexzuckung und dem Reflextetanus nur ein gradueller, denn alle Beobachter sind darin einig, dass auch die Reflexzuckung immer merklich, häufig sehr auffallend länger dauert, als die durch directen Nervenreiz erzeugte Zuckung. Diese Verzögerung hat tetanischen Charakter und ist durch alle Mittelstufen mit dem vollkommenen Tetanus verbunden.

Es ist also ganz wohl denkbar, dass die *a*- und die *m*-Zellen in einen Zustande gerathen, bei welchen in verhältnissmässig kurzen Pausen Impuls auf Impuls folgt, welche, einzeln betrachtet, im Vergleiche mit den im Experiment hervorgerufenen einmaligen Refleximpulsen von geringer Intensität sind.

Es führt uns das darauf, die Frage zu beantworten, ob es denn berechtigt und nothwendig ist anzunehmen, dass die Fasern und Zellen, welche wir bei der Erklärung des Sprunges unseres geköpften Frosches kennen gelernt haben, und die im Schema pag. 92 dargestellt wurden, andere sind als jene, die bei der tetanischen Reflexaction ihre Verwendung fanden und die das Schema pag. 94 zeigt.

β) Vereinigung des Schemas für den Sprung mit dem der tetanischen Reflexaction.

Ich habe es vorläufig dahingestellt sein lassen, ob die mit den Buchstaben *a* und *m* bezeichneten Centralorgane in den beiden Schematen thatsächlich dieselben sind oder ob, was wohl denkbar wäre, in beiden Fällen verschiedene Centralorgane in Thätigkeit sind. Ich will in Folgendem versuchen, zu zeigen, dass die einfachere Annahme, nach welcher es dieselben Organe sind, nicht von der Hand gewiesen werden muss. Es ist dabei nöthig, sich vor Augen zu halten, dass durch jeden motorischen Nerv, auch während der sogenannten Ruhe Impulse abfliessen, die den Tonus des Muskels erzeugen, und dass alle Muskelaction nur auf Steigerung oder Senkung dieses Tonus beruht. Derselbe ist, wie die tägliche Erfahrung lehrt, nicht nur von den typischen willkürlichen und reflectorischen Bewegungsimpulsen abhängig, sondern auch von mannigfachen anderen Zuständen des Nervensystemes. Beruht doch das Mienenspiel auf dem ganz unwillkürlichen, durch Leidenschaften und andere Gemüthszustände bedingten Tonus der Gesichtsmuskeln. Zweifellos bewirken die Gehirnvorgänge im normalen Frosche, dass einmal der Sprung, das anderemal die langsame Fussbewegung, beide im Rückenmark vorgebildet, in Folge- gewisser Reize ausgelöst werden. Eine ebensolche Beeinflussung kann aber auch an dem geköpften Frosche noch durch gewisse Antheile des Centralorganes ausgeübt werden, wie die geschilderten Erscheinungen zeigen.

Was die *s*-Fasern anbelangt, so müssen sie in beiden Fällen dieselben sein, denn nach allem, was wir wissen, lassen sich durch dieselben sensorischen Fasern beide Formen von Reflexen auslösen. Dasselbe gilt von den *m*-Zellen. Diese sind nur die Austrittsstellen der motorischen Fasern, welche in beiden Fällen in Erregung gerathen. Nun ist freilich nach neueren Untersuchungen (Gad) der Gedanke nahe gelegt, dass, da verschiedene Fasern eines Muskels von verschiedenen Nervenstämmen aus versorgt werden, und auch ein Muskel aus Fasern verschiedener physiologischer Eigenschaften aufgebaut sein kann, diese Voraussetzung nicht zutrifft; die Lösung der Frage würde sich dann noch einfacher gestalten. Doch wollen wir bei der gangbaren Vorstellung bleiben, dass die *m*-Zellen für beide Muskelactionen dieselben seien. Es handelt sich also nur mehr um die *a*-Zellen und die verbindenden Bahnen. Die Unterschiede der beiden Reflexarten lassen sich an der Hand dieser Schemata erklären durch Zuziehung der folgenden Betrachtung:

Der wesentliche Unterschied der beiden Bewegungsformen kann dahin gedeutet werden, dass beim Sprung sich alle *a*-Zellen nahezu gleichzeitig und kräftig entladen, worauf eine Pause eintritt, bei der tetanischen Contraction aber dieselben Zellen nicht gleichzeitige schwache und vielemale wiederholte Impulse abgeben.

Denken wir uns nun die von den *s*-Fasern kommenden Erregungen so wirkend, dass die sämmtlichen *a*-Zellen nahezu gleich stark geladen werden, so wird, wie schon bei der Erklärung des Sprunges mitgetheilt worden, ein Moment kommen, in dem eine der Zellen losschlägt, diese Erregung setzt sich bei der hohen Verwandtschaft der *a*-Zellen untereinander auf die übrigen fort, und so werden sich alle *a*-Zellen nahezu gleichzeitig entladen. Darauf beruht der Sprung.

Denken wir uns andererseits die Ladung so erfolgen, dass eine *a*-Zelle schon losschlägt, während andere noch wenig geladen sind, so wird zunächst diese erste auf die *m*-Zellen wirken, sie wird weiter eine oder die andere der der Entladung schon nahe stehenden *a*-Zellen durch die Verbindungsfasern wirklich zur Entladung bringen, auch diese werden den *m*-Zellen neue Impulse geben. Von letzteren kommen andere Impulse zurück, welche mit denen der *s*-Zellen, sowie mit denen der sich allmählich entladenden *a*-Zellen immer neue Ladungen und Entladungen dieser erzielen. Man sieht, es muss auf diese Weise auch jenes Kreuzfeuer von Impulsen erfolgen, diese aber unter Phasendifferenzen bei den *m*-Zellen ankommen, die Muskeln also in einem continuirlichen Tetanus erhalten.

Es leuchtet jetzt auch ein, warum die Sprungcontraction verhältnissmässig so heftig ist. Bei dieser empfängt nämlich jede *m*-Zelle innerhalb einer minimalen Zeit Impulse von vielen *a*-Zellen, während im anderen Falle die Impulse dieser Zellen sich zeitlich vertheilen. Ferner ergibt sich unmittelbar, weshalb auf einen heftigen und plötzlichen Reiz gewöhnlich ein Sprung erfolgt. Wir kommen also mit dem Sprungschema (pag. 92) zur Erklärung der Thatsachen aus und das zweite Schema (pag. 94) diente nur zur Erläuterung der physiologischen Vorgänge bei der tetanischen Reflexaction.

Doch ist noch Folgendes zu bemerken. Ich habe oben gesagt: „denken wir uns die von den *s*-Zellen kommende Erregung so wirken". Man kann nun einwenden, dass diese Erregung immer gleich wirken muss, wenn sie gleich ist, sie könne also nicht einmal diese, dann jene Art der Ladung erzeugen. Dem ist aber doch nicht so. Erstens wissen wir nie, ob zwei Erregungen, die wir den Hautnerven appliciren, vollkommen gleich sind. Thatsache ist, dass möglichst gleichgemachte Erregungen einmal eine Reflexaction hervorrufen, die sich mehr dem Sprung, das anderemal eine, die sich mehr dem Tetanus nähert. Wichtiger aber als kleine Aenderungen in der Art der Erregung scheint mir das zu sein, was ich die „Stimmung" der grauen Masse nennen möchte. Jede der genannten Nervenfasern und Nervenzellen dient noch als Weg für mancherlei andere Impulse, von denen wir einige näher kennen lernen werden. Es ist also vorauszusetzen, dass jedes dieser Elemente oder einzelne Gruppen derselben in einem besonderen Zustande der Ermüdung oder der Ladung sein werden. Was in der jüngsten Zeit in diesem Theile des Nervensystemes vor sich gegangen ist, wird seine Spuren zurückgelassen haben, und davon hängt es wohl in erster Linie ab, ob diese oder jene Form der Bewegung ausgelöst wird. Dadurch ist es auch zu erklären, warum so häufig weder die Sprung- noch die Tetanusform rein auftritt, sondern Mitteldinge zwischen beiden. Wir werden auf diese Stimmung der grauen Masse noch oftmals zurückzukommen haben, sie ist es, welche es in so hohem Grade erschwert, diesen Theil des Centralnervensystemes dem Experimente zugänglich zu machen, d. h.

jene absolute Gleichheit der Bedingungen herzustellen, welche zur Gleichheit der Resultate erforderlich ist.

Ein weiterer Einwand, den man der vorgetragenen Theorie machen kann, ist der, dass ja beim protrahirten Reflex, sowie beim Sprung in Folge der Commissurfasern symmetrische Bewegungen an beiden Seiten auftreten müssen, was zwar oft, aber durchaus nicht immer der Fall ist. In Bezug hierauf muss ich auf den Abschnitt von den Gangbewegungen verweisen, in dem gezeigt werden wird, dass schrittartige Bewegung eines Beines eine Hemmung für die gleichartige Bewegung des anderen bilden kann.

Ich kann im Anschluss an diese Bemerkung erwähnen, dass man sich den Unterschied zwischen den centralen Vorgängen unserer beiden Fälle auch so vorstellen kann: die Verbindungsfasern der a-Zellen untereinander verlaufen nicht, wie das im Schema gezeichnet ist, sondern kommen durch Vermittelung der Commissurfasern zu Stande. Wenn sich von jeder a-Zelle ein Fortsatz nach der Medianebene begibt, sich da viele miteinander zu einer Commissurfaser verbinden, so haben wir ein dem obigen physiologisch gleichwerthiges Schema. Wenn nun die Erregung in der Commissurfaser gehemmt wird, so ist die Verbindung der a-Zellen untereinander unterbrochen, und was jetzt da ist, entspricht dem zweiten Schema (pag. 94).

γ) Successive Bewegungscombinationen.

Wenden wir uns zu einer anderen Locomotionsbewegung, die sicher im Rückenmarke vorgebildet ist. Es wurde oben erwähnt, dass das geköpfte Kaninchen wohlgeordnete Galoppsprünge auszuführen im Stande ist. Ich will versuchen, für die denselben zu Grunde liegenden Vorgänge im Rückenmarke eine Anschauung zu entwickeln.

Wir haben es bei dieser Art von Bewegungen mit Actionen zu thun, bei welchen sich verschiedene Muskeln in gewissen Zeitintervallen nacheinander zusammenziehen. So beruht offenbar die Bewegung eines Vorderbeines bei einem Galoppsprung erst auf einer Vorwärts-, dann auf einer Rückwärtsbewegung desselben mit den entsprechenden Beugungen und Streckungen. Es ist hier eine grosse Anzahl von Muskeln, welche, theilweise jedenfalls, gleichzeitig in Action sind, theilweise aber, speciell was das Maximum der Kraftanstrengung anbelangt, ungleichzeitig arbeiten.

Dem Bestreben, sich ein Bild zur Versinnlichung dieser Vorgänge zu machen, kommt der Umstand zugute, dass wir Bewegungscombinationen ähnlicher Art an Organen ablaufen sehen, welche vom

Centralnervensystem getrennt sind. Es sind dies Organe, die selbst jene Nerven enthalten, die die Succession der Contraction zu besorgen scheinen. Das nächstliegende Beispiel hiefür sind die peristaltischen Bewegungen des Darmrohres.

Man kann am frischen isolirten Darmrohr beobachten, dass ein z. B. chemischer Reiz eine Zusammenziehung der Ringmuskeln der gereizten Stelle hervorruft, dass diese Zusammenziehung sich dann nach abwärts auf die benachbarten Ringmuskeln überträgt, so dass diese sich zusammenziehen, während die ersten wieder erschlafft sind. So läuft eine Contractionswelle über das Darmrohr ab. An den Contractionen betheiligen sich auch die Längsmuskelfasern, und zwar wahrscheinlich in der Weise, dass sie sich zusammenziehen, ehe dies die Ringmuskeln thun.*) Sie vergrössern dadurch die Peripherie des Darmrohres und schaffen Platz für den Brocken, der vor der ringförmigen Einschnürung hergeschoben wird, welche ihrerseits durch die Ringmuskeln erzeugt ist. Hier besteht also eine Aufeinanderfolge von Erregungen in verschiedenen Muskelabschnitten, wie bei der oben genannten Bewegungssuccession. (So will ich die zeitlich combinirten Bewegungen nennen.) Betrachtet man nun den reichen Plexus von Nervenfasern und Ganglienzellen der zwischen den beiden Muskelschichten des Darmrohres liegt, und die Masse von Nervenfasern, die aus diesem Plexus stammend, die einzelnen Muskelfasern innervirt, so kann man kaum daran zweifeln, dass dieser Nervenplexus die Regulirung der Bewegung besorgt.

Dies kann er aber nur, wenn die Erregung im Plexus sich mit der entsprechenden Langsamkeit vorwärts bewegt, stets erst die Fasern ergreift, welche zu den Längsmuskeln führen, dann erst jene, die die Ringmuskeln versorgen, und wenn die Erregung je eines Abschnittes des Plexus nur eine gewisse Zeit andauert. Es ist aber für einen speciellen Antheil des Darmrohres, nämlich für die Speiseröhre durch Mosso**) nachgewiesen worden, dass das regulirende Nervencentrum nicht im Organ, sondern im Centralnervensystem liegt, speciell im Kern des Nervus vagus. Denn wenn man die Speiseröhre quer durchschneidet und erregt an ihrem oberen Ende eine Contractionswelle, so läuft diese durch die ganze Speiseröhre ab, als wäre die Unterbrechungsstelle nicht da. Hier haben wir also einen Kern im Centralnervensystem, in welchem die Erregung gleichsam weiter-

*) Vgl. Sigm. Exner, Zur Mechanik der peristaltischen Bewegungen. Pflüger's Arch. f. d. ges. Phys. XXXIV.

**) Mosso in Moleschott's Unters. z. Naturlehre etc. Bd. XI, Heft 4, Nr. 17.

kriecht und so in langsamer Folge eine motorische Nervenfaser nach der anderen ergreift.

Ein anderes lehrreiches Beispiel hat v. Fleischl *) kennen gelehrt. Das abgeschnittene Bein eines Wasserkäfers (Hydrophilus piceus) macht Tempi vom Charakter der Schwimmbewegungen, wenn man durch zwei in den Oberschenkel eingestochene Nadeln elektrische Ströme kreisen lässt und diese entweder öffnet oder schliesst. Hier ist also durch die ungleichzeitige Bewegung der verschiedenen Muskeln des Beines die charakterisirte Bewegungsform selbst vorgebildet. Auch da können wir kaum die Vorstellung vermeiden, dass sich die Erregung in den Nervenfasern, welche ursprünglich genau im selben Momente gereizt worden, so fortpflanzt, dass sie bei jedem Muskel erst zu der ihm bestimmten Zeit ankommt. v. Fleischl konnte keine Ganglienzellen finden, so dass, was nichts Wunderbares wäre, die ganze Bewegungssuccession durch die Nervenfasern besorgt würde.

In letzterer Beziehung muss auch eine Beobachtung Colosanti's**) hervorgehoben werden. Der Saugnapf eines Cephalopodenarmes functionirt durch zweierlei Muskelactionen. Ein ringförmiger Muskel besorgt das luftdichte Anschmiegen des kreisförmigen Randes des Saugnapfes an den ihn berührenden Körper; ein anderer Muskel sucht den Grund des Saugnapfes von dem Körper abzuheben, ist also der eigentliche Sauger. Diese beiden Actionen treten nun auch ein, wenn man den Saugnapf von dem Arm trennt und ihn dadurch nervös von allen Centralorganen absperrt. Auch dieser Saugnapf soll sich noch in derselben Weise, nur etwas schwächer, an berührende Körper ansaugen,***) und man kann beobachten, dass dieselben beiden Muskelactionen auch dann auftreten, wenn der Saugnapf durch einen Nadelstich gereizt wird. Auch hier also müssen wir eine Vorbildung der Bewegungssuccession im Saugnapf annehmen.†)

---

*) Centralbl. f. d. med. Wiss. 1875, Nr. 29.

**) Reichert's und Du Bois-Reymond's Arch. 1876, pag. 498.

***) Eine Wiederholung dieses Versuches ergab mir nicht dasselbe Resultat. Ich sah nur ein durch die Form, die Consistenz und die schleimige Oberfläche des Saugrohres bedingtes Anschmiegen an die Unterlage. Doch ist es nicht ausgeschlossen, dass andere Species der Cephalopoden andere Resultate ergeben.

†) Es wäre eine in diesem, sowie in dem Fall der Darmbewegung gewagte Annahme, diese Bewegungscombinationen durch Eigenthümlichkeiten der Muskelsubstanz zu erklären. Man würde kaum daran denken, wenn nicht in neuerer Zeit Engelmann für die Herzbewegung, sowie für die Bewegungen der Ureteren die Mitwirkung von Nervenelementen in Frage gestellt hätte.

Also auch in peripheren Organen kann eine Erregung durch Nerven oder durch diese und Ganglienzellen so geleitet werden, dass sie in Zeiträumen, die verhältnissmässig gross gegen diejenigen sind, die wir bei Gelegenheit der Leitungsgeschwindigkeit in gewöhnlichen peripheren Nervenstämmen kennen gelernt haben, an ihr Ziel gelangt, somit verschiedene Muskeln in recht weit auseinander liegenden Momenten erreicht. Es kommen auf diese Weise combinirte Bewegungssuccessionen zu Stande, welche einem im Leben bedingten Zwecke entsprechen.

Gehen wir nun zur Erläuterung der Galoppsprünge des geköpften Kaninchens über; es mögen diese als Paradigma der Locomotionsbewegungen, insoferne sie im Rückenmarke vorgebildet sind, dienen.

In umstehender Fig. 41 sind M_1, M_2 wieder zwei motorische Fasern, die im Vorderhorn in die Zellen m_1, m_2 übergehen. Diese stehen mit der Zelle *a* in Verbindung. Diese dreizellige Gruppe ist als abgekürztes Schema dessen zu denken, was wir oben bei der Behandlung des Froschsprunges als die *a*- und die *m*-Zellen kennen gelernt haben. Ein Impuls, der von *a* ausgeht, vertheilt sich nach der Verwandtschaft mit den *m*-Zellen in der Weise, dass eine ganze Gruppe von Muskeln die entsprechenden Innervationen, und zwar in Form eines Tetanus erhält. Die durch die Zellen des mit *V v* (Vorderbein, vorwärts) bezeichneten Kreises versorgten Muskeln mögen jene sein, welche die Vorwärtsbewegung des rechten Vorderbeines besorgen. Die im Kreis *V r* (Vorderbein rückwärts) enthaltenen Zellen besorgen die Rückwärtsbewegung*) desselben Beines und ähnlich für die drei übrigen Beine. Die in Punkten gezeichneten Bahnen sind Hemmungsbahnen.

Denken wir uns *a* entlade sich in der bekannten Weise, so machen die durch M_1, M_2 versorgten Muskeln ihre Contractionen, durch welche das rechte Bein nach vorwärts geschleudert wird. Wegen der Commissur mit V_1 *v* thut das linke Vorderbein gleichzeitig oder etwas später (beim Rechtsgalopp) dasselbe. Die Verbindung mit *b* wirkt langsamer, so dass entsprechend der eben mitgetheilten Thatsache, dass Reize im Nervensystem gleichsam weiter kriechen können, die *b*-Zelle sich merklich später entladet. Hier eine correcte Regulirung zu besorgen, können noch weiter Hemmungsfasern angenommen werden, welche von den *m*-Zellen des *V v* zu den analogen Zellen

*) D. h. Aufstemmung und Abstossung vom Boden. Es ist hier nicht der Ort, auf eine Physiologie der Locomotionsbewegungen einzugehen, weshalb ich jene beiden Bewegungstypen als die augenfälligsten aus der complicirten Bewegungsform herausgreife.

des *V r* gehen. Es sind die punktirt gezeichneten Fasern.*) Hat sich die Entladungsfolge der *a*-Zelle gemässigt, so lässt die Hemmung

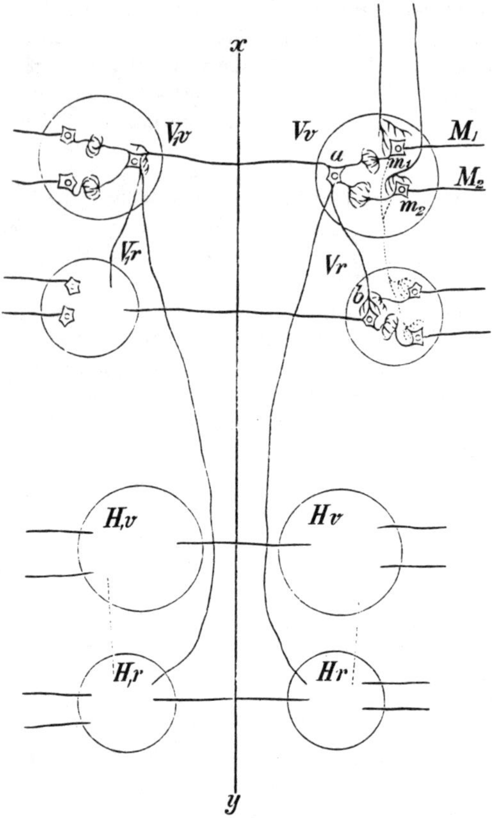

Fig. 41. Schema der Locomotionscentren, speciell für die Galoppbewegung des Kaninchens. *Vv* Kerne für die Vorwärtsbewegung der Vorderpfote, *Hv* Kerne für die Vorwärtsbewegung der Hinterpfote, *Vr* Kerne für die Rückwärtsbewegung der Vorderpfote, *Hr* Kerne für die Rückwärtsbewegung der Hinterpfote, M_1, M_2 motorische Wurzelfasern, m_1, m_2 Ganglienzellen der Vorderhörner, *a*, *b* Rückenmarkszellen, *x y* Medianebene des Körpers.

*) Solche centrale Hemmungsmechanismen für antagonistisch wirkende Muskeln sind in den letzten Monaten von Sherrington thatsächlich nachgewiesen worden, und zwar für Augenmuskeln.

der zweiten *m*-Zellen eben deshalb nach und die nun geladene *b*-Zelle wird losschlagen und die Rückwärtsbewegung des Beines besorgen. Jetzt wirkt die Hemmung von den *m*-Zellen des *V r* rückwärts auf die des *V v*. Auf diese Weise kommt eine Vor- und eine Rückwärtsbewegung dieser Extremität zu Stande und das Spiel beginnt vom neuen dadurch, dass nun die Entladungen der *b*-Zelle wieder die *a*-Zelle in Erregung versetzt haben, bis auch diese wieder ihre Entladungen beginnt.

Nach dieser Theorie herrscht zwischen den Zellen der Vor- und denen der Rückwärtsbewegung sozusagen ein labiles Gleichgewicht. Würde eine Zeit lang *a* und *b* genau gleichstarke Erregungen an ihre *m*-Zellen abschicken, dann würde sich möglicherweise die gegenseitige Hemmung dieser Zellen auch das Gleichgewicht halten und es kämen die beiden Muskelgruppen in einen durch die gegenseitige unvollkommene Hemmung bedingten eigenthümlichen Erregungszustand, der zu keiner periodischen Bewegung führt. Dass dieser Zustand nicht eintrete, bewirkt in der Regel der vom Grosshirn kommende Impuls. Ueberwiegt aber die Erregung der *a*- oder der *b*-Zelle nur um weniges oder überwiegt die Hemmung einer der *m*-Zellen, so ist das labile Gleichgewicht schon gestört und die Bedingung der periodischen Bewegung gegeben. Ich muss übrigens bemerken, dass man sich hier unter Hemmung nicht eine vollständige Sistirung der Action vorzustellen braucht; in der That wird kaum ein Muskel auch nur kurze Zeit vollkommen erschlafft sein. Es handelt sich vielmehr wahrscheinlich nur um eine Herabsetzung der Actionskraft. Man sieht also, dass durch einen derartigen Mechanismus die Galoppbewegungen im Rückenmarke vorgebildet sind, und es nur eines Anstosses und einer leichten Beeinflussung durch die höher gelegenen Centren bedarf um sie hervorzurufen und in Gang zu erhalten.

Ehe ich auf die Bewegungen der anderen Extremitäten eingehe, will ich noch zwei Bemerkungen einschalten. Ich habe bisher vorausgesetzt, dass die Muskeln, die der Vorwärtsbewegung dienen, alle gleichzeitig mittelbar durch die Zelle *a* zur Contraction angeregt werden. Dem ist in Wirklichkeit nicht so, wie wir im analogen Fall schon sahen. Zwischen diesen einzelnen Muskeln findet also auch eine Succession statt. Die Verbindungsbahnen eines solchen Nervenkernes, sowie die physiologischen Eigenthümlichkeiten seiner Zellen sind wie andere derartige biotische Grundlagen dem Individuum durch Vererbung übertragen. So kommt es, dass die Gangart eines Thieres ihm angeboren ist, wie überhaupt der grösste Theil der von ihm im

Laufe des Lebens gebrauchten Bewegungscombinationen und Successionen.

Ich habe hier eine gegenseitige Hemmung zwischen den *m*-Zellen angenommen. Wir werden später ausführlich sehen, wie die Empfindungen, speciell die durch die Bewegungen in den bewegten Körpertheilen hervorgerufenen Empfindungen, auf die Bewegungen zurückwirken. Es scheint kaum zweifelhaft, dass wenn ein Glied bis an die durch Gelenksverhältnisse gegebene äusserste Lage, z. B. der Streckung angekommen ist, die Muskeln sozusagen selbst ihre Action mässigen. Sie könnten sonst den Knochen brechen oder eine Luxation bewirken. Wahrscheinlich tritt hier eine durch die sensorischen Fasern vermittelte Hemmung ein. Eine ebensolche Hemmung bewirkt möglicherweise in den Endzellen der *V v*-Gruppe das, was ich von den Endzellen der zweiten Gruppe besorgen liess, und ebenso in dieser. Es spricht für diese Auffassung ein wohl constatirter Mechanismus, der bei einer anderen periodischen Bewegung eine wichtige Rolle spielt. Ich meine die von Hering und Breuer aufgedeckte Thatsache, dass die mechanische Ausdehnung der Lunge zur Erregung centripetaler (sensorischer im weiteren Sinne) Nervenfasern führt, die im Centralorgan eine Tendenz zur Innervation der Exspirationsmuskeln erzeugt, und ebenso das Aussaugen der Lunge zu einer Innervation der Inspirationsmuskeln Veranlassung gibt.

So viel über die periodische Bewegung eines Beines. Es ist klar, dass dieselben Verhältnisse für jedes andere Bein vorauszusetzen sind, und dass ferner Verbindungen zwischen den Kernen der Beine angenommen werden müssen, durch welche die rhythmische Aufeinanderfolge der Bewegungen erzeugt und regulirt wird. Beim Galopp bewegen sich im Allgemeinen die Hinterbeine nach vorne, während die Vorderbeine nach rückwärts schlagen. Es würde demnach schon die Annahme ausreichen, dass von der *a*-Zelle von *V v* eine Communication zu der entsprechenden Zelle von *H r* geht, und dass im Uebrigen die Kerne der Hinterextremität so miteinander verbunden sind wie die des Vorderbeines. Selbstverständlich kann man diese Verbindung auch zwischen *V r* und *H v* oder zwischen $V_1 v$ und $H_1 r$, endlich zwischen $V_1 r$ und $H_1 v$ annehmen. Die zeitliche Aufeinanderfolge in der Bewegung der einzelnen Muskelgruppen ist natürlich durch die Functionsweise der Centralorgane normirt. Es gibt eben in denselben eine sehr rasche Leitung (Reflexzuckung) oder eine sehr langsame (peristaltische Bewegung) und zwischen diesen Extremen wohl alle möglichen Mittelstufen. Eine solche stellt auch die Uebertragung der Action von *V v* nach *V r* dar.

Es ist kaum nöthig, darauf aufmerksam zu machen, dass der geschilderte Mechanismus irgendwelche Feinheiten der Bewegungen, Geschicklichkeit im Vermeiden von Hindernissen u. s. w. nicht zu erklären vermag. Diese Feinheiten der Bewegungen fehlen aber auch gänzlich an dem der Betrachtung zu Grunde liegenden Object. Das geköpfte Kaninchen macht die Galoppsprünge, kann dabei aber nicht nur keinen Hindernissen ausweichen, es ist nicht einmal im Stande, sich aufrecht zu erhalten. Es macht seine Sprünge, ob es auf der Seite liegt, ob es in der Luft gehalten wird, so dass die Beine in die Luft schlagen, oder ob es mit den Beinen gegen ein Hinderniss stösst, so dass es sich durch die Sprünge im Kreise dreht und fortschiebt. Der geköpfte Vogel macht Flugbewegungen, diese sind aber so ungeschickt, dass er sich durch sie nicht einmal vom Boden erheben kann. Die Einflussnahme auf diesen groben Mechanismus geht von höher gelegenen Centren aus und fällt zum Theil in das Bereich der später zu besprechenden willkürlichen Bewegungen.

Es ist allgemein bekannt, dass gleichartige Locomotionsbewegungen schneller und langsamer ausgeführt werden können. Die Galoppsprünge können rascher aufeinander folgen und langsamer. Dies ist noch zu erklären, denn auch dies beobachtet man am geköpften Kaninchen. Die Erklärung ergibt sich theilweise an der Hand der Beobachtung, dass der langsamere Rhythmus stets mit schwächerer Muskelaction verbunden ist. Man kann das unter normalen Verhältnissen, und man kann es am geköpften Thiere sehen. Nun haben wir oben bei Gelegenheit der Reflexzeit erfahren, dass die Leitung in der grauen Substanz für starke Reize schneller ist als für schwache. Diese Thatsache auf unseren Fall angewendet, ergibt, dass wenn die Kraftanstrengungen grosse sind, die Leitung von Zelle zu Zelle schneller ist. Es muss also das Tempo der Successionen ein rascheres werden. Die Reihenfolge, in welcher die Muskeln in Action treten, also der ganze Charakter der Bewegung bleibt derselbe; um ein Gleichniss zu gebrauchen, die Intervalle der Succession bleiben untereinander geometrisch ähnlich und werden nur kleiner.

Doch ist das nur eine theilweise Erklärung, denn, obwohl ich nicht zweifle, dass dieser Umstand schwer ins Gewicht fällt, kann er doch der Erscheinung nicht vollkommen genügen. Man kann nämlich erwarten, dass die schwächeren Erregungen eben länger brauchen, um durch Summation die *m*-Zellen zum Losschlagen zu bringen, dass diese aber dieselbe Schwelle haben wie früher, also einen ebenso intensiven Impuls abgeben. Wir müssen demnach den Centralorganen jener Locomotionskerne auch noch die Neigung zuschreiben in einem gewissen Rhythmus zu fungiren. Hat doch das Herz seine rhythmische Function, haben wir den Kernen der Athmungsnerven die Eigenthümlichkeit ihre Impulse rhythmisch abzugeben zuschreiben müssen, so können wir auch bei diesen Kernen eine Neigung zur Rhythmik voraussetzen.

Das dargelegte automatische Centralsystem für die Galoppbewegungen, sowie ähnliche automatische Organe bei den verschiedenen Thieren sind natürlich dem Einfluss des Willens unterworfen, nicht nur in Bezug auf ihre Thätigkeit oder Ruhe, sondern es können zweifelsohne willkürlich durch Bahnung und Hemmung jene Modificationen in der Stärke und Frequenz der Action einzelner Muskelgruppen hervorgerufen werden, auf welchen Geschwindigkeit, Wendungen beim Laufen u. dgl. m. beruhen.

Die geköpften Thiere verfallen im Allgemeinen in die ihnen geläufigste Gangart.

Man kann die Frage aufwerfen, wie ein solches automatisches Organ bei jenen Thieren zu denken ist, welche mehrere ziemlich gleichwerthige Gangarten haben, z. B. beim Pferd, wie es sich weiter mit den Geh- und Laufbewegungen des Menschen verhält.

Im Allgemeinen ist bei höheren Thieren jenes Organ jedenfalls mehr vom Gehirn abhängig als bei niedrigen, wie überhaupt das Rückenmark um so selbstständiger ist, je niedriger das Thier steht. Ich weiss nicht, ob das Pferd, geköpft, noch geordnete Locomotionsbewegungen macht, beim Hunde schon sind sie beiweitem nicht mehr so vollkommen, wie beim Kaninchen und beim Frosch; beim Menschen dürften sie gänzlich fehlen. Nichtsdestoweniger glaube ich, dass auch die Geh- und Laufbewegungen des Menschen in einem gewissen Grade vorgebildet sind, ob im Rückenmark oder weiter oben, muss ich dahingestellt sein lassen, doch wird hier das automatische Organ einen so wenig selbstständigen Charakter haben, dass man vielleicht zaudern wird, es so zu nennen. Ich glaube nämlich, dass von dem Organ des Kaninchens bis zu dem des Menschen durch die Stufenleiter der höheren Thiere Uebergänge existiren. Welcher Art diese sein dürften, kann hier nur angedeutet werden, da von den Willkürbewegungen erst später die Rede sein wird.

Wir haben vom automatischen Organ der niedrigen Thiere voraussetzen müssen, dass sie unter dem Einflusse des Gehirns stehen. Denken wir uns diesen Einfluss wachsend, so kommen wir dahin, dass die Innervation, welche von den höheren Organen aus die Bewegung eines Beines intendirt, im Rückenmarke oder einem anderen Centralorgan jene Bahnen schon verhältnissmässig wegsam vorfindet, durch deren Erregung eine combinirte Schrittbewegung zu Stande kommt; es ist dies, wie wir sehen werden, auch bei vielen Willkürbewegungen der Fall, so dass diese Action schon grosse Aehnlichkeit mit einer eigentlichen Willkürbewegung hat. Es kann eben, so wie im automatischen Centrum der Zwang, hier wenigstens die Tendenz für die entsprechende Succession obwalten, d. h. die physiologischen Eigenschaften und die Verwandtschaften des Rückenmarkes, welche dort die Succession besorgten, sind hier schwächer entwickelt, so dass sie erst durch bestimmtere, vielleicht auch kräftigere Bahnungen und Erregungen des höheren Organes wirklich zur Auslösung gelangen. So wird dieses mithelfen müssen, das wenig ausgebildete automatische Centrum im Gang zu erhalten.

Was endlich die verschiedenen Gangarten eines Thieres anbelangt, so hat man nicht nöthig, für jede derselben ein eigenes automatisches Organ anzunehmen. Wir wissen, dass vom Gehirn aus Bahnen des Centralnervensystems fahrbarer gemacht, und dass andererseits solche gehemmt werden können. Wir brauchen in unserem Schema nur anzunehmen, dass die beschriebenen Bahnen, welche die Centren der Beine verbinden, gehemmt sind, so dass sie die beschriebene Succession nicht bewirken, dafür eine Verbindung (die nicht gezeichnet ist, aber sicher besteht) zwischen $V v$ und $H_1 v$ gebahnt wird, ebenso auf der anderen Seite, so geht das Thier im normalen Trabschritt, d. h. es bewegt das rechte Vorderbein zugleich mit dem linken Hinterbein nach vorwärts. Bei weniger heftiger Muskelaction geht es im Schritte.

Es soll damit nicht gesagt sein, dass mit jener Innervation, welche diese functionelle Umgestaltung des automatischen Organes besorgt, nicht gleichzeitig auch noch auf demselben Wege Aenderungen in jedem einzelnen Kerne einer Extremität hervorgerufen werden, ich will vielmehr nur zeigen, dass auf diesem Wege durch dauernde Innervation von oben her das automatische Organ verschiedenen Zwecken dienstbar gemacht werden kann.

Es ist überhaupt nöthig, sich auf Grund der besprochenen typischen Erscheinungen der Hemmung und Bahnung, die Vorgänge in den nervösen Centralorganen wesentlich durch diese beeinflusst vorzustellen. Die von anderen Centralorganen, z. B. dem Gehirn, kommenden Impulse wirken, indem sie die wesentlich automatisch und reflectorisch wirkenden Centren des Rückenmarkes durch Bahnung und Hemmung beeinflussen. Impulse verschiedener Fasern haben natürlich verschiedenen Einfluss, und so kann man von einer „Umstimmung" des einen Centralorganes durch das andere sprechen. Wir werden sehen, dass nicht nur die anatomisch höher gelegenen Centren auf die tieferen wirken, sondern auch umgekehrt. Es gilt diese Umstimmung nicht nur für rasch ablaufende motorische Erregungen, sondern auch für die (nur quantitativ von diesen unterschiedenen) tonischen Zustände. Neigt man den Kopf zur Seite, so treten reflectorisch compensirende Augendrehungen ein; das beruht darauf, dass der Vestibularnerv seinen Centren Erregungen zuführt, die den Tonus in den Augenmuskelnerven verändern, und, sei es durch Hemmung, Bahnung, oder durch beide, die Länge der Augenmuskel beeinflussen.

Von der grossen Anzahl der im Rückenmarke vorgebildeten Bewegungsformen greife ich nur noch die Kriechbewegung der Schlange heraus, weil, wie wir oben sahen, an diesen eine deutliche Beeinflussung seitens sensorischer Eindrücke beobachtet werden kann.

Die Schlangen haben zwischen ihren zahlreichen Rippen Muskeln gespannt, welche, wenn sie sich contrahiren, eine Annäherung der Rippen aneinander und dadurch eine Krümmung des Thieres hervorrufen müssen. Durch diese Krümmungen schieben sie sich an widerstandsfähigen Körpern hin. Da die Contraction wellenartig abläuft, wodurch das Schlängelnde der Bewegung entsteht, so muss angenommen werden, dass die entsprechenden Rückenmarkskerne, die natürlich als der Länge nach durch das ganze Mark verlaufend zu denken sind, so miteinander in Verbindung stehen, dass sich eine ganze Gruppe der einen Seite gleichzeitig entlädt, die Erregungen am vorderen Ende der Gruppe aber in der Abnahme am hinteren Ende im Wachsen begriffen sind, und dass diese Erregung wellenartig durch das Rückenmark abläuft. Es liegt darin eine grosse Aehnlichkeit mit den oben besprochenen peristaltischen Bewegungen des Darmrohres.

Eine solche Erregungswelle, die durch die graue Substanz einer Seite geht, würde also eine aufgehängte Schlange successive in die durch Fig. 42 *a—e* veranschaulichten Formen bringen. Nun denke man sich aber die Ganglienzellen der einen Seite mit weiter nach rückwärts liegenden Zellen der anderen Seite so verbunden, dass beide Zellgruppen gleichzeitig in Erregung gerathen müssen. Dann entsteht eine wahre, über den Körper ablaufende Welle, wie *a,—e,* zeigt. Es steht nichts im Wege, zwei oder mehrere solche Wellen im Centralorgan sich folgend zu denken, so dass das am geköpften Thiere oben besprochene Schlängeln zu Stande kommt *(f)*. Ich halte es nach den ausführlichen Erörterungen anderer automatischer Organe für überflüssig, genauer auf den vermuthlichen Bau dieses einzugehen, das Wesentliche desselben soll unten mitgetheilt werden; doch liegt uns noch ob, eine Erklärung dafür zu geben, dass der Erregungsvorgang im Rückenmarke nach einer Richtung (von vorne nach hinten) abläuft und das Thier, wenn ein Gegenstand es berührt, von seinen Schlängelungen ablässt, um sich um denselben zu winden.

Der erste Punkt, der in der peristaltischen Bewegung des Darmrohres seine nächste, im Ablauf sehr vieler combinirter Reflexe seine fernere Analogie findet, ist am einfachsten folgendermaassen zu deuten: Die Erregung pflanzt sich langsam von der grauen Masse *A* auf *B*, von dieser auf *C* u. s. w. fort, jede dieser Massen innervirt die zugehörigen Muskeln. Ist die Erregung bei *B* angelangt, so entladen sich die Zellen dieses Grau. Die Entladung trifft sowohl die Massen *A* als auch *C*. *A* hatte sich aber kurz vorher erst entladen, *C* hingegen ist frisch. Es ist also bei jenen Erregungen geringer Intensität, welche dem Schlängeln des geköpften Thieres zu Grunde liegen, wohl denkbar, dass *A* sich nicht neuerdings entlädt, wohl aber *C* seine Entladung beginnt. Man kann dies umsomehr annehmen, als zur Erklärung der Erscheinung nur nöthig ist, dass *A* seine Entladungen früher einstellt als *B*, wobei beide eine gewisse Zeit hindurch gleichzeitig thätig gewesen sein werden. Dass aber *A* früher aufhört als *B*, wird verständlich, weil es früher angefangen hat. Ist das geköpfte Thier längere Zeit ausgestreckt gelegen, die Centraltheile also im obigen Sinne ausgeruht, und man kneipt es an einer Stelle des Körpers, so pflanzen sich die Schlängelungen in der That nach oben sowohl wie nach unten fort.

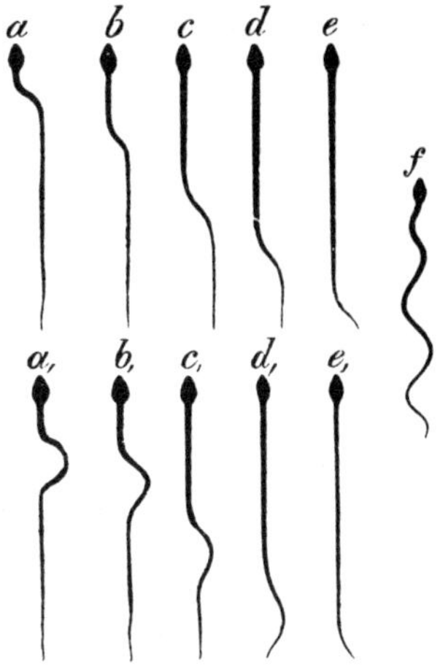

Fig. 42. Schema von den wellenartigen Bewegungen am Körper einer aufgehängten Schlange. *a*—*e* Eine Erregungswelle läuft einseitig durch das Rückenmark; *a*,—*b*, der erstgenannten Erregungswelle geht eine zweite voraus, welche die entgegengesetzte Körperhälfte betrifft. *f* Effect mehrerer sich folgender solcher combinirter Wellen.

Was den zweiten Punkt anbelangt, die Beeinflussung der Empfindungen, so muss ich hier etwas weiter ausholen.

Es wurde oben mitgetheilt, dass sich die geköpfte Schlange an einer Stelle ihrer Haut berührt, gegen den berührenden Körper vorwölbt, so dass sie diesen eventuell fortschiebt. Tiegel und Osava*) deuten dies als den Ausdruck einer Contraction der der berührten Seite entgegengesetzten Muskulatur. Es leuchtet ein, dass wenn sich diese contrahirt, die Convexität des Körpers auf der berührten Seite liegen muss. Erwägungen über die Mechanik der Fortbewegung der Schlangen machten mich aber an dieser Deutung zweifeln.

Die Schlangen bringen sich nach verschiedenen Systemen vorwärts — sie haben sozusagen verschiedene Gangarten — auf einer glatten Oberfläche schnellen sie sich, indem sie durch Contraction der Rückenmuskeln abwechselnd verschiedenen Theilen ihres Körpers eine minimale Reibung mit der Unterlage schaffen, vorwärts, oder sie suchen mit einer Körperstelle einen Stützpunkt, der einem horizontalen Druck Widerstand bietet, und stemmen sich an diesem mit einer Körperstelle an, schieben dadurch die vorderen Partien unter Verminderung der Reibung vorwärts, erhöhen dann diese Reibung, indem sie die hinteren Antheile etwas heben und nach vorne schieben, um sich nun neuerdings anzustemmen u. s. w. Dies ist alles leicht verständlich. Schwierigkeiten macht es nur, ihre durchaus gleichmässige Bewegung im Grase zu erklären, bei welcher sich der ganze Körper in sich selbst verschiebt. Was diese Art der Bewegung ermöglicht, ist offenbar die grosse Anzahl von Stützpunkten, die geboten ist. Die Mechanik derselben lässt sich mit Zuhilfenahme einiger solcher Stützpunkte aufklären. Ich habe mich überzeugt, dass in der That die Schlange diese Art der Locomotion einschlägt, wenn auch nur wenige Stützpunkte in der Form, wie ich dies gleich schildern werde, gegeben sind.

Es seien *a* und *b* Fig. 43 zwei solche Stützpunkte, zwischen denen durch sich ein Abschnitt der Schlange bewege. Die Schlange nimmt dann im Allgemeinen die in der Figur wiedergegebene Stellung an, und zwar ist speciell hervorzuheben, dass sie *b* nicht nur tangirt, sondern sich um den Stützpunkt ein gutes Stück herumlegt. Soll sich nun das Thier in der Richtung des Pfeiles vorwärts bewegen, so könnte es sich mit *b* als Stützpunkt strecken, es würde dadurch vorne von *a* abgehoben und so vorwärts kommen; es könnte sich dann neuerdings an *a* so anlegen, wie es in der Zeichnung dargestellt ist, und nun durch Contraction der linksseitigen Muskeln eine neue Knickung zwischen *a* und *b* bilden, wobei nun *a* als Stützpunkt dient u. s. f. Auf diese Weise käme das Thier vorwärts, es wäre dies aber eine discontinuirliche Bewegung. In Wirklichkeit bewegt sie sich unter

*) Pflüger's Arch. XVI, pag. 99.

diesen Verhältnissen continuirlich, wir müssen also nach einer anderen Erklärung dieser Bewegung suchen. Dieselbe liegt in Folgendem:

Man denke sich in der Zeichnung Fig. 43 die Muskeln der punktirten Partie in Action treten, es wird dadurch eine Drehung des zwischen *a* und *b* liegenden Schlangenantheiles intendirt, bei welcher *a* als Drehpunkt dient und der hintere Antheil der Schlange an *b* vorbei nach rechts gezogen wird. Wenn weiter keine Muskelaction stattfände, so würde die mit Strichen gezeichnete Windung herausfallen. Nun möge aber vorläufig angenommen werden, dass die Berührung einer Hautstelle reflectorisch die darunter liegenden und ebenso die in der Nachbarschaft liegenden Muskeln derselben Seite zur Contraction anregt. Die Folge davon wird sein, dass gleich nachdem der Rumpf an *b* vorbeigestreift ist, die Muskeln der rechten Seite in Action treten und die nach rechts geschobene Ecke ausgleichen. Es streckt sich also jeder Rumpfantheil, sobald er an *b* vorbei bewegt ist, und deshalb entsteht die gestrichelte Schlinge gar nicht, sondern die Knickung oberhalb *b* bleibt, wo sie ist, und es sind immer neue Rumpfantheile, die sie bilden. Es hat dies zur Folge, dass erstens das gerade Stück zwischen *a* und *b* von hinten nach vorne bewegt, d. h. an *a* vorbeigeschoben wird, zweitens erhöht die vor *b* auftretende Muskelaction die Wirkung der Muskeln, welche die punktirten Stellen einnehmen, indem sie durch Druck auf *b* die Vorwärtsbewegung unterstützen. Der Punkt *a* kann natürlich, wenn sich der Körper an ihm vorbeibewegt, so gut als Drehpunkt dienen, wie wenn dieser keine Verschiebung in sich selbst erleidet. Von dem Druck, den *b* auszuhalten hat, sowie von seiner Richtung kann man sich eine Anschauung verschaffen, indem man der Schlange als Stützpunkt einen leichten Körper bietet, sie schiebt diesen dann fort. Der geschilderte Vorgang findet natürlich an jedem Stützpunkt seine Wiederholung, also auch an *a*. Dies ist meines Erachtens die Erklärung für die normale Kriechbewegung. Ich brauche kaum zu erwähnen, dass es sich hier um eine vereinfachende Darstellung handelt, dass sich die Muskelactionen nach Unterschieden im Terrain ändern u.s.w., sowie dass nicht nur die Muskeln der berührten Seite in Action sein werden, sondern schon zum Feststellen des Rumpfes die der anderen Seite auch in Mitleidenschaft gezogen werden. Die Hauptaction aber fällt den Muskeln der gleichen Seite zu, und zwar, wie ich hervor-

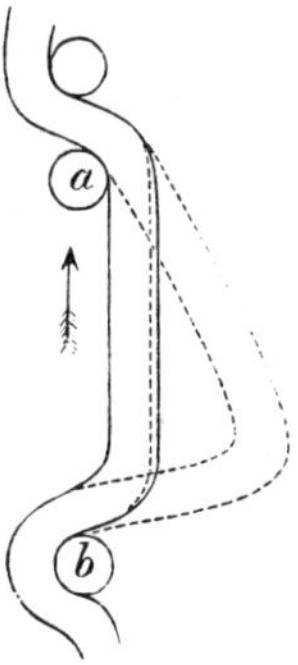

Fig 43. Schema für die Vorwärtsbewegung einer Schlange. *a*, *b* Stützpunkte.

heben will, ist es wahrscheinlich die kurz vor der Berührungsstelle liegende Muskelgruppe, welche die intensivste Reflexaction ausübt. und welche in unserer Zeichnung eben vor *b* liegt.

Ich habe eben vorausgesetzt, dass der Reflex auf Berührung ein gleichseitiger ist, und nicht, wie die genannten Autoren annehmen, ein gekreuzter. Wir sahen, dass sich die Kriechbewegungen unter meiner Voraussetzung erklären, es werden nun aber auch andere Erscheinungen verständlich. Zunächst die, dass sich das Hinterthier um die es in der Luft haltende Hand herumschlingt, was nach der anderen Auffassung gänzlich unverständlich ist. Ich komme hierauf noch einmal zurück.

Ich habe es nicht unterlassen, diese Anschauung experimentell zu prüfen, freilich stehen mir nur ein paar Versuche zur Verfügung, die mir aber zu genügen scheinen. Eine Coluber natrix wurde geköpft. Auf streichelnde Berührung, die auf eine circa 1 Centimeter lange Strecke ihres Rumpfes beschränkt blieb, wurde mit einer Vorwölbung dieser Stelle gegen das streichende Instrument geantwortet. Auf Annäherung einer Kohle trat eine vorübergehende Vorwölbung, dann aber, gewöhnlich noch vor der Berührung, ein Zurückziehen des Rumpfantheiles ein. Die Vorwölbung erklärt sich nun ganz wohl unter der Annahme, dass sich die vor der Berührungsstelle liegende Muskelpartie derselben Seite contrahirt. Denn es ist klar, dass eine Schlange, die gerade auf dem Tische liegt (Fig. 44, 1) und bei *a* gereizt wird, in Folge von Contraction der Muskeln bei *b* die Gestalt 2 annehmen wird.

Um zu sehen, ob es wirklich diese Muskeln sind, schnitt ich dem Thiere auf eine Strecke von circa 7 Centimeter alle Muskeln der einen Seite sammt der Haut und den Rippen weg. Nur unbedeutende, an den Wirbeln sich ansetzende Muskelreste mussten, um die Wirbelsäule nicht zu verletzen, zurückgelassen werden. Nachdem sich das Thier beruhigt hatte, trat auf Streichen der gegenüberliegenden unversehrten Seite wie vorher Ausbeugung gegen das Instrument ein, ja das Thier hatte jetzt eine Tendenz, auch auf die schwächsten Reize sich nach der gesunden Seite auszubiegen. Hier fehlten also die Muskeln, welche die Ausbeugung nach Tiegel und Osava besorgen sollten. Hängt man die Schlange an ihrem Kopfende auf und reizt durch Streichen eine beschränkte Hautpartie, so schlägt sich nach der gereizten Seite eine Convexität heraus. Man erkennt gewöhnlich an der Form dieser Ausbiegung, dass die Contraction der Muskeln in ihrem oberen Theile und auf der Seite der Reizung liegt, denn der Bogen, in dem der gekrümmte Theil der Schlange aus dem gestreckten hervorgeht, ist oben von stärkerer Krümmung als unten. Dies ist wenigstens häufig der Fall. Oft erhält man in Folge der Reizung statt dieses Wellenberges (wo der Gipfel nach der Seite der Reizung gerechnet sein mag) eine ganze Welle, die dann eine kleinere oder grössere Strecke weit abläuft. Solche Erfolge sind für unsere Frage ohne Belang. Sehr schön sieht man aber sowohl an der aufgehängten wie an der gestreckt liegenden Schlange, dass der Gipfel des Wellenberges immer beträchtlich vor der Reizungsstelle liegt. Dieselbe Form der Bewegung lässt sich bis in die äusserste Schwanzspitze nachweisen. Diese hat freilich die Tendenz, sich um den berührenden Körper herumzuwinden, es gelingt aber gelegentlich, sie durch Berührung in eine ganze Reihe kleiner Wellen zu legen, von denen auch wieder jeder Wellenberg seinen Gipfel vor der Berührungsstelle hat.

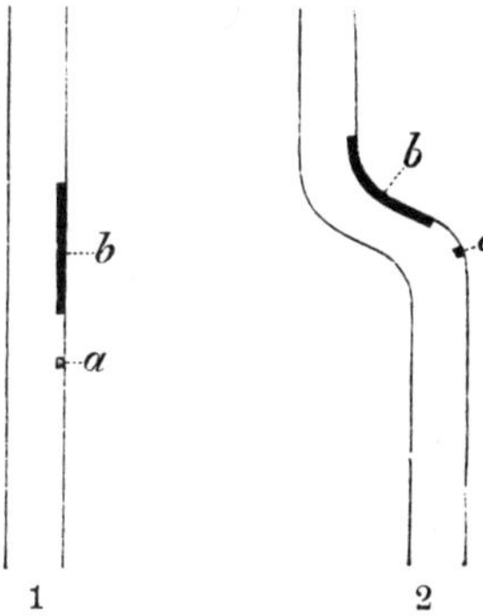

Fig. 44. 1 Stück eines Schlangenkörpers. Wird bei *a* berührt, so contrahiren sich die durch die dunkle Linie *b* in ihrer Lage angedeuteten Muskeln, und der Körper geht dadurch in die Stellung 2 über.

Der Sinn dieser automatischen Einrichtung kann durch folgenden einfachen Versuch klargelegt werden. Derselbe gelingt freilich nicht jedesmal, doch ist er mir an einem Thiere mehreremale vollkommen geglückt. Ich nehme die ausgestreckte Schlange am Kopfende und ziehe sie auf einer Tischplatte gerade nach vorwärts. Lasse ich nun während dieser Bewegung einen Stab an ihrem Körper streifen, indem ich ihn auf die Unterlage so aufsetze, dass er einen geringen Druck auf die Haut ausübt, so schlägt sich alsogleich ein Wellenberg aus dem Körper heraus, indem jede Körperstelle, sobald sie berührt hat, sich ausbaucht; diese Welle bleibt, während ich die Schlange immer in der ursprünglichen Richtung fortziehe, am selben Fleck, also vollkommen wie bei den Kriechbewegungen, ja lüfte ich den Stab etwas, so wird er nun von dem Wellenberg des Schlangenkörpers verschoben, zum Beweise, dass dieser einen Druck auf ihn ausübt, der bei Feststellung des Stabes geeignet ist, den Schlangenkörper vorwärts zu schieben.

Ich will nicht unerwähnt lassen, dass ich wiederholt der Vorwölbung nach der berührten Seite eine kurz dauernde Einwölbung des Schlangenkörpers vorausgehen gesehen habe. Ich halte es nicht für unmöglich, dass diese in Beziehung zu der Eigenthümlichkeit der Schlange steht, den Gegenstand, an dem sie sich vorwärts schiebt, halbkreisförmig zu umschlingen, wie dies in Fig. 43, pag. 115, bei *b* besonders deutlich gezeichnet ist.

Nachdem wir uns so über die Mechanik der Bewegung einigermaassen Licht geschaffen, können wir auf die Vorgänge in der grauen Substanz eingehen. Von der gewöhnlichen, schlängelnden und nach rückwärts wellenartig ablaufenden Bewegung war schon die Rede. Diese ist also im Allgemeinen im Rückenmarke vorgebildet. Wir haben schon wiederholt davon gesprochen, wie solche vorgebildete Bewegungscombinationen und -Successionen vom Gehirn aus ihre feinere Regulirung erhalten. Hier bei der Schlange ist ein, wenn auch wahrscheinlich nur kleiner Theil, dieser Regulirung schon im Rückenmarke vorgesehen.

Es sei $x\,y$ Fig. 45 die Längsaxe des Thieres; was links von dieser gezeichnet ist, liege auf der linken Seite des Rückenmarkes, das andere rechts. Es ist eine Reihe motorischer Endzellen $m_1 - m_6$ und nur zwei sensorische Fasern s_1, s_2 gezeichnet. Die besprochenen Vorgänge am Rumpf der Schlange kann man sich nun in folgender Weise entstanden denken. Die gewöhnliche Schlängelung, die übrigens nur kurze Zeit nach der Decapitirung beobachtet und, wenn keine besonderen Reize eintreten, durch Muskelactionen von geringer Intensität besorgt wird, kommt dadurch zu Stande, dass z. B. in m_1, auf welche Weise immer, eine Erregung gesetzt wird, diese sich langsam nach m_2 fortsetzt, von da auf m_3 u. s. w., so dass die Muskeln dieser Seite sich der Reihenfolge nach contrahiren. Wenn die von m_6 versorgten Muskelfasern in Action treten, mögen die von m_1 versorgten wieder in Ruhe sein nach den oben dargelegten Principien. Die Zelle m_1 ist unter Vermittelung von a_1 und α_1 mit μ_1 verbunden und ebenso jede andere der m-Zellen mit weiter nach abwärts liegenden μ-Zellen, wodurch erreicht wird, dass eine Erregungswelle genau derselben Art, wie sie eben von den m-Zellen geschildert wurde, und die auf der linken Seite abläuft, in jener Phasenverschiebung gegen die erste gehalten wird, welche zum Zustandekommen regelrechter Schlängelung, wie wir oben sahen, nothwendig ist. Tritt z. B. durch Reizung sensorischer Fasern (s_1, s_2) ein starker Reiz in die graue Substanz, so wird er die nächst verwandten Zellen (hier m_1 und m_2) zuerst treffen, er wird aber von diesen zu den übrigen m-Zellen nach aufwärts und abwärts, ebenso zu den μ-Zellen vordringen, und da wir wissen, dass starke Reize sich schneller fortpflanzen als schwache, so erklärt es sich, dass das Thier dann sehr lebhafte, d. h. kräftige und schnell ablaufende Schlängelungen ausführt. Ist der sensorische Reiz aber nur schwach, so wird die von m_1 und m_2 ausgehende Er-

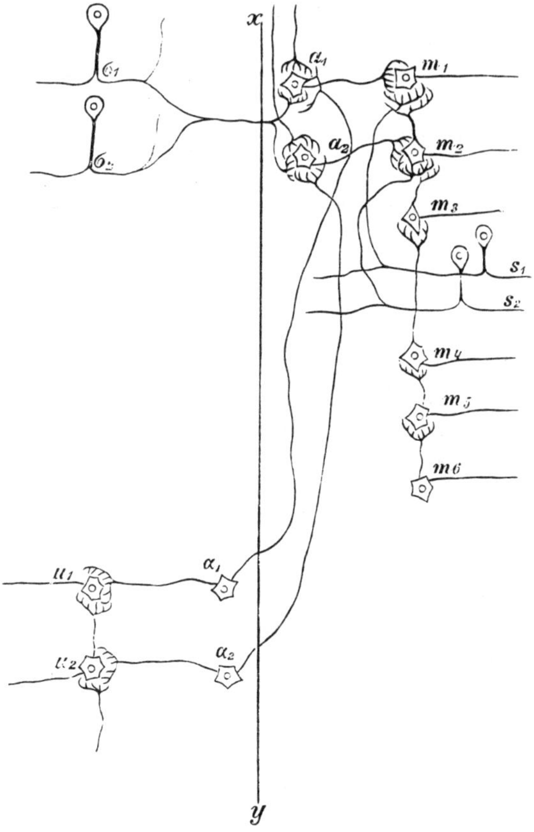

Fig. 45. Schema der Rückenmarkscentren für die Kriech- und Umschlingungsbewegungen der Schlange. x y Mittelebene des Körpers. s_1, s_2 sensorische Fasern. m_1—m_6 motorische Ganglienzellen. a_1, a_2 Rückenmarkszellen. σ_1, σ_2 sensorische Fasern, welche die Bauchhaut versorgen. μ_1, μ_2 motorische Zellen der linken Körperseite. α_1, α_2 Rückenmarkszellen der linken Körperseite.

regung die Zellen α_1 und α_2 nicht zur Entladung bringen, es ist dann der Fall eingetreten, der oben besprochen wurde und in dem eine Vorwölbung eines Körperantheiles nach der gereizten Seite vorhanden ist. Da sich aus gleicher Ursache die Erregung auch nicht von m_2 auf m_3 u. s. w. fortpflanzt, so kann diese Vorwölbung einige Zeit stehen bleiben und sich dann wieder verlieren. Wird die sensorische Reizung länger fortgesetzt oder ist sie etwas intensiver, dann kann sie wohl von den m-Zellen, beziehungsweise a-Zellen, zu deren Verwandten durchbrechen und den Ablauf einer Welle durch eine kürzere oder längere Strecke veranlassen, wie dies auch beobachtet wird. Wir haben ja oben gesehen, dass die graue Substanz die Eigenschaft besitzt, ihre Entladungen erst dann abzugeben, wenn der einwirkende Reiz eine gewisse Grösse der Ladung bewirkt hat, also bei schwachen Reizen nach längerer, bei starken nach geringerer Dauer derselben.

Die geköpfte Schlange hat die Eigenthümlichkeit, an einem Theile ihres Körpers in die Luft gehoben, sich um die Hand, bezüglich den Arm des Experimentirenden herumzuwinden. Meine Schlangen thaten dies nur mit dem hinteren Leibesende und besonders schön mit dem Schwanze, doch mag das bei lebhafteren Exemplaren anders sein. Jeder passende andere Gegenstand, welchen die Schlange in diesem hängenden Zustande berührt, veranlasst sie ebenso zu einer Umschlingung desselben.

Wir haben hier ein Phänomen vor uns, das viele Analogien hat, und das uns deshalb interessirt, weil es eine Veränderung in den Vorgängen des Centralsystemes in Folge der veränderten äusseren Umstände nachweist. Die Schlange, die sich früher am berührenden Körper vorwärts geschoben hat, umschlingt ihn jetzt, so wie ein Huhn, dem das grosse Gehirn exstirpirt wurde, auf den Boden gesetzt, geht, und in die Luft geworfen, wenn auch ungeschickte, Flugbewegungen macht u. dgl. m. Diese Veränderung im Centralnervensystem beruht offenbar auf dem Ausfall jener Tastempfindungen, welche normalerweise durch die Berührung mit dem Boden verursacht werden, und welche bei der Schlange sich gewöhnlich auf den grössten Theil der Haut ihrer unteren Fläche beziehen. Ich zweifle nicht, dass häufig der Ausfall eines Sinneseindruckes in Bezug auf den zu Tage tretenden Effect als Reiz wirkt, wie wir das bei den Empfindungen noch genauer kennen lernen werden. Es genügt zur Erklärung unseres Falles die Voraussetzung, dass die sensorischen Zellen, welche die Tasteindrücke der Bauchhaut empfangen (σ_1 σ_2; dass diese auf der linken Seite gezeichnet sind, ist ohne Belang und geschah, um die Anschaulichkeit der Zeichnung nicht zu stören), mit den a-Zellen in Communication stehen, also zur Ladung derselben beitragen, wenn sie selbst erregt werden. Unter dieser Voraussetzung ist für die

Schlängelbewegung, insoferne beide Körperhälften an derselben betheiligt sind, eine Bahnung geschaffen, d. h. wenn die Bauchhaut Tastempfindungen hat, prävalirt die Tendenz sich nach dem Principe des Kriechens zu bewegen; fällt diese Bahnung fort, wie dies der Fall ist, wenn die Schlange in die Luft gehoben wird, so prävaliren die *m*-Zellen einer Seite. Beobachten wir, was hier geschehen muss. Die *s*-Zellen werden wieder einen nervösen Impuls erhalten, der von der Berührung des Gegenstandes herrührt. Diese Impulse werden zunächst an die *m*-Zellen (m_1 und m_2) weitergegeben, so dass die Muskeln derselben Seite Innervationen erhalten. Es entsteht also an dieser Stelle eine Concavität. War der Gegenstand zum Umwickeln passend, d. h. ist er von solcher Form und Stellung, dass durch das Entstehen dieser Concavität neue Hautstellen mit ihm in Berührung kommen, so werden hier dieselben Vorgänge stattfinden und es wird der durch die neue Berührung entstandene Reiz sich zu dem ersten, der ja wellenartig durch die *m*-Zellen abläuft, hinzu addiren, so dass der Impuls der nächsten Zelle ein stärkerer ist. Indem auch dieser sich fortpflanzt und durch die sensorischen Impulse der neu in Berührung tretenden Körpertheile immer wieder verstärkt wird, kann jenes lawinenartige Anschwellen der Reizwelle entstehen, welches offenbar der Thatsache zu Grunde liegt, dass das Umwickeln der Schlange mit zunehmender Schnelligkeit und schliesslich so flink geschieht, dass das gefangene Thier der geköpften Schlange nicht mehr entfliehen kann.

Dabei ist zu beachten, dass — wie auch experimentell leicht gezeigt werden kann — der Moment, in welchem die Berührung eintritt, als viel stärkerer Reiz wirkt, als die dauernde unveränderte Berührung. Deshalb hält sich die Schlange, nachdem sie sich umwickelt hat, nicht mit jener Energie fest, welche nach der Hast des Umschlingens vielleicht erwartet werden könnte, sondern lässt sich mit einem leichten Ruck abstreifen.

Meine Schlangen zeigten diese Erscheinung, wie gesagt, nur am hinteren Theile ihres Körpers, und es scheint, dass auch die Thiere, an welchem Tiegel und Osava ihre Studien angestellt haben, sich ähnlich verhielten. Der geschilderte Mechanismus dürfte also am vorderen Theile zum mindesten weniger gut ausgebildet sein. Was aber noch hervorgehoben werden muss, ist, dass die Umschlingung von dem berührenden Punkte nach hinten fortzuschreiten pflegt und nicht in gleicher Weise nach vorne. Es erklärt sich dies folgendermaassen. Ist der vordere Theil des Körpers festgehalten und kann er sich in Folge dessen um den berührenden Gegenstand nicht herumlegen, so ist dadurch auch der Ablauf des ganzen centralen Vorganges in der oben geschilderten Form unmöglich gemacht, weil ja das Anlegen immer neuer Partien hierbei eine wesentliche Rolle spielt. Ist der vordere Theil nicht festgehalten, wird also das Thier an dem Gegenstande frei aufgehängt, dann dürfte sich wohl die Umschlingung auch nach vorne fortpflanzen. Es fehlen mir die Erfahrungen, dies mit Sicherheit aussagen zu können. Voraussichtlich sind jedoch diese Umschlingungen wegen der geringeren Ausbildung des automatischen Organes und weil insbesondere der Kopftheil des Rückenmarkes dem allgemeinen Typus nicht folgt,*) unvollkommener, wie die des hinteren Endes. Am schönsten sieht man die Erscheinung, wenn der vordere Theil des Thieres irgendwo aufruht und der hintere frei schwebend dem Gegenstande begegnet. In diesem Falle ist es ersichtlich, dass die Knickung, welche als Folge der ersten Berührung auftritt, sich nicht so äussern kann, dass der Vordertheil dem Gegenstande genähert wird, sondern nur so, dass der freier bewegliche Hintertheil an den Gegenstand heranrückt, indem die unmittelbar hinter der Contactstelle liegenden Hautpartien angelegt und von hier successive rückwärtsschreitend Stelle auf Stelle herangezogen wird.

Die vorstehenden Auseinandersetzungen über die Vorgänge im Rückenmarke der geköpften Schlange sind weit davon entfernt, Anspruch darauf zu machen, alle Erscheinungen, welche an einem solchen Präparate zur Beobachtung kommen, erklären zu wollen. Mir war vielmehr auch hier wieder nur darum zu thun, zu zeigen, dass und wie die auffallendsten dieser Erscheinungen verständlich werden. Natürlich sind in Wirklichkeit die Vorgänge viel complicirter, und das von mir gegebene Schema der grauen Masse stellt sicher nur einen ganz geringen Bruchtheil dessen dar, was als vorhanden angenommen werden kann, abgesehen davon, dass ich Kerne, die durch das ganze Rückenmark laufen mögen, nur durch ein paar Zellen angedeutet habe. So ist offenbar die Bewegungscombination für einen gegebenen Moment eine complicirtere als ich annahm, wahrscheinlich tritt eine verhältnissmässig grosse Gruppe von Muskeln in Action, aus der ich nur die wichtigsten hervorhob, ferner zweifle ich kaum, dass bei den geschilderten Vorgängen und speciell bei der Erscheinung des Umwickelns Hemmungen auftreten (die gegenüberliegende Seite betreffend), doch liessen sich die Thatsachen ohne diese eben noch erklären.

---

*) Es zeigt sich dies schon daran, dass der Kopftheil der geköpften Schlange vom Boden abgehoben getragen wird, und dass er auch sonst freiere Bewegungen macht.

Das, worauf ich die Aufmerksamkeit des Lesers besonders lenken wollte, ist, dass wir bei dem Bestreben, uns ein Bild von jenen nervösen Vorgängen zu entwickeln, die nothwendig bekannten Bewegungserscheinungen zu Grunde liegen müssen, auf die Bahnung motorischer Impulse durch anscheinend fernliegende sensorische stossen. Der ganze automatische Mechanismus im Rückenmarke der Schlange wird „umgestimmt" durch den Ausfall der Tastempfindungen der Bauchhaut. Es liegt auf der Hand, dass bei zahlreicheren umstimmenden Impulsen die Functionsweise eines Centralorganes zu jener Mannigfaltigkeit gesteigert werden kann, die so oft an der Erklärbarkeit der Erscheinungen verzweifeln liess.

Was wir bei der Schlange sogleich nach der Abtragung des Kopfes beobachten können, die Beeinflussung von Locomotionsbewegungen durch sensorische Impulse, können wir bei anderen, besonders höheren Thieren erst geraume Zeit nach Isolirung des automatischen Centralorganes nachweisen. Frösche, deren Rückenmark in der Gegend des fünften Wirbels durchschnitten wurde, lassen, an den Vorderbeinen in die Luft gehoben, in der Regel die Hinterbeine schlaff herunterhängen, setzt man sie aber auf den Tisch, so ziehen sie die Hinterbeine an den Körper und nehmen ihre normale Stellung ein. Es ist das offenbar eine Folge der Berührung mit dem Boden. Die Empfindungen stimmen das isolirte Rückenmarksstück um, so dass die betreffenden motorischen Kerne jene Impulse abgeben, welche den Muskelinnervationen für die sitzende Lage entsprechen. Auch wenn man das Thier über die Tischplatte hinzieht, wodurch die Hautempfindungen noch verstärkt werden, behält es diese Stellung.

Wir verdanken den Untersuchungen von Goltz und Freusberg,*) Luchsinger,**) Singer***) u. A. die Kenntniss, dass auch bei den warmblütigen Thieren, Vögeln und Säugern, eine sensorische Beeinflussung der automatischen Locomotionsbewegungen nachgewiesen werden kann. Geraume Zeit nach Durchtrennung des Rückenmarkes erweist sich das abgetrennte Stück als Centrum der typischen Locomotionsbewegungen, indem Hunde, in die Luft gehalten, mit den Hinterbeinen Laufbewegungen ausführen. Diese Bewegungen konnten nicht nur z. B. durch Kneipen des Schweifes gehemmt werden, sie konnten auch, wenn sie nicht vorhanden waren, dadurch an beiden

*) Pflüger's Arch. 1874.

**) Pflüger's Arch. 1880.

***) Sitzber. d. Wiener Akad. d. Wiss. LXXXIX. 3. Abth. März 1884.

Beinen angeregt werden, dass man sie an einem Bein, indem man es vorsichtig mit der Hand fasste, nachmachte. Hier wurde also durch das „Muskelgefühl", wie Freusberg durch besondere Modificationen des Versuches zeigte, die sensorische Anregung gegeben. Singer hatte an Tauben die analoge Wirkung in noch deutlicherer Weise erzielt. War das automatische Centrum der Gehbewegungen in Ruhe, während die Taube frei gehalten wurde, so genügte es, dass der Experimentator das rechte Bein hebe, damit die Taube selbst das linke strecke, oder dass er es strecke, damit diese das linke hebe. Da das abwechselnde Heben und Strecken des Beines und jene Zusammenordnung dieser Bewegungen beider Beine, bei der das eine gestreckt ist, während das andere gebeugt ist, das Charakteristische für die Gehbewegung ist, so erkennt man auch hierbei wieder die sensorische Regulirung des ganzen automatischen Mechanismus. In dem oben gegebenen Schema vom Locomotionsmechanismus der vierfüssigen Thiere ist diese sensorische Regulirung nicht mit einbezogen, da ich sie zwar für sehr wichtig, aber nicht für absolut nothwendig halte, mit anderen Worten, da ich glaube, dass die Bewegungen ohne sie ausgeführt werden können, wenn auch um Vieles weniger vollkommen und correct.

Die sensorische Regulirung auch anderer Bewegungen, die im Rückenmarke ausgelöst werden, lassen sich am enthaupteten Frosche nachweisen, z. B. die jener Wischbewegungen, die mit den Hinterbeinen ausgeführt werden, wenn ein Tropfen einer Säure auf die Haut gebracht wird.*)

5. Die Sensomobilität.

Es ist hier der Ort, die Bedeutung der sensorischen Regulirung für die Bewegungen im Allgemeinen etwas genauer ins Auge zu fassen. Es wird das freilich nicht möglich sein, ohne dass ich dem Gange meiner Darstellungen an mehreren Punkten vorgreife.

Die Bewegungsfähigkeit eines Menschen oder Thieres, soferne sie durch centripetale Nervenerregungen beeinflusst, beherrscht oder bedingt wird, möge im Folgenden mit dem Namen „Sensomobilität" belegt werden.

So geläufig uns Physiologen die Thatsache ist, dass einerseits eine Reflexbewegung eines sensorischen Impulses bedarf, um zu Stande zu kommen, andererseits ein Taubgeborener stumm zu sein pflegt, da er der sensorischen Eindrücke entbehrt, nach welchen er seine

*) S. Talma: Pflüger's Arch. f. d. ges. Phys. Bd. XXXVII, pag. 617.

motorischen Sprachimpulse zu reguliren vermöchte, so wenig Aufmerksamkeit wird in der Regel der sensorischen Regulirung anderer Bewegungserscheinungen zugewendet, welche zwischen den beiden genannten Extremen stehen und die Uebergänge von den niedrigstehenden Reflexen zu den hochstehenden Sprachbewegungen bilden.

Und doch gibt es Resultate physiologischer Forschung, welche auf eine analoge Beeinflussung der Bewegungsfähigkeit durch sensorische Impulse hindeuten und zwischen jenen Extremen stehen. Wir wollen diese Erscheinungen der Sensomobilität der Ordnung nach ins Auge fassen.

I. Die echte Reflexaction, z. B. das Oeffnen des Pylorus auf den mechanischen Reiz der Magencontenta, oder die Pupillenverengerung auf Belichtung ist vom Organe des Bewusstseins in so hohem Grade unabhängig, dass sie nicht nur zu Stande kommt, wenn das Grosshirn entfernt ist, sondern dass wir auch im Vollbesitze desselben von dem Eintreten des Reflexes keine Nachricht in das Organ des Bewusstseins bekommen, und dass wir keine willkürliche Einwirkung auf den Ablauf desselben auszuüben vermögen. Bei uns Menschen ist die Pupillenreaction immer eine doppelseitige, bei vielen Thieren aber betrifft sie nur das belichtete Auge, und wie Steinach*) in jüngster Zeit nachgewiesen hat, ist das bei allen Vögeln und bei einem grossen Theile der Säuger der Fall, z. B. beim Pferde. Wir haben es hier also zu thun mit einer Mobilität auf sensorische Eindrücke, von welchem ganzen Vorgang im ersten Beispiele gar nichts, im zweiten nur der sensorische Eindruck (als Lichtempfindung) zum Bewusstsein gelangen kann, aber nicht zum Bewusstsein gelangen muss.

Eine etwas höhere Stufe in der Reihe der Reflexe nimmt das Blinzeln ein, das auf tactile Erregung der Cornea oder der Cilien erfolgt. Auch dieses ist noch vom Organ des Bewusstseins in so hohem Grade unabhängig, dass es häufig sogar gegen die Willensintention erfolgt. Die Localität, an welcher der Reflexact stattfindet, ist uns bekannt, denn er erfolgt noch, wenn man das ganze Grosshirn einerseits, und wenn man das Rückenmark bis zum Calamus scriptorius andererseits abgetragen hat. Offenbar handelt es sich hauptsächlich um den sensorischen Trigeminus- und den motorischen Facialiskern, sammt ihren centralen Verbindungen. Einer dieser Kerne, oder beide, werden in ihrer Functionsweise durch Hirnschenkelbahnen beeinflusst, wenn wir den Reflexact zu unterdrücken suchen; dabei fungiren beim

---

*) Pflüger's Arch. f. d. ges. Phys. Bd. XLVII, pag. 289.

Menschen immer beide Kerne des Nervus facialis zugleich, es mag das eine oder das andere Auge mechanisch gereizt werden; ich erwähne das, denn bei Thieren beobachten wir, dass diese Reflexbewegung einseitig sein kann. Kaninchen, Katzen etc. blinzeln nur mit dem berührten Auge, ein Zeichen, dass die motorischen Nervenkerne beider Seiten auch bei diesem Reflexe unabhängig voneinander zu fungiren vermögen, und dass in dem Grade der Unabhängigkeit auch in der Reihe der Säugethiere recht bedeutende Differenzen vorkommen.

Dieser Reflexact steht aber nicht nur dadurch höher, dass er vom Organe des Bewusstseins beeinflusst werden kann, sondern auch dadurch, dass er selbst das Organ des Bewusstseins beeinflusst. Der erfolgte Reflex schafft uns tactile Eindrücke von Seite der Lider, vielleicht auch der Cornea und der Muskeln. Es kommt uns also nicht nur die auslösende Empfindung — wie beim Pupillenreflex — sondern auch die Empfindung der erfolgten Bewegung zum Bewusstsein.

Ein weiterer Schritt führt uns, indem wir eine grosse Zahl anderer Reflexe beiseite liegen lassen, zu den sogenannten Sehnenreflexen. Die plötzliche Ueberdehnung eines Gelenkes oder die ruckartige Zerrung einer Sehne, der Stoss auf einen Knochen u. s. w. ruft in gewissen Muskelgruppen Reflexzuckungen hervor, die sich unter gewissen Umständen in sehr kurzen Intervallen wiederholen und sich dadurch dem Charakter eines Tetanus nähern können. Der Ort der Reflexion ist hier das Rückenmark. Zum Bewusstsein kommt uns normalerweise der auslösende sensorische Eindruck und die Empfindung der ausgelösten Bewegung. In diesen Beziehungen also verhält sich dieser Reflex so wie das Blinzeln. Er unterscheidet sich von diesem aber durch einen Umstand, der erst ersichtlich wird, wenn man seine Bedeutung als zweckmässigen Reflexmechanismus im Leben ins Auge fasst. Wer viel auf Bergen, insbesondere in unseren geröllreichen Kalkalpen herumgestiegen ist, der hat wiederholt Gelegenheit gehabt, den Werth dieser sogenannten Sehnenreflexe an sich zu erfahren. Geht man einen steinigen Pfad hinan und hat durch irgend ein Interesse abgezogen die instinctive Beobachtung des Weges — ich spreche natürlich nicht von einem gebahnten Weg — ausser Acht gelassen, so kann es wohl geschehen, dass wir den Fuss flach aufsetzen, als wäre eine Steinplatte zu betreten, während wir thatsächlich einen Stein unter unseren Zehen, unter der Ferse aber nichts haben. Geschieht dieser Schritt mit einiger Hast, so wird der Fuss mit seinem vorderen Ende stark nach oben gebogen, nimmt dann genau die Stellung ein, welche die Kliniker künstlich erzeugen, um den

Reflex hervorzurufen, und in der That tritt auch hier die Reflexzuckung ein und stellt sofort unseren Fuss unter Hebung der Ferse und des Unterschenkels in eine normale Stellung, indem zugleich das Sprunggelenk durch Muskelaction festgestellt und dadurch die Gelenksbänder vor Ueberdehnung bewahrt werden. Im nächsten Momente sind wir uns dessen bewusst, dass wir in Gefahr waren, den Fuss zu „übertreten". Auch wenn unser Fuss durch einen „Fehltritt" aussen oder innen stark gehoben wird, tritt eine analoge reflectorische Feststellung des Gelenkes ein, welche schon vorhanden ist, ehe der Schritt vollendet wurde.

Ich führe dies hier an, weil es in der Stufenleiter der Sensomobilitäts-Erscheinungen den ersten Fall bildet, in welchem die Willkürbewegung (der Schritt) durch sensorische Eindrücke (Zerrung von Gelenksbändern, Sehnen und Muskeln) eine Regulirung erfährt. Die thatsächlich ausgeführten Actionen der Fussmuskeln sind, wie man sieht, andere, als wenn die sensorischen Impulse nicht vorhanden gewesen wären. Diese Regulirung geschieht aber rein reflectorisch.

Denken wir uns einen Menschen, dessen periphere sensorische Organe, durch die der centripetale Impuls der „Sehnenreflexe" vermittelt wird, functionsunfähig sind, so wird dieser in seiner Bewegungsfähigkeit wenigstens auf Bergen gelitten haben, und wir würden hier zum erstenmale eine Störung der Mobilität bei bewusst ausgeführten Bewegungen wegen peripherer Sensibilitätsstörung vor uns haben.

Ich glaube, es wird niemand, der seine Aufmerksamkeit diesen Verhältnissen zugewendet hat, daran zweifeln, dass diese „Sehnenreflexe" nur eine besonders prägnante Form der unbewussten Regulirung unserer Gehbewegungen ist, dass vielmehr eine sehr ausgiebige derartige Regulirung existirt, wenn sie auch nicht durchaus unter den strengen Begriff der Reflexbewegung fällt. So müssen wir vermuthen, dass gewisse Coordinationen, und ausser den genannten noch andere Regulationen durch die sensorischen Impulse auch beim Menschen im Rückenmarke geschehen. Ist das doch offenbar die Bedeutung der anatomisch längst bekannten „kurzen Bahnen" desselben und weist ihre Entartung in den Hintersträngen mit ihren Symptomen des Tabes dorsualis deutlich genug darauf hin. Die Gehirnrinde mit ihren Willkürimpulsen käme wohl immer zu spät, wenn jemandem bei einem Schritt das Knie einknickt, wenn er im Schwimmen unter Wasser an einen Stein anstösst u. dgl. Man bedenke, dass z. B. im letzteren Falle die sogenannte Reflexzuckung, welche das Bein von dem Stein entfernt, für jede Hautstelle die Action einer anderen Muskelgruppe oder die Action derselben Muskeln in anderen Intensitätsgraden erfordert, und dass demnach schon diese einfachste Regulirung einen recht complicirten Reflexmechanismus voraussetzt.

Doch kommen bei den Locomotionsbewegungen noch andere Regulirungen in Betracht, welche nicht mehr in dem Grade dem Organe des Bewusstseins entzogen sind, wie das bei den geschilderten der Fall ist. Ich komme zu diesen alsbald wieder zurück.

Der abgegebene willkürliche Bewegungsimpuls zu einem Schritt also kann unter verschiedenen Verhältnissen verschiedene Bewegungscombinationen einleiten, indem reflectorische Regulirungen je nach den tactilen Eindrücken, die während des Schrittes erfolgen, die eine oder die andere Wirkung haben. Wegen Störung in dem sensorischen Theile dieser Regulirung können Störungen der Mobilität auftreten.

Ein anderes Beispiel subcorticaler Regulirung wurde schon angeführt: wenn wir den Kopf zur Seite neigen, so sind nebst den Nackenmuskeln auch die M. M. obliqui der Augen in Action, welche eine compensirende Raddrehung des Bulbus ausführen. Die Innervation dieser Muskeln geschieht rein reflectorisch, wobei der Vestibularapparat des Ohrlabyrinthes die centripetalen Impulse liefert. Also wieder eine rein reflectorische Ergänzung zu dem Effect unserer willkürlich gesetzten Bewegung. Würde der Vestibularapparat nicht fungiren, so fiele ein Theil der Muskelactionen, die beim normalen Menschen auf den Willensimpuls zur Kopfneigung eintreten, weg, es wäre also eine Störung der Mobilität eingetreten.

Eine eigenthümliche Modification dieser Art von Sensomobilitätsstörungen besteht in Folgendem: Den Klinikern ist es bekannt, und ich habe den Versuch an mir nachgemacht, dass die Einpinselung der Mund- und Rachenhöhle mit Cocaïn das Schlucken unmöglich macht.

Das Schlucken wird eingeleitet durch einen Willküract, und den kann man auch nach der Einpinselung noch vornehmen. An diese Einleitung aber schliesst sich ein Reflexact, dessen sensorischer Theil mit den Empfindungen beginnt, welche der willkürlich an die Zungenwurzel gebrachte Bissen daselbst verursacht. Fallen in Folge der Giftwirkung diese Empfindungen weg, dann läuft auch der Reflex nicht ab und man kann den Bissen nicht verschlucken. Ich führe das hier an, weil es sich auch um eine lähmungsartige Erscheinung in Folge von Sensibilitätsstörung handelt, und zwar ist es die regelmässige Succession von Innervationen, welche gestört, und damit der ganze Act, welcher unmöglich geworden ist.

Mit den letztgenannten Beispielen sind wir in das Bereich von Bewegungscombinationen eingetreten, bei denen der Wille schon eine Rolle spielt, indem der willkürliche Bewegungsimpuls das ganze Spiel subcorticaler sensorischer Regulirungen einleitete.

II. Wir gehen wieder einen Schritt weiter aufwärts und gelangen dadurch in ein Gebiet, das wohl besser nicht mehr zu dem der Reflexbewegungen gerechnet wird. Man würde zweckmässiger es das der instinctiven Bewegungen nennen, da es von dem der eigentlichsten Willkürbewegungen noch weit entfernt ist. Ich wähle wieder einige Beispiele zur Erläuterung der hier vorkommenden Sensomobilität.

Ein Tasteindruck gegebener Art in der Genitalsphäre kann uns unter gewissen Verhältnissen gleichgiltig lassen, er kann keinerlei Reflex hervorrufen, ja unserer Aufmerksamkeit sogar ganz entgehen, während genau derselbe Tasteindruck mächtige Reflexe auszulösen vermag, wenn unsere Aufmerksamkeit demselben zugelenkt ist, er sich in der Hirnrinde mit gewissen Vorstellungen associirt, der Zusammenhang dieser Tastempfindung mit Phantasiebildern erkannt wird, kurz, ein besonderes Spiel der Vorstellungen im Organ des Bewusstseins platzgegriffen hat.

Ein anderes Beispiel lässt uns einen etwas tieferen Einblick in den Mechanismus dieser Vorgänge machen: Erregt ein Gegenstand im Gesichtsfelde unsere Aufmerksamkeit, so blicken wir nach ihm, d. h. wir verleihen durch Innervationen unseren zwölf äusseren Augenmuskeln jenen Grad der Spannung, der bewirkt, dass die beiden Gesichtslinien nach dem Objecte convergiren. Wird nun aber eine Cornea durch Läsionen undurchsichtig, so dauert es nicht lange, dass unter denselben Verhältnissen nur die Gesichtslinie des gesunden Auges nach dem Objecte gerichtet wird, die des kranken Auges weicht von der normalen Richtung ab: das sehuntüchtige Auge schielt häufig, wie allgemein bekannt. Zu dem Zustandekommen dieser Bewegungsinnervation waren also die sensorischen Eindrücke dieses Auges, und zwar die Eindrücke der Netzhaut, nothwendig. Ja, es ist bekannt, dass schon Sehschwäche ausreicht, die correcte Coordination der Augenbewegungen zu gefährden, und doch rechnet man die Convergenz der Gesichtslinien gewöhnlich zu den Effecten willkürlicher Muskelactionen. Wir haben es also auch hier wieder mit einer lähmungsartigen Erscheinung (nicht einer wahren Lähmung) zu thun in Folge des Ausfalles sensorischer Eindrücke, einer typischen Sensomobilitätsstörung.

Diese Erfahrung lässt sich zu einem einfachen und lehrreichen Experimente verwerthen, das übrigens allgemein bekannt sein dürfte. Schliesst man die Augen, hält sich einige Decimeter vor sein Gesicht einen senkrecht gestellten Bleistift und bemüht sich die Convergenzstellung für denselben zu finden, da ja die Entfernung des selbstgehaltenen Objectes vollkommen bekannt ist, so gelingt das nicht, wie man sogleich bemerkt, wenn man die Augen aufschlägt. Da sieht man dann den Stift in Doppelbildern, welche allerdings sofort und schnell gegeneinander rücken und verschmelzen. Man kann statt des Stiftes auch den eigenen Finger nehmen und sich so noch prägnanter davon überzeugen, dass wenn wir den Ort, nach welchem convergirt werden soll, auch so genau kennen als das nur möglich ist, wir doch nicht im Stande sind, ohne Hilfe der Netzhauterregung die Innervationsgrade auch nur annähernd zu finden.

Ich habe dieses Beispiel gewählt, weil aus ihm noch eine weitere für uns wichtige Thatsache hervorgeht. Man wiederhole den genannten Versuch mit zwei in verschiedener Entfernung vor unseren Augen gehaltenen Fingern und bemühe sich die Convergenzstellung für den ferneren Finger bei geschlossenen Augen zu finden, so wird bei der Oeffnung derselben das Paar Doppelbilder, welches diesem Finger angehört, alsbald zu einem Bilde verschmelzen; hat man aber seine Aufmerksamkeit dem nahen Finger zugewendet, so verschmelzen dessen Doppelbilder, sobald man die Augen aufschlägt, während die des anderen Fingers bestehen bleiben. Es ist selbstverständlich auch dieser Versuch jedermann geläufig; dass ich ihn hier anführte, hat nur den Grund, dass er die Thatsache, um die mir zu thun ist, deutlich und rein zu Tage treten lässt.

Unser mit Ueberlegung gesetzter Willensimpuls nämlich war nicht im Stande, die richtigen Innervationen zu treffen, es bedurfte dazu der Netzhauteindrücke, welche dann, ohne dass ein neuer bewusster Willensimpuls gesetzt wurde, also durch subcorticale Regulirung das richtige Maass der Muskelactionen vermittelten. Dieses richtige Maass aber war ein anderes, je nachdem unser Interesse dem nahen oder dem fernen Finger zugewendet war. Das Interesse, oder besser gesagt, unsere Aufmerksamkeit, hat also bestimmend auf die subcorticale Regulirung gewirkt, und das ist es, wodurch sich dieses Beispiel von den vorhergehenden bedeutungsvoll unterscheidet.

Ich muss hier daran erinnern, dass ich schon vor vielen Jahren die Wirkung der willkürlich auf Sinnesobjecte oder Bewegungen gerichteten Aufmerksamkeit mit den Leistungen eines Weichenstellers an einem Schienennetz verglichen habe.*) Bei Gelegenheit meiner Versuche über Reactionszeit ergab sich, dass man sich das möglich rascheste Zustandekommen, z. B. einer Reactionsbewegung mit der rechten Hand nach dem Aufblitzen eines elektrischen Funkens nur folgendermaassen vorstellen kann: die dem Funken und der rechten Hand zugewendete Aufmerksamkeit combinirt mit der Intention zu reagiren, bilden einen willkürlich, d. h. vom Organ des Bewusstseins ausgehenden Impuls, der in gewissen Centren oder Bahnen, welche selbst ausserhalb des Organes des Bewusstseins gelegen sind, einen Erregbarkeitszustand herstellt, der selbst bewirkt, dass im Momente des Gesichtsreizes die Handbewegung eintritt. Es bedarf keines neuen Willensactes mehr, willkürlich war nur die Erzeugung jenes subcorticalen Zustandes. Es ist hier nicht der Ort, darzulegen, wodurch diese Anschauung begründet ist, es genügt, zu erwähnen, dass Andere, geleitet durch Erfahrungen bei ähnlichen Versuchen, zu derselben Anschauung kamen, und dass es mir gelungen ist, das Grundphänomen, nämlich die Erleichterung des subcorticalen Umsatzes einer sensorischen Erregung in eine motorische durch Erregungen von der Hirnrinde aus experimentell am Thiere zu demonstriren. (S. die oben besprochene Erscheinung der Bahnung.)

Es ist nun klar, dass wenn bei dem Reactionsversuche die Aufgabe gestellt wäre, nicht auf den optischen Reiz, sondern auf einen tactilen Reiz, der die linke Hand oder den linken Fuss trifft, mit der rechten Hand zu reagiren, dann der durch die willkürlich gelenkte Aufmerksamkeit erzeugte subcorticale Zustand ein anderer sein müsste, ein anderer in Bezug auf die sensorischen Centren, denn die Muskelaction bliebe ja dieselbe.

Analoge Thatsachen liessen sich betreffs der Concurrenz zweier Sinneseindrücke und deren Beeinflussung durch die Aufmerksamkeit nachweisen.**)

Es steht also in vollem Einklange mit anderweitigen Erfahrungen, wenn wir von Seite des Sensoriums nicht nur eine Beeinflussung der motorischen subcortialen Centren annehmen, sondern auch eine solche der sogenannten sensorischen.

Kehren wir zu unserem Beispiele von den Augenbewegungen zurück und halten fest, dass nicht ein willkürlicher Bewegungsimpuls im Stande ist, die richtigen Muskelcon-

---

*) S. Hermann's Handb. d. Physiologie, Bd. II, 2, pag. 285.

**) Sigm. Exner, Unters über die einfachsten psychischen Processe. Pflüger's Arch. f. d. ges. Phys., Bd. XI. pag. 581.

tractionen zu erzielen, sondern dass hierzu die subcorticale Verwerthung von Sinneseindrücken nöthig ist, welche subcorticale Verarbeitung aber selbst wieder abhängig ist von der durch den Willen lenkbaren Aufmerksamkeit.

Diese Form der Sensomobilität nun ist es, die für alle jene Bewegungsformen gilt, die ich die instinctiven nennen möchte. Es gehören hierher Augenbewegungen, gewisse Antheile der Locomotionsbewegungen, Bewegungen unserer Mundtheile beim Essen, manche Gesichtsbewegungen u. s. w., und es gehört hierher eine Gruppe von Erscheinungen, die in der ersten Hälfte unseres Jahrhunderts entdeckt, seitdem aber nahezu in Vergessenheit gerathen ist, obwohl sie an zwei glänzende Namen unserer Wissenschaft geknüpft ist, an den von Charles Bell und von Magendie.

Bell lehrt*): „Wird der Oberkieferast des fünften Paares**) bei einem Esel blossgelegt, so erfolgt heftiger Schmerz auf dessen Berührung. Nach dem Durchschneiden wird keine Veränderung in der Bewegung der Nasenflügel sichtbar. Schneidet man nun auch auf der anderen Seite diesen Nervenast durch und lässt das Thier los, so rafft es sein Futter nicht mehr auf. Die Fähigkeit, die Lippen zu heben und zu spitzen, hat aufgehört, das Thier presst das Maul gegen den Boden und leckt die Futterkörner mit der Zunge auf." Und***): „Wenn ein Pferd aus der Hand oder vom Boden die Futterkörner aufrafft, so muss es dieselben fühlen, muss aber auch, geleitet von diesem Gefühle, seine Lippen bewegen. Die Versuche haben ergeben, dass wenn man den siebenten†) oder fünften Nerven auf beiden Seiten des Gesichtes durchschnitt, das Thier der Fähigkeit, das Futter zu greifen, beraubt wurde, aber aus verschiedenen Ursachen: im ersten Versuche wegen Verlustes der Bewegung, im zweiten wegen Verlustes der Empfindung." Ja Bell hat auf Grund solcher Versuche den Satz aufgestellt und wiederholt vertreten, dass der genannte Trigeminusast motorisch sei, aber nur beim Kauen, nicht beim Athmen diese seine Functionen ausübe.

Wie aus einer Mittheilung von Pineles††) bekannt, ist die Schilderung, welche Bell von dem Esel gibt, dem beide Nervi

*) K. Bell's Physiol. u. path. Untersuch. des Nervensystemes. Uebersetzt von M. H. Romberg. Berlin 1832, pag. 59.

**) Ein rein sensorischer Nerv.

***) Pag. 64, l. c.

†) Ein motorischer Nerv.

††) Pineles, Ueber lähmungsartige Erscheinungen nach Durchschneidung sensorischer Nerven. Centralbl. f. Physiologie, IV, pag. 741.

infraorbitales durchschnitten worden waren, auch für das Pferd vollkommen zutreffend. Zwei in dieser Weise operirte Thiere verhielten sich fast, als wäre ihre Oberlippe motorisch gelähmt. Ich sage „fast", denn man konnte, allerdings nur bisweilen im Laufe der Wochen, durch welche die Beobachtungen fortgesetzt wurden, active Bewegungen auch an der Oberlippe bemerken, in der Regel aber hing sie schlaff herab und konnte zum Fassen von Hafer oder Brot nicht verwendet werden. Das ganze geschickte Muskelspiel an derselben war verschwunden, und wie Bell es treffend beschreibt, stösst das Pferd die Oberlippe gegen den Haferkorb oder das Stück Brot, drängt diese von sich weg, kann aber in der Regel die Lippe nicht erheben, um zu fassen. Die Thiere nehmen ihre Nahrung nach dieser Operation hauptsächlich mit der Unterlippe auf. Dass die Lähmung nicht eine so vollkommene ist, als wenn die Nervi faciales durchschnitten wären, wird niemand auffallend finden.

Magendie*) beobachtete an Kaninchen ähnliche Ergebnisse nach Durchtrennung von Trigeminusästen. Er sagt z. B. in seinen Vorlesungen: „Wir finden hier bei der Durchschneidung der isolirten Aeste des fünften Paares eine sonderbare Thatsache, die wir schon bei der Durchschneidung des Stammes bemerkten, dass nämlich die Bewegung überall aufgehoben ist, wo die Sensibilität vernichtet ist. So sind die Theile, zu denen der Ram. ophthalmicus geht, nach seiner Durchschneidung gelähmt. Der R. maxillaris superior wird durchschnitten: es erfolgt Paralyse der Bewegung in den Theilen, in welchen er sich verästelt und doch ist das siebente Paar ganz sicher der motorische Nerv des Gesichtes. Weshalb kann er nicht allein wirken? Weshalb bedarf er des Beistandes eines sensitiven Nerven, um seine Functionen als motorischer zu erfüllen? Mit einem Worte, meine Herren, wir sind reicher an Thatsachen als an Erklärungen. Dies ist kein Uebel." .... Oder an einer anderen Stelle:**) „Ich sagte, die Unbeweglichkeit der Augenlider bei diesem Kaninchen hinge davon ab, dass das siebente Paar durch die Durchschneidung des N. trigeminus seine Contractionsfähigkeit verloren hat. Ich will noch einige Augenblicke bei diesem Einflusse der Nerven aufeinander verweilen, weil die Erscheinungen hier sehr deutlich sind." Er stellt dann zwei operirte Kaninchen vor, die, was die Lähmungserscheinungen betrifft, ähnliches Aussehen bieten, und fährt fort:

*) Vorlesungen über das Nervensystem und seine Krankheiten. Uebersetzt von G. Krupp. Leipzig 1841, pag. 306.

**) Pag. 379.

„Ist bei diesen Thieren ein und derselbe Versuch angestellt? Nein, denn bei einem dieser Kaninchen ist die Sensibilität des Gesichtes unversehrt, bei dem anderen ist dagegen eine ganze Gesichtshälfte unempfindlich, weil ich bei dem ersten das siebente Paar und bei dem anderen den Nervus trigeminus durchschnitten habe. Die Aehnlichkeit der Resultate hängt hier von dem sehr merkwürdigen physiologischen Umstande ab, dass zwei Nerven einen solchen Einfluss aufeinander haben, dass der eine durch den Verlust*) seiner sensiblen Eigenschaften dem anderen seine motorische Fähigkeit raubt. Auf den ersten Blick scheint es sonderbar, dass die Paralyse der Gesichtsmuskeln bei dem Thiere, bei welchem das fünfte Paar durchschnitten ist, und bei dem, wo dasselbe noch unverletzt ist, dieselbe ist. Aber alles dieses, ich wiederhole es, erklärt sich durch die Durchschneidung des fünften Paares. Durch die Durchschneidung dieses letzteren Nerven habe ich seine Sensibilität zerstört und überdies die einem anderen Nerven angehörende Bewegung, denn dieser letztere Nerv ist so abhängig, dass er nur dann wirken kann, wenn das fünfte Paar thätig ist. Dies ist ohne Zweifel eine sehr merkwürdige Thatsache; allein wir haben sie zu häufig beobachtet, als dass wir sie noch bezweifeln könnten." Indem Magendie von den Functionen des Nervus hypoglossus spricht, hebt er ausdrücklich hervor, dass er sich dem Trigeminus gegenüber anders verhält. „Es scheint nicht, als ob dies bei der Zunge derselbe Fall wäre. Der Hypoglossus, der deutlich der motorische Nerv ist, verliert durch die Durchschneidung des fünften Paares seine motorischen Eigenschaften nicht."**)

Auch diese Versuche Magendie's sind von Pineles wiederholt und variirt worden. Hunde ergaben kein schlagendes Resultat. Aber dass bei Kaninchen die Bewegungen des Gesichtes, insbesondere auch der Lippen und der Nase (das Verhalten des Auges darf als allgemein bekannt vorausgesetzt werden), durch die Durchtrennung der Nervi infraorbitales geschädigt werden, sei es, dass dieselbe im Foramen infraorbitale oder in der Orbita geschehe, ist nicht zu bezweifeln, ja, wie Pineles beschrieb, ist auch nach einseitiger Durchtrennung dieser Einfluss sicher nachzuweisen.

Joh. Müller,***) der die durch Bell und Magendie angeregte Frage nach der Functionsweise des Nervus infraorbitalis schon mit

*) Im Texte heisst es statt Verlust: Verlauf, was ein offenbarer Druckfehler ist.
**) l. c. pag. 403.
***) Handbuch d. Physiol. 4. Aufl., Bd. I., pag. 565.

Hilfe der galvanischen Säule, und zwar mit einer solchen von 65 Plattenpaaren zu beantworten suchte, kam zu dem richtigen Resultate, dass der genannte Nerv rein sensorisch ist, und die betreffenden Muskeln durchaus vom N. fascialis innervirt werden. Dabei leugnet er das thatsächliche Ergebniss des Bell'schen Versuches nicht. Er sagt vielmehr, von der anscheinenden Lähmung der Oberlippe im Bell'schen Versuche am Esel sprechend: „Diese Phänomene glaubt Mayo mit Recht aus dem Verlust des Gefühles in den Lippen zu erklären, denn das Thier fühlte das Futter nicht mehr, wenn es auch dasselbe ergreifen konnte." J. Müller hatte also den Sachverhalt richtig erkannt, aber in erster Linie mit der Frage nach der motorischen oder sensorischen Natur des Nerven beschäftigt, hat er sich um die näheren Ursachen und Umstände der Mobilitätsstörung nicht gekümmert. Und so ging es offenbar allen späteren Physiologen auch.

Es war mir leider nicht möglich, die betreffende Abhandlung Mayo's zu erhalten,*) und so muss ich nach J. Müller berichten, dass er den Bell'schen Versuch wiederholt, und nahezu dasselbe Resultat erhalten hat: „Mayo durchschnitt den Ramus infraorbitalis, worauf das Thier das Futter nicht mehr mit der Lippe ergriff und sich der Lippen nur beschwerlich beim Kauen bediente; aber es konnte die Lippen öffnen, was Bell geleugnet hatte." Es stimmt diese Schilderung vollkommen mit den von uns gemachten Beobachtungen.

Auch Schoeps,**) ein Schüler J. Müller's, berichtet, allerdings ganz kurz, über einschlägige Erfahrungen. Die Folgen der Durchschneidung des Ramus infraorbitalis beim Kaninchen schildert er mit folgenden Worten:

„Die Bewegungen des Vorstreckens der Lippe, welche zur Function des Kauens gehören, hörten gänzlich auf. Eine achttägige Katze zeigte gleiche Wirkungen desselben Versuches, weshalb ich die Wiederholung desselben für nutzlos hielt, da zumal die Beobachtungen von Bell, Shaw und Anderen mit den meinigen übereinstimmen."

So viel ich ersehen konnte, hat, seitdem J. Müller im Jahre 1844 die angeführten Zeilen niedergeschrieben, die ganze Angelegenheit geruht bis zum Jahre 1886, in dem eine einschlägige Publication Filehne's***) erfolgte. Sie geht von folgender Beobachtung aus:

*) Anatom. and physiolog. comment. London 1822, pag. 107.

**) Meckel's Arch. f. Anat. u. Physiol. 1827, pag. 409

***) Trigeminus und Gesichtsausdruck. Du Bois-Reymond's Arch. 1886.

„Durchschneidet man einem Kaninchen auf der einen Seite den Trigeminus intracraniell, so sieht man stets sofort den Ohrlöffel der operirten Seite zurückgefallen dem Nacken anliegen, gleichzeitig ist die Spitze nach der Medianlinie hin abgelenkt. Während der andere Ohrlöffel mehr oder weniger aufrecht gehalten und zeitweilig bewegt wird, erscheint der Löffel der operirten Seite gelähmt." Es wird dann weiter ausgeführt, dass die Lähmung nur eine scheinbare ist, dass das Ohr unter gewissen Verhältnissen aufgestellt wird, und dass man es hier mit dem Ausfalle des Muskeltonus in Folge des Schwindens von sensorischen Eindrücken zu thun habe. Vom Ausfalle der Lippenbewegungen u. dgl. ist nicht die Rede.

Ein Pferd, ein Kaninchen, dessen Oberlippe unempfindlich gemacht ist, entbehrt jener subcorticalen Regulirung der intendirten Bewegungsimpulse, so dass die Bewegungen jedenfalls ungeschickt ausfallen müssten; es entbehrt aber auch der Beeinflussung der subcorticalen Centren durch die den Sinneseindrücken zugewendete Aufmerksamkeit, da solche Sinneseindrücke nicht mehr existiren. Der bewusste Bewegungsimpuls als solcher ist nicht im Stande, diese beiden Schäden zu ersetzen, wenn er auch thatsächlich noch einzelne ungeschickte Bewegungen erzeugt, so wenig wie der an Sehnervenatrophie Erblindete je wieder lebhafte Augenbewegungen zeigen wird, obwohl sein ganzer motorischer Apparat intact ist. Wenn er auch Augenbewegungen ausführt, sein Blick verliert die bekannte Starrheit und Leblosigkeit nicht wieder. Ganz ebenso, glaube ich, haben wir die Sensomobilitätsstörungen an jenen Thieren zu deuten; der Grad der Lähmungserscheinungen stimmt vollkommen damit überein.

Indem das Pferd durch einen Willkürimpuls die Lippen in den Futterkorb bringt, war es gewohnt, durch die empfindlichen Tasthaare Sinneseindrücke zu erhalten, auf die es dann, unter denselben wählend, seine Aufmerksamkeit lenkte. Dadurch wurden, wie beim Menschen, durch das unser Interesse erweckende Netzhautbild, in subcorticalen Centren Erregbarkeitszustände hergestellt, welche zur Auslösung von gerade diesen oder gerade jenen Muskelactionen führten.

Die Lippe bewegte sich nach rechts oder nach links, spitzte sich oder flachte sich ab, bewegte sich lebhaft oder vorsichtig nach dem Spiele der Aufmerksamkeit. Doch waren alle diese ganz oder theilweise nach der Operation weggefallenen Bewegungen keine Reflexbewegungen im strengen Sinne, sonst müssten sie beim gesunden Pferde auch auftreten, wenn es mit der Lippe an einem Pfahl vorbeistreift, und es waren keine Willkürbewegungen im gewöhnlichen Sinne des Wortes, sonst müssten sie auch auftreten, wenn das Thier das Stück Brot sieht, riecht und mit der Schnauze danach fahrend, die unzweifelhafte Absicht verräth, es zu fressen.

Ich möchte diese Form der sensorischen Regulirung von Bewegungen die Intentionsregulirung nennen, denn sie tritt subcortical nur auf, wenn eine Intention zu den betreffenden Bewegungscombinationen vom Sensorium ausgeht, und wird in ihrer Form von der Intention, d. h. von dem Spiele der Aufmerksamkeit vollkommen beherrscht.

Die subcorticalen Centren fungiren dabei als Reflexmechanismen, deren Functionsweise aber je nach der bewussten Intention variirt. So hat in dem Beispiele von den Augenbewegungen die Intention, den zweiten Finger anzusehen, eine derartige Wirkung auf die subcortalen Endigungen des Sehnerven und der Augenmuskelnerven ausgeübt (durch Bahnung), dass beim Aufschlagen der Lider die Augenaxen nach diesem Finger gerichtet wurden, und die Intention den ersten Finger zu betrachten, würde ebenso reflectorisch die Convergenz nach diesem bewirkt haben.

So viel über die Störungen dieser Instinctbewegungen durch den Ausfall der Intentionsregulirung.

III. Wieder eine Stufe höher treffen wir Bewegungsformen, bei denen die subcorticale Regulirung schon in den Hintergrund tritt gegenüber der Beeinflussung der niedrigeren Centren durch die sinnliche Aufmerksamkeit. Die Rolle, welche diese letztere, und insbesondere, welche die Bewusstheit der Sinneseindrücke spielt, tritt mehr hervor. Wenn z. B. beim Schreiten, in der Phase der Streckung des Standbeines im Sprunggelenk an der Haut des inneren Fussrandes kein nennenswerther Widerstand empfunden wird, so wird der Fuss (obwohl kein „Fussreflex" eintritt) doch correct gehoben, ohne umzukippen, weil eine subcorticale Regulirung eintritt, welche auch durch die Aufmerksamkeit beeinflusst werden kann und demnach wohl zur Gruppe der Instinctbewegungen zu rechnen ist. Wenn man aber die Aufgabe ausführt, auf einer schmalen Leiste zu gehen, ohne herunter zu fallen, oder einen Tanzschritt einzuüben, so sind natürlich alle subcorticalen Regulirungen auch in Thätigkeit, dazu kommt aber noch die bewusste Regulirung durch die Sinneseindrücke, wie sich z. B. aus dem Bedürfnisse ergibt, dabei die Füsse anzublicken. Man pflegt derartige Bewegungscombinationen schon zu den willkürlichen zu rechnen, obwohl sie unter gewissen Verhältnissen auch wenigstens zum Theile dem Bewusstsein entrückt sind. Jedenfalls aber spielt sich der wesentliche Theil der Regulirung, die hier noch dazu kommt, in der Hirnrinde ab, so dass ich diese Form derselben als corticale Regulirung bezeichnen möchte.

Wenn wir z. B. in einem sonst vollkommen dunklen Zimmer mehreremale fehltreten, ehe es uns gelingt, ein glimmendes Zündhölzchen auszutreten, so ist die Ursache dieser Störung (um mich des alten Ausdruckes auch hier noch zu bedienen) das Wegfallen des Gesichtseindruckes, und das Beispiel zeigt, dass wir ohne bewussten Sinneseindruck nicht wissen, ob wir eine Beinbewegung nach rechts oder nach links intendiren sollen. Es zeigt aber weiterhin, dass wir bei normalem Gebrauche unserer Augen, die Bewegungsintention nach der relativen Lage von Zündhölzchen und Bein, die wir beide sehen, einrichten, was uns in der Regel durchaus nicht bewusst, oder doch nicht klar bewusst ist.

Der Ausfall dieser mehr oder weniger bewussten Regulirung mit Hilfe unserer Sinnesorgane macht natürlich auch Störungen der Sensomobilität. Dieselben sind uns sehr geläufig, die tappenden Bewegungen jedes Blinden geben Zeugniss davon. Sie treten aber in überraschender Form hervor, wenn die subcorticale Regulirung, sowie die bewusste Regulirung durch andere Sinnesgebiete (tactile Empfindungen der Haut, Sehnen, Gelenke etc.) ausgeschlossen sind. Es ist eine Reihe von Krankheitsfällen bekannt, in denen wegen ausgedehnter Anästhesie die Patienten nur dann die Faust ballen, den Arm heben, einen Gegenstand halten konnten, wenn sie ihre Muskelactionen mit den Augen controlirten; sobald sie die Augen schlossen, verhielten sie sich wie gelähmt. Diese scheinbare Lähmung, welche zu den übrigen Krankheitssymptomen also mit dem Augenschliessen noch hinzu kam, entspräche der in Rede stehenden Form von Sensomobilitätsstörung und unterscheidet sich von der lähmungsartigen Erscheinung, welche das schielende blinde Auge zeigt, durch die Bewusstheit der ausgefallenen Regulirung. (Vgl. die Krankenfälle von Strümpell, Heyne, v. Ziemssen u. A.)

Wir streifen hier das Gebiet jener bewussten Bewegungsvorstellungen und Richtungsvorstellungen, welche schon vielfach Gegenstand psychologischer Forschung waren, und die, gewiss mit Recht, von manchen Autoren als der Ausdruck eines Zustandes des Centralnervensystemes betrachtet werden, der in hohem Grade verwandt ist mit dem Zustande, welcher die betreffende Bewegung selbst veranlasst. Doch ist hier nicht der Ort, näher auf diesen Punkt einzugehen, ich erinnere nur an den Zusammenhang einer Willkürbewegung mit der Vorstellung dieser Bewegung, wie er in den Lehren von Ferrier, Meynert, Münsterberg, Munk, Stricker u. A. zum Ausdrucke kommt.

Es handelt sich aber hierbei nicht nur um die Vorstellung der Bewegung, soferne die Vorstellung Gesichtsvorstellung ist, sondern die corticale Bewegungsregulirung geschieht durch die bewusste Controle der Sinnesorgane überhaupt. Von unseren Sprachbewegungen haben wir keine Gesichtsvorstellungen, hier geschieht die Regulirung durch das Gehör. Das Kind lernt sprechen, indem es an den willkürlich abgegebenen Bewegungsimpulsen so lange ändert, bis der erzeugte Gehörseindruck dem gleich wird, welchen es durch die Sprache anderer Menschen zu empfangen gewohnt ist. Dem Taubgeborenen fehlt diese höchste Form corticaler Regulirung, seine Stummheit ist eine Sensomobilitätsstörung, begründet im Ausfalle von Functionen, die im Organe des Bewusstseins ablaufen sollten, und wenn der Taubstumme mühsam die Lautsprache erlernt, so geschieht es dadurch, dass ihn systematisch die Tasteindrücke der Sprachorgane gelehrt werden, welche dann die acustischen Eindrücke in der Regulirung zu ersetzen vermögen. Er spricht dann auf Grund eines Mechanismus, der sehr ähnlich ist jenem, durch welchen es uns leicht wird, Speisenreste u. dgl. mit der Zunge aus Zahnspalten oder Lücken zu entfernen, obwohl wir gewöhnlich in Verlegenheit wären, anzugeben, welche Bewegung dabei unsere Zungenspitze macht, ja sogar wo die Zahnlücke liegt, nach der wir tasten. Wohl aber erkennen wir immer wieder jene Tasteindrücke, unter deren Begleitung wir in früheren Fällen zu unserem Ziele gelangt sind, und diese dienen uns auch jetzt zur Regulirung der Willensimpulse.

Ich fasse zusammen:

Die Bewegungen des thierischen Körpers werden in hohem Grade beeinflusst durch sensorische Impulse. Diese Beeinflussung geschieht durch Vorgänge im Centralnervensystem, welche theils subcorticalen, theils corticalen Sitz haben.

Die unterste Stufe bilden die echten Reflexe (z. B. im Darmtract), von denen weder die centripetale Phase noch der Effect der centrifugalen Phase Nachrichten zum Organ des Bewusstseins schicken; oder es gelangt der centripetale Reiz (Pupillenreaction) oder dieser und der Eindruck der erfolgten Bewegung (Blinzeln) zur Hirnrinde. Im letzten Falle tritt zu dieser subcorticalen Wechselwirkung eine Beeinflussung durch den Cortex hinzu (Hemmung des Blinzelns), indem diese subcorticale Regulirung willkürlich modificirt werden kann.

Ein gesetzter Willensimpuls kann durch subcorticale Regulirungen modificirt und den Verhältnissen angepasst werden (Schritt mit Sehnenreflex).

Die subcorticale Regulirung verliert die Selbstständigkeit des echten Reflexes und wird abhängig von dem Spiele der Aufmerksamkeit; es tritt die Intentionsregulirung der instinctiven Bewegungen auf Grund sensorischer Rindeneindrücke ein (Fixiren, Fressbewegungen des Pferdes etc.), wobei der Willkürimpuls die subcorticale Regulirung nicht zu ersetzen vermag. Die Aufmerksamkeit bewirkt die temporäre Installirung eines subcorticalen Reflexapparates, der dem intendirten Zwecke dient.

Die bewusste Bewegung ruft bewusste Empfindungen hervor. Letztere sind unentbehrlich zur correcten Ausführung der ersteren und dienen somit zur corticalen Regulirung (Sprache).

Störungen der Sensibilität erzeugen je nach der Art der Bewegungen Störungen der Mobilität, die auf den Ausfall einer oder mehrerer der genannten Regulirungen beruhen. Scharfe Grenzen zwischen den verschiedenen Formen der Sensomobilität gibt es nicht.

III. CAPITEL.

Die willkürlichen Bewegungen.

Wir verlegen aus Gründen, die hier zu erörtern nicht der Platz ist, das Bewusstsein in die Rinde des grossen Gehirns und stellen uns demnach vor, dass die willkürlichen Bewegungen durch nervöse Impulse hervorgerufen werden, die zunächst von nervösen Antheilen der Gehirnrinde ausgehen. Es ist dies nicht Hypothese, sondern das Resultat vielfacher Experimente, anatomischer Forschungen und von Erfahrungen am Krankenbette. Wir werden uns demnach wenigstens einen Theil jener nervösen Vorgänge, die jetzt zu besprechen sind, als in der Hirnrinde ablaufend vorzustellen haben, und es wird erst Aufgabe des zweiten Theiles dieser Untersuchung sein, die genauere Localisation der einzelnen Vorgänge zu ermitteln. Vorläufig mag es mir gestattet sein, ohne speciellen Nachweis zu localisiren.

Es soll zur Vermeidung von Missverständnissen ausdrücklich darauf hingewiesen werden, dass ich, wie schon aus dem vorhergehenden Capitel ersichtlich, die gangbare, wenn auch nicht ausführlich ausgearbeitete Anschauung nicht theilen kann, der zu Folge eine willkürliche Bewegung immer darauf beruht, dass Nervenfasern, die mit einem Ende in der Rinde, mit dem anderen im Muskel liegen, an der ersten Stelle einen Impuls bekommen, welcher Impuls, wie er eben ist, bis in den Muskel geleitet wird. Ebenso halte ich die entsprechende Auffassung von der Empfindung für ungenügend, die darin ihren Ausdruck findet, dass man sich jedes Endorgan eines Sinnesapparates durch eine Nervenfaser mit der Hirnrinde verbunden denkt. Ich sage, es sind dieses die landläufigen Vorstellungen, weiss aber sehr wohl, dass jetzt schon manche Thatsache allgemein bekannt ist, die nicht mit denselben stimmt, und dass Aeusserungen von Gelehrten vorliegen, die auf andere Anschauungen hindeuten.

Es wird in Folgendem von in der Hirnrinde sich abspielenden Erregungen als von solchen die Rede sein, welche zu willkürlichen

Bewegungen führen. Das aber, was diese Bewegungen zu willkürlichen macht, dass sie nämlich das Resultat von Willensimpulsen sind und als solche mit Bewusstsein ausgeführt werden, kann uns erst in einem späteren Capitel beschäftigen.

Es sollen nun zuerst die Combinationen der willkürlichen Bewegungen, und dann der zeitliche Verlauf derselben besprochen werden.

1. Combinationen der willkürlichen Bewegungen.

Zunächst sei darauf aufmerksam gemacht, dass die willkürlichen motorischen Impulse nie darnach gerichtet sind, diese oder jene Muskelgruppe in Innervation zu versetzen, sondern dass der willkürliche Impuls stets nur auf Erreichung eines gewissen Effectes ausgeht.*) Wenn wir nach etwas greifen, so geht unsere Intention nicht dahin, die Beuger unserer Finger etc. zu contrahiren, sondern eben dieses oder jenes zu erfassen. Am deutlichsten wird dieses bei jenen willkürlichen Bewegungen, deren Combination und Form nur dem Eingeweihten bekannt ist, z.B. denen, die der Sprache dienen u. s. w. Damit hängt es auch zusammen, dass wenn es uns unmöglich gemacht ist, den Effect unserer motorischen Impulse zu beobachten, dieselben höchst ungeschickt ausfallen, ja gelegentlich ganz unmöglich werden. So gibt es, wie erwähnt, Anästhesien, bei welchen der Kranke nicht im Stande ist, den Arm aufzuheben oder die Faust zu ballen, ohne diese anzublicken; er hat dann keine sinnliche Controle über das, was der motorische Impuls erzielt hat. Andererseits ist es dem Laien unmöglich, eine ihm noch so genau beschriebene Stellung seiner Mundtheile wirklich herzustellen, die er alsbald findet, wenn man ihm den Buchstaben sagt, bei dessen Aussprache sie vorhanden ist. Am angeführten Orte finden sich diese Verhältnisse ausführlicher erläutert, hier seien sie erwähnt, weil auf die Theorie dieser Controle durch die Sinnesorgane unten näher einzugehen ist.

a) Gemischt-willkürliche Bewegungen.

Betrachten wir eine schon mehrfach erwähnte Bewegungscombination etwas genauer; als Beispiel diene die schon mehrfach erwähnte willkürlich hervorzurufende**) Schluckbewegung.

*) Vgl. hierüber meine Auseinandersetzungen in Hermann's Handb. d. Phys. II, 2, pag. 246.

**) Ich sage „hervorzurufende", denn ein Theil dieser Bewegungscombination läuft, wie wir sahen, unwillkürlich ab, und ist eben deshalb dieses Beispiel gewählt.

Sie besteht darin, dass der auf der Zunge zusammengelegte Bissen durch Hebung des vorderen und Senkung des hinteren Theiles der Zunge nach rückwärts geschoben, dass der Kehldeckel theils durch den hinteren Abschnitt der Zunge, theils durch seine eigenen Muskeln über den Eingang des Kehlkopfes gelegt wird, das Gaumensegel sich an die hintere Rachenwand anschmiegt, sich in derselben zunächst ein horizontal verlaufender Muskelstreifen zusammenzieht, und dadurch eine dem Gaumensegel entgegenkommende Vorwölbung bildet; in die so formirte Rachenhöhle gleitet der Bissen vom Zungengrunde aus und wird dann von den Constrictores pharyngis, später von der Muskulatur des Oesophagus nach abwärts geschoben. Es lässt sich nicht genau sagen, wo in diesem Mechanismus die Grenze zwischen willkürlicher und unwillkürlicher Action ist. Unzweifelhaft kann der Beginn derselben willkürlich sein, das Ende ist unwillkürlich. Was uns an demselben hier interessirt, ist, dass es für das Bewusstsein ein verhältnissmässig einheitlicher Willensimpuls zu sein scheint, was diese complicirte Innervationscombination hervorruft, ferner der Umstand, dass, wenn jener Impuls einmal gegeben ist, die ganze combinirte Succession unwillkürlich, ja gegen den Willen abläuft, und dass es uns nicht möglich ist, jenen Impuls so zu modificiren, dass die Succession etwa nur bis zu einem gewissen willkürlich zu wählenden Punkt reicht. Dadurch wird es unzweifelhaft, dass, wie wir auch schon besprachen, beim Menschen die dem Schlingact zu Grunde liegende nervöse Action, wenigstens zu einem Theile, irgendwo im Centralorgan, und zwar ausserhalb des Organes des Bewusstseins, der Hirnrinde, vorgebildet ist, sowie wir derartige Bewegungssuccessionen und Combinationen beim Thiere vielfältig im Rückenmarke vorgebildet fanden.

Erinnern wir uns an den Mechanismus, welcher bei Thieren den Locomotionsbewegungen zu Grunde liegt. Läuft ein solches, so spielt dieser Mechanismus, und ändert es in Folge irgend einer Beobachtung plötzlich seine Richtung oder Geschwindigkeit, so kann dies nur der Ausdruck davon sein, dass nun motorische Willkürimpulse in das Spiel des Mechanismus eingegriffen haben. Diese Beeinflussung von Seite des Grosshirns kann eine höchst mannigfaltige sein. Wir haben oben schon gesehen, dass noch andere Beeinflussung stattfinden kann, nämlich durch sensorische Eindrücke, bei welchen das Grosshirn betheiligt oder auch nicht betheiligt ist.

Andererseits ergibt das für den Menschen angeführte Beispiel von der Schlingbewegung, dass ein willkürlicher Bewegungsimpuls zunächst eine ganze Combination von Bewegungen auslöst (welche übrigens selbst schon sensorisch beeinflusst ist, denn der Schlingact hat zweifellos verschiedene Formen bei verschiedenartigen Bissen, die geschlungen werden sollen), an welche sich der Reihe nach andere Combinationen anschliessen.

Während im ersten Falle die Willkürimpulse an jedem Antheile des automatischen Mechanismus, z. B. an den gangliösen Endorganen jedes Beines, angreifen können, thun sie dies im zweiten Falle nur bei den Endorganen gewisser Muskeln, die Endorgane der anderen sind mit den Grosshirnbahnen wahrscheinlich gar nicht in directer Verbindung, sondern nur mit denen der zuerst innervirten Muskeln. Diese aber sind in der That auch einzeln zu innerviren, stehen aber untereinander in enger Verwandtschaft in Bezug auf diesen bestimmten Act. Auf die Frage, wie nervöse Centralorgane nur in Bezug auf einen bestimmten Act verwandt sein können, ist zu antworten, dass gewisse Impulse, wie wir das oben schon gesehen haben, bahnend oder hemmend auf Verwandtschaften einwirken können. Auch hier sind dies wieder sensorische Impulse, welche die Bahnung bewirken, und zwar die durch den auf den Zungengrund gebrachten Bissen ausgelösten Empfindungen. Diese Bahnung ist nicht eine absolute, denn von der Rinde kommende, und einzelne Muskel treffende Impulse stören den Schlingact, wie dies ja aus der täglichen Erfahrung bekannt ist.

Ich habe diese Beispiele angeführt, um zu zeigen, dass die willkürlichen Bewegungen complicirtere Acte sein können, die theilweise durch Centralorgane ausgelöst werden, welche ausserhalb der Rinde liegen. Es kann kein Zweifel darüber obwalten, dass die sogenannten willkürlichen Bewegungen der meisten Thiere zu dieser Kategorie von Bewegungscombinationen gehören. Ich erinnere an die Thatsache, dass Frösche und Vögel, deren Grosshirnrinden entfernt sind, ihre Bewegungscombinationen noch mit nahezu derselben Geschicklichkeit ausführen, wie normale Thiere. Wenn man genauer beobachtet, bemerkt man allerdings, dass z. B. ein in der genannten Weise verstümmeltes Huhn häufig mit einem Bein auf das andere tritt u. s. f. Da, wie wir schon wissen, der rohe automatische Mechanismus für das Gehen bei diesen Thieren im Rückenmarke sitzt, so müssen wir die sensorische Regulirung, welche sie noch zeigen, den erhaltenen Theilen des Centralnervensystemes zuschreiben, also in die Stammganglien, die Medulla oblongata und spinalis, sowie in das Kleinhirn verlegen. Die genannte sensorische Regulirung umfasst, wie es scheint, alle Sinnesorgane, denn diese Thiere stossen nicht an, sehen also noch in Bezug auf ihre Locomotion (in Bezug auf geistige Verarbeitung der Gesichtseindrücke sehen sie natürlich nicht mehr), sie erschrecken noch auf Schalleindrücke, d. h. sie fahren zusammen, wehren sich gegen schmerzliche Eingriffe u. s. w. Hier ist also noch ein mächtiger und gut regulirter automatischer Mechanismus vorhanden. Es würde uns zu weit von unserem Thema entfernen, wollte ich untersuchen, in welcher Art diese Regulirungen zu Stande kommen, es genügt, hier darauf hingewiesen zu haben, denn wir werden ähnliche Regulirungen für die Hirnrinde noch zu besprechen haben.

Je höher das Thier in der Stufenleiter der Intelligenz steht, desto vollständiger rückt nämlich diese Regulirung, respective ein Theil derselben, und auch dieser in modificirter Form, in die Grosshirnrinde vor. Es zeigt sich dies schon darin, dass die motorischen Störungen, welche als Folge von Rindenverletzung eintreten, um so stärker sind, je höher das Thier steht, ferner, dass die motorischen Rindenfelder um so ausgebildeter sind. Wie gesagt, bemerkt man beim Huhn nur schwierig Unterschiede in den Gehbewegungen nach Exstirpation der Grosshirnrinde, beim Kaninchen bemerkt man nach Verletzung gewisser Rindenantheile schon etwas mehr, der Hund ist gelegentlich schon gelähmt, aber nur auf kurze Zeit, der Affe bei entsprechenden Verletzungen auf längere Zeit, der Mensch bei Verletzungen ähnlicher Art ist für immer gelähmt in Bezug auf die willkürlichen Bewegungen. (Vgl. über diese Verhältnisse, sowie über die motorischen Rindenfelder meinen Aufsatz in Hermann's Handb. d. Physiologie und meine „Untersuchungen über die Localisation der Functionen in der Grosshirnrinde des Menschen."*)

Diese Stellung des Menschen am Ende der Wirbelthierreihe darf uns nicht verleiten, zu glauben, dass die subcorticale Regulirung ganz geschwunden ist. Sie ist vielmehr sicherlich noch vorhanden, wenn auch die Regulirung durch die Rinde überwiegt. Ich glaube, sie ist es auch da, wo man nicht eigentlich von Bewusstseinsvorgängen sprechen kann. Wenn ich z. B. mit einer Axt aushole, um einen kräftigen Schlag zu führen, so ist die bewusste Action auf die Bewegung der oberen Extremität gerichtet. Gleichzeitig aber, und in gewissem Sinne unbewusst, werden in zweckmässiger Weise viele andere Muskeln des Körpers mitinnervirt. Der Rumpf muss festgestellt werden, muss seine richtige Drehung ausführen, jeder Muskel des Beines hat seinen bestimmten Tonus und wechselt ihn mit der Action. Wenn einer dieser Muskeln nicht correct innervirt ist, so geht der Hieb fehl; man könnte nun glauben, dass alle diese Inner-

*) Wien, bei Wilhelm Braumüller. 1881.

vationen durch einen automatischen, wie besprochen regulirenden Mechanismus besorgt werden. Dem ist nun im Allgemeinen nicht so. Die Hauptmasse dieser Regulirungen geschieht beim Menschen in der Hirnrinde selbst, wobei natürlich nicht zu vergessen ist, was ich oben hervorgehoben habe, dass nervöse Verbindungen mannigfacher Art auch subcortical vorhanden sind. Ich meine hier vor allem die oben (pag. 119) besprochene Verwandtschaft zwischen den motorischen Endzellen, welche es unmöglich macht, eine einzelne Zelle zu innerviren; so kommt es, dass auch die willkürliche Bewegung sich stets*) auf mindestens einen ganzen Muskel, gewöhnlich auf ganze Muskelgruppen, häufig auf zwei symmetrische Muskeln der beiden Körperhälften erstreckt u. dgl. m. Dass die Uebung und Aufmerksamkeit hier modificirend einwirken können, beweist aber die Mitbetheiligung der Rinde an der Action; indem diese auf passenden Bahnen und mit passenden Intensitäten in das Spiel der subcorticalen Centren eingreift, wirkt sie im Sinne der Intentionsregulirung.

β) Die rein willkürlichen Bewegungen.

Es ist schon im Vorstehenden angedeutet worden, wie wir uns das Zustandekommen einer rein willkürlichen Bewegung zu denken haben. Man würde mit dem gangbaren Sprachgebrauch in arge Collision gerathen, wollte man die Definition der rein willkürlichen Bewegung in der Abhängigkeit suchen, in welcher die einzelnen Muskeln vom Willen stehen. Es wäre dann kaum irgend möglich, von einer willkürlichen Bewegung zu sprechen, denn die Bewegungscombinationen, welche z. B. beim Aussprechen eines Lautes oder bei Hebung eines Armes u. dgl. in Betracht kommen, sind so fest, dass es uns entweder gar nicht oder erst nach geraumer Uebung gelingt, einen Muskel oder eine Gruppe derselben hierbei ausser Spiel zu lassen, von den Erscheinungen der Mitbewegung ganz zu schweigen. Denn ein willkürlich ausgeführter Blick nach rechts beruht auf einer unlösbaren Bewegungscombination der Augenmuskeln beider Augen.

Zur Erleichterung der Darstellung von der Art, wie eine willkürliche Bewegung zu Stande kommt, wollen wir die ontogenetische Entwickelung einer speciellen derartigen Bewegungscombination ins Auge fassen und als Beispiel die Sprache wählen. Niemand zweifelt, dass die Bewegungen, durch welche wir einen Laut willkürlich aussprechen, rein willkürliche Bewegungen sind.

---

*) Wenigstens ist kein Fall bekannt, in dem es anders wäre.

Beim Sprechen sind viele Muskeln, durch viele Nerven versorgt, in Action. Ich erinnere nur an die Zungenmuskeln und deren Nerv, den Hypoglossus, die Lippenmuskeln und den Nervus facialis, die Kaumuskeln mit dem Nervus trigeminus, die Kehlkopfmuskeln mit dem Nervus laryngeus superior und inferior, das Zwerchfell mit dem Nervus phrenicus; es sind aber das nur die wichtigsten jener Muskeln und Nerven, die beim Aussprechen auch nur eines Lautes in Action treten.

Man kann nun ganz wohl beim Kinde beobachten, dass die richtigen Innervationscombinationen tastend gesucht werden, dass es immer besser und besser gelingt, dieselben aufzufinden, und dass einzelne Combinationen (sowie auch einzelne Successionen) um Jahre später gefunden werden als andere. Als Controle bei diesem Tasten nach dem Richtigen dient in natürlicher Weise das Ohr, denn ein Kind unterscheidet mit dem Ohre schon lange einzelne Laute und Worte, die es noch nicht aussprechen, oder doch nicht correct aussprechen kann. Beim Taubgeborenen fällt die Controle durch das Ohr weg, und deshalb lernt er nicht sprechen. Erst wenn ihm auf künstliche Weise eine andere Controle seiner Bewegungen beigebracht wird, die er in den tactilen Eindrücken seiner Sprechorgane finden kann (beim Taubstummenunterricht), ist er in die Lage gesetzt, die richtigen Innervationscombinationen zu treffen, und wenn sie ihm dann als richtige bezeichnet worden sind, auf Grund seiner sensorischen Controle wiederzufinden.

Nun ist zu bemerken, dass beim Kinde weit mehr als beim Erwachsenen eine zum Zwecke einer bestimmten Bewegung willkürlich gesetzte Erregung sich auf mancherlei Muskelgruppen ausbreitet. Man kann daran zweifeln, ob die fast immer symmetrischen Bewegungen des jungen Kindes, die in beiden Ellenbogen gebeugten Arme, das Heranziehen beider Oberschenkel an den Bauch etc. willkürlich sind, aber auch beim älteren Kinde gewahrt man die Schwierigkeit, einzelne Actionen gesondert auszuführen. Man erinnere sich an das Benehmen eines mühsam und aufmerksam schreibenden Kindes, wie da das Gesicht verzogen, die Zunge herausgestreckt, ja die Beine krampfhaft gebeugt werden. (Das schöne Bild von Knaus, ein auf dem Boden liegendes Kind darstellend, das auf einer Rechentafel schreibt, kann als Beleg dafür dienen, wie charakteristisch derartige Bewegungen sind.) Uebrigens fehlt der erörterte Umstand beim Erwachsenen durchaus nicht. Ich habe an anderem Orte*) davon

---

*) Localisation der Functionen in der Grosshirnrinde des Menschen. Wien 1881, pag. 85.

gesprochen, wie insbesondere bei intensiven willkürlichen Bewegungen die Innervation auf andere Nervenbahnen überzugehen pflegt, und dass überhaupt mit Zunahme der Intensität auch die Schwierigkeit zunimmt, die Innervation zu localisiren.

Wenn man diesen Gegenstand einmal mit genauen Untersuchungsmethoden prüfen wird, so dürfte man, ich zweifle kaum, finden, dass auch beim erwachsenen, manuell geübten Individuum und bei sehr geringer Energie der Bewegung, die Localisation viel schlechter ist als man gewöhnlich denkt. Ich bat einmal einen Herrn, dessen linker Arm im Plethysmographen lag, den Zeigefinger um ein Geringes zu flectiren. Der Plethysmograph machte einen deutlichen Ausschlag, wie ich erwartet hatte. Derselbe rührte natürlich daher, dass der Arm in der Kapsel um ein Weniges verschoben wurde. Nun bat ich den Herrn, den Zeigefinger der rechten Hand ein wenig zu bewegen, und auch jetzt bekam man am Plethysmographen einen Ausschlag. Das heisst also, selbst wenn man nur eine leichte anstrengungslose Bewegung des rechten Zeigefingers ausführt, ist es unmöglich — denn der Geprüfte bestrebte sich natürlich ruhig zu halten — die übrigen Körpermuskeln so in Actionslosigkeit zu lassen, dass der linke Arm nicht eine unzweifelhafte Verschiebung ausführt.

Es ist kaum nöthig, zu erwähnen, dass ein grosser Theil des Mienenspiels, ferner der verschiedenen ausdrucksvollen Körperstellungen u. s. w. auf derartigem unwillkürlichen Mitinnerviren von Muskeln beruht.

Aus einer Reihe von früher mitgetheilten Thatsachen ist schon hervorgegangen, dass wir uns den motorischen Antheil der grauen Substanz des Rückenmarkes, der Medulla oblongata, und man kann dasselbe wohl auch von den Stammganglien und der Rinde vermuthen, insoferne als eine Einheit zu denken haben, als die an irgend einer Stelle gesetzte Erregung mehr oder weniger vermittelt an jede andere Stelle derselben geleitet werden kann. Ich erinnere, um das klar zu machen, daran, dass sensorische Reize, sie mögen an welcher Körperstelle immer gesetzt sein, wohl alle Muskeln, zumal im Strychnintetanus, zur Contraction zu bringen vermögen.*) Ich erinnere weiter an das, was oben von den automatischen Mechanismen mitgetheilt worden u. dgl. m.

Aus alledem ergibt sich nun, dass das Kind, indem es lernt, einen bestimmten Laut auszusprechen, diejenigen aus der Gehirnrinde

---

*) Vgl. Ueber Reflexbewegung des Strychninfrosches, von Walton. Arch. f. Anatom. u. Physiol. 1882. Phys. Abth., pag. 46.

nach abwärts ziehenden Fasern innervirt, welche in den Nervenkernen der Medulla oblongata und des Rückenmarkes die geeigneten Innervationscombinationen auslösen. Dabei beruht die Schwierigkeit darin, aus der grossen Zahl offenbar in enger Verwandtschaft stehender Rindenbahnen die richtigen und nur diese richtigen ausfindig zu machen und zu treffen. Ferner ist nicht unbeachtet zu lassen, dass, wie wir sahen, die grauen Substanzen der subcorticalen Organe untereinander auch in Verwandtschaft stehen, so dass, ehe die Uebung die Schwierigkeiten überwunden hat, immer statt einzelner Muskeln grössere Gruppen von solchen in Action treten. Es liegt der Gedanke nahe, dass hier auch Hemmungen gleichzeitig mit Innervationen ausgeführt werden. In der einfachsten Form würde demnach ein Schema der Sprachbewegungen aussehen, wie Fig. 46, wo *a* bis *g* Bahnen des Centrum ovale bedeuten, *Z* die Zellen der Zungenmuskeln, *K* der Kehlkopfmuskeln, *Th* der Muskeln des Thorax. Alle stehen in Verwandtschaft untereinander. Jede der Zellenpaare bedeutet natürlich einen ausgedehnten complicirten Nervenkern, in dessen Innerem selbst wieder höchst differente Verwandtschaftsgrade herrschen. In jedem dieser Kerne wird ein Theil höher erregt werden wie die anderen, ein Theil wird vielleicht gehemmt werden, wie in der *Z*-Gruppe durch punktirte Hemmungsfasern angedeutet wurde.

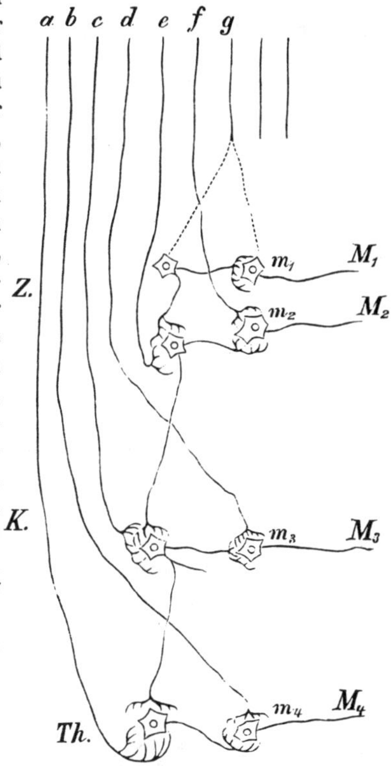

Fig. 46. Schema der Centren für die Sprachbewegungen. *Z* Kerne für die Zungenmuskeln. *K* Kerne für die Kehlkopf- und *Th* für die Thoraxmuskeln. M_1—M_4 motorische Fasern. m_1—m_4 ihre Ganglienzellen. *a*—*g* die Bahnen, welche aus der Grosshirnrinde zu den subcorticalen Centren ziehen.

Weniger zu Tage tretend, im Wesentlichen aber ebenso verhalten sich die Dinge bei anderen willkürlichen Bewegungen. Weniger zu Tage tretend deshalb, weil der Mensch sich zwar des producirten J-Lautes, nicht aber der dazu nöthigen Bewegungen bewusst wird; im Wesentlichen ebenso, weil wenn er eine Bewegung mit dem Arme ausführt, er auch eine Anzahl von Muskeln und diese in einem angemessenen Grade innerviren muss, ohne es zu wissen, ja ohne auch nur die Muskeln zu kennen, welche die Bewegung bewirken.

Eine Erfahrung, welche die Verwandtschaft verschiedener Muskelgruppen in Bezug auf willkürliche Innervation deutlich illustrirt, besteht darin, dass man — um nur eine Form des Versuches anzuführen — mit der rechten Hand eine wischende Bewegung nach rechts und links, mit der linken eine klopfende nach oben und unten nur schwer ausführen kann, während die symmetrischen Bewegungen sehr leicht gemacht werden können. In letzterer Beziehung ist insbesondere die Erscheinung interessant, dass man eine symmetrische Arabeske mit beiden Händen leicht zeichnen kann, wenn gleichzeitig die rechte Hand die rechte, die linke Hand die linke Hälfte ausführt. Die alte Erfahrung, dass Kinder, die schreiben lernen, leicht auch mit der linken Hand, mit dieser aber Spiegelschrift, schreiben, gehört hierher. Dasselbe gilt übrigens auch von Erwachsenen. Es gelingt die Spiegelschrift der linken Hand besonders gut, wenn man gleichzeitig mit der rechten Hand in gewöhnlicher Weise schreibt.

Die Frage, die hier das nächste Interesse bietet, ist die, ob die Verwandtschaft der nervösen Centralorgane symmetrischer Muskeln, die demnach unzweifelhaft existirt, in der Rinde zu suchen ist, oder subcortical. Man kann sich nämlich vorstellen, dass in unserem Falle die richtigen Rindenimpulse für die linke Hand dadurch erleichtert werden, dass die symmetrischen Rindenbahnen der rechten Hand durch Commissurfasern der Rinde in Erregung gerathen. Andererseits kann man sich aber auch die Vorstellung bilden, dass die Impulse für die rechte Hand in die subcorticalen Centralorgane gelangen, und dass diese erst mit den symmetrischen der anderen Seite in enger Verwandtschaft stehen.

Auf den ersten Blick wird man sich der ersteren Anschauung deshalb zuneigen, weil derartige Bewegungscombinationen in hohem Grade von der Uebung beeinflusst werden und wir die Resultate der Uebung in die Rinde zu verlegen pflegen. Bei näherer Betrachtung leuchtet aber ein, dass hier die Uebung auch auf der Mitwirkung von hemmenden und bahnenden Fasern aus der Hirnrinde beruhen kann. Entscheidend aber ist die experimentell festgestellte Thatsache, dass die Rindenfasern, in einer Hemisphäre elektrisch gereizt, die Erregung zu dem gekreuzten subcorticalen Kern leiten, und dass erst von diesem aus nachweisbare Erregungen dem symmetrischen Kern der anderen Seite zufliessen.*)

Bei den Willkürbewegungen kommt noch ein Umstand in Betracht, der von grösster Bedeutung ist, ich meine die für dieselben charakteristische Form der sensorischen Regulirung. Sie steht am nächsten jener Form, die im Capitel von der Sensomobilität als Intentionsregulirung bezeichnet wurde, und ist selbst ebenda schon erwähnt worden. Sie besteht darin, dass wir uns den Effect der beabsichtigten Bewegung, wie er sich unseren Sinnesorganen offenbart, vorstellen.

Die typische Intentionsregulirung erklärten wir uns durch die temporäre Herstellung einer Art Reflexmechanismus; derselbe war subcortical gelegen und seine Herstellung beruhte auf einer von der Hirnrinde ausgehenden Erregung, welche bahnend oder hemmend, vielleicht auch in beiderlei Weise, wirkte. Der Reflexmechanismus diente instinctiven Bewegungen, d. h. er hatte vermöge seiner angeborenen Verwandtschaftsverhältnisse und trotz seines Vermögens zu wechseln, einen nur eng umschriebenen Wirkungskreis.

In diesem letzteren Punkte unterscheidet sich die sensorische Regulirung der Willkürbewegung von der der Instinctbewegung.

Den Mechanismus der Regulirung durch Vorstellungen denke ich mir von einer Art, die ich an dem obigen Beispiele erläutern will.

Das Kind, welches die verschiedensten Willkürbewegungen ausführt, um den Laut J hervorzubringen, gelangt endlich, sei es aus Zufall oder durch Nachahmung der Mundstellungen dazu, den Laut das erstemal auszusprechen. Es bildet sich dadurch eine Association in der Hirnrinde, zwischen dem akustischen Eindruck des J und den Willkürimpulsen, welche zu demselben führten. Diese Association, auf deren Mechanismus hier noch nicht eingegangen werden kann, wird durch häufige Wiederholung des ausgesprochenen Lautes verstärkt und führt zur Kenntniss von den Muskelinnervationen, die den Laut J hervorrufen. Dabei geschieht aber noch etwas Anderes, worauf ich an dieser Stelle mehr Gewicht zu legen habe. Gleich den motorischen Impulsen, die von der Gehirnrinde ausgehen, haben auch die sensorischen, welche der Rinde zufliessen, eine oder mehrere subcorticale Stationen, d. h. Stellen, wo die Bahnen derselben durch centrale Massen mit anderen Bahnen in Verbindung treten. Eine solche haben wir schon als den sensorischen Theil des typischen Reflexbogens kennen gelernt.

---

*) Vgl. Lewaschew: Pflüger's Arch. f. d. ges. Phys. XXXVI, und S. Exner und J. Paneth ebenda XLI.

Es seien in dem Schema der Fig. 47 die mit den grossen Buchstaben bezeichneten Fasern je zwei motorische und sensorische Wurzelfasern, die mit den griechischen Buchstaben bezeichneten seien Bahnen, die nach dem Organ des Bewusstseins führen. Nun möge S_1 eine jener sensorischen Bahnen sein, welche beim Hören des Lautes J in Erregung gerathen und M_1 eine jener motorischen, die beim Aussprechen desselben Lautes betheiligt sind. Wenn sich beim Sprechenlernen des Kindes jene Association zwischen σ_1 und μ_1 in der Hirnrinde ausbildet, so wird andererseits jedesmal bei gleichzeitiger Erregung von S_1 und M_1 der Zelle a_1 sowohl eine Erregung von S_1

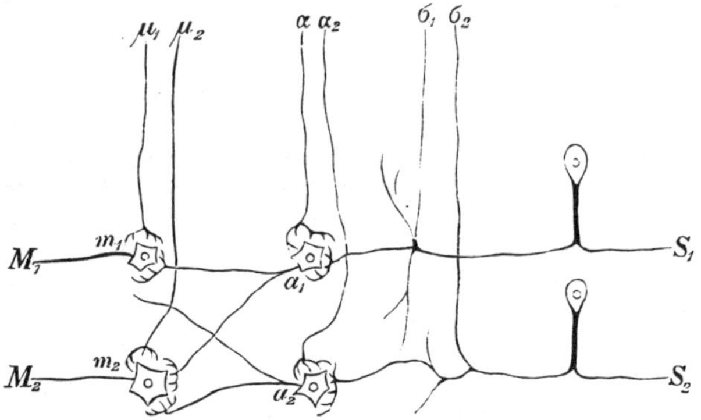

Fig. 47. Schema der Centren für eine Willkürbewegung. S_1, S_2 sensorische Bahnen. M_1, M_2 motorische Fasern. m_1, m_2 motorische Zellen. Die mit griechischen Buchstaben bezeichneten Bahnen gehen zum Organ des Bewusstseins.

als auch von m_1 zufliessen. So wird sich zwischen a_1 und m_1 ein intercellulärer Tetanus entwickeln, in Folge dessen die Faser m_1 a_1 in viel stärkere Erregung geräth, als wenn S_1 allein oder M_1 allein in Erregung stünden.

Nun müssen wir annehmen, dass eine Bahn durch häufige stärkere Erregung selbst stärker wird; das bedeutet in unserer Ausdrucksweise, dass durch häufige Erregung von a_1 m_1 die Zellen a_1 und m_1 in engere Verwandtschaft gesetzt werden. Dies ist freilich eine Hypothese, die aber nicht von mir aufgestellt wird, sondern seit Jahrzehnten allgemein unter dem Namen des „Ausfahrens von Bahnen" benützt wird, um gewisse Erscheinungen der Nervenphysiologie zu erklären, und die im Muskel, der ja zweifellos durch

Arbeit, sogar was sein Volumen betrifft,*) stärker wird, ihr Vorbild findet. Ist aber diese Verwandtschaft zwischen jenen Zellen einmal „durch Uebung" ausgebildet, dann spielt die Vorstellung des Lautes J bei der Auffindung der richtigen Innervation eine wesentliche Rolle. Wir werden nämlich alsbald Thatsachen kennen lernen, welche zeigen, dass die auf Sinneseindrücke gerichtete Aufmerksamkeit bahnend auf subcorticale Centren wirken kann. Die auf den Laut J gerichtete Aufmerksamkeit oder die Vorstellung des Lautes J, bewirkt demnach eine Erregung jener zu den subcorticalen Centren gehenden Nervenbündeln, die in enger Verwandtschaft mit den beim Hören des Lautes erregten Bündeln stehen, ja vielleicht ganz oder theilweise mit ihnen identisch sind. Ich lasse es dahingestellt, ob es die im Schema mit σ_1 oder die mit α_1 bezeichneten, oder ob es beide sind. Wie dem auch sei, eine durch diese Bahnen der Zelle a_1 zugeleitete Erregung wird durch deren Ladung bahnend auf den motorischen Impuls, der durch μ_1 nach m_1 fliesst, wirken und die passende Innervation nach M_1 begünstigen. So betheiligt sich also die Uebung an der Herstellung dauernder Erregbarkeitsverhältnisse in den subcorticalen Centren, welche dieselben zur Production der gerade vorgestellten Bewegung oder ihres Effectes prädisponiren. Es leuchtet nämlich ein, dass, um bei dem Beispiele zu bleiben, die Vorstellung des J und die damit verknüpfte Erregung von σ_1 und α_1 einen durch μ_2 fliessenden Impuls nicht, oder doch nicht in dem Grade bahnen können, wenn die Verbindung a_1 m_2 keine durch häufigen intercellulären Tetanus gesteigerte Verwandtschaft zwischen a_1 und m_2 hergestellt hat.

Ueberblickt man die bei Besprechung der Sensomobilität (pag. 124) vorgeführte Stufenleiter der sensorischen Regulirungen, so gewahrt man, dass eine auszulösende Bewegung erst dann dem Einflusse des Willens zugänglich ist, wenn sie bewusste Empfindungen, also auch Vorstellungen hervorruft. Die reflectorische Eröffnung des Pylorus, die Bewegungen der Pupille sind der Willkür gänzlich entzogen, und verursachen uns keinerlei bewusste Eindrücke. Die Reflexaction des Blinzelns wird schon durch den Willen beeinflusst, verursacht uns aber auch schon tactile und optische Eindrücke. Jede willkürliche Bewegung verursacht bewusste sensorische Effecte, und eine Bewegung, deren sensorischer Effect nicht vor-

*) Ich setze hier nur ein Wachsen der Verwandtschaft voraus und lasse es dahingestellt, ob dasselbe auf einer Zunahme der Dimensionen nervöser Organe oder auf anderen Umständen beruht.

gestellt werden kann, ist dem Willen entzogen. Dieser Erfahrungssatz illustrirt die vorgetragene Theorie.

Ich brauche kaum zu erwähnen, wie sehr diese Auffassung der Willkürbewegungen durch die bekannte Thatsache gestützt wird, dass eine intensiv vorgestellte Muskelaction kaum je ohne Steigerung des Tonus in jenen Muskeln statt hat, die bei der Ausführung derselben in Action treten müssten; dass vielfach geübte Bewegungscombinationen auf die Vorstellung hin so leicht ausgeführt werden und manches Andere. Meynert hat eine Ableitung von der Entstehung eines Reflexmechanismus aus zweckbewussten Willkürbewegungen entwickelt, die mit dem hier vorgetragenen gewisse Aehnlichkeit hat. In der That braucht man sich nur die Bahnen, welche von S_1 nach M_1 hinüberführen, durch reichlichen Gebrauch sehr stark entwickelt und von den Rindenbahnen mehr und mehr unabhängig zu denken, so hat man einen Reflexbogen vor sich. Er entspräche etwa jenem, der angenommen werden muss, um den von Goltz geschilderten Versuch zu erklären: ein Hund ohne Grosshirn macht mit der Hinterpfote die charakteristischen Kratzbewegungen, wenn man seine Haut kratzt.

Der wirkliche Reflexbogen unterscheidet sich aber von dem Centralorgane unseres Schemas noch durch einen sehr wesentlichen Punkt. Er wird vererbt. Für die Willkürbewegung aber ist gerade die Labilität der Verwandtschaften von der grössten Bedeutung, denn darauf beruht die Erlernung zweckmässiger Bewegungscombinationen und die Möglichkeit des Wechsels derselben. Denn es ist klar, dass ebenso wie zwischen a_1 und m_1 eine engere Verwandtschaft hergestellt wurde, dies auch zwischen a_1 und m_2 hätte geschehen können, oder zwischen a_2 und m_1, wie das im Schema angedeutet ist. Es würde im letzteren Falle die durch μ_1 kommende Erregung in ihrem Ablaufe begünstigt durch eine Vorstellung, welche auf σ_2 und α_2 wirkt.

Das Schema von der subcorticalen Regulirung der Willkürbewegung, das ich mir zu entwickeln erlaubt habe, ist selbstverständlich nur ein dürftiges Gerippe. Die Fasern und Knotenpunkte desselben sind vertausendfacht zu denken, die Bahnungen, welche jeder motorischen Faser zukommen, werden nicht nur durch eine oder zwei, sondern durch viele Fasern vermittelt werden, es werden Hemmungen im Spiele sein, und es werden auf eine motorische Bahn mehrere Bahnungen und Hemmungen in wechselndem Ausmaasse einwirken können; kurz, es werden die Vorstellungen durch die genannten Rindenbahnen die „Stimmung" der subcorticalen Centren beherrschen, und es ergibt sich jene ungeheuere Mannigfaltigkeit, deren sich unsere

Bewegungscombinationen erfreuen. Anderseits dürfte das Schema sich einfacher gestalten und der Natur näher kommen, wenn man statt der drei Paare von Rindenfasern nur zwei annimmt. Wie man sieht würden auch diese genügen.

In dieser Weise erklären sich zahlreiche Thatsachen von dem Zusammenhang der Willkürbewegungen mit den Vorstellungen des Effectes, von denen einige noch später zu besprechen sind und die besonders in der Pathologie des Centralnervensystemes eine Rolle spielen, ebenso von dem Zusammenhange der gewohnten Empfindungen mit den eingeübten Bewegungen. So erweckt die Vorstellung davon, dass man z. B. sein Bein strecke, zunächst eine lebhafte Erinnerung an die beim Strecken auftretenden Muskel-, Gelenks- und Hautempfindungen, und eine noch weitere Steigerung in der Lebhaftigkeit dieser Vorstellung ist kaum möglich, ohne Auftreten merklicher Contractionen in den betreffenden Muskeln.

Ich habe im Vorstehenden immer nur von subcorticalen Centren gesprochen, ohne mich auf eine genauere Angabe der Localität einzulassen. Doch sei schon hier hervorgehoben, dass die alte Angabe Meynert's, der zufolge Corpus caudatum und lenticulare mehr den bewussten, Thalamus opticus und Corpus quadrigeminum mehr den reflectorischen (in meiner Ausdrucksweise mehr den instinctiven) Bewegungen dienen, in neuerer Zeit wesentliche Stützen erlangt hat. Insbesondere ist die innige Beziehung zwischen Thalamus opticus und den instinctiven Bewegungen durch die Untersuchungen Nothnagel's*) und Bechterew's**) sowohl für den Menschen wie für das Thier als erwiesen zu betrachten. Damit soll nicht ausgeschlossen sein, dass auch das Rückenmarksgrau bei dieser Regulirung eine Rolle spielt, doch liegt es nahe, die erwähnten Stammganglien, also besonders Schweifkern und Linsenkern, für die Regulirung der Willkürbewegungen durch Vorstellungen heranzuziehen.

2. Der zeitliche Verlauf der willkürlichen Bewegungen.

Von den gemischt-willkürlichen Bewegungen ging aus dem Obigen hervor, dass ihr Verlauf zum Theile unabhängig vom Willen also zeitlich wie bei automatische Bewegungen stattfindet.

Was die rein-willkürlichen Bewegungen anbelangt, so wurde zunächst durch Thierexperimente, wenigstens für den Frosch, fest-

---

*) Topische Diagnostik d. Gehirnkrankheiten, Berlin 1879, und Zeitsch. f. klin. Medicin, Bd. XVI.

**) Virchow's Archiv, Bd. LX.

gestellt, dass die vom Grosshirn ausgehende Erregung auf ihrem Wege zu den Muskeln zwei Verzögerungen erleide.*) Die erste entspricht der Stelle, an welcher die Stammganglien sitzen, die zweite derjenigen, an welcher die Fasern den grauen Kern im Rückenmarke passiren. Da diese Experimente an Fröschen angestellt wurden, und es neuerlich zweifellos erscheint, dass bei höheren Thieren und dem Menschen die von der Rinde ausgehenden Fasern wenigstens theilweise die Stammganglien umgehen, so dürfte für diese Geschöpfe der erste Verzögerungspunkt wegfallen.

Dass die Geschwindigkeit der Leitung durch das Rückenmark selbst, abgesehen von diesen Orten geringer ist als die der peripheren Nerven, ist zwar für den Menschen und die höheren Thiere wahrscheinlich, aber nicht allgemein angenommen.**)

Von besonderem Interesse für den uns beschäftigenden Gegenstand sind Ergebnisse, welche Versuche über die sogenannte Reactionszeit zu Tage förderten. Es handelt sich um Folgendes: Dem Experimentirenden ist die Aufgabe gestellt, so schnell als möglich nach Eintritt eines bestimmten Sinnesreizes eine verabredete willkürliche Bewegung auszuführen, z. B. im Momente, in welchem er einen elektrischen Funken überspringen sieht, eine Taste niederzudrücken. Wer sich bei diesen Versuchen genau beobachtet, wird finden, dass die angestrengte Aufmerksamkeit, mit welcher er das Eintreffen des Sinneseindruckes erwartet, in einem willkürlich gesetzten Zustand beruht, während welches Zustandes sein Nervensystem sich anders verhält, als gewöhnlich. Dieser Zustand ist es, welcher, einmal hervorgerufen, dann gleichsam ein Ueberspringen der erwarteten Erregung auf die betreffenden motorischen Bahnen bewirkt, ohne dass ein neuerlicher Willensimpuls gesetzt wird.

Dass die Reaction wirklich in dieser Weise erfolgt, und dass nicht, wie man glauben und erwarten könnte, dem Reiz ein Willensimpuls und dem Willensimpuls die Zuckung folgt, geht aus folgenden an mir und Anderen beobachteten Thatsachen hervor.

Es kommt vor, und wenn man vom Experimentiren ermüdet ist, geschieht es sogar recht häufig, dass nach erfolgtem Reize die Re-

*) Vgl. oben pag. 46.

**) Ich hatte (Sigm. Exner, Experim. Untersuchung der einfachsten psychischen Processe. Pflüger's Arch. VII) die motorische Rückenmarksleitung von einer Geschwindigkeit = 11 bis 12 Meter pro Secunde, die sensorische = 8 Meter nach Messungen am Menschen gefunden; François-Franck und Pitres (Gaz. hebdom. 1878) hatten sie beim Hunde = 10 Meter gefunden, doch ist nicht zu leugnen, dass bei der Complication der Vorgänge diese Werthe nur unter gewissen Voraussetzungen angenommen werden können.

action ganz ausbleibt. Man ist von dem Ausbleiben derselben überrascht, und hat den Eindruck, als wäre jener Zustand im Centralnervensysteme zu wenig gesteigert, oder als wäre der Reiz nicht intensiv genug gewesen, um nach den Bewegungsnerven durchbrechen zu können. Würden wir erst nach dem Reiz einen Impuls setzen, so würde die Sache wohl so ausfallen, dass wir, wenn wir ermüdet sind, zu spät oder zu schwach reagiren; in der That aber reagiren wir gar nicht; würden wir es thun, so würde die Zuckung ganz unverhältnissmässig zu spät kommen. In einzelnen Fällen ist mir das vorgekommen und in diesen betrug dann die Reactionszeit fast eine Secunde, während die normale Reactionszeit etwas über ein Zehntel einer Secunde beträgt. So weit ist die Kluft zwischen den Reactionen, die man ausführt, wenn sich das Nervensystem in dem richtigen Zustande der Vorbereitung befindet, und jenen, welchen ein neuer Willensimpuls zu Grunde liegt. Eben wegen der Länge der Zeit, welche im letzteren Falle verstreicht, zuckt man gewöhnlich nicht mehr, wenn die Reaction einmal ausgeblieben ist: man hat Zeit genug, die Sache für verloren zu halten. Dieses Aufgeben der Absicht zu zucken, wäre unbegreiflich, wenn in jedem Falle dem Reize erst ein Impuls folgte. Ja es ist mir und meinem Collegen A. v. Winiwarter, der viele derartige Versuche in Gemeinschaft mit mir ausführte, wiederholt vorgekommen, dass wir uns ernstlich über das Ausbleiben der Zuckung geärgert haben, wegen der Verschwendung an Zeit und Versuchsmateriale. Gelang es uns wieder, eine regelrechte Zuckung zu Stande zu bringen, so war die Zeit so kurz, und die Zuckungscurve so hoch wie gewöhnlich.

Das Verschwinden des in Rede stehenden Zustandes braucht eine messbare Zeit. Auch davon kann man sich — freilich der Natur der Sache nach mehr zufällig als durch systematische Versuche — überzeugen. Es geschieht, dass man sich zum Empfange des Reizes und zur Reaction bereit gemacht hat, dass man aber im Momente, in welchem der Reiz eintrifft, durch irgend etwas zerstreut ist. In solchen Fällen tritt bisweilen doch Zuckung ein; dieselbe ist dann verspätet, fällt aber doch viel früher, als sie fallen könnte, wenn sie ihre Existenz einem neuen Impuls verdanken würde. Man weiss auch durchaus nichts davon, einen neuen Willensimpuls gesetzt zu haben.

Viele Jahre, nachdem ich diese Beobachtungen gemacht und beschrieben hatte,*) kam Ludw. Lange**) gelegentlich seiner Ver-

*) Experim. Untersuchung der einfachsten psychischen Processe. 1. Abhandl. Pflüger's Arch., Bd. VII.

**) Wundt's Philosoph. Studien. Bd. IV.

suche über Reactionszeit zu wesentlich denselben Anschauungen, wie es scheint, ohne von meinen Beobachtungen Kenntniss zu haben. Er sagt: „Diese Form der Reaction ist in der That nichts weiter als ein Hirnreflex; und wenn sie sich von den Reflexen niederer Centralorgane (z. B. des Rückenmarkes und der Medulla oblongata) auch dadurch unterscheidet, dass dem ganzen Acte jedesmal eine Willenserregung vorangehen muss (vorbereitende willkürliche Innervation der auszuführenden Reactionsbewegung), so erfolgt doch der Act selbst in allen diesen Fällen auf gleiche Weise mechanisch und ohne jede Betheiligung des Willens." Er unterscheidet weiterhin zwei Arten der Reaction, eine, bei welcher die vorbereitende Aufmerksamkeit hauptsächlich dem erwarteten sensorischen Impuls, eine andere, bei welcher diese hauptsächlich dem abzugebenden motorischen Impulse zugewendet ist.

Es ist also kaum daran zu zweifeln, dass diese Form einer exquisit willkürlichen Bewegung darauf zurückzuführen ist, dass die Willensintention, auf einen erwarteten Sinnesreiz so rasch als möglich eine bestimmte Bewegung auszuführen, auf einer Veränderung beruht, welche die Rindenvorgänge in den Erregbarkeitsverhältnissen subcorticaler Centren hervorrufen. Dieser so hervorgerufene Zustand, der willkürlich erzeugt ist, bewirkt dann ohne neuerlichen Bewusstseinsvorgang, dass der Eintritt des Sinnesreizes die Bewegung hervorruft. Er braucht eine gewisse Zeit, um hergestellt zu werden und um wieder zu schwinden.

Man wird sofort die Aehnlichkeit erkennen, die zwischen den hier geschilderten Verhältnissen und den oben bei Besprechung der Bahnung und der Regulirung der Willkürbewegung durch Vorstellungen dargelegten herrscht. In der That bin ich durch die Versuche über Reactionszeit zu der Anschauung gedrängt worden, dass es jene Erscheinungen geben müsse, die ich oben unter dem Namen der Bahnungserscheinungen beschrieben habe, und für welche ich dann im Thierexperimente die Stütze fand; auch die Erklärung vom Einfluss der Vorstellungen auf die Willkürbewegungen ist durch diese Erfahrungen angeregt worden.

Es ergibt sich demnach ziemlich von selbst, in welcher Weise wir uns den Ablauf der Erregungen bei einem Reactionsversuch vorstellen können, mit der Aussicht der Wahrheit so nahe als möglich zu kommen. Wir müssen uns zunächst wieder daran erinnern, dass die subcorticalen Centren ein zusammenhängendes Ganzes sind, und dass die willkürlichen Rindenimpulse in dieses an ausserordentlich verschiedenen Stellen einzugreifen vermögen. Halten wir uns an das

Beispiel, in welchem ein Tastreiz, auf den reagirt werden soll, die rechte Hand trifft, und mit der linken Hand die Taste niedergedrückt wird, so kann der Vorgang folgender sein (ich benütze wieder das Schema auf pag. 152): durch die von der Rinde kommenden Bahnen (σ) werden die a-Zellen der rechten Seite so weit geladen, dass schon ein geringer Reiz ausreicht, sie zur Entladung zu bringen. Desgleichen werden durch die auch von der Rinde kommenden Bahnen μ der linken Seite die m-Zellen geladen, die durch Commissurfasern mit der anderen Seite verbunden sind. Es liegen vielleicht noch andere Centralstationen zwischen den Bahnen, die hier gezeichnet sind. Immerhin leuchtet ein, dass wenn dieser Zustand einmal hergestellt ist, dann ohne neuen Willensimpuls die Erregung gleichsam überspringt auf den ihr angewiesenen Weg.

Diese Anschauung bekommt ihre Stütze durch weitere Erfahrungen und Selbstbeobachtungen, die man bei Anstellung der Reactionsversuche machen kann. Zunächst die, dass irgend ein anderer Reiz, auf den nicht reagirt werden soll, gelegentlich auch die Reaction auslöst. Eine unerwartet zugeschlagene Thür, ein anderweitiger plötzlicher Tasteindruck kann das bei jener Anspannung der Aufmerksamkeit bewirken. Wenn nämlich die m-Zellen stark geladen sind und sie, wie wir schon wissen, mit so vielen anderen subcorticalen Organen zusammenhängen, so kann eine an und für sich nur mit geringer Intensität anlangende Erregung ausreichen, sie zum Losschlagen zu bringen. Die durch S einlaufende Erregung wird aber deshalb immer sicherer die Reaction hervorrufen, weil sie eben durch die Ladung der a-Zellen stärker anlangt als andere.

Es erklärt sich weiter, dass es eine gewisse Zeit braucht, bis jener willkürlich gesetzte Zustand wieder geschwunden ist, denn wir haben (pag. 50 und 77) bei Gelegenheit der Summation und Bahnung gesehen, dass die Ladung, welche in einem Moment gesetzt wird, erst nach einiger Zeit wieder geschwunden ist. Es erklärt sich weiter, warum bei Ermüdung die Reactionszeit wächst. Denn die Ermüdung beruht ja eben darauf, oder wenigstens zum Theile darauf, dass die Ladungen der Centren keinen so hohen Grad mehr erreichen, es sind dann also auch die abgegebenen Erregungen geringer, und wir haben gesehen, dass die Erregungen in der grauen Substanz um so schneller geleitet werden, je stärker sie sind (pag. 45). Weiter erklärt es sich andererseits, dass die Reaction bei diesen Versuchen nie schwach ausgeführt werden kann, das Niederdrücken der Taste geschieht immer heftig und bemüht man sich, so sachte als möglich aufzudrücken, so gewahrt man, dass man die antagonistischen Muskeln innervirt, um dadurch die heftig einbrechende Erregung in ihrem Effect abzuschwächen.

Ich brauche kaum zu erwähnen, dass die Auswahl der in Ladung versetzten motorischen und sensorischen Centren verschieden ist, je nach der Muskelgruppe, mit welcher, und dem Sinnesreiz, auf welchen reagirt werden soll; ferner, dass der Ort, an dem jenes Ueberleiten der Erregung von den sensorischen auf die motorischen Bahnen stattfindet, sich vorläufig nicht sicher bestimmen lässt, aber jedenfalls mit dem Sinnesreiz und der in Action tretenden Muskelgruppe wechselt.

Nicht unwesentlich anders scheinen sich die Dinge bei der Ermittelung der sogenannten Unterscheidungszeit zu verhalten.*) Man denke sich, es solle auf einen bestimmten akustischen Eindruck, z. B. auf das Aussprechen des Vocales A, mit der Hand reagirt werden. Die Zeit, welche bis zum Beginne der Handbewegung verfliesst, ist die Reactionszeit. Nun aber modificire man den Versuch so, dass von der Hilfsperson, statt A allein, A und J in unregelmässiger Folge gesprochen wird und nur auf einen derselben darf die Reaction erfolgen. Unter diesen Verhältnissen findet man eine grössere Zeitdauer. Die Differenz zwischen dieser und der erst gefundenen Reactionszeit heisst die Unterscheidungszeit, weil sie angibt, wie viel länger der Experimentator braucht, wenn er zwischen den verschiedenen akustischen Signalen unterscheiden soll.

Wie oben hervorgehoben, kommt es auch bei den Versuchen über Reactionszeit vor, dass man, wenn mit gespannter Aufmerksamkeit in den nächsten Momenten das, z. B. optische Signal erwartet wird, und es tritt ein unerwarteter anderer Sinneseindruck auf, dann reagirt. Man ist sich natürlich gleich nachher vollkommen bewusst, hier einen Fehler begangen zu haben. Diese Erscheinung erklärt sich leicht aus der genannten Ladung der motorischen Kerne und dem engen Zusammenhang der grauen Massen untereinander. Ich habe nun den Eindruck, dass ein derartiges Losschlagen auf einen unrichtigen Sinnesreiz um so leichter erfolgt, je näher derselbe in Bezug auf seine Sinnessphäre dem erwarteten steht, d. h. man muss sich mehr in Acht nehmen, wenn man auf den Laut J reagiren soll, auf den Laut A zu reagiren, als man sich in Acht nehmen muss, auf einen Tastreiz des Beines zu reagiren.

---

*) Solche Versuche wurden von De Jager (Over den physiologischen tyd der psychischen processen. Inaug.-Dissert. Utrecht), von Donders (Arch. f. Anat. u. Phys. 1868), Mendenhall (Americ. journ. of scienc. and arts. II) und v. Kries u. Auerbach (Du Bois-Reymond's Arch. 1877) angestellt.

Die Existenz der Unterscheidungszeit mag nun in folgenden zwei Umständen ihre Erklärung finden. Erstens wird wohl die Ladung der motorischen Kerne nicht so hoch gestellt werden wie bei der gewöhnlichen Reactionszeit; zweitens gilt dasselbe für die sensorischen Centralorgane, und zwar, wie mir scheint, deshalb, weil unter sehr verwandten Organen eine starke Ladung enger Bezirke ohne Ladung der nächstverwandten unmöglich ist. Bei dem gewöhnlichen Reactionsversuch wird der akustische Apparat, freilich direct nur, insoferne er bei dem erwarteten Signal in Action tritt, geladen, es laden sich aber hierdurch von selbst auch die verwandten Centralorgane. Deshalb wird reagirt, ob das Signal so oder etwas anders klingt.

Bei der Auswahl der Vocale aber ist es anders; da sollen nur die Bahnen geladen werden, welche beim Klang J, nicht aber die, welche beim Klang A in Action treten. Es werden deshalb alle schwächer geladen, damit letztere unter der Schwelle des Losschlagens bleiben.

Man kann sich die Sache auch noch anders vorstellen. Es können zweifellos beim Klang J Bahnen betheiligt sein, welche beim Klang A auch betroffen werden. Es müssen also durch die Ladung immer oder hauptsächlich die Bahnen erregbarer gemacht werden, welche in J, nicht aber in A enthalten sind. Es ist das also eine geringere graue Masse, welche überhaupt geladen wird, und deshalb ist auch der Effect der Ladung geringer.

Weiter sind Versuche über die „Willenszeit" in folgender Weise angestellt worden: Es ist z. B. die Alternative gegeben, dass ein sensibler Reiz die rechte oder die linke Hand trifft. Dann soll immer eine Reaction mit dem Fusse der Seite ausgeführt werden, welche der Reiz getroffen hat. Man findet, dass in diesem Falle zur richtigen Ausführung der Reaction noch mehr Zeit erforderlich ist, wie bei den Experimenten über die Unterscheidungszeit. Dieses Plus ist die Willenszeit. Oder es ist die Aufgabe gestellt, auf einen von mehreren vorgesprochenen Vocalen so schnell als möglich mit demselben Vocal zu antworten.

Die nächstliegende Vorstellung über die hierbei stattfindenden physiologischen Vorgänge ist wohl die, dass beide Bahnen geladen werden, aber entsprechend dem Umstande, dass derartige ausgedehnte Ladungen dann unvollkommen sind, eben schwächer. Bei dem Vocalversuche wird es sich wieder nur um eine partielle Ladung handeln können, und ich möchte es nicht für unmöglich halten, dass bei diesen Versuchen über die Willenszeit, entgegensetzt jenen über die Reactionszeit, ein nach dem Reiz erst willkürlich gesetzter Impuls, mitspielt.

Was den erwähnten Umstand von der geringeren Ladung einer einzelnen Bahn anbelangt, wenn es sich um die grössere Ausdehnung der Ladung handelt, so werden wir noch vielfach darauf zurückkommen. Es ist dieselbe Erscheinung, welche bewirkt, dass die Reactionsversuche bei geistiger Zerstreuung grosse Zahlen ergeben, und auf welchen überhaupt die wichtigsten Thatsachen der Aufmerksamkeit beruhen.

IV. CAPITEL.

Die Aufmerksamkeit.

Es ist im vorstehenden Capitel schon ein Theil dessen, was ich über die Aufmerksamkeit zu sagen habe, anticipirt.

Da wurde gezeigt, dass durch einen Willensact Veränderungen in unserem Nervensystem hervorgerufen werden können, welche bewirken, dass eine Erregung einen Weg A geht und dass sie, wenn statt jener Veränderung willkürlich eine andere gesetzt wurde, die Erregung den Weg B geht. Diese gesetzten Veränderungen haben den Charakter von Zuständen.

Ich sehe in dieser Wechselwirkung verschiedener Theile des Centralnervensystemes das Wesen dessen, was wir Aufmerksamkeit zu nennen pflegen.

Es sei S, Fig. 48, eine sensorische Faser, M_1, M_2, M_3 motorische Fasern und μ_1, μ_2, μ_3, sowie σ_1, σ_2, σ_3 Verbindungen, die willkürlich im Organ des Bewusstseins gesetzte Impulse zu den angedeuteten centralen Verbindungen herableiten. Soll der oben bei den Versuchen über Reactionszeit betrachtete Fall eintreten, dass auf den durch S einströmenden Reiz nur die durch M_1 repräsentirte Muskelgruppe in Zuckung geräth, so wird durch μ_1 die Zelle m_1 geladen. Vielleicht wird auch durch σ_1 die Zelle a_1 geladen. Die Erregung wird dann den Weg durch a_1, m_1 zu M_1 nehmen. Ebenso kann das Organ des Bewusstseins die übrigen möglichen Wege bahnen. Diese letzteren liegen natürlich in subcorticalen Centren. Dass ähnliche Bahnungserscheinungen auch in der Rinde zu finden sind, wird erst später Gegenstand unserer Betrachtungen sein.

Die Aufmerksamkeit kann aber auch dem durch S einströmenden Reiz allein zugewendet werden, ohne mit einer Bewegungstendenz verbunden zu sein, wenn uns z. B. an einem Object ein besonderer Theil interessirt. Dann besteht der physiologische Zustand der Aufmerksamkeit in einer durch die σ-Bahnen zugeleiteten Ladung der a-Zellen. Eine schwache Erregung durch S wird diese Zellen dann schon zur Entladung bringen, und wenn die Ladung durch die σ-Bahnen weiter erhalten wird, so werden die a-Zellen in dauernder Erregung bleiben, so lange, bis sie oder die centralen Endigungen der σ-Bahnen oder beide erschöpft sind, in welchem Falle von der Ermüdung der Aufmerksamkeit gesprochen wird. Es ist für die Theorie von nebensächlicher Bedeutung, ob die centrifugalen und die centripetalen Impulse der a-Zellen dieselben Wege (σ) gehen oder verschiedene, ebenso ob die σ-Fasern dieses Schemas mit den σ-Fasern oder den α-Fasern des Schemas Fig. 47 identisch sind, denn auch

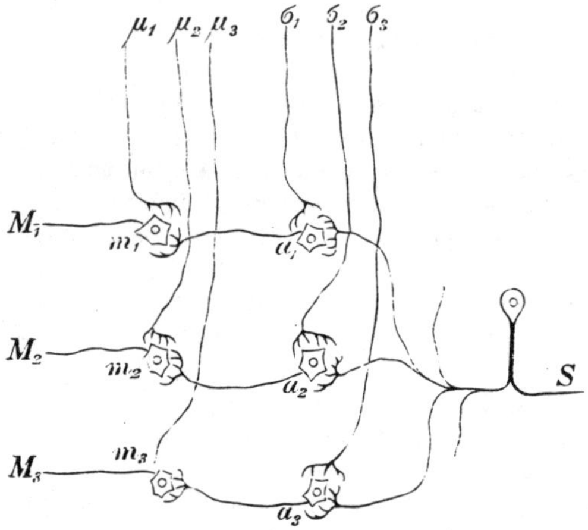

Fig. 48. Schema zur Veranschaulichung der Wirkung, welche die auf die Sinneseindrücke gerichtete Aufmerksamkeit ausübt. Bezeichnungen wie in Fig. 47.

die σ-Fasern des letzteren werden die a-Zellen zu laden vermögen, ferner ob die σ-Fasern überhaupt mit Zellen in Beziehung treten, oder direct in die centrale Verzweigung von S übergehen.

Man wird vielleicht finden, dass dem Dargelegten entsprechend, bei der sinnlichen Aufmerksamkeit eine Tendenz zu Bewegungen da sein muss, da ja die m-Zellen stärkere Impulse bekommen, als wenn die a-Zellen nicht geladen sind, und zwar stärkere Impulse (Tonus) sowohl vor als beim Eintritt der Empfindung. Die Erfahrung bestätigt diese Erwartung und damit die Theorie. Die Selbstbeobachtung lehrt, dass wenigstens jene Muskeln, deren Innervationsgebiet in enger Verwandtschaft mit dem betreffenden sensoriellen Gebiete steht, kaum in Ruhe zu erhalten sind, wenn die Aufmerksamkeit den entsprechenden Empfindungen zugeführt wird. Man lenke seine Aufmerksamkeit einer erwarteten Berührung der Conjunctiva des Augapfels zu, und man wird schon vor Eintritt derselben, umsomehr aber nachher die Tendenz zum Blinzeln empfinden. Bei ganz abgelenkter Aufmerksamkeit wird ein Reiz noch nicht ausreichen, das Blinzeln zu bewirken, der bei darauf gerichteter Aufmerksamkeit hinreicht. In analoger Weise mag das „Anglotzen" aufregender Scenen zusammenhängen. Ein Object, das sich im seitlichen Theile unseres Sehfeldes befindet, kann von den meisten Menschen überhaupt nicht zum Gegenstande der Aufmerksamkeit gemacht werden, ohne sofort zu einer Auslösung der entsprechenden Muskelaction, die die zugehörige Drehung des Augapfels besorgt, Veranlassung zu geben. Durch diese wird es dann an den Ort des deutlichsten Sehens gerückt und festgehalten.

Aber auch bei Centralorganen von geringerer Verwandtschaft kann man, glaube ich, Aehnliches beobachten. Ich werde mich kaum täuschen, wenn ich behaupte, dass sich der Tonus meiner Armmuskeln ändert, wenn ich meine Aufmerksamkeit den Empfindungen dieser Gliedmasse zuwende. Wenigstens ist eine solche Tendenz vorhanden, die allerdings gehemmt werden kann.

Es führt uns dies dazu, die physiologischen Aeusserungen der Aufmerksamkeit etwas genauer ins Auge zu fassen.

Sei es, dass die Aufmerksamkeit Sinneseindrücken oder Bewegungen oder Erinnerungsbildern zugewendet ist, immer bewirkt sie, dass gewisse Bahnen des Nervensystemes besonders fahrbar werden und in diesem Zustande längere oder kürzere Zeit verbleiben; dabei bewirkt sie aber weiter, dass eine grosse Anzahl anderer Bahnen in ihrem Leitungsvermögen herabgesetzt werden. Je intensiver die Aufmerksamkeit, desto tiefer die Erregbarkeit dieser anderen Bahnen. Doch gelingt die Steigerung der Erregbarkeit nur in einem gewissen Bahnbezirk, dessen Grösse nicht unter ein gewisses Maass sinken kann.

Physiologisch gedeutet, mögen die Verhältnisse folgende sein:

Wird die Aufmerksamkeit einer Empfindung zugewendet, so beruht dies darauf, dass die betreffende Leitung in der oben angedeuteten Weise gebahnt wird. Dabei steigt aber auch der Tonus in den dieser Leitung verwandten Bezirken (wie auch schon im angeführten Beispiele erläutert wurde), und zwar umsomehr, je näher verwandt sie sind. In den nicht verwandten Bahnen aber (oder, da es streng genommen gar nicht verwandte Bahnen wohl nicht gibt, in den Bahnen geringerer Verwandtschaft) tritt eine Hemmung ein. Ich will diesen ganzen Zustand des Systemes als den der Attention bezeichnen, und demnach von attentioneller Bahnung und attentioneller Hemmung sprechen. Die Grenzen zwischen diesen beiden Gebieten mögen wohl — wenn solche Vergleiche überhaupt eine Berechtigung haben — bei verschiedenen Sinnesgebieten recht ungleiche sein, und jedenfalls, je nach der Stimmung des ganzen Nervensystemes, von Fall zu Fall wechseln.

Ich stelle mir unter attentioneller Hemmung einen Zustand der Centren vor, wie er etwa in einem Reflexorgan oder einem den instinctiven Bewegungen dienenden Centrum herrscht, das durch den adäquaten Reiz zur Action angeregt, durch den Willen aber an derselben gehindert wird: ein gesteigerter Tonus der Zellen, trotz dessen aber die Endladung erschwert. Auch dieses Gebiet gleichzeitiger Bahnung und Hemmung mag variabel sein. Die Berechtigung, einen derartigen Zustand von Centren überhaupt anzunehmen, ergeben die eben angeführten Beispiele, und eine Anzahl den Physiologen geläufige Erscheinungen aus den Gebieten des Experimentes: es sind pag. 69 bis 76 Versuche mitgetheilt worden, in welchen Hemmungen innerhalb eines Bahnbezirkes in Folge von Erregung einer anderen Bahnstrecke auftreten, und der Umstand, dass bei den geschilderten Versuchen über Reactionszeit die intendirte Handbewegung auch ausgelöst werden kann, wenn statt des erwarteten Reizes, ein plötzlicher Reiz anderer Art auftritt, zeigt, dass die verwandten Bahnen auch in einem erhöhten Zustande der Ladung sind. Unter verwandten Bahnen sind hier in vielen Fällen solche zu verstehen die schon ziemlich nahe dem Sensorium liegen, und welche die sensorischen Impulse schon nach einer ersten centralen Verarbeitung leiten.

Darunter verstehe ich die oben bei der Intentionsregulirung und bei anderer Gelegenheit besprochene Erscheinung, dass eine sensorische Erregung nicht einfach von der peripheren Nervenfaser bis zum Organ des Bewusstseins hinaufläuft, sondern entsprechend ihren Verwandtschaften, subcortical noch eine Reihe anderer Bahnen in Erregung versetzt, die nun auch wieder Veranlassung zu Bewusstseinsvorgängen geben.

Für die meisten Sinneseindrücke ist, wie wir alsbald sehen werden, anzunehmen, dass sie erst nach einer wahrscheinlich in den Stammganglien und den sensorischen Kernen erfolgenden Umgestaltung zum Bewusstsein gelangen. Die attentionellen Hemmungen und Bahnungen treffen dann also die Impulse erst nach jener ersten Verarbeitung. Ja es kann der Angriffspunkt der Attention noch höher liegen.

Betrachten wir mit Aufmerksamkeit eine Statue, so kann der physiologische Vorgang hierbei nicht darin bestehen, dass die Fasern der erregten Netzhautelemente, die gewöhnlich als direct mit dem Organ des Bewusstseins verbunden betrachtet werden, eine Bahnung erleiden. Wenn dem so wäre, so müsste die Aufmerksamkeit wesentlich anders eingestellt werden, wenn sich unsere Entfernung von der Statue ändert, denn es werden dann Netzhautelemente das Netzhautbild empfangen, die früher leer ausgingen oder umgekehrt. Es müsste weiterhin die Aufmerksamkeit immer gleichzeitig Form, Farbe, Schattirung u. s. w. der Statue erfassen, während es doch Gegenstand täglicher Erfahrung ist, dass man sehr genau die Farbenzusammenstellung eines Bildes, das Materiale einer Statue etc. untersuchen kann, und dabei sich um Anderes in der Darstellung nicht bekümmert.

In diesem Falle trifft also die Bahnung jene Regionen, in welchen aus den Netzhautbildern schon das körperliche Object construirt ist; an diesem wird durch die Annäherung oder Entfernung nichts geändert. Aehnlich ist es in Bezug auf die Bahnen, welche die Farbeneindrücke vermitteln u. s. w.

Noch ein Schritt weiter führt uns zu der den Gedächtnissbildern zugewendeten Aufmerksamkeit. Wir sind durch diese Beispiele in ein Gebiet gerathen, von dem erst später die Rede sein wird. Hier sind sie erwähnt, um daran die Bemerkung zu knüpfen, dass die Bahnungen der Aufmerksamkeit zwischen dem Falle der willkürlichen Ueberleitung eines sensorischen Impulses auf die motorischen Apparate (pag. 163) bis zu jenen höchsten Sphären alle möglichen Stufen von nervösen Centren treffen können. Gewisse Centren allerdings sind gänzlich ausgeschlossen. Die Bewegungen des Herzens, des Darmes u. s. w. werden vom Centralnervensysteme aus beeinflusst, es gelingt aber nicht, durch einen Act der Aufmerksamkeit auf directem Wege Einfluss auf sie auszuüben. Ebenso bei jenen zuckenden Augenbewegungen die wir an uns mit den aufgelegten Fingern fühlen können, wenn wir uns bei geschlossenen Lidern um die Längsaxe des Körpers drehen, bei der Pupillenreaction auf Licht u. s. w.

Man bemerkt sofort, dass diese dem Spiele der Aufmerksamkeit entzogenen Reflexe diejenigen sind, von deren Ablauf wir keine directen Nachrichten bekommen. Jene Reflexe aber, deren Ablauf uns Innervationsgefühle oder andere Sinneseindrücke verursacht, wie Blinzeln, Husten, Niessen etc. sind auch der Aufmerksamkeit nicht verschlossen, und werden (s. pag. 153) durch den Willen beeinflusst. Alle bewusst ausführbaren Bewegungen und Hemmungen sind solche, deren Effecte der Aufmerksamkeit zugänglich sind.

Ein wichtiger Punkt, der noch hervorgehoben werden muss, ist folgender. Nach dem bisher Vorgetragenen könnte man erwarten, dass die Intensität einer Empfindung mit steigender darauf gerichteter Aufmerksamkeit auch zunehmen muss.*) In der That, wenn durch S (pag. 164) die Zelle a_1 geladen wird und sie gleichzeitig durch die Faser σ_1 Impulse erhält, so müssen die zurückfliessenden Erregungen grösser sein, als wenn σ_1 keine Impulse nach a_1 führte.

Mit anderen Worten: der intercelluläre Tetanus (s. Capitel II., pag. 94) hängt in seiner Intensität von jedem der mitwirkenden Impulse ab.

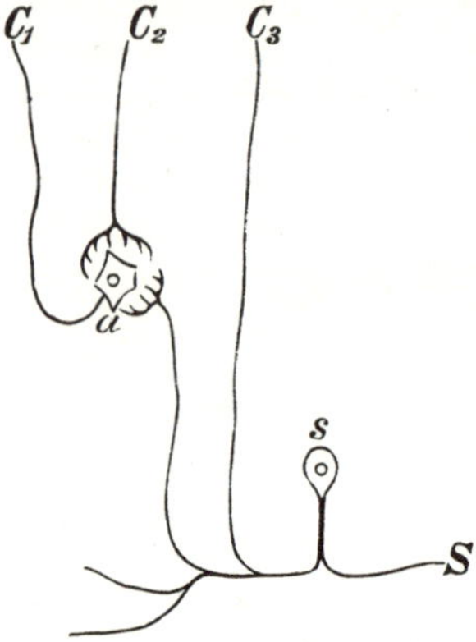

Fig. 49. Schema für die attentionelle Bahnung. S eine sensorische Faser. s eine zugehörige Ganglienzelle. a Zelle im Centralnervensystem. C_1, C_2, C_3 Verbindungen mit dem Organ des Bewusstseins.

Trotzdem werden im Organe des Bewusstseins die anlangenden Erregungen verschiedene sein, wenn einmal der äussere Reiz, das anderemal die Attention gesteigert wird. Und sind sie verschieden, so werden auch die beiden Fälle im Bewusstsein unterschieden und erkannt werden. Es sei nämlich a (Fig. 49) eine Zelle. durch welche auf dem Weg C_1 Impulse der attentionellen Bahnung vom Organ des Bewusstseins nach s fliessen, und möge von s die schon öfter gezeichnete weitere Bahn (C_3) in die Rinde gelangen. Es wird dann der intercelluläre Tetanus zwischen a und s hergestellt sein. Die von a abgegebenen Impulse mögen sich auf verschiedenen Bahnen ausbreiten. uns interessirt noch die Bahn C_2 die auch zu einer bewussten Empfindung Veranlassung geben mag.

Nun ist bei der diffusen Verbreitung, welche jede in die graue Substanz eindringende Erregung durch die Verzweigungen der Bahnen erfährt, kein Zweifel, dass bei Reizung von S sowohl durch C_3 als durch C_2 vielleicht auch durch C_1 Bewusstseinsvorgänge eingeleitet werden. Es ist aber ebenso wenig ein Zweifel, dass bei gleichzeitiger Bahnung durch C_1, demnach Erregung von a auch von dieser Seite, das Verhältniss zwischen den dem Bewusstseinsorgane zuströmenden Impulsen in C_2 und C_3 ein anderes sein wird. Es ist wenigstens keine

*) Es hat Fechner (in Sachen der Psychophysik pag. 27) auf diesen Umstand im Allgemeinen aufmerksam gemacht.

Ursache, eine Gleichheit dieses Verhältnisses anzunehmen, wohl aber manche, eine Ungleichheit vorauszusetzen (vgl. pag. 58).

Mit anderen Worten: Führt C_3 der Hirnrinde eine Erregung von gewisser Stärke zu und gleichzeitig C_2 eine solche von sehr geringer Stärke, so haben wir einen bestimmten Gesammteindruck. Führt C_3 eine Erregung von gleicher Stärke wie im ersten Falle, C_2 eine solche von grösserer Stärke zu, so haben wir einen anderen Gesammteindruck; diese beiden Gesammteindrücke müssen also im Bewusstsein unterscheidbar sein, gerade so wie nach den modernen Theorien des Farbensehens der Eindruck des Roth-Orange von dem Eindruck des Gelb-Orange durch das ungleiche Verhältniss von Erregungen derselben Fasergattungen unterschieden ist.

In Bezug auf das Schema muss ich bemerken, dass ich statt der Zelle *a* gleich die Zelle *s* in die betreffenden Verbindungen hätte einsetzen können. Ich habe es nicht gethan, weil ich es für sehr wahrscheinlich halte, dass die hier in Rede stehenden Processe in den höheren Gebieten (Hirnganglien) sich abspielen und ich andeuten wollte, dass *s* wohl noch anderweitige Verbindungen eingehe.

Ferner hätte ich die Bahn C_2 ersparen können, und die Gesammterregung von C_1, welche ja auch abhängig sein wird von dem Grade der Bahnung und dem Zustande der *a*-Zelle, als die Vergleichserregung annehmen können. Es wäre gegen diese Modification des Schemas nichts einzuwenden; dass ich die vorgeführte Form wählte, hat seinen Grund in der grösseren Anschaulichkeit und in dem Umstande, dass sie auch für jene acceptabel ist, welche eine doppelsinnige Leitung zwischen den Centren nicht annehmen wollen.

Zur Erläuterung des Schemas möge ein Beispiel aus dem Gebiete der Sensibilität und eines aus dem der Motilität folgen, wobei ich allerdings in das Capitel der secundären Empfindungen vorgreifen muss.

Sei *S* (des Schemas pag. 168) eine erste Endigung eines Netzhautelementes. (Ich nehme eine statt vieler.) Wird von C_1 aus gebahnt, so bekomme ich in C_2 und C_3 den betreffenden Lichteindruck. Ist *S* aber gar nicht erregt, so erhalte ich in der Grosshirnrinde ein Verhältniss der Erregungen von C_2 und C_3, das ich nie erhalten kann, wenn *S* erregt ist, das aber nur die eine Grenze einer continuirlichen Reihe von Verhältnissen bildet. Es ist die Empfindung Schwarz, die in der That mit den übrigen Helligkeitsempfindungen eine continuirliche Reihe bildet. So erklärt es sich, dass, wie so oft hervorgehoben wurde, Schwarz die Charaktere einer Empfindung an sich trägt, ohne dass ein äusserer Reiz vorhanden wäre; dass wir mit dem Sehnerveneintritt oder hinter uns nicht Schwarz sehen, weil für diese Stellen der ganze Nervenapparat fehlt; dass aber Schwarz Contraste hervorruft, wie andere Empfindungen u. s. w.

Man könnte gegen diese Auffassung der Schwarzempfindung einwenden, dass man nach ihr bei geschlossenen Augen ein scharf begrenztes schwarzes Sehfeld sehen müsste. Darauf ist zu erwidern, dass wir in der That in der Mitte des Sehfeldes schwarz sehen, dass aber die Grenze deshalb keine scharfe ist, weil wir die Bahnen der Seitentheile überhaupt nie so attentionell erfassen können, wie die des Centrums. Je weiter gegen die Peripherie ein Netzhautbild liegt, desto schwerer ist es uns, dasselbe, durch die darauf gerichtete Aufmerksamkeit, dem Bewusstsein zugänglich zu machen. Es nimmt eben der Reichthum und die Entwickelung der C_1-Fasern, welche den Netzhautelementen angehören, umsomehr ab, je näher diese an die Peripherie rücken.

Gewisse Empfindungen, die sich auf den Raum beziehen, stehen in enger Verwandtschaft mit den motorischen Centralorganen. Wenn wir z. B. einem Object, das im seitlichen Theile unseres Sehfeldes liegt unsere Aufmerksamkeit zuwenden, tritt bei den meisten Menschen unwillkürlich eine Blickbewegung ein, die dieses Object in das Centrum des Sehfeldes schiebt. Diese Verschiebung erscheint uns bekanntlich nicht als solche: das Object bleibt an seinem Orte im Raume. Unser Urtheil über die Lage des Objectes im Raume ist das Resultat eines höchst complicirten Processes im Gehirn, bei dem die Erregungszustände einer grossen Anzahl von Bahnen betheiligt sind. Unter diesen Bahnen befinden sich auch die Bahnen C_2 und C_3, des Schemas pag. 168, in welchem nun aber *s*, *S* motorische, also centrifugal leitende Bahnen vorstellen sollen, welche den Augenmuskeln angehören. Wird C_1 attentionell erregt, so ändert sich die Erregung in *s*, ebenso in C_2 und C_3, es ändern sich wegen der Verschiebung des Netzhautbildes mannigfaltige andere Erregungen, welche sich an dem genannten Urtheilsresultate über die Lage des Objectes betheiligen. Es sei nun die Faser *S* durchtrennt, oder der betreffende Muskel irgendwie functionsunfähig geworden. Wenn nun C_1 attentionell erregt wird, so bleibt in dem ganzen durch das Sinnesorgan zugeleiteten Erregungsmaterial alles beim Alten, denn der Muskel bewegt sich nicht; geändert wird in dem Erregungscomplex, der dem Urtheile zu Grunde liegt, nur der Zustand von C_2 und C_3. Da von diesem das Urtheil über die Lage des Objectes im Raume mit abhängt, so muss sich dieses ändern, d. h. es muss das Object seine Lage im Raume scheinbar ändern. So erklären sich die oft besprochenen Scheinbewegungen, welche derartige Kranke sehen. Die Erklärung stimmt mit der schon öfter in allgemeinen Formen gegebenen Erklärung überein, dürfte die Verhältnisse aber genauer präcisiren, und zeigen, dass man es hier eben mit einem speciellen Falle einer allgemeinen Functionsart des Nervensystemes zu thun hat.

Ich darf nicht unterlassen, hervorzuheben, dass ich die hier geschilderten Vorgänge der attentionellen Bahnung nicht nur für die intensiv auf etwas gerichtete Aufmerksamkeit annehme. Ich glaube vielmehr, dass alle centralen Functionen nie ganz aussetzen, dass ein gewisser Grad der Erregung, den ich schon wiederholt zum Unterschied von dem intercellulären Tetanus als Tonus der Zellen erwähnt habe, immer vorhanden ist, dass die Grade dieses Tonus wechseln, dass die Grösse derselben in erster Linie von Erregungen abhängig sind, die in verwandten Bahnen ablaufen, dass hier Bahnungs- und Hemmungserscheinungen auftreten können u. s. f. Wir beobachten diesen Wechsel im Tonus in den Centralorganen, welche mit Muskeln in Verbindung stehen. Ich erinnere nur an den Gesichtsausdruck als Effect der mimischen Muskeln, welcher sich ohne besonderen Willensimpuls nach Gedanken, Erfahrungen u. s. w. ändert. Ich habe auf diese Umstände schon einmal aufmerksam gemacht und sie unter dem Namen der Stimmung des Nervensystemes subsummirt.

Je intensiver aber die Aufmerksamkeit sich einem Complexe von Bahnen zuwendet, umsomehr ist sie von den übrigen abgezogen. Auf diesen Umstand werde ich erst später, wenn vom Bewusstsein die Rede ist, eingehen können.

V. CAPITEL.

Die Empfindungen.

1. Vorbemerkungen.

Die modernen Anschauungen der Sinnesphysiologie führen zu dem Gesetze: Jede sensorische Nervenfaser, sie mag auf welche Weise immer erregt werden, bringt eine Empfindung in das Bewusstsein, welche sich von jeder Empfindung, die eine andere Nervenfaser zu liefern vermag, unterscheidet.*)

Es geht dieser Satz mit grosser Wahrscheinlichkeit aus dem Studium des Seh-, Gehör- und Tastsinnes hervor, während der Nachweis desselben für den Geschmacks- und Geruchssinn noch nicht geliefert ist. Er beruht *a)* auf dem Gesetze der specifischen Sinnesenergie von Johannes Müller, welches aussagt, dass ein Sinnesnerv immer, wenn er gereizt wird, nur die ihm zugehörige Empfindung hervorrufen kann: die Netzhaut oder der Sehnerv auf elektrischem, mechanischem oder dem normalen Wege durch Licht in Erregung versetzt, vermitteln immer nur eine Lichtempfindung, ebenso die Tastnerven immer nur Tastempfindungen, der Hörnerv Gehörsempfindungen. *b)* Weiter hat sich gezeigt, dass, soweit die Dinge verfolgt werden konnten, auch jedes Endelement der Netzhaut eine andere Empfindung hervorruft als jedes andere. Zwei nebeneinander stehende, gleich helle und gleich gefärbte Sterne können wir bei fixirtem Blicke nur dadurch überhaupt erkennen, dass die Empfindungen, die sie uns liefern, trotz Gleichheit in Bezug auf die genannten Umstände noch verschieden sind. Das Unterscheidungsvermögen der Augen entspricht in Wirklichkeit der Grösse unserer Netzhautelemente,**) so dass man mit Bestimmtheit behaupten kann,

---

*) Dieser Satz, sowie manches Andere in den nächstfolgenden Auseinandersetzungen ist schon in dem Capitel „die Empfindungsimpulse", welches ich für Hermann's Handb. d. Physiol. II. Bd., 2, Leipzig 1879, ausarbeitete, enthalten.

**) Helmholtz, Physiol. Optik, 1. Aufl., pag. 215.

jedes derselben rufe eine ihm charakteristische Empfindung hervor.*) In ähnlicher Weise hat sich gezeigt, dass auch den einzelnen Endfasern des Gehörsnerven je eine charakteristische Empfindung zugesprochen werden muss.

Ohne behaupten zu wollen, dass eine isolirte Erregung eines einzigen sensorischen Elementes je im Leben vorkommt, wollen wir zur Erleichterung der Darstellung doch von solchen sprechen und die durch eine sensorische Faser vermittelte Empfindung ein „Empfindungselement" nennen.

Jedes Empfindungselement hat eine Seite, in welcher es gleich oder doch vergleichbar ist mit Empfindungen, welche andere Elemente desselben Sinnesorganes hervorrufen. So hat die Empfindung eines Tones immer noch eine gewisse Aehnlichkeit mit der Empfindung eines anderen Tones, durch welche sich diese beiden Empfindungen, wenn sie auch nie identisch sein können, als zusammengehörig oder doch zusammengehöriger manifestiren, als andere, z. B. die eines Tones und die des Kitzels. Zwei Empfindungen des Blau, hervorgerufen an zwei verschiedenen Netzhautstellen, sind nicht identisch, wohl aber in einem Punkte, eben was das Blau betrifft, gleich.

Diese Seite nun, in welcher die Empfindung jedes Nervenelementes gleich oder doch vergleichbar wird der Empfindung anderer, nennt man die Qualität der Empfindung und spricht in diesem Sinne von der Empfindung eines Druckes, von der Empfindung des Blau, eines bestimmten Tones oder Geschmackes etc. Dasjenige dagegen, was in den oben angeführten Beispielen die beiden Empfindungen der Sterne oder der blauen Felder unterscheidet, nennt man das Localzeichen. Auch der Tastsinn hat Localzeichen.

Endlich kann jedes Empfindungselement noch an Intensität variiren: ein Ton kann stark oder schwach, ein Stern hell oder weniger hell sein. Obwohl also jede Empfindung erstens durch die in Erregung gesetzten Nervenfasern, zweitens durch die Intensität dieser Erregung vollkommen bestimmt ist, so spricht man doch von den drei Merkmalen einer Empfindung: ihrer Qualität, Intensität und (freilich nur bei gewissen Sinnesapparaten) dem Localzeichen: ein vorläufiger Hinweis darauf, dass selbst ein Empfindungselement auf einem verhältnissmässig complicirten physiologischen Vorgange

*) Vgl. auch Brücke, Ueber einige Consequenzen der Young-Helmholtz'schen Theorie. Wiener Akad. d. Wiss., Bd. LXXX, 3. Abth., 1879. Eine Ausnahme von dem Gesagten bilden in gewissem Sinne die sogenannten identischen Punkte der Netzhaut, vielleicht auch manche symmetrisch gelegenen Nervenelemente der beiden Körperhälften.

beruht und nicht, wie häufig angenommen wird, ein bloss in seiner Grösse variables einheitliches Ganzes bildet.

Die Qualitäten der Empfindung variiren nicht nur innerhalb eines und desselben Sinnesorganes, sondern variiren auch von Sinnesorgan zu Sinnesorgan. Roth, Grün etc. sind Qualitäten der Lichtempfindung, Töne verschiedener Höhe der Tonempfindungen etc.*)

Doch möchte ich hier hervorheben, dass die Lehre von den Qualitäten der Sinneseindrücke in der gangbaren Form unzulänglich wird, wenn wir zu den niederen Sinnen herabsteigen. Hier können die Qualitäten verschiedener Sinnesorgane sich sehr ähnlich werden. Ich erinnere an die Empfindungen, von denen wir häufig kaum oder gar nicht wissen, ob sie dem Bereiche des Geschmackes oder des Geruches angehören. Andererseits können hier Empfindungen, welche demselben Sinnesgebiet zugeschrieben werden, so verschieden sein, dass man sich fragen muss, mit welchem Rechte dieses Zusammenfassen überhaupt geschieht. So unterscheidet sich die Empfindungsqualität, welche unsere Hornhautnerven liefern (bei Verletzung der Hornhaut oder ihres Epithels) von der Qualität einer Druckempfindung so sehr, dass sie mit den gewöhnlichen Tastempfindungen zusammenzuwerfen, der Sache Gewalt anthun heisst, umsomehr, als sich jene Hornhautempfindung bei Steigerung niemals zu der gewöhnlichen Schmerzempfindung umwandeln lässt, sondern stets ihren Charakter behält. Geht man also bei der Eintheilung der Empfindungen nach Sinnen von dem Principe aus, dass einem Sinne angehört, was sich in der Empfindung als zusammengehörig erweist, dann muss man sagen, dass (trotz der durch Blix und Goldscheider neuerlich abgetrennten Temperaturempfindungen, für welche besondere Hautnerven aufgefunden wurden), unter dem Begriffe des Tastsinnes so heterogene Empfindungen zusammengedrängt worden sind, dass unsere Eintheilung in fünf Sinne, soll sie auf wissenschaftlicher Basis ruhen, nothwendig einer Revision bedarf. Ohnehin umfasst die alte Eintheilung längst nicht mehr alle uns näher bekannten Empfindungen. Ich erinnere nur an die durch die Bogengänge des Ohrlabyrinthes vermittelten.

Aber auch was die Intensitäten der Empfindung betrifft, kann die gangbare Anschauung nur als eine erste Annäherung betrachtet werden. Es ist, streng genommen, nicht richtig, dass bei Steigerung des Reizes die Empfindung dieselbe bleibt und sich nur ihre Intensität ändert. Es ändert sich, auch innerhalb der normalen Grenzen

*) Man pflegt diesen Unterschied auch zu kennzeichnen, indem man zwischen Qualitäten und Modalitäten der Sinnesempfindungen unterscheidet.

des Reizes, noch etwas Anderes, was wir also nur der Qualität zurechnen können. Und zwar meine ich da nicht die allgemein anerkannten Aenderungen, z. B. einer Druckempfindung, die bei Steigerung des Reizes endlich schmerzhaft, einer Farbenempfindung, die weisslich wird u. s. w., sondern meine, dass jede Steigerung des Reizes nicht nur eine Steigerung der Intensität, sondern auch eine Aenderung der Qualität zur Folge hat. Wenn man es vorzieht, so kann man das. was sich hier ändert, auch anders nennen als Qualität, vorläufig will ich beim Mangel eines verständlichen anderen Namens bei dem der Qualität bleiben. Dass sich aber bei Steigerung des Reizes nicht nur die Intensität, sondern noch etwas Anderes ändert, geht aus folgenden Thatsachen hervor.

Das Weber'sche Gesetz ist nach den Experimenten Fechner's giltig für Gewichtsempfindungen. Es besagt in der Form des Fechnerschen Gesetzes, dass (innerhalb gewisser Grenzen) relativ gleiche Reizzuwüchse absolut gleiche Empfindungszuwüchse erzeugen. Ich denke mir also ein auf die Hand gelegtes Gewicht von 10 Gramm durch ein Gewicht vermehrt, dessen Zuwachs ich eben bemerke, die Summe dieser beiden Gewichte durch ein drittes Gewicht, dessen Zuwachs mir auch eben merklich ist, weiter vermehrt u. s. w., bis aus den ursprünglichen 10 Gramm 20 Gramm geworden sind; dann haben die zweiten 10 Gramm in mir n eben merkliche Empfindungszuwüchse hervorgerufen.

Nun denke ich mir den Vorgang genau ebenso fortgesetzt, dann werden abermals n-mal eben merkliche Gewichte aufgelegt werden müssen, bis die 20 Gramm zu 40 Gramm geworden sind. So fordert es das Weber'sche Gesetz und so lehrt es auch der Versuch.

Die Empfindung, welche die ersten aufgelegten 10 Gramm als Gewicht hervorrufen, ist also entstanden durch n eben merkliche, d. h. untereinander gleich grosse Empfindungszuwüchse derselben Qualität (Gewichtsempfindung). Die Empfindung, welche die weiter aufgelegten 20 Gramm hervorrufen, ist ebenso entstanden durch n eben merkliche, also untereinander und mit den vorigen gleich grosse Empfindungszuwüchse derselben Qualität.

In unserer Empfindung müsste also genau dasselbe vorgegangen sein bei der ersten, wie bei der zweiten Verdoppelung des Gewichtes, denn jedesmal hat die Empfindung gegebener Qualität um n gleiche Zuwüchse zugenommen. Es müsste sich also die Gesammtempfindung der zugelegten zehn Gramm von der Gesammtempfindung der zugelegten 20 Gramm in Nichts unterscheiden.

Das trifft aber durchaus nicht zu, denn wir unterscheiden sehr wohl, ob zu dem jeweilig Vorhandenen 20 oder 10 Gramm aufgelegt worden sind.

Es lässt sich dieses Beispiel natürlich für alle Sinnesgebiete durchführen, für welche das Fechner'sche Gesetz Giltigkeit hat: Die Zunahme einer Linie von 1 Centimeter Länge auf 10 Centimeter müsste uns eine Empfindung verursachen, die nicht zu unterscheiden wäre von der Zunahme einer Linie von 1 Meter auf 10 Meter, d. h. es müssten uns jene 9 Centimeter so gross erscheinen wie diese 9 Meter etc. etc.

Da andererseits das Fechner'sche Gesetz richtig ist, d. h. da eben merkliche Zuwüchse merklich gleich gross sind, weil ihre Grösse nur durch die Merklichkeit bestimmt ist, so muss die Absurdität, zu welcher diese Betrachtung geführt hat,*) darauf beruhen, dass die eben merklichen Empfindungszuwüchse sich noch durch etwas voneinander unterscheiden. Dieses Etwas muss davon abhängen, ob sie eben merkliche Zuwüchse zu einer grossen oder zu einer kleinen Empfindung sind. Da das Unterscheidende nicht in der Intensität, d. i. in der Grösse, liegt, so kann es nur in der Qualität liegen. Die Summe einer Reihe solcher Empfindungszuwüchse gibt auch eine Empfindung, so dass wir sagen müssen, jene ersten 10 Gramm lieferten eine Empfindung, welche qualitativ verschieden ist vor der Empfindung, welche die letzten 20 Gramm gaben. In anderen Worten: mit dem Steigen des Reizes steigt die Empfindung, ändert aber dabei ihre Qualität.**) Diese Aenderung der Qualität besteht freilich nicht darin, dass die Gewichtsempfindung aufhörte Gewichtsempfindung zu sein, die Rothempfindung aufhört Rothempfindung zu sein u. s. w., aber innerhalb des Bereiches der Gewichtsempfindung oder der Rothempfindung sind gleichgrosse Unterschiede nicht identische Unterschiede, sondern unterscheiden sich noch voneinander.

Es tritt nun die Nothwendigkeit an uns heran, ehe wir uns auf ein genaueres Studium der Empfindungen einlassen, den Begriff einer solchen überhaupt schärfer zu fassen.

Helmholtz***) gab folgende Definition von Empfindung und Wahrnehmung: „Empfindungen nennen wir die Eindrücke auf unsere Sinne, insoferne sie uns als Zustände unseres Körpers (speciell unserer

---

*) Sie wurde zuerst von Hering (Zur Lehre von der Beziehung zwischen Leib und Seele. Sitzber. der Wiener Akad. d. Wiss. LXXII, 1875) angestellt, aber in anderer Weise, wie das oben geschehen ist, verwerthet.

**) Vgl. Weiteres hierüber Hermann's Handb. d. Physiologie, Bd. II, 2, pag. 211 u. ff.

***) Tonempfindungen, 2. Aufl., pag. 101.

Nervenapparate) zum Bewusstsein kommen; Wahrnehmungen, insoferne wir uns aus ihnen die Verstellung äusserer Objecte bilden. Wenn wir einen gewissen Schall auffassen, als den Klang einer Violine, so ist dies eine Wahrnehmung, wir schliessen auf die Existenz eines bestimmten Tonwerkzeuges, welches derartige Klänge hervorzubringen pflegt. Wenn wir aber diesen Klang in seine Partialtöne zu zerlegen suchen, so ist dies Sache der reinen Empfindung."

Ich werde mich im Folgenden an diese Definition von Empfindung und Wahrnehmung, gegen welche an und für sich gewiss nichts einzuwenden ist, nicht halten, denn wie ich schon an anderem Orte*) bemerkt habe, kann man mit derselben nicht mehr hantiren, sobald man sich mit den thatsächlichen physiologischen Vorgängen beschäftigt, auf welchen Empfindung und Wahrnehmung beruht.

Ich werde im Folgenden zeigen, dass, wie schon bisweilen stillschweigend angenommen wird, die durch die Sinnesorgane in das Centralnervensystem überführten Erregungen zu mehr oder weniger complicirten Wechselwirkungen Veranlassung geben. Je nach der Ausdehnung dieser centralen Vorgänge werde ich dieselben in Kategorien zu theilen haben, und eine derselben kommt dem, was man eine „Empfindung" zu nennen pflegt, so nahe, dass es zweckmässig erscheint, den Namen für dieselbe in Anspruch zu nehmen.

Jeder thatsächliche Sinneseindruck lässt sich durch das Bewusstsein in Theile zerlegen. Einen solchen nicht weiter zerlegbaren Antheil eines Sinneseindruckes, der nur mehr Qualität, Intensität und eventuell Localzeichen unterscheiden lässt, nenne ich eine Empfindung.

Es folgt hieraus, dass sich eine Empfindung nie anders beschreiben lässt, als indem man dasjenige Aussending nennt, welches sie hervorruft, und die Beschreibung einer Empfindung nur für denjenigen verständlich ist, der sie ohnehin in Erinnerung, wenn auch momentan nicht im Bewusstsein hat.

Ein einfaches Beispiel soll das klarer machen: Halte ich eine Kugel in der Hand, so erkenne ich die Kugel als solche durch einen Act der Wahrnehmung. Demselben liegen die Empfindungen zu Grunde, welche mich zur Erkenntnis des Runden geleitet haben, indem ich weiss, dass nur ein kugeliger Körper bei der vorhandenen Stellung meiner Handtheile die Haut derselben an den Stellen und nur an diesen berühren kann, an welchen thatsächlich die Berührung

---

*) Vgl. Sigm. Exner, Das Sehen von Bewegungen und die Theorie des zusammengesetzten Auges. Wiener Akad. Sitzber. 15. Juli 1875, Bd. 72.

gefühlt wird. Zerlege ich also meine „Wahrnehmung des Kugeligen", so gelange ich einerseits zu den Empfindungen von der Stellung meiner Finger, andererseits zu jenen der berührten Hautstellen. Was erstere anbelangt, so ergibt die Selbstbeobachtung, dass sie in gewissen Fingergelenken und gespannten Hautpartien ihren Sitz haben (womit nicht gesagt sein soll, dass bei diesem Act der Wahrnehmung nicht auch das Erinnerungsbild der willkürlich gesetzten Handstellung u. a. m. eine wesentliche Rolle spielt). Diese sowohl wie die durch die Berührung der Kugel vermittelten Empfindungen haben noch ihre Intensität, ihre Qualität und ihr Localzeichen. So dass wir sagen können, die Wahrnehmung der Kugel beruhe auf der Empfindung erstens eines Druckes bestimmter Grösse, welcher an der Fingerbeere des Mittelfingers localisirt wird, zweitens eines ähnlichen Druckes, der am Daumenballen localisirt ist, u. s. w., ferner auf der Empfindung einer Spannung der Hautfalte zwischen kleinem Finger und Ringfinger, und einer schwer zu beschreibenden Empfindung im Gelenke zwischen erster und zweiter Phalanx des Mittelfingers etc. etc.

Wenn wir in dieser Weise so genau als möglich localisirt haben, dann sind die aufgezählten, einzeln dem Bewusstsein zugänglichen Theile des ganzen Empfindungscomplexes reine Empfindungen.

Niemandem aber, der nicht schon einmal eine Berührung des Mittelfingers an der bestimmten Stelle oder die Spannung in einem bestimmten Gelenke empfunden hat, wird man mit Erfolg diese Empfindungen beschreiben können.

Man könnte gegen die vorstehende Definition den Einwand erheben, dass die Empfindung z. B. irgend einer Farbe aus dem Spectrum gewiss eine reine, d. i. im Bewusstsein nicht weiter in Bestandtheile zerlegbare Empfindung sei, und doch könne man sie wenigstens insoferne beschreiben, als man die beiden Nachbarfarben vorführt, und sagt die fragliche stehe zwischen diesen. In der That scheint es, dass sich unter diesen Umständen auch jemand, der die betreffende Farbe nie gesehen hat, einen richtigen Begriff von derselben bilden kann, einen um so richtigeren, je näher die Nachbarfarben im Spectrum aneinanderstehen. Doch ist gegen diese Art der Beschreibung in Erinnerung zu bringen, dass in den vorgeführten Nachbarfarben die zu beschreibende Farbe wenigstens mit jener Deutlichkeit enthalten ist, mit welcher sie in Folge der Beschreibung vorgestellt werden wird. Wenn ich jemandem, der ein Canariengelb nie gesehen hat, ein Goldgelb und ein Strohgelb vorlege und sage das Canariengelb liege in der Mitte, so habe ich ihm damit Empfindungen verschafft, welche schon nahezu identisch sind mit der vorzustellenden Empfindung, und er kann sich letztere nur dann aus den ihm gebotenen Empfindungen construiren, wenn es ihm gelingt, das Canariengelb nicht als reine Empfindung aufzufassen, sondern dieselbe im Bewusstsein aus einem vorgeführten Gelb und noch etwas Anderem zusammenzusetzen.

In der That gibt es Menschen, welche gewisse Farben nicht als reine Empfindungen sehen, welche z. B. sagen, sie sähen im Purpur zugleich Roth und Blau, im Orange zugleich Roth und Gelb u. s. w. Also diese Art, eine Empfindung zu beschreiben, ist nur dann möglich, wenn die Empfindung unter den obwaltenden Umständen keine reine Empfindung ist, insoferne sie einer continuirlichen Reihe von Empfindungen angehört, deren jede einzelne nach ihrer Stellung in der Reihe dem Bewusstsein vorschwebt.

Aehnliches liesse sich für einen Ton ausführen, den man dadurch beschreiben wollte, dass man sagt, er sei etwas höher als dieser und etwas tiefer als jener. Ich glaube, es ist überflüssig, auf die physiologischen Anschauungen von den Farben- und Tonempfindungen hier näher einzugeben, welche in der Deutung der continuirlichen Uebergänge den Schlüssel für die Thatsache enthalten, dass die verschiedenen Qualitäten dieser Sinnesgebiete theilweise in so inniger Beziehung zu einander stehen.

2. Primäre und secundäre Empfindungen.

Oben habe ich erwähnt, dass die modernen Anschauungen der Sinnesphysiologie jedes sensorische Nervenende durch eine Faser in leitender Verbindung mit dem Organ des Bewusstseins stehen lassen; das Gesetz der isolirten Leitung sagt weiter aus, dass eine in einer solchen Nervenbahn ablaufende Erregung durch Erregungen, welche in anderen Bahnen ablaufen, nicht beeinflusst werden kann.*)

Ich werde im Folgenden zeigen, dass diese Art des Zustandekommens von Empfindungen nicht die einzige ist, ja ich will die Vermuthung nicht unterdrücken, dass dieselbe bei Fortsetzung unserer Untersuchungen im Gebiete der Sinnesphysiologie in immer engere Grenzen eingeschlossen werden, vielleicht sogar schliesslich ganz verschwinden wird.

Die Empfindung beruht also meines Erachtens im Allgemeinen auf einem viel verwickelteren Vorgange als gewöhnlich vorausgesetzt wird, und Antheile dieses Vorganges können in einer Form zum

*) Ich habe in Hermann's Handb. d. Phys., Bd. II, 2, pag. 210, gezeigt, dass auch das Gesetz der isolirten Leitung seine Ausnahmen hat, und in Pflüger's Arch. f. Phys., Bd. XI, pag. 581, hervorgehoben, dass inmanchen Fällen eine Beeinflussung einer Erregung durch eine andere wohl stattfindet. Vgl. auch oben pag. 67.

Bewusstsein kommen, welche von anderen Antheilen desselben grundverschieden sind. Ich erinnere daran, dass wir, wie E. v. Fleischl*) nachgewiesen hat, zwar keine unmittelbare, d. h. direct zum Bewusstsein gelangende Empfindung haben, die uns sagt, ob ein Gesichtseindruck durch die rechte oder durch die linke Netzhaut vermittelt wird, und doch beruht unser ganzes körperliches Sehen darauf, dass die beiden Netzhautbilder je nach ihrer wahren Lage in den beiden Augen verschiedene Effecte im Organ des Bewusstseins hervorrufen. Obwohl wir also keine unmittelbare Empfindung davon haben, welches von zwei stereoskopischen Bildern wir mit dem rechten und welches wir mit dem linken Auge sehen, so würde eine Verwechslung derselben im Stereoskop den körperlichen Eindruck total ändern.

Will man den Eindruck von der Entfernung zweier berührter Hautstellen auf Empfindungen beziehen, so ergaben Versuche von Camerer**) Resultate, die sich etwa in die Form kleiden lassen: „zwei gleiche Empfindungsgrössen verdoppelt, geben ungleiche", oder „zwei Empfindungsgrössen, einer dritten gleich, sind nicht untereinander gleich", lauter Umstände, welche davor warnen, die Empfindung als eine einfache, nicht weiter analysirbare Grösse zu betrachten.

Vorläufig aber möge für alle Empfindungen, bei welchen das Gegentheil nicht nachgewiesen ist, die oben geschilderte und allgemein angenommene Art der Entstehung vorausgesetzt werden. Ich nenne diese Art der Empfindungen die primären Empfindungen.

Secundäre Empfindungen nenne ich diejenigen, welche durch Wechselwirkung zweier oder mehrerer in nervösen Organen ablaufenden Erregungen entstehen, sei es, dass diese Erregungen gleichzeitig oder ungleichzeitig erfolgen. Dabei bringt die secundäre Empfindung ihren Stempel nicht als solche mit in das Bewusstsein, sondern es ist Gegenstand wissenschaftlicher Forschung, ob eine Empfindung primär oder secundär ist.

Hören wir einen Ton, der durch Sinusschwingungen gebildet ist (Orgelton), oder wird ein bestimmter mässiger Druck auf eine Hautstelle ausgeübt, oder halten wir einen Finger in laues Wasser u. s. w., so haben wir im Allgemeinen primäre Empfindungen.

Eine solche primäre Empfindung sagt uns gewöhnlich Mehrerlei, z. B. wie warm das Wasser ist, welchen Finger es berührt, die Druckempfindung liefert uns ein Bild der Art des Druckes, sowie des Ortes,

---

*) Physiologisch-optische Notizen. Sitzber. d. Akad. d. Wiss. zu Wien. Bd. LXXXIII, Abth. 3, 1881.

**) Zeitschr. f. Biologie, Bd. XXIII.

an welchem der Druck stattfindet, in das Bewusstsein, wie gesagt, es ist Qualität, Quantität und Localzeichen vorhanden.

Nach der Helmholtz'schen Theorie der Tonempfindungen beruht auch die Empfindung des einfachsten Tones, wie ein solcher durch eine Orgelpfeife oder eine Stimmgabel erzeugt wird, darauf, dass mehrere, wahrscheinlich recht viele, Nervenfasern des Gehörorganes in Erregung versetzt werden; Analoges findet sich in anderen Sinnesorganen. Diese Thatsache, sowie die erwähnte, dass eine einfachste Empfindung von einem Localzeichen begleitet sein kann, werden uns erst in einem späteren Capitel des Näheren beschäftigen.

So wie eine sensorische Bahn sich unter irgendwelchen anatomischen Vermittelungen theilen kann, können sich auch zwei sensorische Bahnen zusammensetzen, oder in eine derartige Verbindung treten, dass die in ihnen gleichzeitig ablaufenden Erregungen zu einer neuen oder doch zu einer mit keiner der durch die Einzelerregungen vermittelten Empfindungen, identischen Empfindung Veranlassung geben. Ich nenne eine solche eine örtlich secundäre Empfindung. Auch ein sich auf einem gegebenen Bahnbezirk abspielender Wechsel der Erregung kann zu einer neuen Empfindung führen, ich nenne solche die zeitlich secundären Empfindungen. Endlich kann die zeitliche Verschiebung zweier auf verschiedenen Bahnen ablaufenden Erregungen zu neuen Empfindungen führen, ich nenne diese die zeitlich und örtlich secundären Empfindungen. Jede dieser secundären Empfindungen trägt noch den Stempel der wahren Empfindung an sich: sie lässt sich im Bewusstsein nicht mehr in Theile zerlegen.

α) Die örtlich secundären Empfindungen.

Als einfachstes Beispiel der örtlich secundären Empfindungen kann eine alte Erfahrung der Jäger angeführt werden, die darin besteht, dass man bei einem gewissen Dämmerungsgrade ein Stück Wild noch sehen kann, wenn man aber dann zum Zwecke des Zielens das eine Auge schliesst, so sieht man es wegen zu grosser Dunkelheit nicht mehr.

Es ist das ein Versuch, der sich natürlich auch als Leseprobe ausführen lässt. Bei einem Helligkeitsgrade, bei dem man mit beiden Augen und in einer bestimmten Entfernung eben noch lesen kann, ist das Lesen unmöglich, wenn man ein Auge schliesst. Hier hat man es mit der einfachen Empfindung des Weiss und deren Localisation zu thun, und der Versuch beweist, dass wenn die Erregung, die von einem bestimmten Netzhautzapfen des rechten Auges ausgeht, zu schwach ist, um eine genügende Empfindung hervorzurufen, die

Erregung des correspondirenden Zapfens im linken Auge als Verstärkung wirkt.*)

Das Zustandekommen dieser Verstärkung kann man sich nicht leicht anders vorstellen als in folgender Weise. Sowohl die centralen Bahnen (theilweise vielleicht die Bahn), welche die Empfindung des Weiss vermitteln, als auch jene (wie ich voraussetze, im Centralorgan von den ersten getrennte), durch deren Erregung wir von dem Orte im Raume unterrichtet werden, an welchem sich der betreffende weisse Punkt befindet, sind für beide Augen gemeinschaftlich, und dadurch kommt es, dass die Erregung des correspondirenden Zapfens im linken Auge ähnlich wirkt wie eine Steigerung der Erregung des betreffenden Zapfens im rechten Auge. Es stimmt damit überein, dass wir, wenn gewisse Vorsichtsmaassregeln beobachtet werden, nicht wissen, ob ein Reiz das rechte oder ob er das linke Auge trifft,**) was (s. darüber unten Cap. VI, 1.) nur dann möglich ist, wenn beide Erregungen, natürlich erst von einem gewissen Punkte des Centralorganes aus, sich in dieselben Bahnen ergiessen.

Hierher gehört es auch, dass man von einem grossen weissen Felde einen anderen Eindruck des Weiss bekommt, als von einem kleinen. Die Sprache hat für diesen Unterschied keinen präcisen Ausdruck. Man könnte sagen, in dem einen Falle dominirt das Weiss in unserem Sinnesgebiete mehr als das anderemal, es habe eine grössere Mächtigkeit.

Ein anderes Beispiel für die örtlich secundären Empfindungen kann in einem Versuche von A. E. Fick***) gefunden werden. Führt man dem Auge einen hinlänglich lichtschwachen farbigen Fleck vor, so erkennt man die Farbe desselben nicht. Führt man ihm aber eine ganze Gruppe von zerstreuten, ebenso beschaffenen Flecken vor, so erkennt man die Farbe derselben. Es deutet auch das darauf hin, dass die Bahnen, welche die bestimmte Farbe zum Bewusstsein bringen, im Centralorgan getrennt sind von jenen, welche die Localzeichen liefern, dass erstere durch den Reiz des einen Punktes zu schwach erregt waren und dass sich die Reize der anderen Punkte, insoferne es sich um die Farbenempfindung handelt, in dieselben

*) Ein Versuch, der jederzeit leicht auszuführen ist. Man begebe sich zu diesem Zwecke an einen schwach beleuchteten Ort und halte eine Druckschrift in einer solchen Entfernung, dass man sie mit je einem Auge kaum mehr lesen kann. Schlägt man dann beide Augen auf, so gelingt das Lesen auffallend besser.

**) Vgl. Donders, v. Fleischl, Stricker.

***) Pflüger's Arch. f. d. ges. Physiol., Bd. XVII, pag. 152, XXXIX, pag. 18, und XLIII, pag. 441.

Bahnen ergiessen, wie der Farbenreiz der ersten. Das Resultat dieser Summirung ist dann die zur Erkennung hinreichend starke Reizung der Farbenbahnen.

Ein ebenfalls hierher gehöriger Versuch ist von Brücke beschrieben. Stellt man sich ein Feld her, welches, in Quadrate abgetheilt, die verschiedensten willkürlich durcheinandergewürfelten Farben enthält, und entfernt sich (natürlich unter Correction seines Auges mit Hilfe von Linsen) von demselben so weit, dass man die Farben der einzelnen Quadrate nicht mehr zu erkennen vermag, so sieht man das Feld gefleckt, und es können in demselben solche Farben am meisten hervorstechen, welche in Wirklichkeit gar nicht in ihm enthalten sind. Es sind das vor allem ein Blaugrün und ein Ockergelb, deren ersteres sich aus dem thatsächlich vorhandenen blauen und grünen Quadraten, letzteres aus den Farben des weniger brechbaren Theiles des Spectrums zusammenzusetzen scheinen. Die in der That nebeneinander auf der Netzhaut liegenden Farben (denn die Netzhautbilder sind scharf und die Quadrate einzeln zu sehen) setzen sich also zu neuen Farben zusammen, sowie eine neue Farbenempfindung entsteht, wenn zwei Farben gleichzeitig dieselbe Netzhautstelle reizen. Es ist also auch dies eine Art von Summation der Empfindungen, auf deren Erklärung ich später zurückkommen werde, sowie auf verschiedene Einwände, welche meiner Auffassung der Erscheinungen entgegengestellt werden können.

Eine weitere örtlich secundäre Empfindung aus dem Gebiete des Gesichtssinnes ist schon früher als Beispiel der Hemmung innerhalb sensorischer Organe angeführt worden. Wir haben da gesehen (pag. 73), dass die Erregung der Bahnen eines Auges auf die Erregung gewisser Bahnen im anderen Auge hemmend wirken kann. Die Empfindung also, welche uns von einer Netzhautpartie des rechten Auges mit der durch das linke Auge herbeigeführten Modification zugeleitet wird, ist eine örtlich secundäre Empfindung. Ja, es muss jede binoculare Farbenempfindung, sei es, dass den beiden Augen gleiche oder ungleiche Farben geboten werden, als örtlich secundäre Empfindung bezeichnet werden. Ist die Young-Helmholtz'sche Theorie der Farbenempfindungen richtig, so wird sogar auch jede monoculär gesehene Farbe durch secundäre Empfindung erkannt.

Jede Empfindung, die durch eine Netzhautstelle vermittelt wird, aber durch die Erregung einer anderen Netzhautstelle modificirt ist, muss in dieser Beziehung als secundär bezeichnet werden. Ich denke da an die Erscheinungen des simultanen Contrastes, ferner an alle jene scheinbaren Veränderungen von Linien und Ausdehnungen, welche durch den gleichzeitigen Anblick anderer Linien oder Zeichnungen bedingt sind. Wir haben eine bestimmte Empfindung von der Länge der Linie *ab*, und diese wird geändert, je nachdem man vier andere Linien in der Art von 1 Fig. 50 oder 2 Fig. 50 an dieselbe ansetzt. *ab* ist in beiden Fällen gleich lang.*) Ich erinnere noch an die bekannten Zöllner'schen Liniensysteme u. dgl. m.

Es gehört hierher ferner die Empfindung des Glanzes, die zu den Empfindungen gerechnet werden muss, denn erst durch Untersuchung der Erscheinung kann man die Ueberzeugung gewinnen, dass wir jenen Körper glänzend sehen, der für jedes Auge (wenigstens theilweise) eine andere Helligkeit hat.

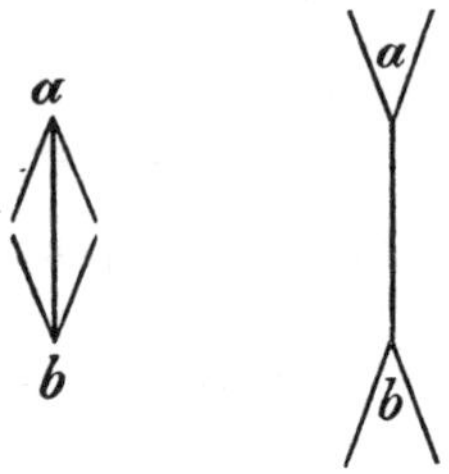

1. 2.

Fig. 50. Die Linie *a b* ist in 1. und in 2. von derselben Länge. Sie erscheint aber in Folge der im Winkel angesetzten vier Linien in 1. kürzer als in 2.

Bekanntlich gewahrt man, wenn jedem Auge eine andere Farbe dargeboten wird, oder jedem eine andere Zeichnung, den sogenannten Wettstreit der Sehfelder.**) Manche Menschen können die zwei Farben vereinigen, unter gewissen Verhältnissen gelingt das leichter, unter anderen schwerer. Es war davon oben schon die Rede. Dieser Wettstreit zeigt, dass die centralen Stationen des Gesichtsorganes der beiden Seiten bis zu einem gewissen Grade unabhängig voneinander fungiren. Dass eine gewisse Wechselwirkung zwischen ihnen besteht, ist kein Zweifel, aber die Erregungen des einen sind nur theilweise identisch mit denen des anderen. Auge und Ohr verhalten sich in dieser Beziehung nennenswerth, wenn auch nur quantitativ, verschieden. Ja, man muss jene uns einheitlich erscheinende Empfindung vom Ort im Raume, an dem sich ein gesehener Gegenstand befindet, auch zu den örtlich secundären Empfindungen rechnen, denn sie setzt sich zusammen aus dem Localzeichen der Netzhaut, dem Innervationsgefühl der Augenmuskeln, und eventuell auch der Halsmuskeln, soferne diese die Kopfstellung im Raume beherrschen.

---

*) Vgl. F. C. Müller-Lyer, Optische Urtheilstäuschungen. Du Bois-Reymond's Arch. 1889, pag. 263; Fz. Brentano, Zeitschr. f. Psychologie und Physiol. d. Sinnesorgane, Bd. III, 1892; Delboeuf, Bullet. de l'Akadem. roy. de Belgique. 3. Serie, Bd. XXIV, 1892.

**) Vgl. Helmholtz, Physiol. Optik, pag. 766.

Um Beispiele aus anderen Sinnesgebieten anzuführen, erwähne ich, dass manches, was wir einen „Geruch" nennen, z. B. der des Tabakrauches, durch zwei verschiedene Nerven, nämlich durch den Nerv. olfactorius und dem sich in der Nasenschleimhaut ausbreitenden Nerv. trigeminus vermittelt wird, indem das Ammoniak des Tabakrauches sicher den letzteren afficirt. Trotzdem sind wir nicht im Stande, in unserem Bewusstsein die Gesammtempfindung in ihre Elemente zu zerlegen, haben also eine secundäre Empfindung. Beim Geschmack walten analoge Verhältnisse ob, wie schon daraus hervorgeht, dass verschiedene wichtige Arten der Geschmacksempfindung, wie Bitter und Süss, an verschiedene Stellen der Zunge gebunden zu sein scheinen. Auch combiniren sich Geschmacksempfindungen einerseits mit Geruchs-, andererseits mit Tastempfindungen, so dass eine für das Bewusstsein einheitliche Empfindung vorzuliegen scheint.

Was die Gehörsempfindungen anbelangt, so ist schon erwähnt worden, dass für die meisten Menschen jeder Klang eine secundäre Empfindung ist, und die verschiedenen Arten von Geräuschen dürften es für jedermann sein. An diesem Beispiele, sowie vor allem an den Erscheinungen des Wettstreites der Sehfelder sieht man, dass die secundäre Empfindung nicht nothwendig etwas Fixes sein muss, sie kann bisweilen durch die Aufmerksamkeit in ihre Bestandtheile zerlegt werden und wird dann zur Wahrnehmung.

β) Die zeitlich secundären Empfindungen.

Es wird einer besonderen Untersuchung bedürfen, um festzustellen, wie weit ausgedehnt diese Art von Empfindungen ist. Ich glaube, von dieser Untersuchung absehen zu können, und will nur auf das Gebiet hinweisen, auf dem sich hier die Forschung bewegen kann.

Nähert man den Finger einem rotirenden Zahnrad, so empfindet man unter günstigen Umständen eine Art Kitzelgefühl. Aehnliches empfindet man in den Lippen, wenn man Trompete bläst u. dgl. Hier bringt also die Succession gleichartiger und durch dieselben Nervenenden aufgenommener Impulse eine Empfindung von besonderem Charakter hervor, die man also für eine secundäre Empfindung halten muss. Diese (der Kitzel) hat keine Aehnlichkeit der Qualität mit den Empfindungen der einzelnen Eindrücke und manifestirt sich so als selbstständige Empfindung. Aehnliches kann von der Empfindung des Rauhen gesagt werden, die dem Bewusstsein auch als einheitlich entgegentritt.

Es gehören hierher die optischen Erscheinungen der Mischung von Grau aus Weiss und Schwarz bei rasch wechselnder Folge derselben (auf dem Farbenkreisel) und manches Analoge, sowie die Erscheinungen des successiven Contrastes. Doch ist hierbei zu bemerken, dass in diesen Fällen die centrale Verarbeitung der sensorischen Reize zur secundären Empfindung wahrscheinlich schon in der Netzhaut — die ja bekanntlich auch zum Centralnervensystem gehört — geschieht.

Hervorzuheben sind die besonderen Empfindungen, welche der Wahrnehmung von Veränderungen im Gesichtsfelde zu Grunde liegen. Die Peripherie der Netzhaut scheint ihre wesentlichste Aufgabe in der Vermittelung dieser Empfindungen zu haben.*) Man kann z. B. eine Gruppe heller Flecken auf dunklem Grunde so weit in das indirecte Sehen schieben, dass man die Anzahl derselben auch nicht mehr annähernd beurtheilen kann. Man hat bei strenger Fixation des Blickes wesentlich denselben Eindruck, ob sechs oder zwölf oder noch mehr von ihnen im Sehfeld sind. Sowie aber einer derselben plötzlich verschwindet oder ein neuer auftaucht, hat man eine sehr entschiedene Empfindung davon, man erkennt, dass einer verschwunden oder dazugekommen ist. Unter noch ungünstigeren Verhältnissen hat man einen unbestimmten Eindruck, der sich am besten mit den Worten geben lässt: „es hat sich etwas gerührt", wobei man immer noch die Richtung, in welcher es geschah, recht genau angeben kann. Man sieht also etwas verschwinden, was man vorher nicht gesehen hatte (im gewöhnlichen Sinne des Wortes „Sehen"), und sieht etwas auftauchen, was dann sofort wieder dem Gesichte entschwindet.

Mir scheint nach dieser Versuchsform kein Zweifel obwalten zu können, dass die Veränderung als solche eine specifische Empfindung auslöst, denn von einer Wahrnehmung dessen, dass vorher zehn Flecke da waren und jetzt nur mehr neun da sind, also einer verschwunden sein muss, kann hier nicht die Rede sein, so wenig wie von der Erkenntniss, dass an der bestimmten Stelle im Sehfelde früher ein heller Fleck war und jetzt keiner mehr ist. Es ist vielmehr die Succession zweier Erregungszustände in den betreffenden Nervenfasern, und es sind nicht diese Erregungszustände selbst, welche der Empfindung zu Grunde liegen.

Eine Stütze hiefür findet sich in einer Untersuchung von Kühne und Steiner**) über die galvanischen Ströme, welche sich von der Netzhaut und dem Nervus opticus ableiten lassen, und welche bei

---

*) Vgl. Sigm. Exner, Ueber die Functionsweise der Netzhautperipherie und den Sitz der Nachbilder. Gräfe's Arch. f. Ophthalmologie, XXXII, 1886.

**) Ueber die elektrischen Vorgänge im Sehorgan. Untersuchungen aus dem Physiologischen Institute der Universität Heidelberg, Bd. IV, Heidelberg 1881.

Reizung der Netzhaut durch Lichtschwankungen in ihrer Intensität zeigen, wie das bei allen Nerven während der Reizung der Fall ist. Die Art dieser Schwankungen der Netzhautströme weicht aber von jener anderer Nerven recht nennenswerth ab. Fig. 51, eine Copie aus der genannten Untersuchung, zeigt die Intensitätsschwankungen des galvanischen Stromes, der von der Retina eines Frosches abgeleitet werden kann, wenn dieselbe abwechselnd dem Lichte und der Dunkelheit ausgesetzt wird. Das Stück *ab* der Curve, sowie *c d* gibt ein Maass für die Stromesintensität während der Dunkelheit und zeigt, dass dieselbe von der Stromesintensität während der Belichtung *(b c)* verschieden ist. In dieser Beziehung gleicht der Netzhautstrom jedem Nervenstrom. Andererseits aber zeigt die Curve, dass als unmittelbare Folge des Wechsels zwischen hell und dunkel jedesmal eine rasche Stromschwankung (hinter *b* und *c*) auftritt. Der Wechsel als solcher bewirkt also in der Netzhaut irgend eine Veränderung, welche nicht identisch ist mit jener, die durch die dauernde Lichtwirkung oder Dunkelwirkung erzeugt wird, und welche sich in diesem Versuche durch die rapiden Schwankungen des Stromes kenntlich macht. Sie ist, meines Erachtens, die Grundlage jener secundären Empfindung, welche, wie wir sahen, auch nicht identisch ist mit der Dauerwirkung, und in dem Wechsel der Belichtung ihren Ursprung hat.

Von der Bedeutung jener Curve in Fig. 51 wird man sich am sichersten eine klare Vorstellung bilden, wenn man bedenkt, dass die abwechselnde Wirkung von Licht und Dunkelheit in einer für Licht empfindlichen Substanz, z. B. einer photographischen Platte, eine Wirkung hervorrufen muss, die, gemessen durch die Quantität der gebildeten chemischen Producte, und unter der Voraussetzung, dass die Platte von der Erschöpfung noch weit entfernt ist, etwa nach der Curve *a b* der Fig. 52 verlaufen müsste. Hier ist nichts von jenen raschen Schwankungen als Folge des Wechsels zu erkennen.

Aber auch von der Netzhaut, soferne sie die typische Lichtempfindung vermittelt, ist derartiges nicht bekannt. Im Gegentheile, man weiss bestimmt, dass die zur Lichtempfindung führenden Veränderungen der Netzhaut unter den gleichen Belichtungsverhältnissen und gemessen durch die Intensität der hervorgerufenen Empfindungen einen Verlauf nehmen, der durch Curve *c d* der Fig. 52 für einen speciellen Fall recht correct wiedergegeben sein dürfte.*) Hier fällt

*) Vgl. A. Fick, Zeitlicher Verlauf der Netzhautreizung. Du Bois-Reymond's und Reichert's Arch. 1863, und Sigm. Exner, Ueber die zu einer Gesichtswahrnehmung nöthige Zeit. Sitzber. d. k. Akad. d. Wiss. zu Wien 1868. ferner Sigm. Exner, Bemerkungen über intermittirende Netzhautreizung. Pflüger's Arch. f. Phys., Bd. III, 1870.

die Veränderung in den Pausen der Belichtung näherungsweise auf den ursprünglichen Stand zurück, weil durch die Lebensthätigkeit der Netzhaut, vermuthlich hauptsächlich durch den Kreislauf, die Producte der Lichteinwirkung immer schnell wieder entfernt werden; die Netzhaut wird dadurch befähigt, rasch hintereinander verschiedene Bilder aufzunehmen, da jedes einzelne in kurzer Zeit wieder weggewaschen

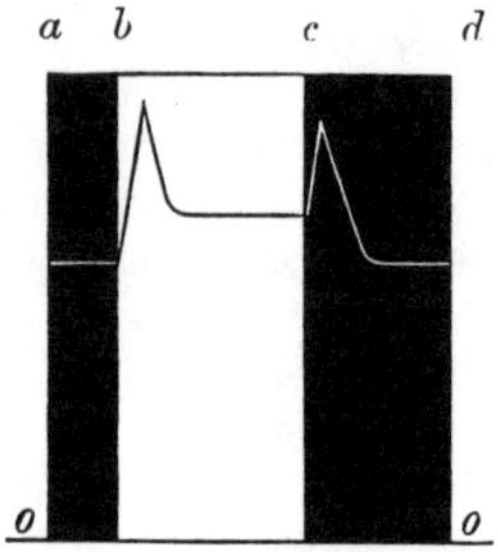

Fig. 51. Schwankungen in der Stärke des galvanischen Stromes, der von der Netzhaut eines Frosches abgeleitet wird, während dieselbe abwechselnd belichtet und beschattet wird. Während der Beschattung *(a—b)* hält der Strom eine gewisse Höhe, die in Folge der Belichtung *(b—c)* erst rapid aufschnellt, und dann eine gewisse von der ersten verschiedene Grösse annimmt. Bei abermaliger Beschattung *(c—d)* schnellt der Strom wieder für kurze Zeit in die Höhe um dann näherungsweise auf die erste Intensität abzusinken. *o—o* Abscissenaxe. (Nach Kühne u. Steiner.)

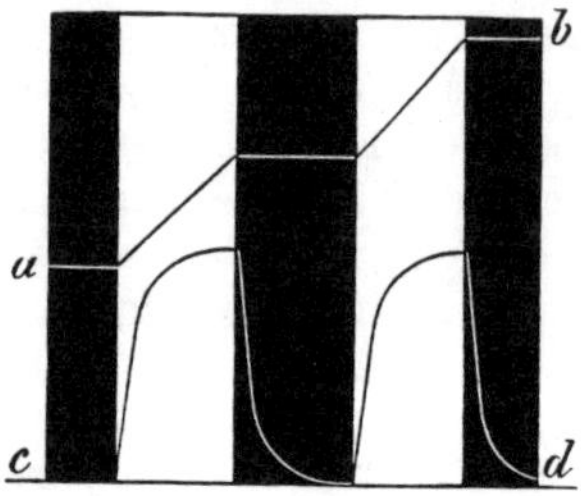

Fig. 52. Curve *a—b* zeigt den vermuthlichen Verlauf des Grades von Veränderung, die in einer photographischen Platte durch abwechselndes Belichten und Beschatten gesetzt wird. Curve *c—d* zeigt diesen Verlauf in der Netzhaut, für den Fall einer gewissen Intensität und Dauer der periodischen Belichtung.

ist, im Gegensatze zur photographischen Platte, welche durch das erste Bild für ein zweites und drittes verdorben wurde.

Die Curve *c d* der Fig. 52 gibt also den thatsächlich empfundenen Erregungsverlauf der Lichtempfindung. Sie unterscheidet sich wesentlich von der Curve der Fig. 51 durch den Mangel der kurz dauernden und plötzlichen Steigerungen. Es liegt also nahe, diese jedem Wechsel entsprechenden Schwankungen als den Ausdruck einer Erregung zu betrachten, die uns nicht als typischer Lichteindruck zum Bewusstsein kommt. Es könnte uns dieselbe wohl nur als jene Empfindung einer Veränderung zum Bewusstsein gelangen, von der wir eben sprechen.

Ich möchte noch besonders hervorheben, dass dies eine ganz specifische Empfindung ist, eine Empfindung, die man durchaus nicht als eine besondere Art Lichtempfindung bezeichnen kann und die mit der Empfindung einer gesehenen oder auch durch den Tastsinn wahrgenommenen Bewegung weit mehr Verwandtschaft hat, wie mit der einer gewöhnlichen Lichtempfindung.

Ist die Empfindung der Veränderung eine specifische Empfindung, so muss sie nach dem Gesetze der specifischen Sinnesenergie (im ausgedehnteren Sinne des Wortes) auch durch besondere Nervenfasern dem Organe des Bewusstseins zugeführt werden. Man kann sich dies in unserem Falle in doppelter Weise vorstellen. Erstens kann man besondere Endorgane in der Netzhaut annehmen, welche gar nicht der Lichtempfindung, sondern nur der Empfindung für Veränderungen der Belichtung dienen. Bei der hervorragenden Bedeutung der Netzhautperipherie für diese Function und dem Mangel einer physiologischen Deutung für die anatomisch so wohl gekennzeichneten, an der Peripherie überwiegenden Stäbchen der Retina, läge die Annahme nahe, dass diese die Endorgane für die genannte Empfindung sind. Lehrt doch Brücke,*) dass die Stäbchen sowohl für die räumliche Auffassung des Gesichtsfeldes als auch für die Farbenempfindung keine Bedeutung haben.**) Man würde dann kaum mehr von einer secundären Empfindung sprechen wollen, da ja die Verarbeitung der Reizsuccession zu einer einheitlichen Empfindung im Sinnesendorgane läge, gerade wie es in der Function der Gehörsschnecke liegt, nur die Aenderungen des Luftdruckes zu einer Nervenerregung zu verarbeiten. Die eingetretene Tonempfindung wäre dann besser als eine primäre Empfindung zu betrachten.

Zweitens kann man sich vorstellen, dass in der empfindlichen Schichte der Retina Processe in jenem durch die Curve *c d* der Fig. 52 charakterisirten Rhythmus ablaufen, und dass auch Erregungen von diesem Verhalten in den Sehnerven gelangen, ausserdem aber von der empfindlichen Schichte durch andere Bahnen Erregungen zu Netzhaut-Centren geleitet werden, deren Eigenthümlichkeit

---

*) Ueber einige Consequenzen der Young-Helmholtz'schen Theorie. Sitzber. d. Wiener Akad. d. Wiss. Bd. LXXX., Abth. 3, 1879.

**) Abgesehen von der accidentellen, die Zerstreuung des Lichtes im Augenhintergrunde zu verhindern.

es ist, nur für die plötzlichen Schwankungen empfänglich zu sein. Letztere würden dann durch ihre Rindenfasern die Empfindung der Veränderung, erstere die von Licht und Dunkel zum Bewusstsein bringen.

Nach beiden Vorstellungen vom Zustandekommen jener Empfindung der Veränderung erklärt es sich leicht, dass diese nicht ohne gleichzeitige Lichtempfindung auftreten kann.

Auch im Gebiete des Gehörsinnes gibt es zweifellos zeitlich secundäre Empfindungen. Den Ton wird man, wie gesagt, besser nicht dazu rechnen, da keine Ursache vorliegt, die einzelne Tonwelle als einen Reiz für die Nervenelemente zu betrachten, die durch die Succession derselben die Tonempfindung liefern. Es ist vielmehr anzunehmen, dass die einzelne Welle — wenn wir es mit Tönen gewöhnlicher Intensität zu thun haben — auf die betreffenden Elemente keine merkliche Wirkung ausübt. Wohl aber muss man an eine secundäre Empfindung denken, angesichts des Eindruckes, den die erkennbare Consonanz oder Dissonanz zweier nacheinander angeschlagener Töne macht, oder was Takt und Rhythmus anbelangt. Selbst an den Reim als Empfindung könnte man hier denken.

γ) Die zeitlich und örtlich secundären Empfindungen.

Hierher gehören in erster Linie die Bewegungsempfindungen. Darunter verstehe ich nicht jene Empfindungen, die mit dem Bewegtsein des eigenen Körpers verknüpft sind, diese scheinen vielmehr nach den Untersuchungen von Mach und Breuer u. A. theils zu den primären, theils zu den örtlich secundären Empfindungen zu zählen. Ich meine hier die Empfindungen, welche die Bewegung eines wahrgenommenen Körpers als solche in uns hervorruft. Natürlich kommt hier wesentlich nur Tast- und Gesichtssinn in Betracht.

Für letzteren habe ich schon vor Jahren nachgewiesen,*) dass die Bewegung eines gesehenen Objectes im Allgemeinen nicht dadurch erkannt wird, dass wir die Orte im Raume erfassen, an welchen sich der bewegte Gegenstand in den verschiedenen Zeitmomenten befindet, und so zu dem Schlusse gelangen, dass er sich bewegt; dass das Erkennen der Bewegung vielmehr auf einer Empfindung sui generis beruht. Ich konnte nämlich zeigen, dass wir an den Seitentheilen der Netzhaut noch eine Bewegung nicht nur in Bezug

*) Sigm. Exner, Ueber das Sehen von Bewegungen und die Theorie des zusammengesetzten Auges. Sitzungsber. der Akad. der Wissensch. zu Wien, Bd. LXXII, Abth. 3. 1875.

auf ihr Vorhandensein, sondern auch auf ihre Richtung erkennen, deren Anfangs- und Endpunkt so nahe liegt, dass sie bei dem geringen Ortssinn dieses Theiles der Netzhaut überhaupt nicht mehr voneinander unterschieden werden, ja, dass wir an den äussersten Theilen des Sehfeldes noch Bewegung erkennen, wo wir von dem bewegten Object gar keine Eigenschaften, weder Farbe, Helligkeit, noch Gestalt etc., mehr erfassen können.

Ferner fand ich, dass wir die Richtung einer Bewegung noch correct beurtheilen, wenn sie so schnell ist, dass die zeitliche Differenz zwischen zwei am Anfangs- und Endpunkte der Bewegung aufleuchtenden elektrischen Funken lange nicht mehr erkannt wird. Dass an der äussersten Netzhautperipherie noch die Bewegung einer weissen Marke gesehen wird, wenn man weder Form noch sonst irgend eine Eigenschaft der Marke, nicht einmal, ob sie weiss oder schwarz ist wahrzunehmen vermag, ist eine absurd erscheinende Thatsache. Die Bewegungsempfindung ist also eine selbstständige Empfindung und die früher allgemein angenommene Art, wie wir Bewegungen wahrnehmen, gilt nur für solche von geringer Geschwindigkeit.

Es stimmt damit überein, dass man eine untere Grenze für diese charakteristische Bewegungsempfindung constatiren kann, dass sie, wie andere Empfindungen Nachbilder oder Nachempfindungen zurücklässt u. dgl. m.

Ich will versuchen, eine Erklärung davon zu geben, wie diese Art secundärer Empfindung zu Stande kommt, oder besser ausgedrückt, Anhaltspunkte vorzuführen, die die Erscheinung unserem physiologischen Denken näher und in das Bereich der Erklärbarkeit bringen.

Ich kann hier nur daran erinnern, dass die räumliche Auffassung der in unserem Sehfeld befindlichen Objecte in engen Beziehungen zu unseren Augenbewegungen steht, und zwar auch bei ruhendem Auge. Es ist eines der grossen Verdienste von Helmholtz, gezeigt zu haben,*) „dass .... aus dem Gesetze der Augenbewegungen .... sich auch die Grundzüge des Augenmaasses herleiten lassen .... "

Ebenso bekannt ist es, dass man nahezu unwillkürlich seinen Blick nach einem Objecte, das sich im seitlichen Theile unseres Sehfeldes befindet, richtet, wenn sich dasselbe durch irgend eine Veränderung, die es erleidet u. dgl. auffallend macht.

---

*) Physiolog. Opt., 1. Aufl., pag. 806.

Es wird deshalb nicht ungerechtfertigt erscheinen, wenn ich zwischen den centralen Bahnen der empfindenden Netzhautelemente und jenen der Augenmuskeln eine enge Verwandtschaft annehme.

Was die Augenmuskeln anbelangt, so will ich hierbei der Einfachheit wegen (es handelt sich ja um ein Schema) nur die vier geraden Muskeln des Bulbus in Betracht ziehen. Es seien die Punkte *a, b, c, d, e* u. s. w. (Fig. 53) centrale Stationen von empfindenden Netzhautelementen des Auges; jeder der Punkte erhalte seine Erregung von e i n e m Netzhautelement, dieses aber mag durch anderweitige Bahnen noch an andere Centren seine Erregungen abgeben. Ferner sei *S* eine Zelle (als Vertretung eines Centralorganes), welche mit den centralen Bahnen des oberen geraden Augenmuskels (M. rectus sup.) in inniger Verwandtschaft steht. Dasselbe gilt von *E*, *Jf* und *Jt* (M. rectus externus, inferior und internus) bezüglich der drei anderen Augenmuskeln.

Nun ist jeder der Punkte *a, b, c* ... in Verbindung mit jeder der Zellen *S, E, Jf, Jt.* Ueber die Art der Verbindung, die der Einfachheit wegen in der Zeichnung als durch die Nachbarpunkte hindurchgehend gezeichnet ist, sei nur angenommen, dass die Entfernung der einzelnen Punkte von jeder der Zellen näherungsweise in dem Verhältnisse des Schemas stehen, d. h. dass der Punkt *b* näher an *Jt* und weiter von *E* liegt als der Punkt *c*, wobei das weiter und näher sich auf die Zeit bezieht, welche die Erregung braucht, um von jedem dieser Punkte zu der betreffenden Ganglienzelle zu gelangen. Man braucht sich das Centralorgan also nicht wie die Zeichnung flächenhaft angeordnet zu denken. Ferner sei vorausgesetzt, dass die Zellen *S, E* ... exquisite Summationszellen sind, wie wir deren Vorkommen schon in der Einleitung besprochen haben. Wir sahen da, dass die Summation nicht eintritt, wenn die Intervalle der zu summirenden Reize zu gross sind, und dass das Resultat der Summation innerhalb gewisser Grenzen ein um so grösseres ist, je rascher die Impulse einander folgen (vgl. pag. 49).

Die Zellen a_1, a_2, a_3, a_4 sind analog der Zelle *a*, die ich in einem früheren Schema (pag. 168) vorgeführt und charakterisirt habe und die ich (pag. 170) schon mit den Augenmuskeln in Beziehung brachte. Sie bringt durch den Fortsatz *C* im Centrum eine dort schon besprochene Empfindung einer Muskelaction hervor.

Bewegt sich nun auf der Netzhaut ein Bild, das nacheinander die Punkte *a, b, c* u. s. w. erregt, so bekommt *E* die in den kürzesten Intervallen aufeinanderfolgenden, somit stärksten Impulse, wenn die Leitung gegenüber der Geschwindigkeit der beobachteten Bewegung

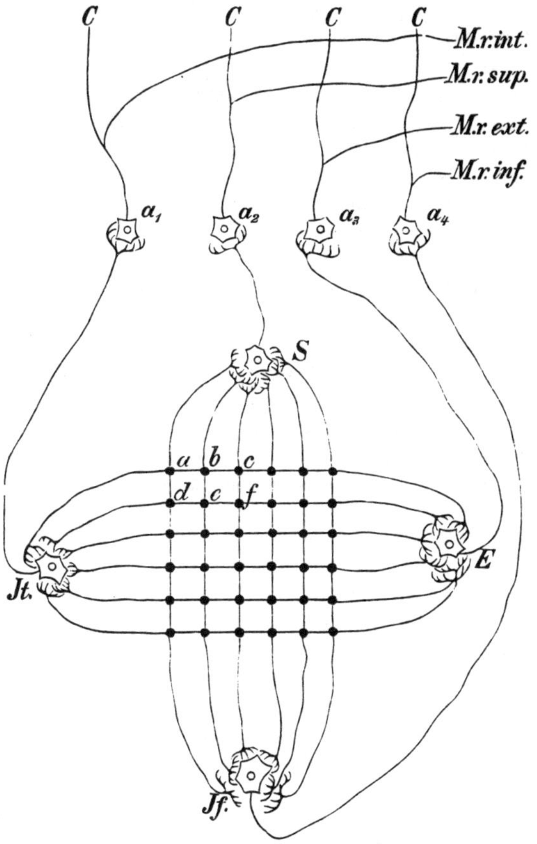

Fig. 53. Schema eines Centrums der optischen Bewegungsempfindungen. *a*—*f* und die analogen Punkte sind die Stellen, an denen die von den Netzhautelementen kommenden Fasern in das Centrum eintreten. Die Zellen *S*, *E*, *Jt* und *Jf* repräsentiren Centren, nach welchen von jedem jener Punkte Erregungen gelangen und wo sie summirt werden können. Die Zeitdauer, welche die Erregung braucht, um von einem dieser Punkte dahin zu gelangen, sei näherungsweise proportional der in der Zeichnung gegebenen Entfernung. a_1—a_4 Centren, welche mit den Kernen der äusseren Augenmuskeln (im Schema sind nur vier angeführt: M. rectus internus, superior, externus und inferior) in naher Verwandtschaft stehen, vielleicht mit ihnen identisch sind. *C.* Fasern zum Cortex als dem Organ des Bewusstseins.

nicht eine sehr rasche ist, was sehr wohl angenommen werden kann. *Jt* erhält seine Impulse in den grössten Intervallen, ist also am wenigsten erregt, *S* und *Jf* stehen in der Mitte.

Es wird also die Erregung von a_3 stärker sein als die der drei anderen *a*-Zellen, so dass in einem Centrum, das wir das der Augenmuskelgefühle nennen können, eine Erregung zu Stande kommt, welche in einer Beziehung zusammenfällt mit der Erregung, die bei der willkürlichen Verfolgung eines Gegenstandes mit dem Blicke auftritt, wenn sich derselbe in einer Richtung bewegt, die der von *a*—*c* entspricht. Bewegt sich das Netzhautbild in der Richtung von *a*—*d*, von *e*—*b* oder von *b*—*a*, so entstehen Erregungen in den *a*-Zellen, welche ihrer Quantität nach für jeden der drei übrigen Augenmuskelkerne ein Maximum haben. Hat die Bewegung die Richtung der Diagonale *a*—*e*, so sind die Zellen a_3 und a_4 gleich stark erregt, und in einem höheren Grade als a_1 und a_2. Diese gleich starken Erregungen müssen Empfindungen verursachen, die wieder näherungsweise den Innervationsgefühlen entsprechen, mit denen die willkürliche Verfolgung des bewegten Objectes mit dem Blicke verknüpft sind. Und ebenso verhält es sich mit allen anderen möglichen Bewegungen des Netzhautbildes.

Nun braucht man sich natürlich nicht nur eine Zelle *E* vorzustellen, es wird vielmehr ein ganzes System derselben anzunehmen sein, welches mit dem System der a_3-Zellen in Verbindung steht, und analog bei den anderen Zellen. Dieses System der *E*-Zellen, sowie der analogen, kann nun selbst wieder, zu einem grauen Kern geordnet, Beziehungen und Vereinfachungen der Leitung zwischen den einzelnen Zellen vermitteln.

Es erklärt sich so, wie mir scheint, die Bewegungsempfindung durch die Netzhaut, und zwar was die Richtung und was die Geschwindigkeit anbelangt; ferner der Umstand, dass die Bewegungsempfindung eine obere und eine untere Grenze hat. Ist nämlich die Bewegung zu langsam, so wird es zu einer Summation der Reize in den Summationszellen gar nicht kommen; ist sie zu schnell, so wird die zeitliche Differenz der Impulse, welche den Summationszellen zukommen, für alle vier näherungsweise gleich sein. Dem entsprechend werden die *a*-Zellen zwar nicht eine Bewegungsempfindung vermitteln, wohl aber bekommen sie Erregungen, die dem Bewusstsein zuströmen müssen. In der That wird niemand daran zweifeln, dass ein überspringender elektrischer Funken zwar keine Richtung erkennen lässt, aber doch in hohem Grade auffallend ist, viel auffallender als ein dauernd glühender Draht, und dass die Empfindung, die er verursacht, eine grosse Aehnlichkeit mit einer Bewegungsempfindung hat. Wir kommen damit in das oben besprochene Gebiet der optischen Empfindung von Veränderungen, einer zeitlich secundären Empfindung, die aber mit der hier besprochenen in offenbarem engen Zusammenhange steht. Das Auge hat, besonders bezüglich der Peripherie des Sehfeldes, wie ich mich ausdrückte, eine grosse Empfindlichkeit für Veränderungen. Und die Empfindung, die man beim Wechsel von Helligkeiten etc. hat, lässt sich nicht leicht besser ausdrücken, als wenn man sagt: „es rühre sich etwas im Sehfeld". Damit ist die Aehnlichkeit mit der eigentlichen Bewegungsempfindung schon markirt. Ich glaube also, dass auch diese Empfindlichkeit des Auges für Veränderungen, welche insbesondere für die seitlichen Theile der Netzhaut auffallend ist, auf demselben Mechanismus beruht. Nur wird, wenn ein ruhendes Object auftaucht, die Erregung alle vier *a*-Zellen gleichmässig treffen, bei einem bewegten ist diese Betheiligung ungleichmässig. Und wirklich möchte das Aufmerksamwerden auf ein Gesichtsobject nie ohne Aenderung im Tonus aller Augenmuskeln stattfinden, wie Selbstbeobachtung sehr wahrscheinlich macht. Sind ja bekanntermaassen bei jeder Augenbewegung sicher mehrere, wahrscheinlich alle Muskeln in Action. Es ist also nur consequent anzunehmen, und wird auch mit Recht und gestützt durch mancherlei Erfahrungen allgemein angenommen, dass auch beim ruhenden Blicke jeder der Muskeln einen ihm entsprechenden Tonus hat. Es braucht also nur dieser Tonus gleichmässig für alle Muskeln geändert zu werden, um jene Empfindung zu vermitteln.

Es erklärt sich aus dem Schema ferner der Umstand, dass eine auf weite Strecken ausgedehnte Bewegung eine intensivere Empfindung verursacht, und dass diese unter die Schwelle der Wahrnehmbarkeit tritt, wenn der Weg des Objectes ein zu kurzer ist; dass die Bewegung grosser Netzhautbilder auffallender ist wie die kleiner, und dass eine mit bewegtem Blicke beobachtete Bewegung in manchen Punkten eine ganz andere Empfindung liefert als bei ruhendem Blicke, wie das v. Fleischl*) nachgewiesen hat. Im ersten Falle nämlich, wenn wir das bewegte Object in der Fixation erhalten, kommt die Bewegungsempfindung durch das Muskelgefühl als solches zu Stande und spielen die in Rede stehenden Mechanismen gar keine Rolle.**) Es erklärt

*) Physiologisch-optische Notizen. 2. Mitth. Sitzber. d. Akad. d. Wiss. zu Wien, Bd. LXXXVI, Abth. 3, 1882.

**) Es zeigte sich in der genannten Untersuchung, dass eine Bewegung bei fixirtem Blicke sehr bedeutend schneller erscheint, als wenn das Bewegte mit dem Blicke verfolgt wird.

sich weiter, und darauf möchte ich besonderes Gewicht legen, dass die Bewegung noch erkannt wird, wenn Anfangs- und Endpunkt derselben wegen mangelhafter Localzeichen nicht mehr örtlich unterschieden werden (an der Peripherie der Netzhaut), und wenn sie so rasch ist, dass die zeitliche Differenz zwischen zwei am Anfangs- und Endpunkte der Bewegung auftretenden Reizen nicht ausreicht, kenntlich zu sein.

Weiter erklärt sich das Zustandekommen der Bewegungsnachbilder. Bekannt ist folgender einfacher Versuch darüber: Man blickt über die Brüstung einer Brücke auf das Wasser des Flusses. Wenn man nach einiger Zeit den Boden der Brücke fixirt, so scheint sich dieser in einer der Strömung des Flusses entgegengesetzten Richtung zu bewegen.

Nehmen wir die Bewegungsrichtung des Flusses so an, dass ein Gegenstand, der in demselben schwimmt, nacheinander die Punkte *a, b, c* . . . (des Schemas pag. 193) in Erregung versetzt, so wird bei dauernder Beobachtung die Zelle *E* schliesslich ermüden. Wird dann der Blick auf ruhende Objecte gerichtet, so wird der als stets vorhanden anzunehmende Tonus (s. Einleitung pag. 53) der Summationszellen in *Jt* ein Maximum und in *E* ein Minimum haben, entsprechend der vorausgegangenen Leistung dieser Zelle. Demnach werden die den *a*-Zellen zufliessenden Erregungen nicht gleich sein jenen bei dauernder Ruhe, sondern sich so verhalten, als wäre *Jt* am stärksten, *E* am wenigsten erregt, d. h. als würden die gesehenen Objecte die entgegengesetzte Bewegung haben, wie das fliessende Wasser.

In Bezug auf diese Bewegungsnachbilder gibt es aber Erfahrungen, welche mich nöthigen, auf die Localisation der Bewegungseindrücke, von denen bisher noch nicht die Rede war, einzugehen, und auch hier wieder einem späteren Capitel vorzugreifen.

Man kann gleichzeitig zwei durch das Sehfeld fliegende Vögel sehen, und diese können ganz ungleiche Richtung haben. Nach der Theorie, wie ich sie bisher dargelegt habe, müssten zwei gleiche Netzhautbilder, mit gleicher Geschwindigkeit und entgegengesetzter Richtung bewegt, sich in ihrer Wirkung auf die *a*-Zellen aufheben — es käme gar keine Bewegungsempfindung zu Stande, sondern nur die einer Veränderung im Sehfeld.

Diese Schwierigkeiten schwinden, wenn man Folgendes erwägt. Ich habe schon oben gesagt, dass man sich ein ganzes System von *E*-Zellen und ebenso von a_3-Zellen als entsprechende Nervenkerne zu denken habe. Nun ist es durch experimentelle Untersuchungen sicher gestellt, dass der Kern eines Muskels nicht immer in ganzer Ausdehnung gleichzeitig in Erregung geräth, sondern dass Abtheilungen desselben, welche functionell charakterisirt sind, gewöhnlich in Gemeinschaft mit anderen Kernen, selbstständig in Action treten können. Es hat das dann zur Folge, dass nur ein Theil der Fasern dieses Muskels zur Contraction gelangt. (Vgl. über diese Verhältnisse: J. Gad, „Ueber einige Beziehungen zwischen Nerv, Muskel und Centrum. Festschrift zum Würzburger Universitätsjubiläum, Leipzig 1882.) Ein anderer Theil dieser Fasern tritt bei Erregung einer anderen Abtheilung des Kernes in Action. Eine Anzahl von Thatsachen drängte zur Annahme, dass sich dies bei den Augenmuskeln ebenso verhält. Jedenfalls ist es erlaubt, zum Zwecke unserer Theorie ein entsprechendes Verhalten für dieselben vorauszusetzen.

Denken wir uns also unser Schema (pag. 193) so vervielfältigt, dass jedem der Punkte a, b, c ... thatsächlich ein Netzhautelement entspricht, und denken wir uns diese Punkte nun wie im Schema gruppenweise so vereinigt, dass je einer solchen Gruppe eine E-Zelle und eine a_3-Zelle angehört, so erhalten wir einen Kern des Musculus rectus externus, der so beschaffen ist, dass, entsprechend verschiedenen Netzhautstellen, in manchen a_3-Zellen der Tonus erhöht, in anderen herabgesetzt sein kann.

Diese a_3-Zellen werden, wie dies für die Nervenkerne schon eingangs dargelegt wurde, und wie ich aus hier nicht näher zu erörternden Umständen auch für diesen Kern vermuthen muss, untereinander in Verwandtschaft stehen, dieselbe hindert aber nicht, dass in den verschiedenen Gruppen seiner Zellen ungleiche Grade der Erregungen oder des Tonus herrschen.

Weiter steht jeder der Punkte a, b, c ... mit jenen Bahnen in Verbindung, welche ein Localzeichen nach dem Organ des Bewusstseins schaffen. Zwischen diesen Bahnen und den entsprechenden a_3-Zellen ist eine Verwandtschaft anzunehmen. Ich lasse es dahingestellt, ob diese Verwandtschaft durch die im Schema dargestellte Verbindung, z. B. von $a-E-a_3$, oder ob sie durch eine directe Verbindung zwischen dem Organ der Localzeichen und den a_3-Zellen hergestellt ist. Jedenfalls muss diese Verwandtschaft bewirken, dass wenn die attentionelle Bahnung die Zellengruppe a_3 trifft, hierdurch zugleich eine Tonus-Erhöhung in den betreffenden Localzeichenbahnen eintritt. Was hier für die a_3-Zelle gesagt wurde, gilt natürlich ebenso für die a_1, a_2 und a_4-Zellen und ihre Verbindungen. Doch muss noch hervorgehoben werden, dass natürlich zu jeder der Zellengruppen, in welche ich a_3 zerlegt dachte, auch eine Gruppe der anderen a-Zellen gehört, welche mit denselben Netzhautelementen in Verbindung ist.

Nun können wir wieder an unser Problem gehen. Von einem nach rechts bewegten Netzhautbilde und einem nach links bewegten kann jedes eine Bewegungsempfindung hervorrufen; die erste Bewegungsempfindung ist local verknüpft mit gewissen Netzhautstellen, die zweite mit anderen. Wenden wir unsere Aufmerksamkeit einer Stelle im Sehfeld zu, so gewahren wir die ihr entsprechende Bewegung, wenden wir die Aufmerksamkeit einer Bewegung zu, so gewahren wir das entsprechende Gesichtsobject. Damit ist jedoch nicht gesagt, dass die attentionelle Bahnung nicht bisweilen mehr den Gegenstand, bisweilen mehr die Bewegung treffen kann.

Ich möchte hervorheben, dass die Verknüpfung mit den Bahnen des Localzeichens nur eine ganz annähernde Localempfindung geben kann, wegen der grossen Anzahl von Fasern, die sich in jeder E-Zelle vereinigen, und dass diese Verknüpfung mit der Wahrnehmung des Objectes der Bewegungsempfindung nichts an ihrer Selbstständigkeit als Empfindung benimmt. Wir haben dann vielmehr den uns geläufigen Eindruck, dass sich etwas in bestimmter Richtung und mit bestimmter Geschwindigkeit bewegt, combinirt mit der mässig genauen Kenntniss von dem Wege der Grösse und Form des Objectes. Die genauere Orientirung über Gestalt, Grösse u. s. w. des bewegten Objectes geschieht ganz unabhängig von dem hier Geschilderten durch die allgemein angenommenen Opticusverbindungen.

Bei der grossen Anzahl von Sehelementen, welche nach dieser Theorie mit einer Summationszelle zusammenhängen, ist zu erwarten, dass die Deutlichkeit der Bewegungsempfindung wesentlich leidet, wenn die beiden Netzhautbilder sich in entgegengesetzter Richtung sehr nahe aneinander vorbei bewegen.

Dem ist auch in der That so. Wer einigermassen durch Versuche die charakteristische E m p f i n d u n g der Bewegung kennen und von der W a h r n e h m u n g der Bewegung durch die erkannte Ortsveränderung, sowie von der Empfindung der Veränderung überhaupt unterscheiden gelernt hat, wird schon aus folgendem einfachen Versuch das wahre Verhalten ersehen. Ich schliesse ein Auge und halte meine Zeigefinger so einander genähert in der Luft, als sollten sich ihre Spitzen berühren. Mache ich nun mit beiden Zeigefingern, indem ich sie mit ruhendem Blicke betrachte, eine Beuge- oder Streckbewegung, so habe ich eine deutliche Bewegungs- oder Richtungsempfindung. Beuge ich aber den einen und strecke gleichzeitig den anderen, so dass die Spitzen derselben entgegengesetzte Bewegung machen, so ändert sich die Empfindung auffallend. Die Bewegungsempfindung als solche (die die Richtung der Bewegung in sich enthielt) ist geschwunden und hat der Veränderungsempfindung Platz gemacht, was sich nach dem Dargelegten als nothwendig ergibt. Es ist, als müsste ich jetzt erst durch die Betrachtung der neuen Fingerstellung eruiren, was für eine Veränderung vorgegangen ist.

Der Versuch gibt im indirecten Sehen ein viel schlagenderes Resultat als im directen, wegen des Ueberwiegens der Localzeichen und der Bewegungswahrnehmung im letzteren Falle.

Es erklärt sich nun auch, dass wir nicht nur verschiedene Bewegungen im Sehfeld zugleich sehen, sondern dass dem entsprechend

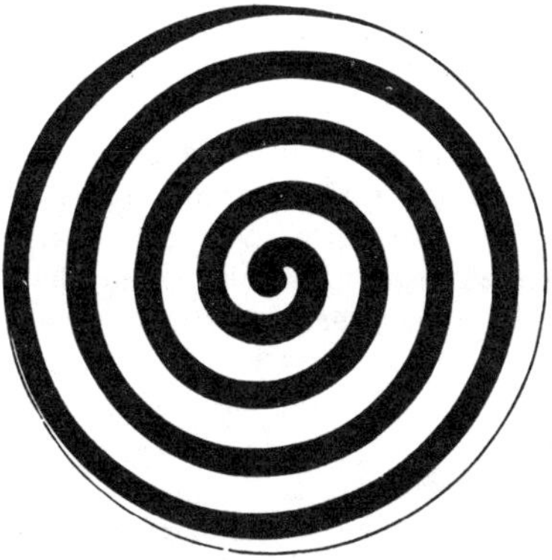

Fig. 54. Eine Scheibe, welche, um den Mittelpunkt gedreht, ein Auseinander- oder Zusammenrücken von Kreisen vortäuscht, und welche einige Zeit fixirt ein negatives Bewegungsnachbild zurücklässt.

auch verschiedene Bewegungsnachbilder gleichzeitig unser Sehfeld beherrschen können. Der Anblick einer gedrehten Scheibe, auf welche eine vom Mittelpunkt ausgehende Spirale gezeichnet ist (Fig. 54), gibt ein Bewegungsnachbild, in welchem die Richtung in den verschiedenen Radien des Sehfeldes ungleich ist. Doch liegt in unserer Erklärung auch der Schlüssel, warum man nur von ausgedehnteren Antheilen des Sehfeldes solche Nachbilder erhält.

Ehe ich diesen Gegenstand verlasse, will ich doch nicht unerwähnt lassen, dass man erwarten könnte, die *a*-Zellen würden in Folge der Erregungen von Seite der Summationszellen so weit zur Thätigkeit angeregt werden, dass die Augenmuskeln in Action treten. Darauf ist zu antworten, dass ja in der That eine Tendenz besteht, den bewegten Dingen mit dem Blicke zu folgen. Ja der Ungeübte wird kaum eine Bewegung beobachten können, ohne ihr mit dem Blicke zu folgen. Und zwar sind, was aus der obigen schematischen Zeichnung nicht hervorgeht, die Summationszellen gegenüber den Netzhautelementen so angeordnet, dass die Bewegung eines Netzhautbildes von der Schläfen- zur Nasenseite eine günstigere Summation für den Kern des Musculus rectus externus, eine solche von der Nasen- zur Schläfenseite eine günstigere für den Musculus rectus internus liefert, und dem entsprechend für die senkrechten Bewegungen.

Endlich habe ich bei diesen Erläuterungen angenommen, das bewegte Object sei hell und erzeuge dadurch eine primäre Empfindung. Die Sachen verhalten sich ebenso, wenn das Object dunkel und die Umgebung hell ist, in welchem Falle — so könnte man denken — eine Summation nicht eintreten kann, da ja nicht eine Erregung, sondern der Wegfall einer Erregung das Agens ist. In dieser Beziehung ist Folgendes zu bemerken:

Der ganze geschilderte Mechanismus ist an einem Orte im centralen Sehapparat zu denken, an dem die Gesichtseindrücke schon bis zu einem gewissen Grad verarbeitet sind, an dem also, etwa in dem oben (pag. 169) angegebenen Sinne aus dem Mangel einer Erregung der Netzhaut die Schwarz-Empfindung schon als Empfindung hervorgegangen ist, demnach gerade so fungirt wie eine andere Helligkeitsempfindung.

Dass man bei Bewegungen, die zwei der a-Gruppen stärker erregen als die anderen, nicht gleichzeitig zwei Bewegungen zu sehen glaubt, von denen jede der Richtungsempfindung ihrer Zellgruppe entspricht, beruht auf Folgendem. Es liegt in der Natur der Sache, dass die in Rede stehenden Bewegungsempfindungen schwer isolirt dem Bewusstsein zugeführt werden können. Es wird vielmehr jede derselben in der Regel mit einer Helligkeitsempfindung und mit einer Localempfindung verbunden sein. Alle diese drei Empfindungsformen sind so miteinander verknüpft, dass die attentionelle Bahnung der einen wegen der obwaltenden Verwandtschaften in der Regel auch die anderen treffen wird. In unserem Falle dürfte wesentlich das Localzeichen in Betracht kommen. Wenn demnach ein Netzhautbild den Weg $e\ c$ (Schema Fig. 53) macht, so wird a_2 und a_3 in stärkere Erregung gerathen, es werden aber gleichzeitig Localzeichen geliefert, welche der Anwesenheit e i n e s Objectes entsprechen. Hätten von zwei Objecten das eine den Weg $e\ b$, das andere gleichzeitig den Weg $e\ f$ zurückgelegt, so würden die Zellgruppen a_2 und a_3 in ähnliche Zustände versetzt worden sein, aber es wären dann zwei Gruppen von Localzeichen vorhanden, die bei der später zu besprechenden Verwandtschaft mit den Kernen der Augenmuskeln, also mit den a-Zellen ihre Zugehörigkeit zu a_2 und a_3 sofort manifestiren müssten.

Der Gesammteindruck, den also ein über die Netzhaut streifendes Bild macht, ist zusammengesetzt aus den Erregungen zahlreicher und functionell ungleicher Fasern. Dass wir trotzdem einen einheitlichen Eindruck empfangen, in dem die Theilempfindungen nicht erkannt zu werden pflegen, beruht auf dem, was ich das Princip der centralen Confluenz nennen möchte. Wir werden in den höheren Sphären centraler Leistungen noch wiederholt von demselben Gebrauch machen; hier sei es, da wir eben das erstemal mit demselben in Berührung kommen, kurz besprochen. So wie eine Willkürbewegung in der Regel eine Menge Nervenfasern in Action setzt, und es uns nur durch Uebung und theilweise gelingt (z. B. beim Lernen des Clavierspieles etc.), die anscheinende Einheit des Willensimpulses in ihre Antheile zu zerlegen (der einheitliche Impuls des willkürlichen Blinzelns kann durch Uebung auf ein Auge beschränkt werden), ebenso confluiren eine Anzahl von Erregungen, die der Gehirnrinde zufliessen, im Bewusstsein zu einer Einheit, deren Antheile wir nur unsicher, und durch Uebung, oder auch gar nicht trennen können. Es entsteht dann ein Gesammteindruck, der aber gleichwohl durch die Einzelerregungen der Stabkranzfasern in seinem Charakter bestimmt ist. Fiele eine der Erregungen aus, so würde der Gesammteindruck ein ganz anderer geworden sein. In dem in Rede stehenden Falle sind die Localzeichenempfindungen mit den Bewegungsempfindungen in diesem Sinne zu einer Einheit verbunden, obwohl, wie erwähnt, ich für meine Person durch Uebung die beiden unterscheiden zu können glaube.

Es mag aus diesem einen ausgeführten Beispiele einer zeitlich und örtlich secundären Empfindung genügen. Ich komme auf die Bewegungsempfindungen in einem späteren Capitel (Localzeichen) nochmals zurück, in dem sich einige Ergänzungen zu dem hier Mitgetheilten ergeben werden. Andere Beispiele dieser Art der Empfindungen lägen z. B. vor in dem wahrgenommenen Reiz, den ein Schleimpfröpfchen, während es durch die Flimmerbewegung die Trachea durchwandert, ausübt, und der schliesslich zu einem Hustenanfall führt; in den musikalischen Empfindungen nacheinander angeschlagener Töne, insoferne sie verschiedene Antheile des Gehörapparates treffen; vielleicht auch in den Richtungsempfindungen, die uns zur Orientirung im Raume dienen. Doch hat man es hier vielleicht mit einer Wahrnehmung zu thun, weshalb später davon die Rede sein soll.

3. Die Gefühle.

Mit dem Namen der Gefühle will ich im Anschluss an den üblichen Sprachgebrauch jene Empfindungen bezeichnen, welche an innere Organe geknüpft, secundär theils in Folge centripetaler, theils in Folge centrifugaler Erregungen entstehen, und dann wie andere Empfindungen dem Organe des Bewusstseins zufliessen. Man könnte demnach diese Empfindungen des „Gemüthes" mit den Mitempfindungen in eine Reihe stellen, wenigstens so weit sie sich an anderweitige Empfindungen anschliessen.

Dass Empfindungen auch von der Hirnrinde aus zu Stande kommen können, beweist der „Stich in der Brust" und Aehnliches wenn man sich plötzlich an ein schreckliches Ereigniss erinnert, oder an eine Unterlassung aus Vergesslichkeit, beweisen mannigfaltige mit dem sexuellen Leben in Verbindung stehende Empfindungen u. s. w.

Die Gefühle kommen, so viel ich übersehen kann, gewöhnlich in der Weise zu Stande, dass eine periphere oder centrale Erregung einen subcorticalen centralen Process auslöst, der entweder direct Muskelempfindungen oder centrifugale Reize hervorruft, die auf die Muskeln übertretend*) in den dazu gehörigen sensorischen Nerven die der Muskelcontraction zukommenden Empfindungen verursachen. Letztere sind dann dieselben Empfindungen, welche die Muskeln, in anderer Weise erregt, auch hervorrufen würden.

Es kann sich, wenn wir es mit einer sensorischen Anregung des Gefühles zu thun haben, der centrale Process, durch den die Uebertragung auf die centrifugalen Bahnen geschieht, *a)* unter Vermittelung des Organes des Bewusstseins abspielen, z. B. wenn eine Mutter das Angstgefühl beim Schrei ihres Kindes empfindet, in welchem Falle es nicht der Schrei als solcher ist, der so „schrecklich" klingt, sondern die Combination desselben mit dem Bewusstsein, dass er vom eigenen Kind herrührt, die Angst veranlasst. Von diesen Fällen, bei denen eine Wahrnehmung im Spiele ist, muss hier ganz abgesehen werden; sie sollen später ausführliche Behandlung erfahren. *b)* Oder es geht dieser centrale Umsatz ganz ausserhalb des Organes des Bewusstseins vor sich. Dazu gehören die sogleich

*) Sie können auch Secretionsnerven und andere centrifugale Nerven treffen (Thränendrüsen, Leuchtorgane der Thiere).

anzuführenden Beispiele: Ich wähle als die wichtigsten die Lust- und Unlustgefühle, so weit sie sich auf die Vorkommnisse am eigenen Körper beziehen.

Doch will ich vorher noch nachweisen, dass wirklich complicirte centrale Processe ablaufen, welche die Charaktere der Gefühle an sich tragen können, ohne dass dem Bewusstsein von ihnen die geringste Nachricht zukommt.

Wenn man sich aufrecht stehend um die Längsaxe seines Körpers dreht, so machen die (wenn auch geschlossenen) Augen zuckende Bewegungen, wie man sich mit den aufgelegten Fingern überzeugen kann.*) Wir wissen jetzt, dass das eine Reflexaction ist, für welche der Bogengangapparat des Gehörlabyrinthes das aufnehmende Sinnesorgan bildet und die Augenmuskeln das Endziel des nervösen Processes sind. Aber weder dieser Umsetzungsprocess noch die Augenmuskeln liefern uns eine selbstständige Empfindung. Ja die Physiologie wurde sehr alt, ohne von diesem ganzen Mechanismus irgend etwas zu wissen. Wenn wir, nachdem wir uns so eine Weile gedreht haben, stille halten, die Augen aufschlagen, und die äusseren Gegenstände in einer scheinbaren Rotation sehen, so ist diese Bewegungsempfindung eine örtlich secundäre Empfindung, an welcher sich einerseits die Nacherregung des Bogengangapparates, andererseits die Netzhautempfindungen betheiligen.

Die Empfindung des Schreckens bei heftigen Sinneseindrücken äussert sich in einer krampfartigen Erschütterung der Körpermuskeln (das Zusammenfahren oder Umfallen vor Schreck) und, nach den Untersuchungen Rud. Wagner's**) zu schliessen, einer centrifugalen Affection des Herzens, indem die durch den Vagus verlaufenden hemmenden Nervenfasern erregt werden. Offenbar ist der eigenthümliche Schmerz in der Herzgegend wenigstens theilweise durch diese Hemmung bedingt. In neuerer Zeit haben Conty und Charpentier***) diese Verhältnisse näher studirt, und gefunden, dass der Blutdruck eines Hundes den in Fig. 55 durch die Curve *a b* gekennzeichneten Verlauf nimmt, wenn in einem Nebenzimmer in dem durch *x* angegebenen Momente ein anderer Hund durch Schmerzen zum Schreien gebracht wird. Hat man aber dem ersten Hunde die beiden Nervi vagi durchtrennt, und macht denselben Versuch, so

*) Vgl. Breuer, Ueber die Function des Ohrlabyrinthes. Med. Jahrb. d. Ges. d. Aerzte zu Wien 1874. Diese Bewegungen wurden zuerst von Purkinje beobachtet.

**) Nachr. d. k. Ges. d. Wiss. zu Göttingen 1854. Nr. 8.

***) Rech. s. les effets cardio-vasculaires des excitations des sens. Arch. de Physiol. norm. et pathol. 1877.

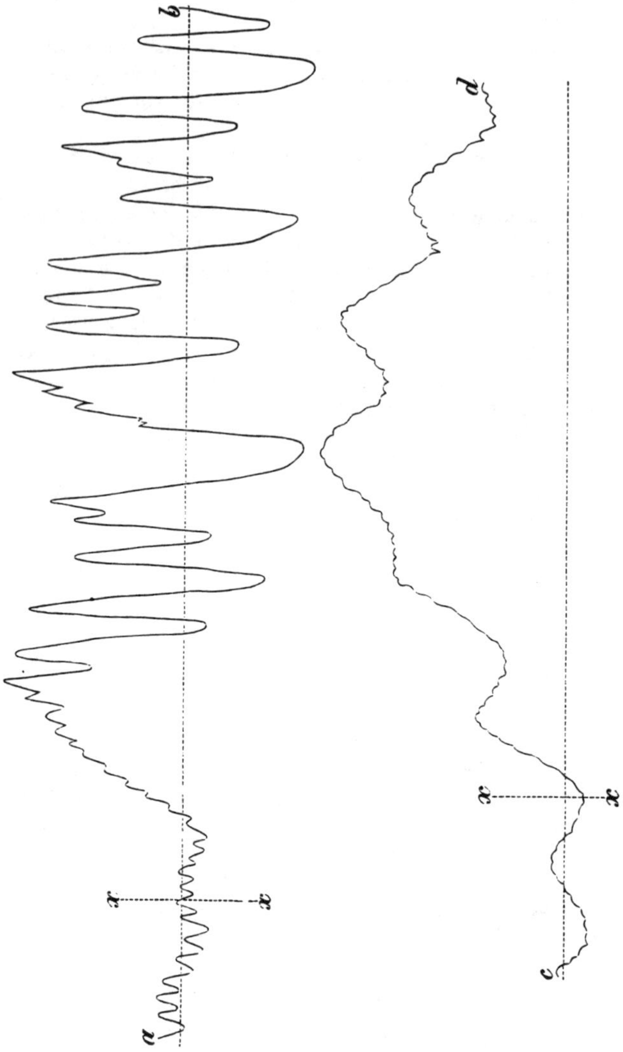

Fig. 55. *a b*. Blutdruckcurve eines Hundes von links nach rechts zu lesen. Im Momente *x x* beginnt ein anderer Hund im Nebenzimmer zu heulen. Der Affect kommt in dem Verlaufe der Curve zum Ausdrucke. Die grossen Druckabfälle sind der Effect von Herzpausen. *c d* zeigt denselben Versuch nach Durchtrennung der beiden Nervi vagi. Man sieht, dass die Herzpausen auf einer centralen Erregung der Nervi vagi beruht haben, und dass ausser dieser centrifugalen Wirkung auf das Herz auch noch eine solche auf die Blutgefässe vorhanden ist, deren Contraction eine Blutdrucksteigerung bewirkt (nach Conty und Charpentier).

erhält man die mit *c d* bezeichnete Curve. Das Geschrei des zweiten Hundes hat also im ersten eine nervöse Veränderung hervorgerufen, die mit dem, was wir Angst oder Schreck nennen, identisch sein wird. Der Kenner von Blutdruckcurven sieht sofort, dass man es mit einer centripetalen Reizung des Nervus vagus und mit einer ebensolchen der Gefässnerven zu thun hat. Ersterer hemmt die Herzmuskelfasern, letztere bringen die Gefässmuskeln zur Contraction. Beide Erregungen kommen aus dem verlängerten Mark.

Diese Beispiele sollen nur zeigen, dass centripetale Erregungen einen centralen Umsatz erfahren können, welcher mehr oder weniger direct zu Muskelactionen und durch solche bedingte Empfindungen führen kann.

Ich habe schon darauf hingewiesen, dass centripetale Erregungen, ehe sie in das Organ des Bewusstseins eintreten, auf mancherlei Verbindungswegen subcorticale Centren beeinflussen können. So werden sie Veranlassung von Mitempfindungen. Die beeinflussten Centren können aber auch den motorischen Bahnen nahestehen. Es wird uns also nicht Wunder nehmen, wenn wir gewisse centripetale Erregungen nicht nur die ihnen zukommenden Empfindungen, sondern auch Innervationsgefühle auslösen sehen. Letztere können, wie schon öfter hervorgehoben, auch dann auftreten, wenn die centrifugale Erregung nicht gross genug ist, eine bemerkbare Muskelbewegung auszulösen, oder wenn diese gehemmt wird.

Lust- und Unlustgefühle.

Fragen wir uns nach dem Charakteristischen dieser Gefühle, so weit dies die Selbstbeobachtung ergibt. Ich kann es nur in gewissen Empfindungen finden, die in der Brusthöhle bemerkbar werden, und die sich bei Freude und Schmerz manchesmal recht ähnlich sehen, ferner in gewissen Störungen der Athembewegungen (die mit jenen Empfindungen wohl ganz oder theilweise gemeinsame Ursachen haben) und in Empfindungen, die ich nicht leicht anders schildern kann, als einen Drang zu ergreifen, festzuhalten, sich in den Besitz zu setzen einerseits, und den Drang wegzuschieben oder zu fliehen andererseits.

Es hat sich in letzterem Sinne schon Meynert*) ausgesprochen, indem er die beiden gegensätzlichen Gefühle mit Angriffs- und Abwehrbewegungen in Verbindung brachte.

Ich zweifle nicht daran, dass zu diesen Empfindungen eine Menge Erinnerungsbilder in Beziehung stehen, dass insbesondere

*) Vgl. Psychiatrie, pag. 171.

solche von der Erreichung des Zweckes hier eine wesentliche Rolle spielen, doch sind diese den Gefühlen nur associirt, und können das Bild derselben trüben; wir wollen hier den reinen Fall ins Auge fassen. Es zeigt ja augenscheinlich auch schon das neugeborene Kind Lust- und Unlustempfindungen, ohne über Erinnerungen im gewöhnlichen Sinne des Wortes zu verfügen.

Man könnte auf den ersten Blick glauben, das Charakteristische für den Schmerz sei die Heftigkeit. Eine Hautempfindung z. B. werde dann schmerzhaft, wenn sie eine gewisse Grenze übersteigt. Das wäre unrichtig. Eine kaum merkbare Empfindung, ein Ritzen der Haut, das wir fast nicht bemerken, trägt schon den Charakter des Schmerzes an sich. Es gibt eine Form des Zahnschmerzes (wenn z. B. die Wurzel durch irgend einen Process äusserlich freigelegt ist und kaltes Wasser in den Mund genommen wird) die fast unmerklich sein kann. Ist sie aber bemerkt, so trägt sie den Charakter als Schmerz. Die Empfindung, die man bei Verletzung des Corneaepithels hat, ist wesentlich verschieden von der gewöhnlichen Schmerzempfindung, ist aber in hohem Grade ein Unlustgefühl. Es wird bei dieser, im Vergleich zu der gewöhnlichen Schmerzempfindung, das beiden Gemeinschaftliche recht deutlich; nämlich der unbestimmte Abwehrdrang. Ein Beispiel, das diese Abwehrbewegung gut illustrirt, ist der Ekel, der bis zum wirklichen Ausstossen beim Erbrechen führt, für gewöhnlich aber nur auf den mehr oder weniger ausgeprägten Muskelgefühlen dieses Actes beruht. Man mache folgenden Versuch: Ein stumpfes Instrument wird in den äusseren Gehörgang eingeführt; es veranlasst keine unangenehmen Gefühle, so lange es nicht bis zu einer gewissen Tiefe vorgeschoben ist. Ist es jenseits dieser Grenze, so veranlasst es ein unausstehliches Gefühl. Frägt man, wodurch sich die Empfindungen in beiden Fällen unterscheiden, so kann man nichts anderes anführen, als dass sich zu der ersten gleichgiltigen Empfindung im zweiten ein Drang der Abwehr, des Vermeidens hinzugesellt hat.

Aehnlich ist es mit den Lustgefühlen. Die Redensart: „Ich bin so glücklich, dass ich die ganze Welt umarmen könnte", wäre gewiss nicht entstanden, wenn die Umfassungsimpulse nicht ein integrirender Bestandtheil dieser Gefühle wären. Ich will von dem thatsächlichen Umarmen, dem Herzen des Kindes durch die Mutter, dem gierigen Erfassen eines auch leblosen Lieblingsobjectes u. dgl. m. nicht sprechen. Es sind das bewusste Actionen, die gewöhnlich durch psychische Processe angeregt sind; sie sind aber mit den Lustempfindungen so enge verknüpft, dass sie selbst, oder ihnen entsprechende Innervationsgefühle, auch ausgelöst werden, wenn allein der zugehörige Sinnesreiz wirkt und das Bewusstsein gar keine oder doch eine nebensächliche Rolle spielt.

Der brünstige Frosch macht (s. pag. 85) noch die Umklammerungsbewegung, wenn man ihm den Kopf abgeschnitten hat, sobald man die Brusthaut leicht berührt. Ja, wenn vom ganzen Frosche nichts übrig ist als der Brusttheil seines Körpers sammt den Vorderpfoten, so umklammern diese noch den auf die Brust gelegten Finger. Hier laufen also die entsprechenden centralen Processe im Rückenmarke, unabhängig vom Organe des Bewusstseins ab. Beim Menschen sind dieselben, wenigstens zum grossen Theile, sicher höher localisirt, können aber auch ohne Intervention des Bewusstseins zu Stande kommen. Selbstverständlich werden auch bei den Lustempfindungen Erinnerungsbilder und die auf sie begründeten Wahrnehmungen wesentlich mitspielen. Ihre Bedeutung wird später gewürdigt werden.

Indem ich Lust- und Unlustgefühl wesentlich auffasse: 1. als in der Brusthöhle in Folge von Circulationsänderungen auftretende Empfindungen, 2. als Muskelgefühle, und die in letzterer Beziehung in Betracht kommenden Muskelgruppen nicht ganz, wohl aber theilweise identisch sind, erklärt es sich mir, dass die beiden Gefühle sich gegenseitig nicht ganz ausschliessen. Sie tauchen als Wehmuth, Weltschmerz u. dgl. gelegentlich gleichzeitig auf.

Wenn wir uns von dem ganzen Vorgange, der diesen Gefühlen zu Grunde liegt, eine genauere Vorstellung entwickeln wollen, so ist zunächst hervorzuheben, dass Erregung gewisser Nervenendigungen stets Unlustgefühle, anderer stets Lustgefühle erzeugen, insoferne nicht im Gebiete des Bewusstseins eine Gegenwirkung eintritt. Wir haben ja schon gesehen, dass die Centralorgane, mit denen wir es hier zu thun haben, von der Peripherie wie von den höher gelegenen Organen beeinflusst werden. So ist die Erregung der Hornhautnerven immer mit Unlust verbunden, die gewisser Geschmacksnerven, z. B. jener, welche die Empfindung von Süss vermitteln, immer (wenigstens bei vielen Individuen) mit Lustgefühlen verknüpft. In der Regel aber sind diese primären Erregungen wohl schon bis zu einem gewissen Grade central verarbeitet, ehe sie überhaupt eine Wirkung auf jene Muskelcentren ausüben. Wie ich das meine, will ich in einem Beispiele, das eine grosse Gruppe von Unlustgefühlen illustrirt, etwas näher erläutern: Die meisten primären Erregungen sensorischer Nerven sind mit Unlust verbunden, wenn sie eine gewisse Grenze der Intensität überschreiten. Zu starker Klang, zu helles Licht, starke Erregung der Hautnerven u. s. w., sie mögen sich noch so sehr in ihrem Charakter unterscheiden, haben das Unlustgefühl gemein. Es zeigt sich das schon darin, dass man auch im Falle der höheren Sinnesorgane von schmerzhaften Eindrücken spricht. Dabei mag es dahingestellt bleiben, ob es diese Sinnesnerven im engeren Sinne sind, deren Erregung die Unlustempfindungen auslöst, oder ob bei ihrer übermässigen Erregung specifische Schmerznerven, die etwa in ihrem Stamme verlaufen könnten, in Function treten. Zu dem folgenden Beispiele will ich einen besonders schwierigen Fall wählen, in welchem nämlich eine kaum merkbare Verletzung der Haut, trotz des geringen Reizes, doch Schmerz verursacht.

Es ist kaum zweifelhaft, dass ein Stich in die Fingerhaut überhaupt nur wenige Nerven, diese aber durch den mechanischen Insult verhältnissmässig stark erregt. Es seien *S* (Schema Fig. 56) sensorische Fasern, die in das Rückenmark eindringen, *s* ihre ersten centralen Verzweigungen, *n* repräsentire jenes Centralorgan, in dem, wie schon eingangs erläutert wurde, verschiedene Zellen in verschiedenem Grade miteinander in Verwandtschaft treten, wo verschiedene Summations- und Hemmungswirkungen zu Stande kommen, und welches, wie dort auch schon hervorgehoben wurde, mit motorischen Zellen *m* in Verbindung steht. Von *s* gehen nun, ob direct oder unter Vermittelung lasse ich dahingestellt, Bahnen ab, die den Localzeichen dienen *(L)*, ferner solche, die zu den nicht enger untereinander verknüpften Zellen *K* führen, welche letztere selbst mit einem Schmerzcentrum *(SC)*, wie ich es vorläufig kurz nennen will, in Beziehung stehen.

Die *K*-Zellen mögen nach Art gewisser Summationscentren die Eigenschaft haben, schwache Erregungen nicht durchzulassen (s. Einleitung pag. 50), sei es, dass ihnen diese Eigenschaft inhärirt, oder dass sie in dieser Weise gehemmt sind.

Das Schmerzcentrum *(SC)* ist nicht etwa als ein selbstständiges Organ zu denken, das überhaupt nur im Falle jemand Schmerz empfindet in Action tritt, es besteht vielmehr aus den nervösen Centren höherer Ordnung für alle jene Muskelgruppen, welche mit den besprochenen Abwehrbewegungen etwas zu thun haben; diese können dabei an ganz verschiedenen Orten im Centralnervensysteme liegen, sowie das Athmungscentrum die Summe jener Muskelkerne ist, die bei der Athmung in Action treten. Auch dieses dehnt sich auf die Kerne weiterer Muskelgruppen aus, wenn die Athmung (bei Dyspnoë) unter stärkerem Reize steht, als normaler Weise. Ein ähnlicher Wechsel in der Grösse der als Schmerzcentrum bezeichneten Anzahl von Muskelkernen darf hier vorausgesetzt werden.

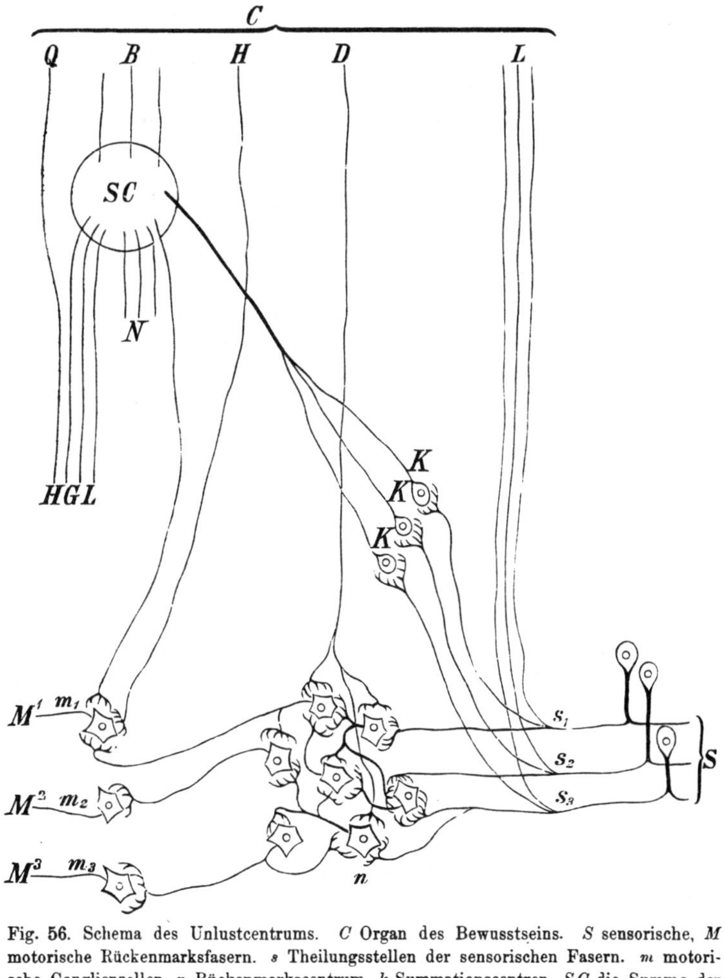

Fig. 56. Schema des Unlustcentrums. *C* Organ des Bewusstseins. *S* sensorische, *M* motorische Rückenmarksfasern. *s* Theilungsstellen der sensorischen Fasern. *m* motorische Ganglienzellen. *n* Rückenmarkscentrum. *k* Summationscentren. *SC* die Summe der Centren für die Muskeln der Abwehrbewegung, zu welchen Muskeln die Bahnen *N* führen. Mit diesen Centren hängen weiter zusammen gewisse zu dem Herzen, den Gefässen und den Lungen gehende Fasern *(H, G, L)*. Von den letztgenannten Gebilden führen sensorische Fasern *(Q)* zu dem Organe des Bewusstseins, das weiterhin durch die Bahnen *B*, *H*, *D* und *L* von den Vorgängen in den subcorticalen Centren Nachricht bekommt.

Das, was sie in unserem Falle vereinigt, sind Faserverbindungen, welche bewirken, dass sie bei Erregung der *K*-Zellen einen gesteigerten Tonus erhalten. Es gehen demnach von diesem ausgedehnten Centralorgane Nerven zu den betreffenden Muskeln *(N)*, von denen ein Theil *(S C m_1)* wohl auch zu jener Muskelgruppe gelangt *(M_1)*, mit welcher gewisse *S*-Fasern *(s_1)* in nächster Verwandtschaft stehen, und welche demnach von einer durch *n* gehenden Reflexaction zunächst getroffen wird. Bei Schmerzempfindung dürften also diese Muskeln früher in Contraction gerathen, als wenn das Schmerzcentrum irgendwie ausgeschaltet wäre. Ferner gehen von dem Schmerzcentrum Bahnen zu Herz, Lunge und Gefässen *(H, L, G)*, beziehungsweise zu den Respirationsmuskeln, und erzeugen die oben besprochenen Beklemmungsempfindungen der Brusthöhle. Letztere mögen durch die Bahn *Q* dem Bewusstsein zugeführt werden. Endlich ist das Schmerzcentrum natürlich selbst mit dem Organ des Bewusstseins in Verbindung (durch *B*).

Schwache Reize der *S*-Fasern werden demnach zwar Localzeichen liefern können, sie werden aber die *K*-Zellen nicht zu nach *S C* gerichteten Impulsen anregen. Wohl aber werden sie in *n* Erregungen erzeugen und da diese Zellen einen intercellulären Tetanus eingehen können, so werden hier bei Erregung mehrerer *S*-Fasern Summationswirkungen eintreten, welche durch die Bahn *D* zum Bewusstsein gelangen. Sie können da etwa den Eindruck eines Druckes oder eine ähnliche Hautempfindung hervorrufen. (Nimmt man an, dass die schmerz- und die druckempfindenden Fasern schon in der Haut getrennt sind,*) so ist die Voraussetzung überflüssig, dass hier Druckempfindungen entstehen.) So erklärt sich, dass hinlänglich schwache Reize auf wenige *S*-Fasern wirkend unbemerkt bleiben, auf viele *S*-Fasern einwirkend aber eine Empfindung hervorrufen können. Man weiss ja von Temperaturen, von Drucken u. dgl., dass sie auf grössere Hautstrecken wirkend, merklichere Empfindungsgrössen erzeugen. Andererseits aber erklärt sich hieraus, dass relativ starke Erregungen weniger *S*-Fasern durch *D* nicht empfunden werden müssen, denn der intercelluläre Tetanus ist in seiner Intensität abhängig von der Anzahl der Zellen, welche von aussen her Impulse bekommen. Es verläuft sich dann gleichsam die Erregung in dem Netzwerk, ohne dass merkliche Impulse durch *D* abfliessen. Wird also z. B. s_1 relativ heftig erregt, während die benachbarten

*) Vgl. M. v Frey, Die Gefühle und ihr Verhältniss zu den Empfindungen. Leipzig 1894.

S-Fasern in Ruhe bleiben, so kann die Erregung durch die *K*-Zelle nach *S C* gelangen, wird aber *D* nicht merklich alteriren.

Ich werde mich kaum in der Ansicht täuschen, dass in der That ein Nadelstich oder ein Schnitt mit einem scharfen Messer den Schmerzeindruck verhältnissmässig rein wiedergibt, während ausgedehntere Verletzungen Nebenempfindungen verursachen, die mit Druck- oder Umschnürungsempfindungen, wohl auch mit Temperaturempfindungen Aehnlichkeit haben und durch die Miterregung jener durch *D* im Schema repräsentirten Bahnen zu erklären sind.

Es stimmt mit dem Dargelegten überein, dass nach physiologischen Versuchen und Erfahrungen an Kranken in der That die Fasern, welche die Schmerzempfindung vermitteln, im Rückenmarke einen anderen Weg gehen, als die gewöhnlichen „Tastnerven"; auch dass in gewissen Stadien der Narkose die Eingriffe sehr wohl empfunden, aber nicht als schmerzhaft aufgefasst werden. Bedenkt man, dass die motorischen Centren oder die *K*-Zellen durch die in der Chirurgie übliche Narkose gelähmt werden, so mag man die Deutung dieses Mangels der charakteristischen Schmerzempfindung wohl in einer Lähmung des Schmerzcentrums finden. Bekanntlich kann man in der Hirnrinde eines Thieres oder Menschen schneiden und wühlen ohne irgend eine Schmerzensäusserung. Dass die Verletzungen der Nervenfasern da wie überall mit Erregungen verbunden sind, wird nicht bezweifelt werden können. Diese sind aber deshalb nicht schmerzhaft, weil die Schmerzcentren peripher von der verletzten Stelle liegen. Diese Erregungen haben keine Möglichkeit mehr, in die Schmerzcentren zu gelangen, die auf dem Wege von der Peripherie zum Centrum, d. i. zur Hirnrinde, liegen.

Das etwa wäre die Vorstellung, die man sich über die Entstehung schwacher Schmerzeindrücke bilden kann; sind die Eindrücke sehr stark, so wird die durch *D* geleitete Erregung sowohl, als auch insbesondere die Erregung des Schmerzcentrums gesteigert, die Muskelgefühle werden immer heftiger werden, und die betreffenden Muskelgruppen thatsächlich in Action treten, wenn sie nicht durch Hemmungen daran gehindert werden, welche nicht das Schmerzcentrum als solches, sondern die tiefer gelegenen, etwa durch *m* repräsentirten Zellen durch die Bahn *H* treffen. Bekanntlich kann man bei grossen Schmerzen die Aeusserungen derselben einige Zeit unterdrücken, schliesslich aber ermüden auch die Hemmungsorgane. Selbstverständlich werden bei wachsendem Schmerze die Intensitäten der durch *B* dem Bewusstsein zugeführten Impulse zunehmen und werden schliesslich dasselbe beherrschen, entsprechend dem schon öfter erwähnten Principe, dass lebhafte Impulse in den ferner verwandten Centralorganen Hemmungen erzeugen.

Man sage nicht: wenn das Dargelegte richtig wäre, so müsste bei willkürlicher Innervation der durch Hm_1 oder $BSCm_1$ angedeuteten Muskelbahnen auch schon das Gefühl des Schmerzes entstehen, denn diese willkürliche Innervation müsse auch zu den geschilderten Muskelgefühlen führen. Dem ist nicht so. Erstens erhellt aus dem Vorstehenden wodurch sich das Innervationsgefühl eines willkürlich innervirten von dem eines unwillkürlich in Thätigkeit gesetzten Muskels unterscheiden muss (vgl. Schema pag. 43 u. pag. 168), zweitens gelingt es eben nicht willkürlich, die mit *H G L* bezeichnete Bahn in Erregung zu versetzen, welche bewirkt, dass aus der Gegend der Brusthöhle die besprochenen Beklemmungsempfindungen dem Bewusstsein *C* zugeführt werden; es fehlen endlich die intensiven, durch *D* geleiteten Empfindungen. Stellen wir uns einen Menschen vor, der heftige willkürliche Innervationen erfliessen lässt, so dass ein grosser Theil seiner Muskeln in Action tritt und der deshalb ein von diesen Innervationen, beziehungsweise von den dadurch erzeugten Muskelgefühlen beherrschtes Sensorium hat (von dieser Beherrschung wird später noch ausführlicher die Rede sein), so haben wir jemanden vor uns, der etwa eine schwere Last bewältigt, in welchem Falle er bekanntlich nicht leicht seine Aufmerksamkeit etwa einem Goethe'schen Gedichte mit Erfolg zuwenden wird. Sind die in Action gesetzten Muskelgruppen die oben als der Abwehr dienend vorausgesetzten, so ist dies ein Mensch, der sich energisch gegen etwas wehrt oder stemmt. Kommen nun noch die besprochenen Empfindungen in der Brusthöhle dazu, so ist es ein Mensch, der sich wüthend oder zornig gegen etwas vertheidigt, womit die Unlustempfindung begonnen hat. Wehrt sich endlich dieser Mensch ohne oder trotz seines Willens, weil er nicht mehr im Stande ist, die Impulse, die krankhafterweise in *S C* entstehen, zu hemmen, sei es, dass sie durch die *K*-Zellen beeinflusst seien oder nicht, so hat er einen Tobsuchtsanfall, der ja bekanntlich lange unterdrückt werden kann. Ist endlich alles, wie eben gesagt, sind aber die in *S C* entstehenden Impulse durch Erregungen bedingt, die von den *K*-Zellen dahin gelangen, und sind gleichzeitig auch noch die Bahnen in *D* heftig erregt, so hat man einen Menschen vor sich, der vor Schmerzen um sich schlägt; kommen auch noch durch *L* genauere Localisationen dazu, dann ist sich der Mensch der Körperstelle, welche so sehr schmerzhaft ist, bewusst. Es ist letzteres nicht immer nöthig. Ich sah einen krankhaft erregten, im Uebrigen aber höchst intelligenten, medicinisch gebildeten Mann, der vor Schmerz stundenlang auf und ab lief, und auf die Frage, wo es ihn so schmerze, sagte, er wisse das nicht, es sei ihm zu Muthe, als wäre er in einer ganzen Hülle von Schmerz eingeschlossen.

Also die eigentliche bewusste Unlustempfindung scheint mir an die Bahnen *B* und *Q* gebunden.

Wie schon hervorgehoben, zweifle ich nicht daran, es seien bei der Lust- und Unlustempfindung vielfach Erinnerungsbilder mit im Spiele, das Charakteristische dieser Empfindungen liegt aber in ihnen nicht. Es geht das schon daraus hervor, dass uns, je nach „Stimmung", ein gewisses Gedächtnissbild einmal eine solche Empfindung erweckt, das anderemal uns ganz kalt lässt.

Von dem Bildungsgrade, also der Entwickelung des Organes des Bewusstseins, wird auch die Aeusserung des Schmerzes durch Muskelactionen abhängen, und im Falle der Ermattung durch lange dauernde Leiden wohl das Schmerzcentrum überhaupt ermüdet werden können. Es leuchtet auch ein, wie, wenn es sich nicht um körperliche Schmerzen handelt, also von einer Bahnung von *S* nach *n* und *m* keine Rede sein kann, die Steigerung eines localisirten Muskeltonus wegfallen und wesentlich der von *H G L* nach *Q* geleitete „Herzschmerz" zum Bewusstsein gelangen kann, während die durch *B* geleiteten Muskelgefühle eine untergeordnete Rolle spielen. Denn, wie das bei anderen Centren angenommen wurde, kann natürlich auch das Schmerzcentrum vom Organ des Bewusstseins aus in Action gesetzt werden. Es ist nicht ausgeschlossen, dass diese Bahnen mit den *H G L*-Fasern in engerer Verwandtschaft stehen als mit den *N*-Fasern.

Bekanntlich wird der Schmerz durch die darauf gerichtete Aufmerksamkeit empfindlicher (Kinder, denen man eine kleine Operation macht, pflegt man zu zerstreuen); ich lasse es dahingestellt, ob das auf einer Bahnung beruht, welche durch die eben genannten Fasern das Schmerzcentrum selbst trifft, oder ob diese Bahnung an einer den *S*-Fasern näher gelegenen Stelle in den Mechanismus eingreift.

Was ich im Vorstehenden für die Unlustempfindungen dargelegt habe, lässt in den quantitativen Variationen der den verschiedenen Bahnen angehörigen Impulse, sowie in Erinnerungsbildern und manchen hier gar nicht hervorgehobenen anderweitigen Umständen auch die Mannigfaltigkeit dieser Empfindungen deuten, und wird, unter Berücksichtigung der eingangs erwähnten Verhältnisse, auch auf die Lustempfindungen im Allgemeinen anzuwenden sein.

Eine eigenthümliche mit den Unlustgefühlen verwandte Empfindung will ich noch erwähnen, es ist die des Kitzels. Man kann zwei wesentlich verschiedene Arten des Kitzels unterscheiden, für welche aber unsere Sprache nur ein Wort hat. Wenn uns eine vibrirende Feder berührt, oder auch bei anderen Arten zarter Berührung der Haut tritt die pag. 185 besprochene Form des Kitzels auf. Von dieser rede ich hier nicht, sondern von jener, welche wir, gleichgiltig bei welcher Art leichter Berührung, an gewissen Körperstellen, vor allen in den Achselhöhlen, am Thorax, Abdomen u. s. w. empfinden. Bei dieser Art des Kitzels spielen die Vorstellungen eine erste Rolle, denn wir selbst können uns fast überall berühren, ohne dieses Gefühl zu empfinden, es tritt erst auf, wenn das Berührende unserem Willen entzogen ist. In der bekannten Anekdote krümmte sich der Handwerksbursch, als er sich dem vorgestreckten Finger eines Wegweisers gegenüber befand.

Sieht man nach, welche Körperstellen es sind, an welchen man in diesem Sinne am kitzlichsten ist, so gewahrt man, dass es durchaus sehr vulnerable Stellen sind, an welchen eine verhältnissmässig leichte Verletzung schon schwere Folgen für Gesundheit und Leben nach sich ziehen kann. Niemand wird Kitzel empfinden, wenn man ihn mit einer stumpfen Bleifeder an der Kopfhaut berührt, während dieselbe Berührung an den genannten Stellen zu krampfartigen Bewegungen des Entweichens führen kann, wie sie in Folge von Kitzelgefühlen ausgeführt werden.

Es scheint mir nun, als würden auch bei der Empfindung des Kitzels die Abwehrbewegungen und deren Innervationsgefühle in dem Sinne, wie wir sie besprochen haben, mit eine wesentliche Rolle spielen.

Die Vorstellungen dieser Körperstellen und ihrer Berührung scheinen — es mag vorläufig dieser Ausdruck gestattet sein — durch Bahnen mit den Muskelcentren des Entfliehens verknüpft zu sein, so dass Innervationsgefühle dieser Muskelgruppen, oder selbst Bewegungen in denselben ausgelöst werden und das Missverhältniss zwischen der Heftigkeit dieser Empfindungen oder Bewegungen und der gegebenenfalls erkannten Unschädlichkeit der Einwirkung mag dieser Art des Kitzelgefühles das Lächerliche geben, was es für den Gekitzelten, wie für den Kitzelnden hat. Nichtsdestoweniger wird man es kaum für Zufall halten können, dass gerade die Empfindungen der genannten Körperstellen diese Art der Abwehrbewegungen zwangsweise hervorrufen. (In der Achselhöhle, am Hals, in der Kniekehle u. s. w. liegen Nerven und grosse Blutgefässe ohne nennenswerthen Schutz durch Muskeln oder Knochen nahe unter der Haut.)

Es könnte sein, dass ein Leser des vorstehenden Capitels sagt: Was hier geschildert wurde, sei eine Puppe, in deren Innerem eine complicirte Maschinerie steckt, und die, entsprechend ihrer Einrichtung, auf Verletzung eines Fingers herumschlägt, niemals aber sei dies ein Wesen, das Schmerz empfindet, und unsere Theilnahme an seinem Schicksal erwecken kann. Eine Maschinerie kann Bewegungen ausführen, aber nicht empfinden, zwischen dem Reagiren auf einen Eingriff, seien diese Reactionen sichtbar oder nicht, und dem Empfinden desselben, sei ein himmelweiter Unterschied.

Darauf lautet meine Antwort: Wenn sich diese Puppe in Folge der ihr innewohnenden Maschinerie ganz so benimmt, wie sich ein Mensch bei dem Schmerzeindruck benehmen würde, und die Puppe sich auch im Uebrigen äusserlich von einem Menschen nicht unterscheidet, so wird sie wohl Mitgefühle zu erwecken vermögen; sind wir doch tief ergriffen von manchem Gemälde, obwohl wir wissen, dass es aus Leinwandfäden und Farbenkleksen besteht. In diesem Sinne wird uns die Puppe also jedenfalls auch Mitgefühl erwecken können, aber nur in diesem Sinne, denn sie hat kein Bewusstsein.

Wenn es nun aber gelänge, diese Puppe mit einem weiteren Mechanismus auszustatten, durch welche sie in die Lage gesetzt wird, alle jene Aeusserungen von sich zu geben, die ich bei Menschen als das Product der Bewusstseinsvorgänge zu sehen gewöhnt bin, durch welche sie sich also dauernd so benimmt wie ein Mensch, dabei auch innerlich denselben Bau hätte, bleibt sie dann immer noch das empfindungslose Kunstproduct?

Auch dann noch werden die Eindrücke, die mir die Puppe macht andere sein, als die ich in meinem Inneren fühle — die beiden werden sich aber nur voneinander unterscheiden, wie ein Erlebniss sich von der Nachricht eines Erlebnisses, wie eine Rothempfindung sich von der Nachricht einer Rothempfindung, ein Schmerz sich von der Nachricht unterscheidet, es habe jemand Schmerz gelitten.

Das ist es, was stets den Unterschied zwischen uns und jener Puppe scharf hervortreten lassen wird, und dieses Etwas ist identisch mit dem, was uns von jedem Mitmenschen trennt.

Also nicht, dass ich die Aeusserungen des Schmerzes auf materielle Vorgänge zurückgeführt habe, ist es, was uns die volle Theilnahme an der Puppe unmöglich macht, sondern der Mangel an Bewusstsein, den wir ihr zuschreiben. Wir haben es demnach nur mehr mit diesem letzteren zu thun. Sie wird aufhören, für uns eine Puppe zu sein, und wird ein Mitmensch werden, sobald wir an ihr die Aeusserungen des Bewusstseins beobachten können und uns die Möglichkeit klar wird, dass dieselben bei uns in gleicher

Weise entstehen wie bei der Puppe, sei diese Entstehung eine mechanische oder nicht.

Die späteren Capitel sollen lehren, dass auch die Aeusserungen des Bewusstseins auf dem hier eingeschlagenen Wege, wenn auch nicht erklärt, so doch erklärbar erscheinen werden.

4. Die Bewegungscombinationen und secundären Empfindungen in ihrer Beziehung zur Vererbung.

Man kann sich die philogenetische Entstehung eines Reflexmechanismus, z. B. desjenigen des Blinzelns folgendermaassen denken. Sei *S* (Fig. 57) wieder eine sensorische Faser, welche durch eine Reizung der Cornea in Erregung geräth, so wird diese Erregung auf dem Wege *s B* dem Organ des Bewusstseins *B* zugeführt. Hier wird ein Willensimpuls ausgelöst, welcher ein absichtliches Wegwischen des insultirenden Objectes durch die Augenlidbewegung bewirkt. Es wird dann *s* und *m* (das entsprechende motorische Centralorgan) häufig gleichzeitig oder nahezu gleichzeitig in Action sein. Nun habe ich schon wiederholt hervorgehoben, dass wahrscheinlich alle Centren des Rückenmarkes und Gehirnes miteinander in Verbindung stehen, welche Verbindung theilweise allerdings sehr indirect ist. Es repräsentire die gezeichnete Faser *s m* diese sehr ferne Verwandtschaft, wobei es gleichgiltig ist, ob in dieser Bahn noch anderweitige Centralorgane eingeschaltet sind oder nicht. Diese Bahn wird also häufig von beiden Seiten Impulse erhalten, demnach in einen erhöhten Erregungszustand gerathen; derselbe wird höher sein, als wenn die Erregungen von *s* und *m* zeitlich unabhängig voneinander wären (vgl. auch pag. 152).

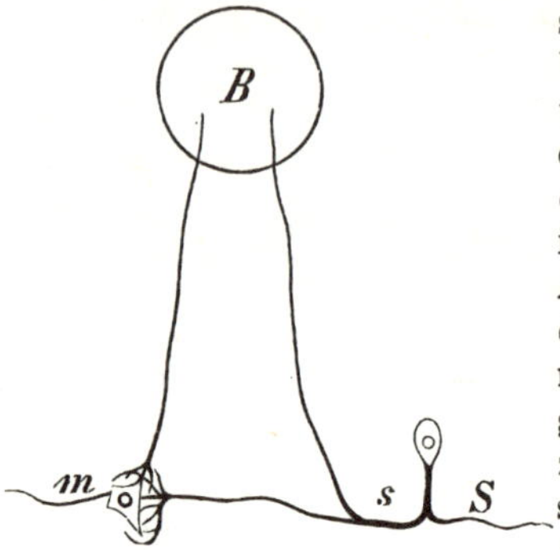

Fig. 57. Schema für ein entstehendes Reflexcentrum. *B* Organ des Bewusstseins. *S*, *s* sensorische, *m* motorische Bahn.

Nun haben wir schon von dem Principe des Ausfahrens der Bahnen gesprochen, das übrigens schon von verschiedenen Autoren*) zur Erklärung gewisser Leistungen des Centralnervensystemes herangezogen wurde, und welches aussagt, dass — in meiner Ausdrucks-

*) Z. B. v. Brücke, Vorlesungen über Physiologie, 4. Aufl. 1887, Bd. II, pag. 52.

weise — die Verwandtschaft zwischen zwei Centren durch die häufige und wohl auch intensive Benützung derselben steigt. Wir können also im Einklange mit den Anschauungen anderer Autoren annehmen, dass die Verwandtschaft zwischen *s* und *m*, oder wenn man will, die Dicke der Verbindungsfaser oder die Anzahl der Verbindungen in Folge jener ganz oder nahezu*) gleichzeitig erfolgenden Erregungen zunimmt. In Folge der Vererbung kann die Höhe der Verwandtschaft so weit steigen, dass der Impuls von *S* direct nach *m* gelangt, in welchem Falle man es mit einer wahren Reflexbewegung zu thun hat; ja es können die zum Bewusstsein führenden Bahnen, sei es wegen Mangels an Benützung oder aus anderen Gründen, in ihrer Verwandtschaft zu *B* sinken oder ganz zugrunde gehen, in welchem Falle man jene Reihe von dem Bewusstsein mehr und mehr entzogenen Reflexen bekommt, an deren Ende jene stehen, die weder durch den Willen beeinflusst, noch durch eine Empfindung bemerkbar werden (pag. 125).

Bei den obwaltenden Meinungsverschiedenheiten darüber, ob erworbene Eigenschaften (die höhere Verwandtschaft zwischen *s* und *m* wäre nach dem Gesagten eine solche) überhaupt vererbt werden, ist zu bemerken, dass es für das Resultat gleich bleibt, ob man die Vortheile, welche mit der durch Variation des Keimplasmas entstandenen grösseren Verwandtschaft zwischen *s* und *m* für das Individuum verbunden sind, als den Grund der philogenetischen Entwickelung annimmt, oder den oben genannten.

Auch wird man nicht, wie es hier der Einfachheit wegen geschehen ist, erst ein fertiges Auge mit seinen Tastnerven und ein fertiges Augenlid voraussetzen, für die sich nun dieser Reflexmechanismus ausbildet, sondern es wird sich wohl der letztere gleichzeitig mit den ersteren entwickeln.

Ich habe diese Auseinandersetzung über den Reflexmechanismus, theilweise schon früher Besprochenes wiederholend, hier hervorgehoben, weil er mir in der einfachsten Form das zu illustriren scheint, was wir bei den Bewegungscombinationen und den secundären Empfindungen immer wieder finden, nämlich, dass das Organ des Bewusstseins mit Fasern in Verbindung steht, welche nicht direct bis an die Peripherie gehen, sondern erst noch mit mehr oder weniger selbstständigen Centralorganen in Verbindung treten, und dementsprechend die peripheren und die centralen Erregungen durchaus keine Bilder

*) Da ich gezeigt habe, dass die „Bahnung" nicht momentan mit dem Reiz schwindet, so hat es wohl nichts Auffallendes, auch das Ausfahren der Bahnen für den Fall nicht ganz gleichzeitiger Erregungen anzunehmen. Diese Annahme wäre übrigens für die obige Deduction nicht nothwendig.

voneinander zu sein brauchen, sondern mannigfache Verschiedenheiten aufweisen können.

Wenn ich also bei dem Beispiele der Schluckbewegung sagte, es werde ein einheitlicher Willensimpuls gesetzt, der dann in einem subcorticalen Centrum die ganze Serie von Muskelactionen auslöst, so können wir dies jetzt weiter dahin ergänzen, dass jeder der betreffenden Muskeln im obigen Sinne einmal willkürlich innervirt worden sein mag, sich aber später kräftige Verwandtschaften der Centren ausgebildet haben, in deren Folge nun, wenn der erste Anstoss erfolgt ist, der weitere Ablauf der Bewegungscombination dem Willen ganz oder zum grössten Theile entzogen ist. Daraus folgt nicht, dass ein so verbundener Muskel nicht auch durch einen anderen Willensimpuls — eine andere Bahn — erregt werden kann. Letzteres trifft in vielen Fällen auch thatsächlich zu.

Aehnlich, wenn auch nicht genau so, verhält es sich mit den Augenmuskeln. Nicht genau so, aus zwei Gründen. Erstens sind die Bewegungscombinationen der Augenmuskeln nicht so stereotyp, wie dies bei den Schluckmuskeln zu sein scheint. Vielmehr gehört zu jeder der gewollten Blickrichtungen eine ganz bestimmte Bewegungscombination. Bei der enormen Anzahl der möglichen Blickrichtungen wird nothwendig angenommen werden müssen, dass jeder dieser Willensimpulse, auch wenn er als einheitlich empfunden wird, quantitativ abstufbare Erregungen verschiedener Bahnen bewirkt. Wie es aber kommt, dass Impulse, die auf verschiedenen Bahnen das Organ des Bewusstseins verlassen, oder betreten, nicht als zwei Impulse zum Bewusstsein kommen, soll bald besprochen werden.

Zweitens spielt bei den Augenmuskeln mehr als an irgend einem mir bekannten Organ die Controle durch die Sinnesempfindungen — das auf den Effect Arbeiten der Muskeln — eine wesentliche Rolle. Es ist davon schon oben (pag. 130) die Rede gewesen.

Von diesen Bewegungen zu den Sprechbewegungen, bei welchen anscheinend auch nur ein einfacher Willensimpuls einen wohlarticulirten Laut hervorbringt, und weiter bis zu den feinsten Nuancen der Handbewegungen, reicht eine continuirliche Kette von Bewegungscombinationen, die mehr und mehr von subcorticaler Verarbeitung (freilich nie gänzlich) frei werden.

Aehnlich verhält es sich nun auch mit den centripetalen Erregungen, den Empfindungen. Ich habe schon oben hervorgehoben (Princip der centralen Confluenz), dass mehrere Bahnen, welche in das Organ des Bewusstseins vordringen, erregt sein können, ohne dass jede derselben die ihr bei der Einzelerregung zugehörige Empfindung auslösen muss, dass man es dann vielmehr mit einer Empfindung zu thun hat, die sich im Bewusstsein von jeder der Einzelempfindungen unterscheidet, aber auch mit jeder derselben eine gewisse Aehnlichkeit hat. So wie sich Bewegungscombinationen durch Uebung und Aufmerksamkeit bis zu einem gewissen Grade lösen lassen, so ist es auch mit den Empfindungen. Eine tönende Violinsaite verursacht eine Empfindung, in der das ungeübte Ohr keine Componenten unterscheiden kann. Durch Uebung wird es, wenigstens musikalisch angelegten Ohren (besser gesagt Nervensystemen), möglich, diesen Klang in seine Partialtöne zu zerlegen. Jeder dieser Partialtöne hat aber auch schon, ehe er erkannt wurde, einen Effect im Organ des Bewusstseins hervorgerufen, denn hätte er das nicht gethan, so würde sein Ausfallen aus dem Klang unbemerkt geblieben sein. Letzteres ist aber nicht der Fall.

Zwischen den streng secundären Empfindungen, bei denen es dem Bewusstsein nie gelingt, die ursprünglichen Erregungen zu erfassen, und den hier geschilderten Eindrücken, die auch noch in diese Kategorie fallen, gibt es eine ebenso continuirliche Reihe, wie zwischen den strengen Bewegungscombinationen und jenen, welche lösbar sind.

Versuchen wir nun eine Anschauung zu gewinnen über den solchen lösbaren Verbindungen zu Grunde liegenden Mechanismus.*)

Zunächst ist hervorzuheben — ich muss hier wieder vorgreifen — dass das Organ des Bewusstseins weder Kenntniss von den zu innervirenden Muskeln, noch von den Leitungsbahnen hat, dass es vielmehr nur gleiche Erregungen, mögen sie von ihm ausgehen oder zu ihm gelangen, als gleiche Erregungen erkennt.

Als der nach aussen wirksame Effect eines im Allgemeinen als Vorstellung zu bezeichnenden complicirten Erregungsprocesses in der Gehirnrinde, mögen durch die drei Bahnen b_1, b_2, b_3 (Fig. 58) motorische Impulse zu einem subcorticalen Kern (a-Zellen) fliessen. Als Effect einer anderen Vorstellung fliesst die Erregung nur durch b_1 aus; als Effect einer dritten Vorstellung geschieht dies nur durch b_2. Das Bewusstsein hat von der Art dieser Unterschiede, wie gesagt, keine Kenntniss, wohl aber davon, dass Unterschiede bestehen.

Entsprechend der Verwandtschaft, welche zwischen den Zellen a_1, a_2, a_3 . . . besteht, und den zufliessenden Impulsen werden die

*) Ganz unlösbar dürfte dieser Mechanismus auch bei den Schluckbewegungen nicht sein, denn wenn jemand z. B. durch eine Operation einen Theil seiner Schluckmuskeln verliert, so lernt er wieder richtig schlucken, was nur möglich ist, indem die nervösen Kerne anders fungiren.

Muskelnerven m_1, m_2, m_3. Erregungen erhalten, gleichgiltig, ob die Muskeln auf einer Seite des Körpers liegen, oder wie bei den Augenmuskeln, auf beide Seiten vertheilt sind. Die eigentlichen Muskeln des Bulbus haben sehr feste Verwandtschaften untereinander, so dass eine Lösung derselben in bestimmten, aus der physiologischen Optik bekannten Fällen nur in sehr geringem Grade möglich ist. Anders ist es z. B. bei den Lidmuskeln, die das Blinzeln besorgen.

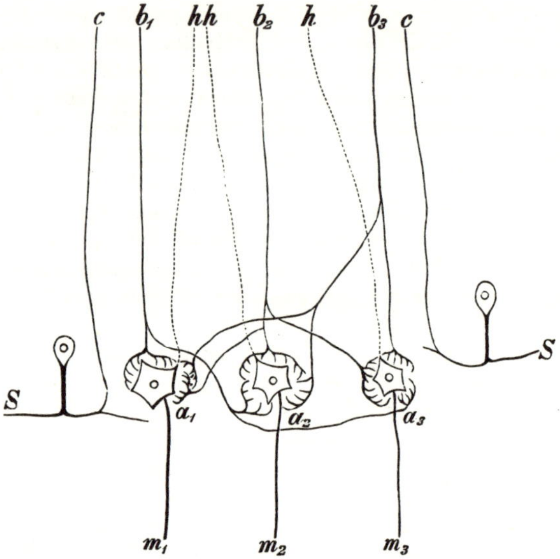

Fig. 58. Schema zur Versinnlichung der Lösung von Bewegungscombinationen oder von secundären Empfindungen. *c* sensorische Bahnen zum Organ des Bewusstseins. $b_1 - b_3$ auch Bewusstseinsbahnen. *h* Hemmungsfasern vom Organe des Bewusstseins. $a_1 - a_3$ subcorticales Centrum. $m_1 - m_3$ periphere Bahnen. *S* sensorische Bahnen zur Peripherie.

Gewöhnlich können die Leute nur beide Augen zugleich schliessen. Sagen wir, es geschehe dies auf den Willkürimpuls, der durch b_1 und b_2 dem Kerne zufliesst. Handelt es sich darum, diese Bewegungscombination zu lösen, d. h. nur ein Auge zu schliessen, so muss durch neue Impulse oder durch Wegbleiben von b_1 oder b_2 die Erregung im Kerne so geändert werden, dass nicht mehr z. B. durch m_1 und m_2, sondern nur mehr durch m_1 eine Erregung abfliesst. Nun ist nach dem, was wir schon oft behandelt haben, klar, dass, sei es durch Hemmung

(h-Fasern) oder durch Bahnung, auf dem Wege b_3 oder zugleich noch auf anderen Wegen ein solcher Effect erzielt werden kann. Wie aber die unbekannten neuen Erregungen in den b-Fasern gefunden werden, lehrt die Erfahrung. Es werden die verschiedensten, oft höchst überflüssigen Gesichtsverzerrungen bei solcher Einübung beobachtet, d. h. das Organ des Bewusstseins lässt auf mannigfachen Wegen Innervationsimpulse erfliessen, bis es den Effect erreicht hat. Es wird wesentlich durch die sensoriellen Eindrücke (Zudrücken des Auges mit der Hand) darin unterstützt, die neue Association zwischen Empfindungen und Innervationsgefühlen herzustellen, auf welchen die schliessliche Lösung jener Bewegungscombination beruht. Denn der Eintritt jeder Bewegung ruft die durch S vermittelten Tast- und Muskelempfindungen hervor, welche, wie das schon oben besprochen wurde, das Wiederfinden der richtigen Innervationsimpulse wesentlich unterstützt.

Die Verwandtschaften zwischen den Antheilen des Kernes und ihre verschiedenen Grade dürften sich ebenso ausgebildet haben, wie ich dies von den Reflexbewegungen geschildert habe (pag. 216), und, soferne sie allgemein zweckmässig sind, in das Erbe übergehen, oder doch eine Neigung zeigen, sich zu vererben. Durch Uebung können immer neue Bewegungscombinationen erworben werden, welche dann wohl wesentlich auf den im Organ des Bewusstseins entstandenen neuen Associationen (zwischen b und c) und nur zum geringen Theile auf dem Ausfahren der Kernbahnen beruhen mögen.

Man sieht, dass keinerlei Ursache vorliegt, die bewusste Erregung der einzelnen b-Bahnen in den verschiedenen Combinationen wieder zu erkennen. Die motorischen Vorstellungen spielen, um ein Gleichniss zu gebrauchen, auf den subcorticalen Organen, wie ein Mensch auf dem Clavier, der mit dem Erklingen der Melodie zufrieden ist und sich um die Construction des Clavieres nicht kümmert.

Aehnlich verhält es sich nun auch mit den secundären Empfindungen. Hören wir den Klang einer Violine, so dringen von den subcorticalen Centren Impulse in das Bewusstsein, innerhalb deren eine Differenzirung nicht erkannt wird. Um einen Unterschied zwischen zwei Impulsen zu erkennen, ist es nöthig, dass in dem Bereiche ihrer Verbreitung in der Rinde ein Unterschied ist, mit anderen Worten, dass die Impulse ungleiche Associationen haben. Ein Klang aber, der z. B. aus zwei nicht unterschiedenen Tönen besteht, hat nur die ihm als Ganzes eigenen Associationen.

Seine Erregungen mögen z. B. durch die Fasern b_1, b_2, b_3 des obigen Schemas (das nun ein sensorisches Organ bedeutet) in das

Bewusstsein dringen. Die Art dieser Einzelerregungen wird abhängen von den durch die *m*-Fasern zugeleiteten Sinneseindrücke des Ohres. Nehmen wir an, auf einen der Partialtöne würden nur b_1 und b_2 erregt. Diese Erregung hat auch seine besonderen Associationen. Soll nun die Combination des Klanges gelöst werden, so müssen die Associationen wachgerufen werden, die der Erregung $b_1 + b_2$ entsprechen, obwohl gleichzeitig auch b_3 in Thätigkeit ist. Es scheint mir das auf folgendem Wege möglich: Denken wir uns durch attentionelle Bahnung von b_1 und b_2 die von aussen kommende Erregung im Kerne verstärkt (im Sinne der Auseinandersetzung unter „Aufmerksamkeit") für den Fall, dass nur die dieser Erregung entsprechenden *m*-Fasern durch den Partialton betroffen sind. Wenn nun durch Ergänzung des Tones zum Klang auch b_3 in Erregung geräth, kann die Bahnung immer noch jene beiden Fasern in grösserer Erregung erhalten, so dass ihre Assocationen auch jetzt noch im Bewusstsein stehen. Durch häufigere Wiederholung kann die durch die attentionelle Bahnung im Kerne hergestellte Beziehung der einzelnen Zellen eine dauerhaftere werden, so dass auch später leichter die Aufmerksamkeit jene erhöhte Erregung von $b_1 + b_2$ trotz der Wirkung von $b_1 + b_2 + b_3$ erfasst.

Es ist bekannt, dass die Erfahrungen der Musiker für diese Auffassung sprechen. Will man einen Partialton aus einem Klang heraushören, so schlägt man erst diesen Partialton an, sucht diesen zu erfassen und ihn im Klang dann festzuhalten. Es sind offenbar Bahnungs- und Hemmungsvorgänge, welche da im Kerne spielen, deren Anregung durch das Bewusstsein uns nur durch eine gewisse psychische Anstrengung bekannt wird, und welche diese Umgestaltung in den Verwandtschaften des Kernes erst momentan und bei öfterer Wiederholung dauernd bewirkt.

Aehnlich lassen sich andere secundäre Empfindungen, z. B. die des Schmerzes, wie wir oben sahen, in Bestandtheile zerlegen.

Man kann also die Lösung oder Herstellung von Bewegungscombinationen, sowie von secundären Empfindungen auf dasselbe Problem zurückführen und in gleicher Weise erklären.

Man darf weder bei den sensorischen, noch bei den motorischen Impulsen erwarten, dass gleichzeitig und in gleicher Schärfe, die der Combination $b_1 + b_2$ und der Combination $b_1 + b_2 + b_3$ entsprechenden Associationen ins Bewusstsein treten. Die Erregungen wären dazu freilich vorhanden, aber die als Vorstellung erscheinenden Associationen gehorchen dem sogenannten Gesetze der Einheit des Bewusstseins, auf das ich hier noch nicht eingehen will.

Ich will endlich nicht unerwähnt lassen, dass das, was ich im vorliegenden Schema als Kern bezeichnet habe, jedenfalls sehr nahe dem Organ des Bewusstseins liegt, und dass ich nicht glaube, es handle sich da um die sogenannten „Nervenkerne", die ersten Stationen der von der Peripherie kommenden Nerven. Ja, ich halte es für möglich, dass die hier geschilderten Vorgänge schon im Organ des Bewusstseins selbst, als welches wir die Hirnrinde anzusehen haben, ablaufen.

Bei der engen Verknüpfung zwischen Empfindung und Vorstellung wird Einiges, was in diesem Capitel unklar erscheinen mag, bei Besprechung des Folgenden festere Gestalt annehmen. Von der Beziehung der Gefühle zur Vererbung und zum Kampfe ums Dasein wird im Capitel VIII die Rede sein.

VI. CAPITEL.

Die Wahrnehmungen.

Ich nannte Empfindung denjenigen sensorischen Erregungscomplex, der zwar zum Bewusstsein kommt, aber von diesem nicht mehr in Theile aufgelöst werden kann; und nenne Wahrnehmung einen einheitlichen Erregungscomplex, der durch das Bewusstsein in Empfindungen aufgelöst werden kann.

Die am Schlusse des vorhergehenden Capitels besprochenen lösbaren, secundären Empfindungen bilden ein Uebergangsglied von den Empfindungen zu den Wahrnehmungen. Roth ist eine Empfindung, ein rothes Feld, insoferne es als begrenzt und localisirt gesehen wird, liefert eine Wahrnehmung, da ausser der Rothempfindung noch andere Empfindungen mitspielen. Ein Ton, der aus Sinusschwingungen besteht, liefert eine Empfindung; ein solcher, in dem Partialtöne unterschieden werden, eine Wahrnehmung. Wie das oben genannte Roth ist auch Kalt eine Empfindung, soferne aber etwas Kaltes thatsächlich auf mich einwirkt, ist es mit einem Localeindruck, der selbst wieder eine Empfindung ist, behaftet, wie die Farbe.*)

Zum Erkennen oder zu Vorstellungen von äusseren Objecten führen die Wahrnehmungen erst durch ihre Association mit Gedächtnissbildern. Diese Art Wahrnehmung ist es, von der man gewöhnlich spricht, wenn man das Wort „Wahrnehmung" gebraucht (auch Helmholtz gebraucht es in diesem Sinne). Um mich von dem üblichen Sprachgebrauch nicht zu weit zu entfernen und die Analogie mit den Empfindungen zu markiren, will ich auch im letzten Falle von Wahrnehmung sprechen, und die beiden Arten als primäre und secundäre Wahrnehmung unterscheiden. Auch hier also drückt das

*) Ich bemerke bei dieser Gelegenheit, dass ich bei der pag. 177 gegebenen Definition der Empfindung aus Versehen ein Paar Worte aus einer früheren Redaction jenes Capitels stehen gelassen habe, und dass demnach in der Zeile 25 „eventuell Localzeichen" wegzustreichen ist.

Secundäre ein Verarbeitetsein der erhaltenen Erregungen, der primären Wahrnehmung, aus.

Die Vorgänge, mit denen wir es hier zu thun haben, spielen sich bereits im Organe des Bewusstseins ab und ich muss, ehe ich des Näheren auf dieselben eingehe, einige wichtige Sätze aufstellen, welche sich nicht nur auf die Wahrnehmungen, sondern auch noch auf die Empfindungen beziehen, insoferne dieselben zum Bewusstsein kommen.

1. Die Erregungen im Organe des Bewusstseins.

Auch das Organ des Bewusstseins besteht aus Nervenbahnen im weitesten Sinne des Wortes und

α) alle Erscheinungen der Qualitäten und Quantitäten von bewussten Empfindungen, Wahrnehmungen und Vorstellungen lassen sich zurückführen auf quantitativ variable Erregungen verschiedener Antheile dieser Summe von Bahnen.

β) Zwei Empfindungen sind für das Bewusstsein gleich, wenn durch den Sinnesreiz dieselben Rindenbahnen in demselben Maasse in Erregung versetzt werden.

γ) Zwei Empfindungen sind ähnlich, wenn wenigstens ein Theil der in beiden Fällen erregten Rindenbahnen identisch ist.

δ) Die Qualität der Empfindung und ihre Localzeichen sind demnach das Resultat der Erregungen verschiedener Bahnen der Grosshirnrinde.

Die Rechtfertigung des Satzes, welcher das Organ des Bewusstseins als aus Bahnen im weitesten Sinne bestehend anspricht, d. h. aus Nervenfasern, die durch Centren unterbrochen, vielfach netzartige Verbindungen eingehen, ergibt sich von selbst als das Resultat mikroskopischer Untersuchung. Wenigstens ist man heute fast vollkommen darüber einig, dass die genannten Bestandtheile die wesentlichen des Gehirnes sind.

Da wir nun an Nervenfasern und Nervencentren keine anderen Zustände als die der grösseren oder geringeren Erregung und der grösseren oder geringeren Erregbarkeit, sowie die Thatsache der Hemmung, Bahnung und Ladung kennen, so sind wir genöthigt, auf Grund dieser die Erklärung der Erscheinungen zu versuchen. Die nächste Consequenz ist, dass da die Erregbarkeit, Hemmung und Bahnung nachweislich bei den Empfindungen eine analoge Rolle spielen, wie wir sie bei den Bewegungen kennen gelernt haben, zur Erklärung der Verschiedenheit der bewussten Eindrücke nur die verschiedenen Nervenbahnen herangezogen werden können. Es ist dies eine Erweiterung des von Joh. Müller für die peripheren Nerven ausgesprochenen Gesetzes der specifischen Sinnesenergie.

Demnach ergibt sich der Satz 1 als Consequenz physiologischen Denkens. Als berechtigt wird er natürlich erst anzuerkennen sein, wenn die Erklärbarkeit aller jener Erscheinungen auf diesem Wege nachgewiesen oder doch möglich erscheint. Der zweite und der dritte Satz ergibt sich nothwendig aus dem ersten, denn wenn die Empfindung *a* darauf beruht, dass im Organ des Bewusstseins die Bahnen α in Erregung sind, und die Empfindung *b* darauf, dass dasselbe mit den Bahnen β der Fall ist, dann können diese Eindrücke unmöglich ähnlicher sein, als irgend welche andere zwei Empfindungen, die auf der Erregung verschiedener Bahnen beruhen. Bestehen aber die mit α bezeichneten Bahnen aus den Einzelbahnen 1, 2, 3, 4 und die mit β bezeichneten aus den Einzelbahnen 3, 4, 5, 6, so dass 3 und 4 beiden gemeinschaftlich sind, dann ist die Aehnlichkeit gegeben. Es ist wohl kaum nöthig, darauf aufmerksam zu machen, dass hier unter den Bahnen nicht die Zuleitungsbahnen, sondern jene des in der Gehirnrinde befindlichen Nervennetzes verstanden sind.

Der vierte der obigen Sätze sagt aus, dass sich die Bahn eines Empfindungselementes in ihrem Verlaufe nach dem Centrum oder in diesem theilen kann. Ich glaube, dass man im Allgemeinen eine sehr reiche Verzweigung einer von der Peripherie kommenden Bahn anzunehmen habe, welche freilich nur theilweise dem Organ des Bewusstseins angehört. Wir haben von dieser Annahme schon wiederholt Gebrauch gemacht. Für gewisse Sinnesnerven kann man sie kaum eine Annahme nennen, ist dieses Verhalten vielmehr, wenigstens ausserhalb der Hirnrinde, erwiesen.

In der That lehrt die Anatomie, dass die sensorischen Nerven, insbesondere die höheren Sinnesnerven, sich aus mehreren deutlich verfolgbaren Faserbündeln zusammensetzen und die Dimensionen des Centralorganes lassen keinen Zweifel, dass in ihnen vielfältige Theilungen der einzelnen zur Peripherie gehenden Fasern vorkommen. Es ist deshalb ein Wahrnehmungselement*) durchaus keine Einheit im gewöhnlichen Sinne des Wortes, sondern beruht selbst noch auf einem höchst complicirten Vorgange.

Um von der Art eine Vorstellung zu geben, wie ich eine derartige Theilung der Bahnen verstehe, erinnere ich an die oben bei

*) D. i. die Summe der Empfindungen, welche unter der Voraussetzung hervorgerufen werden, dass nur eine sensorische Faser der Peripherie erregt werde.

den motorischen Impulsen besprochenen Thatsachen und an einige der sensorischen Sphäre angehörige Erscheinungen, sei es, dass dieselben dem Bereiche des Bewusstseins angehören oder nicht.

Fällt ein Lichtstrahl auf das Centrum unserer Netzhaut, so sehen wir nicht nur, sondern es verengert sich auch unsere Pupille, d. h. es werden Bahnen in Erregung versetzt, welche zum Kern des Nervus oculomotorius gehen. So weit unsere Kenntnisse reichen, müssen diese Bahnen also mit den Zapfen des Netzhautcentrums einerseits, mit jenem Kern andererseits zusammenhängen und sind doch sicherlich nicht identisch mit den Bahnen, welche die Erregung der Zapfen dem Bewusstsein zuführen. Es werden sich also die pupillenverengernden Bahnen von den anderen in irgend einer Weise abzweigen. Wir kennen auch ganz wohl das anatomische Verhalten der beiden Wurzelbündel des Sehnerven, denen die zwei genannten Functionen zuzusprechen sind (vgl. pag. 30).

Oder, um ein den psychischen Functionen näher stehendes Beispiel anzuführen: beobachten wir ein Huhn, welchem der grösste Theil der Grosshirnhemisphären entfernt wurde,*) so bemerken wir, dass es das Vermögen des „Sehens" im gewöhnlichen Sinne des Wortes nur theilweise verloren hat. Es geht nämlich langsam herum und pickt auf den Boden als wollte es Körner aufnehmen, obwohl keine da sind; und hat man ihm Körner vorgestreut, so pickt es gewöhnlich neben das Korn. Ein Hund, der an der Kette lag, fuhr bellend gegen ein solches Huhn los, oftmals seine Kette bis auf das Aeusserste anspannend, um es zu erreichen. Das Huhn ging, anscheinend ohne dessen Bestrebungen im geringsten zu bemerken, seinen zufällig gegen den Hund gerichteten Weg und wäre diesem geradezu in den Rachen gelaufen, wenn man es nicht rechtzeitig entfernt hätte. Das Huhn verhält sich also in Bezug auf die angeführten Dinge als wäre es blind, in anderer Beziehung aber ist es durchaus nicht blind. Es stösst nämlich niemals an, es weicht vielmehr jedem Hinderniss aus, ehe es dasselbe erreicht hat, so dass es von jemandem, der es im Zimmer herumgehen sieht, für ein gesundes Huhn gehalten werden kann.

Erwägt man wie anders sich ein Huhn verhalten würde, dem die beiden Sehnerven durchschnitten sind, so kommt man zur Ueberzeugung, dass hier ein Theil der vom Sehnerven influencirten Centraltheile erhalten, ein anderer Theil aber zerstört ist. Freilich kann

*) Das Nähere über diese Operation und das Verhalten des Thieres s. in dem von mir gearbeiteten Abschnitte aus Hermann's Handb. d. Physiol., Bd. II, 2. Theil Grosshirnrinde, pag. 198, oder Brücke's Vorles. über Physiol., Bd. II, 1887, pag. 56.

man das Wegfallen einzelner Bahnstrecken nicht an dem Ausfall der entsprechenden Empfindungen, sondern nur an dem Ausfall der entsprechenden Bewegungen erkennen, da wir ja überhaupt nur aus den Aeusserungen, die ein fremdes Wesen macht, etwas über seine Wahrnehmungen erschliessen können.

Ich will mich weiter auf den Nachweis, dass die sensorischen Bahnen sich im Inneren des Centralorganes und speciell auch im Organe des Bewusstseins vielfältig theilen, nicht einlassen, weil diese Vorstellung theils auf Grund anatomischer, theils physiologisch-psychologischer Thatsachen ohnehin eine unter den Männern der Wissenschaft ganz geläufige ist. Auch werden wir im Folgenden auf Schritt und Tritt mit Verhältnissen bekannt werden, die sich eben nur in der angedeuteten Weise erklären lassen.

Jenes enthirnte Huhn zeigte uns, dass die Bahnen, welche einerseits mit der Netzhaut, andererseits mit den Gehwerkzeugen verbunden sind, sich in complicirter Weise theilen und verbreiten müssen, so dass ein Theil zerstört, ein anderer Theil derselben erhalten sein kann. Ebenso nun glaube ich auch, dass die Bahnen, welche von der menschlichen Netzhaut ausgehen, sich vielfältig theilen. Es entstehen dadurch Faserbündel, durch welche die Farbenvermittelung geschieht, andere, welche die Localzeichen liefern und wie kaum zu zweifeln ist, unabhängig von diesen oder aus ihnen hervorgegangen, weiter noch viele, welche den höchst complicirten Vorgängen, die beim Sehen zur Beobachtung gelangen, vorstehen und von denen ein Theil schon Gegenstand der Besprechung war. Es gibt zahlreiche Thatsachen aus dem Gebiete der pathologischen Erfahrungen am Menschen, welche für diese Theilungen der Bahnen im Organe des Bewusstseins sprechen, doch soll darauf erst eingegangen werden, wenn wir uns noch näher über die Erregungsvorgänge daselbst orientirt haben.

Es mag mir gestattet sein, künftig die Grosshirnrinde kurzweg als das Organ des Bewusstseins zu betrachten; dass wir hierzu die Berechtigung haben, brauche ich hier nicht näher auszuführen.*)

Nicht alle Rindenerregungen, die in einem gegebenen Momente vorhanden sind, sind gleichzeitig und im Einzelnen im Bewusstsein. Wohl aber beeinflussen sie den Inhalt des Bewusstseins und können von diesem erfasst werden; letzteres unterscheidet sie von den primären Erregungen secundärer Empfindungen. Die Einzelerregungen, die einer secundären Empfindung zu Grunde liegen, bleiben dem

*) Vgl. mein Capitel in Hermann's Handb. d. Physiologie. Bd. II, 2. Theil, pag. 192, wo die Argumente hiefür zusammengestellt sind.

Bewusstsein stets entzogen (es müsste sich denn um eine lösbare secundäre Empfindung handeln), sie gehen gleichsam in den subcorticalen Centren verloren. Eine Rindenerregung kann dem Bewusstsein verloren gehen, wenn dasselbe an andere Erregungen geknüpft ist, sie ist aber für das Bewusstsein zugänglich.

So ist die Empfindung des Glanzes eine secundäre Empfindung, dadurch entstanden, dass jedes der beiden Augen den Gegenstand in einer anderen Helligkeit sieht. Eine ganz ähnliche Gesichtsempfindung, die des Phosphorescirens, bei Anwendung von rother Farbe die des Glühens, erhält man, wenn man in einem bestimmten Tempo — auch nur für ein Auge — hell und dunkel abwechseln lässt.*) Diese beiden secundären Empfindungen sind sich, wie gesagt, sehr ähnlich, d. h. sie erregen wenigstens theilweise gleiche Bahnen in der Rinde (ob das nun die Folge von Associationen mit Erinnerungsbildern ist oder nicht, mag vorläufig dahingestellt bleiben). Im Bewusstsein wird der Laie vergebens nach den primären Erregungen suchen, die diesen Glanzempfindungen zu Grunde liegen. Die subcorticale Verarbeitung hat sie unzugänglich gemacht.

Anders ist es, wenn wir z. B. in einem Bilde täuschend gemalt einen glänzend polirten Tisch sehen. Auch da werden wir uns, falls wir ohne Kenntnisse von der Malerei an das Bild herantreten, keine Rechenschaft von der Art geben können, wie die Täuschung erreicht ist. Hier sind aber alle einzelnen Momente, die Spiegelbilder, die der Maler auf die Tischplatte gemalt, der Farbenton, den er gewählt, die Lichter, die er aufgesetzt, kurz jede Empfindung, die er uns bietet, um die „Wahrnehmung" der glänzenden Platte wachzurufen, dem Bewusstsein zugänglich. Bei der wirklichen Tischplatte ist es ebenso.

Es basirte also die Vorstellung von einer gesehenen blanken Oberfläche einmal auf einer secundären Empfindung, das anderemal auf Wahrnehmungen. Erstere liess sich im Bewusstsein nicht analysiren, letztere wohl.

Ein anderes Beispiel: Wenn wir im Wettstreite der Sehfelder z. B. an dem oben angeführten binocular gesehenen Kreuz, von dem jeder Balken nur mit einem Auge gesehen wird (s. pag. 74), das Grau an mancher Stelle als Weiss sehen, so beruht das auf einer secundären Empfindung. Wenn wir aber ein weisses Feld nicht bemerken, weil unsere Aufmerksamkeit nicht darauf gerichtet, sondern durch etwas anderes in Anspruch genommen ist, so geschieht dies, weil die Wahrnehmung nicht zum Bewusstsein gekommen ist. Dass

*) Vgl. Sigm. Exner, Bemerkungen über intermittirende Netzhautreizung. Pflüger's Arch. f. d. ges. Phys. Bd. III, pag. 214, 1870.

in der Rinde doch Vorgänge stattgefunden haben, ist daraus zu schliessen, dass derartige Eindrücke wohl verarbeitete Erinnerungsbilder hinterlassen — die primären Erinnerungsbilder, von denen später noch die Rede sein soll. Sie können psychisch höher verarbeitet sein als bis zu secundären Empfindungen. Durch letztere könnte man nicht erklären, dass, wenn man in Gedanken vertieft auf der Strasse geht, plötzlich der Gedanke auftaucht, da ist ja eben dieser oder jener Freund vorbeigegangen, man sei gegrüsst worden u. dgl. m.

Es spielen diese nicht selbstständig zum Bewusstsein gelangenden Erregungen der Rinde im psychischen Leben eine grosse Rolle, insbesondere wo sie als Theile eines im Grossen und Ganzen bewussten Processes auftreten. Wir können die Physiognomie eines Menschen sehr genau kennen, ihn unter Tausenden und Millionen herausfinden, sind uns aber der Unterschiede zwischen ihm und den anderen nicht bewusst. Ja es kommt vor, dass wir die Farbe der Augen oder der Haare unserer Nächsten nicht kennen, und doch würde es uns im höchsten Grade auffallen, wenn Einer derselben plötzlich eine andere Haarfarbe zeigte. v. Kries hat in neuester Zeit darauf aufmerksam gemacht,*) dass wir, vor die Aufgabe gestellt, die Contour einer uns wohl bekannten Geldmünze aufzuzeichnen, sehr bedeutende Fehler in der Grösse machen, dass wir es aber doch sehr auffallend fänden, wenn uns jene Münze in der von uns gezeichneten Grösse vorgelegt würde. Aber alle diese unbewussten Wahrnehmungen sind dem Bewusstsein zugänglich. In der Leichtigkeit, mit welcher das Bewusstsein die feineren Nuancen derartiger Gesichtseindrücke erfasst und dem Gedächtnisse einverleibt, beruht offenbar ein grosser Theil des specifischen Talentes der bildenden Künstler.

Zwischen dem Erfassen solcher Einzelerregungen im Complexe des Rindenprocesses durch die Aufmerksamkeit und dem in Wortekleiden desselben ist noch eine weite Kluft. Unsere Sprache zeigt sich der Feinheit solcher Vorgänge nicht gewachsen. Man kann zwei Brüder sehr wohl auseinanderkennen, ohne sich der Differenzen in der Gesichtsbildung bewusst zu werden; der Künstler wird sich dieser Differenzen wohl bewusst,**) in Worte kleiden aber kann weder

---

*) Beiträge zur Lehre vom Augenmaass. Beiträge zur Psychologie und Physiologie der Sinnesorgane. Festschrift an Helmholtz. Hamburg 1892.

**) Es wird oftmals behauptet, das Genie habe dies nicht einmal nöthig, es trifft unbewusst das Richtige. Wie dem immer sei, der psychisch höher stehende Vorgang ist offenbar das Erfassen durch das Bewusstsein.

er sie, noch ein Sprachkünstler so, dass man danach die Physiognomie erkennen würde. Der Künstler, welcher dieselbe nach dem Gedächtnisse malt, beweist dadurch, dass er die Kenntniss der Physiognomie besitzt. Es ist das aber eine Kenntniss, die sich nicht in Worte kleiden lässt, eine Kenntniss, die nur in bestimmter Richtung eine Verwerthung gestattet, in anderer nicht.

So wie hier bei den Gesichtswahrnehmungen spielen auch in anderen Gebieten psychischer Erregungen, diese dunklen Wahrnehmungen oder die unbewussten Antheile grösserer Erregungscomplexe eine hervorragende Rolle. In der Fähigkeit, dieselben selbst, ohne anderweitig darauf aufmerksam gemacht zu sein, in das Bereich des Bewusstseins zu ziehen, beruht ein guter Theil der Intelligenz. Es gibt Menschen, welche die Vögel am Fluge oder am Gesange erkennen, ohne sich darüber klar zu sein, was das Charakteristische des Fluges oder Gesanges für den bestimmten Vogel ist. Andere von einem höheren Grad der Intelligenz wissen, dass der eine in derselben Zeit mehr Flügelschläge macht, der andere weniger, dass der eine in regelmässigen Intervallen mit den Flügelschlägen aussetzt u. s. w. Sie wissen es, denn sie können es z. B. mit den Händen nachmachen. Bei einer weiteren Steigerung der Intelligenz kommt die Fähigkeit einer correcteren oder weniger correcten Beschreibung in Worten dazu.

Ich habe diese Beispiele angeführt, um zu zeigen, dass man es im Gegensatz zu den Empfindungen mit Erregungen zu thun hat, die durchaus fähig sind, in das Bewusstsein mit einbezogen zu werden, allerdings ohne äussere Hilfe, bisweilen sehr schwer oder auch gar nicht. Bei den secundären Empfindungen nutzt aber auch die äussere Hilfe nichts.

Wie man sieht, beruhen auch diese Erscheinungen auf dem Principe der centralen Confluenz. Eine Summe von Erregungen in der Gehirnrinde, verschiedene Bahnen betreffend, wirken als ein einheitlicher Erregungsvorgang auf das Bewusstsein.

Doch will ich nicht verhehlen, dass es Fälle gibt, in denen es sehr schwer wird, zu entscheiden, ob man es mit Wahrnehmungen oder mit Empfindungen zu thun hat; das gilt insbesondere für die auflösbaren secundären Empfindungen. Ich habe bei deren Besprechung schon diese Unsicherheit hervorgehoben. Da sie in ihrer Einfachheit den Stempel der Empfindung an sich tragen und nachweislich durch Erregung mehrerer peripherer Organe entstehen, so habe ich sie in die subcorticalen Centren verwiesen, halte es aber für sehr möglich, dass uns weitere Studien eine andere Anschauung bringen werden. Uebrigens ist kein Grund vorhanden, eine scharfe Grenze zwischen Empfindung und Wahrnehmung anzunehmen.

So wie überhaupt im Centralnervensysteme dürften auch die Erregungen in der Rinde nie gänzlich fehlen, und zwar in keinem Antheil derselben. Wir haben ja gesehen, dass ein gewisser Tonus immer anzunehmen ist, vielleicht mit Ausnahme der eben unter Hemmungen stehenden Centren. Von diesem Tonus bis zu den heftigsten Erregungen gibt es continuirliche Uebergänge. Es scheint, dass wenn ein subcorticales Centralorgan nicht bisweilen von höher geordneten Centren zur Thätigkeit angeregt wird, sein Tonus steigt und bei vollkommener Absperrung von den höheren Centren sehr stark werden kann. So nur kann ich mir die bei cerebralen Lähmungen oder bei Rückenmarksdurchtrennungen häufig auftretende Steigerung der Reflexerregbarkeit in den betroffenen Gliedmaassen erklären. Wesentlich auf denselben Tonusverhältnissen scheinen mir gewisse Thatsachen aus dem Gemüthsleben zu beruhen. Dem geschulten Beobachter wird es nicht entgangen sein, dass sich nach dauerndem Kummer eine gewisse Gefühlsleere einstellt, in der sich sogar manche Menschen den Vorwurf machen, kein Gefühl zu haben; man wird stumpf. Es entspricht das einer Ermüdung des oben als Schmerzcentrum bezeichneten nervösen Organes. Andererseits wird man nach dauernden vergnügten Tagen oft „übellaunig": Dinge, die einen sonst vollkommen kalt liessen, sind im Stande, Unlustgefühle zu erwecken, es kommt „der moralische Katzenjammer". Gebildete Leute pflegen genug Erziehung zu haben, um diese Empfindungen zu verbergen, in den niederen Schichten der Bevölkerung aber oder bei Kindern wird man sich leicht von dem Gesagten überzeugen können. Es sind das die Aeusserungen des gesteigerten Tonus im Unlustcentrum wegen des längeren Ausbleibens der schwachen zeitweilig eintretenden Erregungen desselben, die das Alltagsleben mit sich bringt. Mit dem Lustcentrum ist es offenbar ebenso. Ich war einmal Augenzeuge, wie vier junge Leute im Alter von 13 bis 20 Jahren erschöpft durch eine Reihe von tieftraurigen Tagen nach dem Begräbnisse ihres Vaters, beziehungsweise Onkels in einen wahren Lachkrampf verfielen, von dem sie sich, der Verletzung des Anstandes wohl bewusst, lange nicht befreien konnten.

Dass gewisse Narcotica, Alkohol, Morphin u. s. w. geradezu auf die genannten Centren einwirken und die der Ermüdung derselben angehörigen Folgen nach sich ziehen, ergibt sich aus dem Gesagten von selbst, ebenso dass derartige Einwirkungen eine dauernde Schädigung der Centren herbeiführen können. Vielleicht ist hier der Punkt, von dem aus die Frage der Beantwortung zugänglich wird, in welchem Verhältnisse Lust- und Unlustcentrum miteinander stehen, ob sie ganz unabhängig voneinander fungiren, oder ob sie in einem gewissen antagonistischen Verhältnisse stehen. Dass letzteres kein absolutes und zwingendes sein kann, haben wir schon aus den gemischten Gefühlen von Wehmuth, Theilnahme an Tragödien etc. erschlossen.

Ich habe schon hervorgehoben, dass sich die Lust- und Unlustempfindungen anderen Erregungen associiren, und dass diese anderen Erregungen auch in der Rinde sitzen können. Es kann also nicht wundern, dass bei hochgespanntem Tonus dieser Centren sich der Kreis der Rindenerregungen erweitert (es herrscht ja Verwandtschaft zwischen allen Bezirken des Nervensystemes), ja, dass die Lust- und Unlustempfindungen in das Organ des Bewusstseins ohne jede bestimmte Association vordringen. (Es entspricht das dem Zustand, den Goethe mit den Worten schildert: „uns ist ganz kannibalisch wohl, als wie fünfhundert Säuen.")

Auch scheinen mir gewisse Gemüthskrankheiten aus der Alteration dieser Centren und ihrer corticalen Verbindungen hervorzugehen, die Einen, bei welchen sich fast jeder Eindruck mit einem Lustgefühl, die Anderen, bei denen sich fast jeder mit einem Unlustgefühl verknüpft. Diese Bemerkungen sollten hier nur zeigen, dass wir einen gewissen Erregungsgrad von wechselnder Stärke im ganzen Centralnervensysteme anzunehmen haben, und dass es deshalb nahe liegt, denselben auch für die Rinde vorauszusetzen. Es spielen sich aber Aenderungen dieses Tonus entsprechend den Verwandtschaften und Bahnungen in einzelnen Abschnitten der subcorticalen Organe ab, während andere wenigstens näherungsweise in ihrem Zustande verharren. Das geht aus vielen Thatsachen hervor; ich erinnere nur an den von willkürlichen Bewegungen direct vollkommen unabhängigen Gesichtsausdruck als den Effect des Tonus der den einzelnen Gesichtsmuskeln entsprechenden Centren.

Wenn diese Aenderungen des Tonus subcortical bedingt sind, so rechtfertigen sie die Voraussetzung, dass auch in der Rinde derartige, sich auf gewisse Bahnen erstreckende Erregungen, die momentan nicht speciell vom Bewusstsein erfasst sind, ablaufen und dasselbe beeinflussen können.

2. Die primären Wahrnehmungen.

Man kann sagen, es ist das, was ich eine Empfindung nenne, und wohl auch das, was Andere so nennen, eine theoretische

Abstraction, denn ich weiss keinen Fall, wo ein äusseres oder inneres Agens uns wirklich eine reine Empfindung verursacht. Man könnte am ersten an das Gebiet des Geruch- und Geschmacksinnes denken, doch dürften auch da Localempfindungen mit unterlaufen, wenigstens insoferne man sich kaum darüber täuschen wird, dass man nicht mit dem Beine oder der Hand, sondern mit Nase und Mund riecht oder schmeckt. Auch an die Innervationsgefühle kann gedacht werden, doch pflegen sich diese mit den Organgefühlen (so will ich die Empfindungen nennen, die durch die Gefühlsnerven der bewegten Körpertheile in Folge der eingetretenen Bewegung zum Sensorium geleitet werden) zu combiniren.

Die Beeinflussung unseres Bewusstseins durch äussere Objecte geschieht also auf dem Wege der Wahrnehmungen.

Die sämmtlichen Empfindungen, die sich an eine rothe Kugel, die ich in der Hand halte und anblicke, knüpfen, bilden zusammen eine primäre Wahrnehmung, halte ich sie nicht in der Hand, so habe ich auch noch eine Wahrnehmung; eine Gesichtswahrnehmung. Der Process, der hierbei im Nervensysteme vor sich geht, ist ein höchst complicirter, auch wenn wir von allen Erinnerungen absehen, durch welche diese Wahrnehmung zu einer secundären wird. Die Empfindungen, aus denen sich diese Wahrnehmung aufbaut, sind die Rothempfindung, der optische Localeindruck, die Farbenempfindungen von Seite der verschiedenen Hautstellen, die dazu gehörigen Localzeichen, die Innervationsgefühle, die Organgefühle, zu denen sich weiter noch Temperaturgefühle, anderweitige Helligkeitsempfindungen u. s. w. gesellen können.

Von all diesen Empfindungen war schon die Rede, mit Ausnahme der Localeindrücke, die erst bei der secundären Wahrnehmung besprochen werden können.

So gelangen von einer Menge Eingangspforten her Erregungen in die Rinde. Sie werden entsprechend den oft genannten Principien eine grosse Zahl der Rindenbahnen und Zellen in Action versetzen, gewisse Bahnen mehr, gewisse weniger; Bahnen von verhältnissmässig geringer Verwandtschaft zu den erregten subcorticalen Centren können dadurch, dass ihnen nicht nur von einem, sondern gleichzeitig von mehreren derselben Impulse, die mehr oder weniger direct aus den Empfindungen stammen, zukommen, in hohe Erregungsintensität gerathen.

Es wird also in der Rinde ein lebhafter Process stattfinden, der aber keinen eigentlich psychischen Charakter trägt. In der That ist das, was ich hier als primäre Wahrnehmung geschildert habe, jener Vorgang, den wir in der Hirnrinde eines neugeborenen Kindes voraussetzen müssen, oder eines Blindgeborenen, dem auch die Tast- und Muskelempfindungen mangelten, und der plötzlich sehend und fühlend geworden war. Den Charakter des Psychischen erhält der Process erst durch die Entstehung von Associationen und durch das Gedächtniss, d. h. als secundäre Wahrnehmung. Nur dadurch wird ein Erkennen der Objecte möglich.

3. Die secundären Wahrnehmungen.

Ehe ich mich auf Darlegung der secundären Wahrnehmungen einlasse, muss ich einiges Allgemeines über die Localeindrücke nachholen.

α) Die Localeindrücke.

Wenn jemand auf einem Spaziergange vor der Façade eines Hauses stehen bleibt, um sie zu betrachten, so ist seiner Wahrnehmung zugänglich die Lage und Richtung, nach welcher die Façade sieht, ihre Entfernung von ihm und die Lage der einzelnen Details an derselben, letzteres bei bewegtem Blicke, bis zu einem gewissen Grade aber auch bei Fixirung desselben.

Das Urtheil über den Ort der Façade im Raume oder in der Gegend würde anders ausgefallen sein, wenn man statt einer Stunde nur fünf Minuten in derselben Richtung gegangen wäre; hier spielen also dunkle Wahrnehmungen vom zurückgelegten Weg, beziehungsweise deren Erinnerungen eine Rolle. Das Urtheil über die Richtung der Façade (in Bezug auf die Weltgegend oder andere bekannte Richtungen) hängt davon ab, wie viele und welche Wendungen der Körper gemacht hat auf dem Wege von dem in seiner Lage genau bekannten Wohnhause (oder von einem anderen bekannten Objecte aus) bis zum Stillestehen vor der Façade, ferner von der Stellung des Kopfes gegen den Körper, von der Stellung der Augäpfel gegen den Kopf und endlich von der Lage der Netzhautbilder in den beiden Augen.

Bis dahin, wo die Netzhautbilder ihre Rolle beginnen, haben wir es im Allgemeinen mit dunklen Wahrnehmungen und Erinnerungen*) an dieselben zu thun; sie beziehen sich auf die Muskelgefühle (Innervations- und Organgefühle) der den Kopf bewegenden Muskel, sowie der äusseren Augenmuskeln, endlich natürlich auf die

*) Es sind das keine Erinnerungsbilder im gewöhnlichen Sinne des Wortes, doch mag es gestattet sein, sie hier so zu nennen.

Erinnerungen dunkler Wahrnehmungen von der Stellung und Stellungänderung der Medianebene unseres Körpers.

Was diese letzteren anbelangt, so will ich nicht unterlassen, etwas genauer auf sie einzugehen, denn sie bieten ein gutes Beispiel, um einen Einblick in den Mechanismus der dunklen Wahrnehmungen zu gewähren und den Satz zu illustriren:

Als dunkle Wahrnehmungen spielen sich in der Rinde Processe ab, deren Resultate dem Bewusstsein einverleibt werden, ohne dass die Factoren derselben nachträglich vom Bewusstsein noch erfasst werden können. Es ist gleichsam ein ausserhalb des Bewusstseins ablaufendes psychisches Leben, dessen Resultate in das Bewusstsein aufgenommen, die Rolle von Empfindungen spielen. Selbstverständlich hat man es nicht mit Empfindungen, sondern mit Wahrnehmungen zu thun, denn es sind die einzelnen Factoren dem Bewusstsein zugänglich.

Stuart Mill's unbewusste Schlüsse umfassen einen Theil der hier berührten Vorgänge.

Das Richtungsbewusstsein für die Medianebene des Körpers und damit für die anderen wahrgenommenen Objecte scheint bei verschiedenen Menschen sehr verschieden ausgebildet zu sein; ich kenne solche, die an sich ähnliche Beobachtungen machen, wie die nachstehenden, die ich an mir machte, und andere, bei denen dieser Mechanismus offenbar eine viel geringere Rolle spielt.

Wo immer ich bin, sei es in einer fremden Stadt, sei es, dass ich in der Eisenbahn nach einer durchfahrenen Nacht erwache, stets habe ich eine bestimmte Empfindung (es trifft dieses Wort am besten den subjectiven Eindruck) von der Richtung, in der ich sitze, in der sich die wahrgenommenen Gegenstände befinden u. s. w., bezogen auf die Richtung der mir bekannten Gegenstände, z. B. auf die Front der mir bekannten Häuser, Strassen, auch in Bezug auf die Weltgegenden, deren Lage gegen diese bekannten Objecte ich ja kenne. Ich werde nie auch nur einen Moment zögern, wenn ich etwa angeben soll, in welcher Ebene die Front eines mir bekannten Hauses in einer fernen Stadt liegt, denn jedes Erinnerungsbild eines körperlichen concreten Objectes enthält für mich die Richtungen in ganz unzweideutiger Weise. Dabei kann ich mich über die Richtungen irren, ich kann den Irrthum kennen, doch bleibt für meine „Empfindung" die Sache beim Alten. Es ist für mich das so, wie es für einen Menschen, der das Zeno'sche Paradoxon nicht widerlegen kann, sein muss; er hat den Beweis gehört, dass es keine Bewegung gebe, der Anblick eines fliegenden Vogels ruft aber den alten Eindruck hervor. Dieses Richtungsbewusstsein geht hervor aus dunklen Wahrnehmungen von der Veränderung in der Lage der Medianebene des Körpers. Wenn ich noch so sehr durch anderweitige Gedanken zerstreut, durch die winkeligen Strassen einer mir unbekannten Stadt gehe, so werde ich nicht einen Moment die Richtung verlieren, d. h. ich werde jederzeit angeben können, wie die Front meines Hotels steht, und da die Entfernungen in ähnlicher Weise beurtheilt werden, finde ich mit verhältnissmässig grosser Sicherheit zurück. Ich kann mich auch hier wieder irren, aber nur in dem Sinne, dass die Ueberzeugung sich mit der Empfindung in Widerspruch setzt. Auf den Markusthurm in Venedig führt ein rechtwinkelig geknickter wendeltreppenartiger Weg. Ich habe es wiederholt versucht und mich während der langen Dauer des Auf- oder Abstieges in allerlei Weise zerstreut, hatte absolut keine Erinnerung, wie oft ich die Knickung durchgemacht, ja auch nur wie viele Schraubengänge ich hinter mir hatte, aber darüber, auf welcher Seite des Thurmes ich mich befinde, war ich, so oft ich mich fragte, nicht im geringsten Zweifel, und hatte mich auch nie geirrt.

Die Anlage zu diesem Orts- und Richtungsbewusstsein kann man wohl eine thierische nennen, denn offenbar haben sie viele Thiere in weit höherem Grade als der Mensch. Die Nützlichkeit derselben zur Orientirung im Terrain liegt auf der Hand.

Das Zwingende dieser Eindrücke wird so recht klar durch die Täuschungen, zu denen dieser Mechanismus führt. Sie sind Gesetzen unterworfen, wie die eigentlichen Sinnestäuschungen. Eines z. B. lautet, dass schwache Krümmungen eines Weges unterschätzt werden Gehe ich um einen Circus oder um die Rotunde der Wiener Weltausstellung, so finde ich mich immer früher wieder am Ausgangspunkte, als ich erwartet hatte. Bei Strassen wird das noch deutlicher.

Geradezu peinlich können die Täuschungen werden, wenn eine Aenderung in der Lage der Medianebene eingetreten ist, ohne eine bewusste oder dunkle Wahrnehmung hervorzurufen.

So fuhr ich vor vielen Jahren von Gmunden nach Wien. Wo die Zweigbahn bei Lambach in die Hauptlinie Salzburg—Linz einmündet, macht sie eine Biegung, so dass die Locomotive gegen Salzburg gerichtet, auf der Station anhält. Diese Biegung hatte ich nicht bemerkt, auch nicht gekannt (im letzteren Falle wäre es mir wohl möglich gewesen, mich in die richtige Anschauung hineinzuarbeiten), so dass ich glaubte, die Locomotive sei nach Linz gerichtet. Als sich der Zug nun wieder in Bewegung setzte, so geschah es meinem Eindrucke nach in der Richtung nach Salzburg, welche Richtung ich nun nicht mehr los wurde. Alle mir sonst wohl bekannten Stationen der Strecke waren mir fremd, denn sie lagen auf der anderen Seite des Bahnkörpers. In Wien angekommen, erkannte ich den Bahnhof nicht, es war mir nicht möglich, mir ihn um 180° gedreht, so vorzustellen, dass ich mit dieser Vorstellung hantiren konnte. Einzelne Theile konnte ich mir wohl reconstruiren, ich konnte mir sagen, da ich um 180° gedreht bin, so muss dieses Portal das mir längst bekannte sein u. s. w. Es ist eine verzweifelte Stimmung, in die man da kommt, denn man ist hilflos wie ein Kind und macht sich leicht lächerlich. Wäre ich nicht in Gesellschaft meines Bruders gewesen, ich hätte kaum den Weg nach Hause gefunden. Auf dem Kutscherbock eines Omnibus fuhr ich durch lauter mir gänzlich fremde Strassen, in denen ich sonst fast jedes Haus kannte, ja ich stand vor meinem Wohnhause und noch war der Spuk nicht weg.

Erst als ich in den Hof desselben eintrat, da war plötzlich, wie mit einem Ruck, alles beim Alten. Nun konnte ich durch das Hausthor zurückgehen, und sah die Strasse, wie ich sie vor Wochen das letztemal gesehen hatte — dass sie dieselbe sei, die ich vor einigen Secunden sah, wusste ich zwar, aber nur so, wie man von der Richtigkeit eines mathematischen Lehrsatzes überzeugt sein kann, wenn man seinen Beweis nicht versteht.

Ebenso ging es mir einmal auf einer Donaufahrt, wo das Schiff an einer Station anhielt und, da es thalab fuhr, vorher sich umdrehte, um beim Landen mit dem Bugspriet gegen den Strom zu stehen. In diesem Momente kam ich, ohne die Drehung des Schiffes bemerkt zu haben, aus der Cajüte auf das Deck, hielt, was rechts vom Schiffe lag für das rechte Donauufer, und als nun das Schiff sich wieder in Gang setzte und, um weiter thalab zu fahren, wieder drehte, so fuhr es jetzt für mich stromaufwärts, obwohl ich die Richtung der Wasserströmung längst bemerkt hatte. Es waren nun einmal die Berge, welche ich am rechten Ufer sah, und ebenso alles andere mit diesem Richtungsbewusstsein verknüpft, und ich fuhr den ganzen Tag stromaufwärts. Erst als ich in die Nähe der mir wohlbekannten Endstation kam, überwogen abermals mit einem plötzlichen Ruck die alten Erinnerungsbilder des Richtungsbewusstseins, und ich war wieder orientirt.

Eine ähnliche Eisenbahnaffaire wie die bei Lambach hatte ich, als ich, ein Student, des Nachts in Heidelberg eintraf, um ein Jahr daselbst zu studiren. Schon auf dem letzten Theile der Strecke wusste ich, dass meine Empfindung von der Richtung, in der wir fahren, mit der Landkarte im Widerspruch stand. Als ich am nächsten Morgen im Hotel ans Fenster trat, stand richtig die Sonne an einem für mich ganz unmöglich erscheinenden Orte am Himmel. Das nutzte mir nun alles nichts mehr, für mich lag Heidelberg anders als es in Wirklichkeit liegt, und das ganze Jahr über ging die Sonne für mich nicht im Osten auf. Wenn ich später wieder nach Heidelberg kam, hatte es die alte (eingebildete) Lage, und wenn ich mich jetzt um die Richtung einer Heidelberger Strasse frage, so sagt mir mein Richtungsbewusstsein ohneweiters, welche Strasse meiner Vaterstadt mit ihr parallel läuft. Auch wenn ich mich um die Lage der Weltgegenden Heidelsbergs frage, so habe ich prompteste Auskunft. Alle diese Auskünfte aber sind um eine gewisse Anzahl von Winkelgraden falsch, und wenn ich, das bedenkend, mich nach der wahren Richtung einer Strasse Heidelsbergs frage, so muss ich mir überlegen wie der Plan Heidelbergs mit der eingezeichneten Windrose aussieht oder dgl. was ich sonst nie nöthig habe.

Nach den von mir eingezogenen Erkundigungen beobachten viele Leute an sich Aehnliches, nur scheint dieses Richtungsbewusstsein bei mir besonders stark entwickelt zu sein und eine abnorm zwingende Kraft zu besitzen. Ich habe die Beispiele angeführt, weil sie zeigen, dass vorübergegangene und dem Bewusstsein schon entzogene dunkle Wahrnehmungen in dieser Weise wirken können.

Kehren wir nun zu dem Beispiele von der Façade zurück. Wir wissen nun, dass wir durch dunkle Wahrnehmungen zu der dem Bewusstsein zugänglichen Kenntniss von der Lage unserer Medianebene gelangt sind. Hierzu kommen weiter die Innervationsgefühle der Kopf- und Augenmuskeln, die, wie wir sahen, als wahre Empfindungen aufzufassen sind, und speciell das Innervationsgefühl, das dem Convergenzgrade der beiden Gesichtslinien entspricht. Endlich kommen hierzu die eigentlichen sogenannten Localzeichen der Netzhautelemente.

Es sind das also, abgesehen von diesen letzteren, die alsbald unsere Aufmerksamkeit in Anspruch nehmen werden, lauter Elemente die uns schon bekannt sind, und so können wir uns jetzt den physiologischen Grundlagen der secundären Wahrnehmungen zuwenden. Hier müssen wir uns zunächst mit einer bisher nur angedeuteten centralen Erscheinung bekannt machen, dem

β) Principe des Wiedererkennens.

Es will besagen, dass das Bewusstsein davon Kenntniss erhalten kann, ob ein gewisser Erregungsprocess in der Rinde schon einmal da war oder nicht.

Wenn der Blindgeborene, nachdem er operirt wurde eine Kirsche sieht, und ein andermal sich in den Finger schneidet und Blut sieht, so werden die ganzen Wahrnehmungscomplexe in den beiden Fällen in einem Punkte, nämlich der Rothempfindung, identisch sein, und diese Identität wird bemerkt werden.

Ich habe schon darauf hingewiesen, dass die gesammte primäre Wahrnehmung eines Objectes aus nichts anderem besteht als einem bewussten Erregungscomplex in der Rinde, d. h. es ist eine Summe von Bahnen in Action, jede in einer bestimmten Intensität, und das Bewusstsein kann sich den einzelnen dieser Bahnen zuwenden. Dieses Zuwenden des Bewusstseins beruht auf einem der attentionellen Bahnung vollkommen analogen Vorgang, ja es ist das für die Empfindungen und Bewegungen geschilderte Spiel der Aufmerksamkeit nur ein specieller Fall, in dem die Bahnung sich auf jene mit der Peripherie unmittelbarer zusammenhängenden Faserzüge erstreckte.

In der That ergibt die Selbstbeobachtung, dass, von allen Erinnerungen abgesehen, in einer solchen primären Wahrnehmung nur eine Mannigfaltigkeit mit Intensitätsabstufungen gegeben ist; und selbst diese letzteren nur, insoferne sich ein Element der Wahrnehmung mehr als ein anderes dem Bewusstsein zugänzlich zeigt; denn die Beurtheilung der Intensität eines solchen Elementes für sich setzt schon die Erinnerungen an andere Fälle voraus, in denen dasselbe Wahrnehmungselement aufgetaucht war.

Wie man sieht, entspricht der Mannigfaltigkeit der Wahrnehmung die Zahl der erregten Bahnen und der Leichtigkeit, mit der das Empfindungselement ins Bewusstsein tritt im Grossen und Ganzen die Erregungsintensität der Bahn.

Es frägt sich nun, wie das Wiedererkennen der Erregung einer Bahn zu erklären ist. Wie mir scheint, reichen hierzu zwei Momente hin:

1. Das schon besprochene Princip des Ausfahrens der Bahnen. Die Erregung einer Strecke des Centralnervensystemes hinterlässt, nach experimentellem Nachweise, auf kurze Zeit eine Erhöhung der Erregbarkeit in dieser Strecke. Es ist das eine Form der oben besprochenen Bahnung. Eine Reihe von Erfahrungen aber haben, wie schon hervorgehoben, ergeben, dass man eine solche Steigerung der Erregbarkeit auch für längere Dauer annehmen müsse. Das gilt für manche Centralorgane, besonders aber für die Rinde. Es wird also im obigen Beispiele die Erregung der Rothbahn sich in der Rinde mit einer gewissen Intensität vor den anderen Erregungen

auszeichnen, und beim Anblicke des Blutes leichter den ihr zugehörigen Weg gehen, denn dieser ist eben durch den Anblick der Kirsche gebahnt. Dabei wird der Eindruck nicht etwa der eines intensiveren Roth sein, wie ich oben schon hervorgehoben habe (s. Aufmerksamkeit pag. 168). Es handelt sich also um eine relativ starke Rindenerregung, bei geringem Resultate der attentionellen Bahnung, welche dieser Erregung entspricht.

2. Das Princip des Wiedererkennens der Rindenerregungen ergibt sich weiterhin aus folgenden schon besprochenen Verhältnissen. Als das erstemal die Kirsche gesehen wurde, so waren gleichzeitig mit der Erregung der Rothbahn noch Erregungen anderer Bahnen in der Rinde vorhanden, solche die gewissen Localempfindungen des Auges und die dem Glanze entsprachen, ferner können gewisse Tasterregungen, eventuell Geschmackserregungen vorhanden gewesen sein. Bei der oft besprochenen Verbindung aller Centralorgane untereinander waren hier die Bedingungen zu einem intercellulären Tetanus gegeben, durch welchen die zwischen den Empfindungsbahnen gelegenen Strecken in höhere Erregung geriethen, als wenn nur eine der betreffenden Empfindungen vorhanden gewesen wäre; in Folge dessen also auch diese Verbindungsstrecken „ausgefahren" worden sind.

Es wird demnach die Erregung beim Anblick des blutenden Fingers, soferne sie sich auf die Rothbahn erstreckt, schwache Erregungen jener Bahnen hervorzurufen vermögen, welche beim Anblicke der Kirsche in Action waren. Diese Erregungen werden sich wieder ganz wesentlich von jenen unterscheiden, die die Kirsche bei schwacher Rothfärbung und somit schwachen optischen Erregungen, z. B. in der Dämmerung erzeugen würde, denn die attentionelle Bahnung liefert in beiden Fällen Erregungen in das Organ des Bewusstseins, die einen wesentlich verschiedenen Zustand der subcorticalen Centren bekunden. Solche Erregungscomplexe der Rinde, denen der Zustand der subcorticalen Centren nicht entspricht, kennzeichnen sich also gegenüber jenen directen Erregungen (den Wahrnehmungen) und sind das, was wir ein Erinnerungsbild nennen.*)

Also auch durch dieses Auftreten von Nebenerregungen, insoferne sie durch das Bewusstsein erfasst und schon in den Gedächtnissschatz aufgenommen worden sind, ist das Wiedererkennen ermöglicht.

Hier ist der Ort auf den pag. 221 und 222 betreffs der lösbaren secundären Empfindungen hervorgehobenen Umstand zurückzukommen,

*) Dies sei hier zum besseren Verständnisse erwähnt, soll aber erst im zweiten Theile genauer ausgeführt werden.

dass die gleichzeitige Erregung mehrerer in das Organ des Bewusstseins einstrahlender Bahnen, nicht die Summe aller durch die Einzelerregung dieser Bahnen erzeugten Vorgänge hervorrufen muss. Es kann sich die Erregung der Faser b_1 (s. oben) im Organ des Bewusstseins ausbreiten, und so zu einer Wahrnehmung führen, und die Erregung von b_2 in der gleichen Weise zu einer anderen Wahrnehmung führen, da sie mit anderen Rindenbahnen in enger Verbindung ist. Wird aber b_1 und b_2 gleichzeitig erregt, so ist es möglich, dass Bahnen, die mit jeder der Fasern nur in verhältnissmässig ferner Verwandtschaft stehen, nun in bedeutende Erregung gerathen, da sie von zwei Seiten her angesprochen werden (s. pag. 76 u. ff.). Der gesammte Erregungscomplex in der Rinde kann jetzt einen ganz anderen Typus haben als der Summe der beiden Einzelerregungen entspräche, umsomehr als die starken Erregungen, wie wir noch näher kennen lernen werden, auch in der Rinde (wie in anderer Theilen des Centralnervensystemes, s. pag. 69 u. ff.) Hemmungen auf verwandte Bahnen auszuüben vermögen. Den Ursprung aus der Erregung von b_1 und von b_2 wird die sich an die gleichzeitige Erregung von $b_1 + b_2$ anknüpfende Wahrnehmung freilich nie ganz verleugnen können. Es wird sich durch eine gewisse Aehnlichkeit, eine Verwandtschaft der Wahrnehmungen verrathen.

Bei verschiedenen Individuen werden sich an analoge periphere Erregungen ungleiche Rindenerregungen knüpfen, weil sich aus mannigfaltigen Gründen nicht immer dieselben Verwandtschaften ausgebildet haben. So ist es auch zu begreifen, dass ein Maler „mit anderen Augen" sieht als ein Holzknecht, und dass gleiche Erregungen der peripheren Organe in beiden ganz verschiedene Rindenprocesse zur höchsten Intensität bringen.

Man sieht, wie das Princip des Wiedererkennens das Bewusstsein in den Stand setzt, aus einer enormen Reihe von Wahrnehmungserregungen die allen gemeinschaftlichen Erregungen, d. i. die Erregung derselben Rindenbahnen herauszufinden. Eine solche, ich möchte sagen, logisch isolirte Erregung ist dann eben eine Empfindung. Man sieht weiter, dass keinerlei Ursache da ist, diese Bahn in directem Zusammenhang mit dem peripheren Sinnesorgane zu vermuthen, sie kann vielmehr vorher schon manche Verbindung eingegangen und die Erregung schon manche Umgestaltung erfahren haben. Wir haben Ursache, diese Umgestaltungen in den subcorticalen Centren anzunehmen, so dass wir auf das bei den Empfindungen auseinandergesetzte Schema zurückkommen.

Kehren wir abermals zu den Localeindrücken und dem Beispiele von der Façade zurück.

Bei fixirtem Blicke werden gewisse Details der Façade, die ausserhalb der direct beobachteten Stelle liegen, noch sehr wohl erkannt, insbesondere auch, was ihre Lage anbelangt. Es geschieht dies durch den sogenannten Ortssinn der Netzhaut und auf Grund dessen, was Lotze mit dem Namen der Localzeichen belegte. Auf diese ist nun weiter einzugehen.

Ich habe schon bei Gelegenheit der Empfindungen angedeutet und im gezeichneten Schema zum Ausdrucke gebracht, dass ich mir vorstelle, eine von der Peripherie kommende sensorische Faser könne nebst mannigfachen anderen Verbindungen auch eine Faser zu einem Centralorgan abgeben, welches dem Localzeichen dient. Wir wollen sie die Localfaser nennen. Ich habe auch schon erwähnt, dass diese Localfasern, soferne sie die Netzhaut betreffen, mit den Augenmuskeln in Beziehung stehen. Wir wollen Schicksal und Function dieser Fasern nun etwas genauer ins Auge fassen.

γ) Die Localzeichen.

Es ist bekannt, dass das Auge fast unwillkürlich hinblickt, wenn sich im seitlichen Theile des Sehfeldes irgend ein geeignetes Object befindet, d. h. ein solches, das sich durch eine auffällige Eigenschaft oder durch eine Veränderung, die es erleidet, auszeichnet. Das Auge hat eine grosse Fertigkeit darin, diesen Gegenstand mit einem Ruck in die Mitte des Sehfeldes zu bringen.

Gesetzt, es wäre diese Fertigkeit in irgend einem Stadium der Entwickelung, sei es des Individuums oder der Thierreihe, noch nicht vorhanden, so ist wohl anzunehmen, da mit dem Netzhautcentrum deutlicher gesehen wird, wie mit der Peripherie, dass sich diese Fähigkeit dem allgemeinen Principe der Zweckmässigkeit entsprechend entwickeln wird. Die Art dieser Entwickelung kann man sich folgendermaassen vorstellen: Die Gleichzeitigkeit*) der Erregung der betreffenden Opticusfaser und jener willkürlich in die Augenmuskel gesandten Erregungen kann zwischen jenen Opticusfasern, beziehungsweise ihrem subcorticalen Centrum und dem Augenmuskelcentrum nach den früher geschilderten Principien Verwandtschaften herstellen.

Das motorische Centrum der Augenmuskeln hat dadurch eine verhältnissmässig complicirte Aufgabe zu lösen, dass wenn wir nun die Verhältnisse im fertigen Individuum betrachten, den verschiedenen

*) Auf die vollkommene Gleichzeitigkeit kommt es, wie schon gezeigt wurde, nicht an.

Netzhautstellen quantitativ variable Impulse für die sechs Augenmuskeln zugeordnet sein müssen. Dabei ist noch hervorzuheben, dass das, was ich hier einen Impuls nannte, selbst noch einen subcorticalen motorischen Mechanismus voraussetzt. Jeder Augenstellung entspricht nämlich ein festgehaltener Verkürzungszustand jedes Augenmuskels, bei welchem demselben eine bestimmte Länge zukommt. Es hängt dies nur ganz indirect mit dem Grade der Muskelreizung selbst zusammen. Man kann das bei allen willkürlichen Muskeln beobachten. Der Arm kann belastet oder nicht belastet in jedem Grade der Beugung festgestellt werden. Dabei kann man schnell oder langsam in die neue Stellung übergehen. Dieser Mechanismus ist im Centralnervensysteme vorgebildet, wie daraus zu ersehen, dass an einem einzelnen Muskel oder einer ganzen Extremität, welche nur in Verbindung mit dem peripheren Nerven verblieben ist, ein derartiges Feststellen in verschiedenen Verkürzungsgraden nie künstlich hervorgerufen werden kann, so vielfach auch die Methoden der allgemeinen Muskel- und Nervenphysiologie sind. Wenn man aber bei einem Frosche oder auch bei einem höheren Thiere die Muskelnerven mit dem Rückenmarke in Verbindung lässt, auch wenn das Gehirn entfernt wurde, so sind diese Feststellungen zu beobachten.

Es handelt sich hierbei wahrscheinlich um eine centrale Wechselwirkung zwischen den Beuge- und Streckmuskeln*) einerseits und den motorischen und sensorischen Impulsen andererseits. Letztere in den sogenannten kurzen Bahnen des Rückenmarkes verlaufend, dürften mit unter jenen sein, die bei Tabes dorsualis wegfallen, und dadurch die Gehstörungen verursachen.

Es kann hier nicht meine Aufgabe sein, über diesen centralen Mechanismus ausführlicher zu sprechen; habe ich doch schon in den vorhergehenden Capiteln von seiner Existenz und der Art seiner Function, so weit sie uns bekannt ist, berichtet.

Wir müssen uns also vorstellen, dass jede Localfaser des Opticusapparates bei ihrer Erregung einen solchen Impuls sämmtlicher Augenmuskel auszulösen vermag; für jeden Augenmuskel fallen die Impulse je nach der Localfaser, die gereizt ist, verschieden aus, wobei nun nicht mehr an Verschiedenheiten im Grade der Muskelreizung, sondern an Verschiedenheiten des Verkürzungsgrades gedacht werden muss.

Bei der enormen Zahl von möglichen Fällen, sowie noch aus anderen Ursachen, ist es nicht gut thunlich, sich jede Localfaser mit

---

*) Vgl. Brücke, Ueber willkürliche und krampfhafte Bewegungen. Sitzber. d. Akad. d. Wiss. z. Wien, Bd. LXXVI, Abth. 3, pag. 237.

einem ganz selbstständigen Centralorgan vorzustellen, in dem die Impulse auf die verschiedenen Augenmuskeln entsprechend vertheilt sind. Schliesslich wird ja wohl niemand daran zweifeln, dass dieselben Fasern des oberen Augenmuskels in Erregung gerathen, ob ich nach dem Stern *a* oder nach dem Stern *b* blicke, ja die gerade in den Augenmuskeln so häufig vorkommenden Theilungen von Nervenfasern schliessen den Gedanken aus, dass jeder Localfaser andere Muskelfasern angehören.

Es kann hier nicht meine Aufgabe sein, eine Theorie des räumlichen Sehvermögens aufzustellen; sollte diese alle bekannten Thatsachen umfassen, so forderte das eine ausführlichere Detailuntersuchung, als es im Rahmen dieses Werkes liegt. Doch will ich, um zu zeigen, dass sich diese Dinge unserer Betrachtungsweise nicht entziehen, hier ein Schema für die in Rede stehenden Verhältnisse folgen lassen.

Es seien, wie in einem früheren Schema, *S*, *E*, *Jf* und *Jt* (Fig. 59) Antheile der Kerne für die vier geraden Augenmuskeln (von den zwei schiefen sehe ich der Einfachheit wegen ab); die Verbindungen zwischen diesen Kernen seien unter Vermittelung von Fasern hergestellt, deren grössere oder kleinere Verwandtschaft durch die kürzere oder längere Faserstrecke angedeutet sein mag, die die Erregung bis zu dem betreffenden Kerne zu durchsetzen hat. Diese Art der Verwandtschaft lässt sich graphisch etwa so ausdrücken, wie es im Schema geschehen ist. An den Durchschnittspunkten der feineren Linien denken wir uns die Einmündungen der Netzhautfasern nach ihrer Anordnung in dem Retinamosaik; *o* sei die dem Netzhautcentrum angehörige Stelle. Ferner sei angenommen, dass dem Grade der Verwandtschaft die Grösse des Verkürzungsimpulses entspreche, der in Folge der Reizung einer Netzhautfaser in dem betreffenden Muskelkern ausgelöst wird.*)

Man sieht, dass ein auf den Punkt *o* fallendes Netzhautbild die Centren der vier Augenmuskeln gleich stark erregen wird; geht das Netzhautbild auf den Punkt *a* über, so wird für *Jt* und *Jf* der Tonus verringert, für *S* und *E* erhöht werden, natürlich in dem besprochenen Sinne der Dauerverkürzung; und so wird die Erregung jedes Netzhautelementes durch eine bestimmte Vertheilung des Tonus in den Muskelkernen charakterisirt sein. Es wird demnach von den

*) Dass ich hier keine Proportionalität oder ein anderes mathematisch ausdrückbares Verhältniss zwischen Verkürzung und Entfernung annehme, brauche ich umsoweniger hervorzuheben, als ich auf die Entstehung dieser Verwandtschaften nach dem Nützlichkeitsprincipe hingewiesen habe.

Kernen entweder wirklich eine Erregung durch die *m*-Fasern abfliessen und die Blickbewegung bewirken, bei welcher das Object fixirt wird, und gleichzeitig ein Innervationsgefühl durch die *C*-Fasern dem Sensorium zukommen, oder es werden wenigstens in den Kernen, entsprechend vertheilt, Erregungen auftreten, die als Muskelgefühl zur Rinde geleitet und mit dem Charakter von Empfindungen ausgestattet, daselbst verarbeitet werden können.

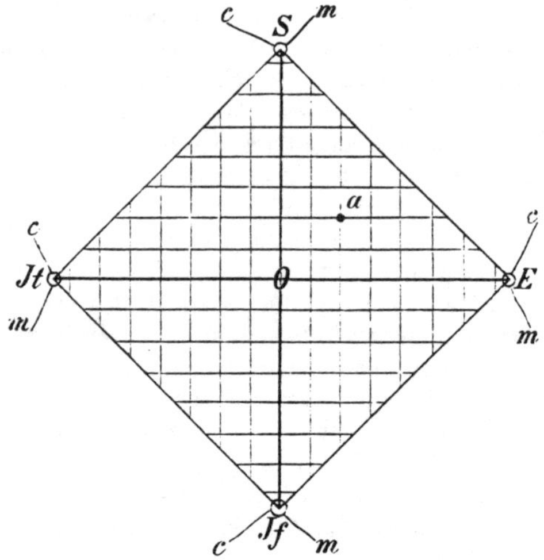

Fig. 59. Schema zur Erläuterung der Localzeichen. *S*, *E*, *Jt*, *Jf* die Kerne der vier geraden Augenmuskeln (Musc. rectus superior, externus, internus und inferior); c die von den Kernen zur Gehirnrinde verlaufenden Fasern; *m* die von den Kernen zu den Muskeln verlaufenden Fasern. In das durch Linien getheilte Feld strahlen die Fasern der Netzhautelemente ein, und zwar derart, dass jedes Element des Netzhautmosaikes in entsprechender Anordnung an dem Durchschnittspunkte zweier Linien in das Netzwerk eintritt. Die Verwandtschaft dieser Netzhautfaser zu jedem der Muskelkerne ist um so grösser, je näher ihr Eintritt dem Kerne liegt. *O* entspricht dem Centrum der Netzhaut.

Diese Muskelgefühle nun halte ich für eines der wesentlichsten Momente, die zu dem Begriffe des Localzeichens geführt haben; ein anderes Moment soll sogleich besprochen werden. Sie sind einheitliche secundäre Empfindungen, variabel nach den Erregungsintensitäten der einzelnen Bahnen, die ihnen angehören.

Wir beurtheilen demnach die Lage eines Objectes im Sehfelde (allerdings nicht ausschliesslich) dadurch, dass es uns motorische

Innervationsimpulse in das Bewusstsein liefert, deren Beschaffenheit der willkürlichen Innervation entspricht, die wir brauchen würden, um das Object zu fixiren. Die Wahrnehmung des im Gesichtsfelde liegenden Objectes beruht auf einem Complex von Rindenerregungen, deren eine jenes Muskelgefühl ist.

In Bezug auf das vorgelegte Schema, das, wie gesagt, durchaus keinen Anspruch darauf macht, alle Erfahrungsthatsachen zu erklären, sei noch bemerkt, dass die Muskelkernfasern an einer Stelle vom übrigen centralen Sehnervenapparat abgehend zu denken sind, wo eine gewisse Verarbeitung der optischen Eindrücke schon stattgefunden hat, wo also z. B. das Sehen von Schwarz schon als Empfindung existirt. Denn auch schwarze Objecte haben Localzeichen. Dass wir die Helligkeits- oder Farbenempfindung im Bewusstsein mit den Localzeichen verbinden, beruht auf dem schon früher bei den Bewegungsempfindungen dargelegten (pag. 197) Principe der wechselseitigen Bahnung. Es steht ja die Bahn der Farbenempfindung durch die von ihr abgehenden Localfasern mit den Muskelkernen und den Bahnen der Innervationsgefühle in Verbindung, so dass, wenn die Farbenempfindung attentionell gebahnt wird, dies durch die Verwandtschaft auf die Empfindungsbahnen der Kerne übergeleitet wird, und umgekehrt. Deshalb kann man nicht leicht die Aufmerksamkeit einem Objecte der Lage nach zuwenden, ohne wenigstens eine lebhaftere Wahrnehmung seiner Farbe anzufachen, und nicht seine Farbe beobachten, ohne seine Gestalt besser wahrzunehmen, als dies der Fall wäre, wenn gar keine Aufmerksamkeit auf das Object gerichtet wäre. Ganz unmöglich scheint die Isolirung des Localzeichens von der Farbenempfindung nicht zu sein, doch ist dazu nothwendig, dass keine attentionelle Bahnung vorhanden ist. Man findet gelegentlich im primären Gedächtnissbilde eine Farbenempfindung vor ohne Localzeichen, d. h. man erinnert sich jetzt eben, etwas von dieser oder jener Farbe gesehen zu haben, weiss aber gar nichts weiteres darüber. So erklärt die wechselseitige Bahnung das Zusammenfallen der Farben und der Localempfindung entsprechend den Objecten beim gewöhnlichen Sehen.

So nahe es liegen würde, so will ich es doch unterlassen eine Verschmelzung der beiden Mechanismen, dieses und des oben für die Bewegungsempfindungen geschilderten zu versuchen. Es mag aber doch hervorgehoben sein, dass die Schemata Fig. 53 (pag. 193) und Fig. 59 doch wohl ein und denselben centralen Apparat veranschaulichen dürften, der nur in Wirklichkeit weit complicirter ist, als ihn jedes der Schemata zeigt.

Es ist wohl kaum nöthig hervorzuheben, dass alle einzelnen Netzhauterregungen, mit denen ja das Sehfeld stets bevölkert ist (mit Einschluss der Schwarzempfindungen) sich in ihrer Wirkung auf die Muskelkerne gegenseitig aufheben werden, und dass der dargelegte Mechanismus nur insoferne in Betracht kommt, als es sich um Objecte handelt, die unsere Aufmerksamkeit in Anspruch nehmen, und zu einer attentionellen Verarbeitung der durch das Object gesetzten Erregungen Veranlassung geben.

Ich komme nun auf das zweite Moment, welches zum Begriffe des Localzeichens geführt haben mag.*) Wie man sieht, erklärt das vorgelegte Schema der Localfasern nur den Empfindungscomplex, den ein im Sehfeld befindliches Object als Ganzes hervorruft; es bleibt aber unaufgeklärt, wie Theile eines Objectes oder viele Objecte anscheinend gleichzeitig ihrer gegenseitigen Lage nach richtig erkannt werden. Auch die Auffassung des Sehfeldes als eines zusammenhängenden Ganzen ist zwar für den bewegten Blick aus dem Mitgetheilten ersichtlich, da die allen Blickrichtungen entsprechenden Innervationsimpulse continuirlich ineinander übergehen, aber die Auffassung des Gleichzeitig-Nebeneinander im Sehfelde ergibt sich hieraus noch nicht.

Schon bei Gelegenheit der secundären Empfindungen habe ich hervorgehoben, dass das Erkennen der Bewegung von Gesichtsobjecten auf einen subcorticalen Mechanismus zurückgeführt werden müsse, und ich habe dort so viel darüber mitgetheilt, als für diesen Nachweis nöthig erschien. Ich komme jetzt nochmals darauf zurück, weil ein subcorticaler Mechanismus wie wir sahen auch bei den Localzeichen eine Rolle spielt, und der jetzt zu besprechende mit dem eben behandelten verknüpft sein dürfte.

Erinnern wir uns daran, wie voraussichtlich die in der Einleitung besprochenen automatischen Centren, z. B. der Locomotionsbewegungen, entstanden sind: Bewegungen, welche als zweckentsprechend in bestimmter Reihenfolge bewusst ausgeführt worden waren, sind allmählich in automatisch ausführbare Combinationen

*) Lotze hat bei seinen Betrachtungen über die Localzeichen (Medicinische Psychologie) schon die Augenbewegungen als das erklärende Moment herangezogen. Es scheint ihm aber die Schwierigkeit nicht klar geworden zu sein, die darin liegt, dass wir für jeden der vielen Tausenden von Netzhautzapfen gleichzeitig die Innervationsimpulse associiren sollen, damit wir uns im Sehfelde zurechtfinden können. Auch reicht diese Deutung nicht aus zur Erklärung der Genauigkeit unserer Orientirung, wie aus alsbald anzuführenden Thatsachen ersichtlich wird.

übergegangen. Nach unserer Auffassung nun kann das darauf beruhen, dass die gleichzeitig oder successiv cortical gesetzten Erregungen in den tiefer liegenden Centren Verwandtschaften ausgebildet haben, welche, nach den schon mehrmals genannten Principien, nun die ganze Bewegungscombination auf verhältnissmässig einfache Impulse der höheren Organe hin selbstständig hervorzurufen vermögen. Wir haben an dem Beispiele der Bewegungen einer geköpften Schlange auch schon gesehen, dass sensorische Eindrücke modificirend auf die Vorgänge in den subcorticalen Centren einwirken können.

Es scheint mir nahezuliegen, eine ähnliche subcorticale Verarbeitung nervöser Impulse auch für rein sensorische Erregungen vorauszusetzen, und wir haben demnach schon wiederholt von einer solchen gesprochen. In Bezug auf die Localzeichen dürfte folgende Anwendung desselben Principes am Platze sein.

So wie bei der geköpften Schlange die Bewegungswelle den Körper entlang läuft, weil sich Verwandtschaften zwischen den longitudinal angeordneten Ganglienzellen in Folge der ursprünglich corticalen Impulse ausgebildet haben, so werden sich subcorticale Verwandtschaften zwischen jenen Centralelementen entwickelt haben, welche mit benachbarten Netzhautelementen in Verbindung stehen; denn bei jeder Blickbewegung, sowie jedesmal beim Anblicke eines bewegten Objectes, werden dieselben nach bestimmten Regeln successive ihre sensorischen Impulse austauschen.

Auf diese Verwandtschaften zwischen nahegelegenen Netzhautelementen dürfte eine Anzahl Thatsachen der physiologischen Optik zurückzuführen sein. Und zwar handelt es sich hier sowohl um die benachbarten Netzhautelemente desselben Auges, wie um die correspondirenden des anderen Auges.*) Auf diesen subcorticalen Verwandtschaften beruht ein grosser Theil dessen, was ich oben als Bewegungsempfindungen schilderte, und die dargelegte Beziehung zu den Augenmuskelkernen ist nur ein kleiner Theil des gewiss überaus complicirten Mechanismus. Die Bewegungsnachbilder sind der Ausdruck von Vorgängen (Reactionen) in diesen subcorticalen Organen. Es ist zweifelsohne nach längerer Betrachtung einer Bewegung in diesen eine Veränderung der tonischen Beziehungen an einzelnen Antheilen vor sich gegangen, deren Natur wir isolirt im Bewusstsein nicht erfassen können; unter Intervention von Erregungen der Augenmuskelkerne aber stellt sich der ganze Erregungscomplex als Bewegungsempfindung dar.

*) Vgl. Sigm. Exner, Empfindungszonen des Sehnervenapparates. Pflüger's Arch. d. ges. Physiol., Bd. XI, pag. 581.

Dass man es hier mit Vorgängen zu thun hat, die subcortical zu Stande kommen, geht schon daraus hervor, dass die Bewegungsnachbilder für beide Augen verschiedene Richtung haben können. Bietet man dem einen Auge eine Bewegung von rechts nach links und dem anderen eine von oben nach unten, so sieht man Wettstreit der Sehfelder. Im Bewegungsnachbilde dauert dieser Wettstreit der Sehfelder fort, nur hat jetzt jede Bewegung ihre Richtung umgekehrt.

Aber nicht nur in den subcorticalen Centren müssen die Netzhautelemente in vielfachen verwandtschaftlichen Verhältnissen stehen. Um die Thatsachen, die der Aufstellung von Localzeichen zu Grunde liegen, der Erklärung zugänglich zu machen, müssen auch Verwandtschaften im Organe des Bewusstseins angenommen werden.

Lotze bemerkt, indem er die Localzeichen mit den Augenbewegungen in Beziehung bringt, es werde wohl mancher Leser diese Auffassung zu complicirt finden. Und wie einfach ist jene gegen die, welche ich zu skizziren im Begriffe stehe. Ich habe grösseres Vertrauen zu meinem Leser. Wenn er je den Bau des Centralnervensystemes kennen zu lernen versucht hat, so wird er den Gedanken nach der Einfachheit von dessen Functionen aufgegeben haben. Freilich, so lange hinter allen nervösen Processen eine Seele steht, die die complicirten Aufgaben auf sich nimmt, sind die Dinge einfach.

Die folgenden Auseinandersetzungen berufen sich vielfach auf die Charaktere der Wahrnehmungen, und das ist der Grund, aus welchem ich erst hier von den Localzeichen spreche.

Es gibt ähnliche Empfindungen. Die gangbare Lehre, nach welcher jeder sensorischen Nervenfaser eine ihr zugehörige Empfindung entspricht, gibt über die Möglichkeit ähnlicher Empfindungen keinen Aufschluss. Zwei verschiedene Farben, ja die Erregung zweier verschiedener Netzhautendigungen könnten Empfindungen geben, die so verschieden sind, wie die eines Tones und die des Süssen. Es wird aber niemand darüber zweifeln, dass zwei Farbenempfindungen sich doch immer noch näher stehen als eine Farben- und eine Druckempfindung, geschweige denn die Erregung der Netzhautstelle *a* und die der Netzhautstelle *b* durch dasselbe Licht.

Ich habe oben zur Erklärung dieser Thatsachen den Satz aufgestellt, dass zwei Empfindungen gleich sind, wenn die von ihnen erregten Bahnen in der Rinde gleich sind, und dass sie ähnlich sind, wenn die erregten Rindenbahnen theilweise identisch und theilweise nicht identisch sind. Ich mache nun von diesen Sätzen Gebrauch zur Erklärung der localisirten Gesichtswahrnehmungen.

Die Localfaser eines Netzhautelementes bringt ihre Erregungen in das Organ des Bewusstseins. Ob das bloss auf den im Vorstehenden genannten Wegen geschieht oder ob noch andere Eintrittsstellen der Sehnervenerregung in die Gehirnrinde vorhanden sind, mag dahingestellt bleiben. Wir haben Ursache, zu vermuthen, dass dieses Einstrahlen der Opticusfasern in die Rinde, von dem ich hier spreche, den bekannten anatomisch und physiologisch nachgewiesenen Einstrahlungen am Hinterhauptslappen entspricht; dieser Theil der Gehirnrinde heisst das Rindenfeld des Auges. Auch will ich es dahingestellt lassen, ob die Farbenfasern erst hier abgegeben werden oder ob sie schon früher in subcorticalen Centren sich von dieser Bahn getrennt haben.

Es scheint mir unleugbar, dass zwei Sterne, die einander nahe stehen, Eindrücke machen, die sich von denen, die zwei entfernt voneinander stehende Sterne machen, durch etwas unterscheiden, wofür zwar die Sprache keinen Ausdruck hat, was man aber doch annähernd durch das Wort „grössere Aehnlichkeit" ausdrücken kann. Es ist eben keine so grosse Differenz zwischen den beiden Eindrücken, im ersten Falle wie im zweiten. Rücken die Sterne einander immer näher, so könnten die Eindrücke wohl so ähnlich werden, dass wenn die Sterne abwechselnd auftauchten, man gar nicht mehr zu erkennen vermöchte, ob der eben sichtbare der eine oder der andere wäre. Aenderte der Stern seinen Platz, während wir einen Punkt am Himmel fixiren, so würde uns das Bewusstsein durchaus keine Kunde davon geben, dass wir Secunde auf Secunde einen Wechsel in der Erregung von Nervenendigungen haben, sondern es würde die Anfangsempfindung continuirlich in die Endempfindung übergehen, ebenso continuirlich wie wir Schwarz und Weiss, Roth und Blau oder einen hohen in einen tiefen Ton übergehen sehen.

Diese Continuirlichkeit kann erstens durch die Innervationsgefühle der Augenmuskelkerne erklärt werden, zweitens ergibt sie sich leicht aus der Annahme, dass die Rindenendigung jedes Netzhautelementes in ihren Verwandtschaften umsomehr mit der eines anderen Netzhautelementes zusammenfällt, je näher sich die beiden Elemente in der Netzhaut stehen. Wie wir später sehen werden, handelt es sich hier um jene vielfachen Verbindungen der Netzhautfasern in der Hirnrinde, in welchen wir die Träger aller jener Vorstellungen zu suchen haben, bei deren Zustandekommen das Sehorgan mit betheiligt war. Ob die geforderte Beziehung der Netzhautfasern zu den Rindenbahnen dadurch erfüllt ist, dass, wie H. Munk*) das

*) Ueber die Functionen der Grosshirnrinde. Berlin 1890.

aus Rindenexstirpationen erschlossen hat, der Eintritt der Opticusfasern in die Rinde in einer Art geometrischer Projection der Netzhaut geschieht oder in anderer Weise, ist uns vorläufig gleichgiltig.

Wollten wir uns das Verhältniss sehr grob schematisirt vorstellen, so könnte es in folgender Weise geschehen.

In Fig. 60 sei ein Durchschnitt durch das Netzwerk der Rinde dargestellt, das man sich körperlich auch in der Richtung senkrecht auf die Papierfläche ausgedehnt zu denken hat; an der einen Begrenzungsfläche träten die Opticusfasern nach ihrer Vertheilung auf der Netzhaut ein, so dass *a—f* den Zapfen entsprächen, die von einem senkrechten Schnitt durch die Netzhaut getroffen werden. Das

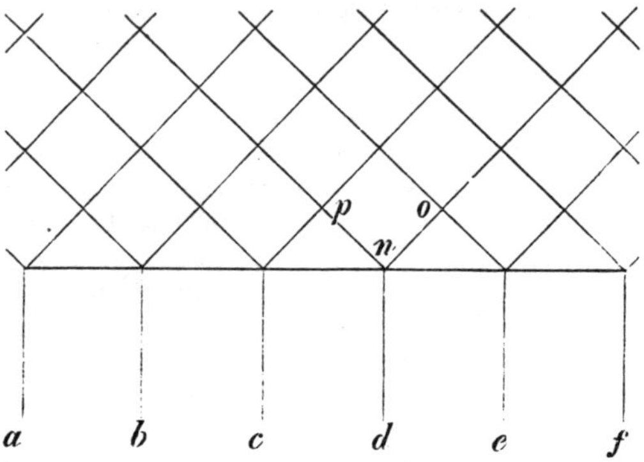

Fig. 60. Schema zur Veranschaulichung der Verwandtschaften, welche die Localfasern der Netzhaut (*a*—*f*) in der Hirnrinde eingehen.

Netzwerk selbst besteht natürlich schon aus Bahnen, die dem Bewusstsein zugänglich sind.

Man sieht, dass die Möglichkeit vorhanden ist, den Erregungszustand einer einzelnen Opticusfaser durch das Bewusstsein zu erfassen, da einzelne Strecken des Netzwerkes nur mit je einer Faser in directem Zusammenhange stehen. So *p n o* nur mit *d*. Die durch *d* zugeleitete Erregung wird sich aber irgendwie im Netzwerke verbreiten, wird also auch Bahnen treffen, welche durch die isolirte Reizung von *c* ebenfalls betroffen würden. Daher die Aehnlichkeit zwischen beiden Eindrücken, für die wir keinen Namen haben. Fällt die Erregung eines Elementes zwischen zwei erregten aus, so wird ein Eindruck vorhanden sein, welcher dem bei Erregung von allen drei Elementen ähnlich ist, sich aber von ihm durch die Unerregtheit einer Strecke unterscheidet; dieses umsomehr, wenn attentionelle Bahnung auftritt, die man sich übrigens beim normalen Sehen ohnehin bis zu einem gewissen Grade vorhanden denken muss.

Erwägt man weiter, dass das Netzwerk selbst in seinen verschiedenen Strecken durch seine anderweitigen Verbindungen einen ungleichen Charakter trägt, indem es engere oder fernere Verwandtschaften anderer Bahnen auch herstellt, so leuchtet ferner ein, dass die Erregungen, z. B. von *a* allein und *f* allein, zwar immer noch ähnlich, aber doch schon recht verschiedene Bewusstseinsvorgänge bilden können, weil sie theilweise recht verschiedene Bahnen treffen, mit anderen Worten, weil sich an die ungleichen Bahnen verschiedene Associationen knüpfen. Dieselben sind durch die angeborenen Verwandtschaften bedingt, können aber natürlich durch erworbene Verwandtschaften bereichert werden.

Zu diesen Associationen rechne ich auch eine gewisse Verwandtschaft zwischen den Fasern des Netzwerkes und den in die Rinde eindringenden Fasern der Augenmuskelkerne (*C*-Fasern im Schema pag. 193), welche für die verschiedenen Bezirke des Netzwerkes und die verschiedenen Augenmuskeln ungleich vertheilt sind, so dass auch in der Rinde die Fasern der inneren Netzhautregion in engerer Beziehung zu den motorischen Kernen des äusseren geraden Augenmuskels stehen, die der äusseren Netzhautregion in engerer Verwandtschaft mit den Kernen des inneren geraden Augenmuskels u. s. w.

So glaube ich, erklärt sich die Continuität des Gesichtsfeldes. Wie ein einzelner Ton eine Fasermasse erregt, die eine gewisse Verwandtschaft mit den durch höhere oder tiefere Töne erregten Fasermassen hat, und durch diese Verwandtschaften ihre Stellung in der Tonleiter bekundet (man muss sich ja alle Rindenfasern des in Action befindlichen Sinnesorganes bis zu einem gewissen Grade gebahnt denken), so ist es also auch mit jeder Retinafaser, nur hat diese eine zwei-dimensionale Verwandtschaft, wodurch das Sehfeld flächenhaft wird. Sollte jemand finden, dass diese Verwandtschaften als in der Rinde liegend dem Bewusstsein zugänglich sein müssen, er aber in seinen Wahrnehmungen solche Verwandtschaften nicht vorfindet, so habe ich darauf zu antworten, dass diese Verwandtschaften sehr wohl wahrnehmbar sind, nur haben wir keine Worte, sie zu benennen. Die Verwandtschaft zwischen dem Retinaeindruck eines rechts gelegenen Objectes und einer Menge Körpermuskelcentren — ausser den Augenmuskeln — welche eine Bewegung nach dem Objecte besorgen können, lässt sich noch nach ihrem Effect halbwegs beschreiben, die Verwandtschaften aber zwischen anderen Empfindungsimpulsen entziehen sich oft gänzlich einer Benennung oder Schilderung. Doch wird niemand daran zweifeln, dass ein rechts gesehenes Object eine grössere Aehnlichkeit mit einem auf die rechte Zungenhälfte wirkende Tast- oder Geschmacksempfindung hat als ein links gelegenes, dass die beiden etwas Gemeinschaftliches haben, abgesehen von ihrer Verwandtschaft zum Sprachorgan, die zur gemeinschaftlichen Benennung der Richtung führt. Dass solche nicht benannte Verwandtschaften rein sensorischer Bahnen eine grosse Rolle spielen, zeigen die Fälle, wo sie in einzelnen Individuen abnorm gesteigert sind, z. B. bei jenen, die zu Tönen bestimmte Farben associiren.*) Diese Associationen sind aber auch bei anderen Individuen vorhanden, wie daraus hervorgeht, dass die meisten Leute zwar ihr ganzes Leben nicht auf den Einfall gekommen sind, die Vocale könnten Farben haben, wenn man sie dann aber frägt, doch eine solche anzugeben wissen, oder doch bei den Vorschlägen Farben und Vocale zu Paaren zu vereinigen, das eine mit ganz anderer Entschiedenheit zurückweisen als das andere. Es ist mir nie vorgekommen, dass jemand das U gelb oder weiss findet; im Gegentheile sind ja bekanntlich die Urtheile der Menschen über die Farben der Vocale ziemlich ähnlich. Diese Beispiele sollen nur zeigen, dass auch zwischen den rein sensorischen Bahnen Verwandtschaften in ausgedehntem Maasse bestehen, welche aber, obwohl in der Rinde gelegen, gewöhnlich im Zustande dunkler Wahrnehmungen verharrend, dem Bewusstsein zugänglich, aber von ihm nicht erfasst zu sein pflegen.

Wenn jemand die Verschiedenheit der Wahrnehmung bei Erregung verschiedener Netzhautfasern, von der jetzt die Rede war, nicht mit als ein Moment des Localzeichens betrachten will, sondern bloss jene bei attentioneller Bahnung auftretenden Muskelgefühle, so ist das bloss Gegenstand der Nomenclatur, doch möchte ich hervorheben, dass weder in dem einen noch in dem anderen der Begriff des Oben, Unten, Rechts und Links liegt.

Immer sind es nur verschiedene Wahrnehmungscomplexe in der Rinde, die als solche sich von anderen Complexen unterscheiden, für die wir aber keinen Namen haben. Die eben genannten Ausdrücke Oben, Unten ... decken sich nicht mit den hier in Rede stehenden, denn wenn sich jemand auf die Seite legt, so hat er alle diese Erregungscomplexe, er hält aber nicht das für oben, was sich nun auf

*) Vgl. Nussbaum, Ueber subjective Farbenempfindungen, welche durch objective Gehörsempfindungen erzeugt werden. Mitth. d. ärztl. Vereines in Wien, Nr. 5, II, 1873, ferner Ch. Féré, C. R. Soc. de Biologie v. 26. Dec. 1887, pag. 791: Bavatoux, Le Progrès médical. 1887, Nr. 50 u. A. m.

der unteren Netzhauthälfte abbildet, sondern das, was sich auf einer lateralen abbildet. Zur Orientirung über die Lage des gesehenen Objectes in der Aussenwelt sind also noch andere Momente erforderlich. Mir ist es seit Jahren immer wieder aufgefallen, dass ich nicht im Stande bin, die Lichterscheinungen, welche im Dunklen bei plötzlichen Augenbewegungen auftreten so zu localisiren, dass ich sagen könnte, ob sie den Ansatzstellen der äusseren Augenmuskeln oder dem Sehnerveneintritt entsprechen. Wohl aber erkenne ich die Form der Lichterscheinung ganz gut, sowie die gegenseitige Lage zweier gleichzeitig auftretender solcher Erscheinungen. Es geht daraus hervor, dass uns jene Verwandtschaften nur über die gegenseitigen Beziehungen zweier Erregungen zu einander unterrichten, dass sie uns aber weder einen Aufschluss über die gereizte Netzhautstelle geben, noch allein ausreichen würden, uns über die Lage eines gesehenen Objectes im Gesichtsfeld zu unterrichten.

Wenn meine Anschauung über die Localisation der Gesichtseindrücke richtig ist, so muss die Möglichkeit zugegeben werden, dass bei Läsionen des Gehirnes diese Localisation leidet oder ganz ausfällt, ohne dass andere Functionen des Sehactes geschwunden sind. Habe ich doch für die geschilderten Leistungen besondere Rindenantheile angenommen. Wie man sich ein solches Sehen ohne Localisation vorstellen solle, ist freilich nicht leicht zu sagen, doch glaube ich einen derartigen Krankenfall durch die Güte des Collegen Prof. Nothnagel auf seiner Klinik gesehen zu haben. Bei wiederholter Untersuchung gewann ich die Ueberzeugung, dass die an dem Manne beobachteten Sehstörungen durch die genannte Auffassung verständlich werden.

Es handelt sich um einen Mann,*) der, um 40 Jahre alt, etwa fünf Wochen ehe ich ihn sah, plötzlich, wie er sich ausdrückte, blind geworden war. In das Spital gebracht, zeigte er sich von herabgesetzter Intelligenz, er musste sich z. B. lange besinnen, in welchem Monat wir sind u. dgl. m. Er hatte Sehstörungen, welche beide Augen betreffend, von Nothnagel als corticale diagnosticirt wurden. Die Untersuchung ergab, dass, wenn man im verdunkelten Zimmer vor ihm eine Kerzenflamme bewegte, er sie zunächst anscheinend nicht bemerkte, wenn sie sich im oberen Theile des Sehfeldes befand.

Sowie man aber den horizontalen Meridian seines Sehfeldes passirte, veränderte sich plötzlich der Ausdruck seines Gesichtes,

*) Er wurde von Prof. Nothnagel in der Sitzung der Wiener Gesellschaft der Aerzte vom 11. Mai 1888 vorgestellt; doch ist von den hier zu besprechenden Erscheinungen nicht eingehender die Rede gewesen.

als hätte er etwas bemerkt;*) dieser Ausdruck war ein freudiger, da er in solchen Fällen eine Besserung seines Uebels zu erkennen glaubte. Daher kam es auch, dass er dann mit einem gewissen Eifer die Localität, an der sich die Flamme befand, bestimmte. Die Art aber, wie er sich dabei benahm, war eine sehr auffallende.

Da er vollkommen normalen Augenspiegelbefund bot, so musste man erwarten, dass er wie ein normaler Mensch mit dem Blicke das gesehene Object sofort erfassen werde. Denn auch ein sehr lichtschwaches oder verwaschen erscheinendes Object, wenn es einmal bemerkt ist, wird vom normalen Menschen ebenso rasch fixirt wie ein gewöhnliches. Unser Kranker aber tastete gleichsam mit dem Blicke umher, bis er es endlich fand, wobei er, anscheinend instinctiv, auch die Hand zu Hilfe nahm, um sich durch diese von der Richtigkeit seiner Augenlocalisation zu überzeugen. Also um es zusammenzufassen: Der Eintritt der Flamme in die untere Hälfte des Sehfeldes machte ihm einen lebhaften Eindruck, die Angabe aber, wo sich dieselbe befinde, war erst nach längeren tastenden Blickbewegungen möglich. Anders stand es mit dem oberen Theile des Sehfeldes. Man hätte bei flüchtiger Untersuchung glauben können, dass er hier gar nichts sehe. In der That war eine Angabe über die Lage der Flamme hier nicht zu erhalten, oder wenn man sie erhielt, war sie so falsch oder unsicher, dass dabei jeder, oder doch sicher fast jeder, Localeindruck auszuschliessen war. Deckte man aber die Flamme mit der Hand zu, so gab er richtig an, dass irgendwo etwas „dunkler geworden" sei, deckte man sie wieder ab, so erkannte er eine Aufhellung seines Sehfeldes. Dieses war vollkommen unzweideutig.

Dieser Mann hatte also für den oberen Theil seines Sehfeldes das retinale Localisationsvermögen vollkommen verloren, für den unteren Theil war es bedeutend geschädigt. Ich möchte vermuthen, dass Aehnliches bei manchen corticalen Sehstörungen vorkommt.

Man hat in neuerer Zeit im sogenannten Gyrus angularis (Fig. 23), also in einem dem Rindenfelde des Gesichtssinnes zunächst liegenden Antheile der Gehirnrinde eine Region erkannt, die in innigster Beziehung zu den Augenbewegungen steht. Es liegt sehr nahe, die Associationsfasern, die nachweislich diese beiden Rindenantheile miteinander verknüpfen, als jene zu betrachten, die im Vorstehenden hypothetisch vorausgesetzt wurden, und den Mangel der Localisation in dem geschilderten Krankenfalle auf Zerstörung dieser Associations-

*) Er erinnerte dabei ganz exquisit an durch Rindenexstirpation hemiambliopisch gemachte Hunde, denen ein Stück Fleisch über die Medianebene des Sehfeldes geführt wird.

fasern oder gewisser Antheile des Gyrus angularis selbst zu beziehen. Ueber eine Section dieses Krankenfalles, welche die Vermuthung bestätigen könnte, verfüge ich leider nicht.

Aber es scheint mir wahrscheinlich, dass auch die complementäre Krankheitsform, bei welcher Bewegungen gesehen und localisirt werden, ohne dass Farbe und Helligkeit erkannt werden, vorkommt. Ja ich möchte vermuthen, dass diese häufiger ist als die geschilderte.

Jahre nach Niederschrift der vorstehenden Zeilen erzählte mir Herr Dr. M. Sachs von einem Patienten, den er eben in Beobachtung habe, und von dem vermuthet werden musste, dass er an einer Erkrankung leide, die der hier vorausgesetzten sehr nahe stehe. Ich untersuchte gemeinsam mit Dr. Sachs den Patienten, nachdem sich sein Zustand wesentlich gebessert hatte, und fand, dass er in einem grossen Theile des Gesichtsfeldes ein ruhendes weisses Quadrat von 6·5 Centimeter Seitenlänge in einer Entfernung von 39 Centimeter nicht bemerkte. Wird dasselbe bewegt, so bemerkt er sofort, dass sich etwas bewegt; ob das Bewegte aber ein weisses, schwarzes oder farbiges Object ist, weiss er nicht anzugeben. Führt man zwei Quadrate von der genannten Grösse und Entfernung ins Sehfeld, die beide in den horizontalen Meridian rücken, das eine 30, das andere 80 Winkelgrade von dem Fixationspunkte entfernt, so bemerkt er abermals, dass sich etwas bewegt, er weiss aber nicht, dass es zwei Objecte sind. Trotzdem nun bemerkt es der Patient sofort, wenn man das um 80 Grade indirect gesehene Feld hin und her bewegt, wobei die Endpunkte der wackelnden Bewegung nur 3 Millimeter voneinander entfernt liegen. Herr Dr. Sachs, der so freundlich war sofort an sich den Vergleichsversuch auszuführen, sah unter denselben Verhältnissen noch den Ausschlag des Quadrates um 1·5 Millimeter. Trotzdem also bei dem Patienten die Empfindlichkeit für Bewegung keine normale war, so ist die Herabsetzung derselben doch nur eine verschwindend kleine im Vergleiche zu der Herabsetzung des Sehens in anderer Beziehung. Auch der gebesserte Zustand, den ich zu sehen bekam, könnte nicht leicht anders geschildert werden, als indem man sagt, das Sehen, mit Ausnahme der Bewegungsempfindungen, war für gewisse Theile des Sehfeldes nahezu aufgehoben.

Ich bat Herrn Dr. Sachs, mir eine schriftliche Schilderung des Krankenfalles behufs Veröffentlichung zu geben, welcher Bitte er freundlich nachkam. Sie folgt hier:

„Ende December 1892 hatte ich Gelegenheit, auf der Klinik des Herrn Prof. Fuchs folgenden Fall zu beobachten.

Josef K., 60 Jahre alt, suchte die Klinik wegen einer plötzlich eingetretenen Sehstörung auf. Er gibt an, dass er vor etwa drei Wochen des Morgens beim Erwachen bemerkt habe, dass er die rechts gelegenen Gegenstände nicht unterscheiden könne. Seit dem Morgen, an welchem er mit dieser Halbblindheit erwacht sei, leide er an heftigen, fast unausgesetzten Schmerzen in der linken Hinterhaupt- und Nackengegend und an schwer zu bekämpfender Schaflosigkeit. Patient gibt ferner an, dass er gleichzeitig mit der Sehstörung das Auftreten eigenthümlicher Empfindungen (wie Ameisenkriechen, Gefühl von Pamstigsein) in der rechten Körperhälfte, einige Tage darauf eine Schwäche in der rechten oberen und unteren Extremität bemerkt habe. Sprachstörungen etc. fehlten. Patient war sonst stets gesund, ist Vater von zwei gesunden Kindern.

Die Untersuchung ergibt: ganz mässige Herabsetzung der Sensibilität und der motorischen Kraft auf der rechten Körperhälfte; rechter Facialis etwas schwächer innervirt. — Tachycardie (Puls 124). sonst negativer Befund.

Die Untersuchung der Augen: Beiderseits normale Sehschärfe; Augen äusserlich normal; Spiegelbefund normal. Schwierigkeit beim Lesen, selbst grossen Druckes.

Eigenthümliche Verhältnisse ergab die Untersuchung mit dem Perimeter:

Totale rechtsseitige Hemianopie für Weiss und Farben. Die Aussengrenzen der erhalten gebliebenen linken Gesichtsfeldhälfte erweisen sich als bedeutend eingeschränkt. (Die Einschränkung ist eine angenähert concentrische, links etwas stärker als rechts.)

Auffallend war es nun, dass im restlichen linken Gesichtsfelde, sowie in einem daran grenzenden kleinen nach unten gelegenen Sector des rechten Gesichtsfeldes — also in einem Gebiete, in dem ein weisses Quadrat von 2 Centimeter Seite, 60 Centimeter vom Auge entfernt keine Weissempfindung wachgerufen hatte — ganz kleine Bewegungen des Perimeterschlittens als solche wahrgenommen wurden, ohne dass Patient im Stande gewesen wäre, darüber auszusagen, was er eigentlich sich bewegen sehe. Es war gleichgiltig, ob ich in der angegebenen Entfernung ein kleines schwarzes Plättchen von 1 Centimeter Durchmesser oder ein weisses Quadrat von 5 Centimeter Seite hin und her bewegte. Patient sagte immer: er sehe etwas sich bewegen, könne aber nicht sagen, was es sei. Er verglich es schliesslich mit dem Eindruck, den ein hinter einem dichten Schleier bewegter Körper hervorrufen könne. Dass Patient, wenn ich den Versuch mit zwei in Grösse und Farbe stark verschiedenen Objecten hintereinander anstellte, keinen Unterschied in der wachgerufenen Empfindung wahrnehmen konnte, war um so auffallender, als er jedesmal ganz gut wusste, was für ein Object sich in dieser Bewegung empfindenden Gesichtsfeldpartie befand, ein Umstand, der geeignet gewesen wäre, Wahrnehmungen, die nahe der Ebenmerklichkeit gelegen waren, zu einer richtigen Deutung zu verhelfen.

Die Localisation der „Bewegungsempfindung" war prompt, auch wurde die Richtung, in welcher das Object hin und her bewegt wurde, richtig erkannt.

Wie schon bemerkt, riefen ausgedehnte weisse Papierflächen in diesem Bezirke keine Weissempfindung hervor, sie konnten nicht vom schwarzen Grunde unterschieden werden; erst das Licht einer Kerze rief in dem bezeichneten Gebiete Helligkeitsempfindungen wach.

Ich hatte Gelegenheit, den Patienten noch öfters zu untersuchen. Nach einem Monat war die concentrische Einengung des linken Gesichtsfeldes für Weiss (respective Farben) geschwunden; im rechten Gesichtsfelde war der Sector, in dem Bewegungsempfindungen auslösbar waren, grösser geworden; hierbei zeigte sich, wie schon bei der früheren Untersuchung, dass das rechte Auge dem linken gegenüber etwas voraus war, sich rascher erholte.

Erst Ende April gelang es bei einer neuerlichen Untersuchung (es war die sechste), in einem Theile des rechten Gesichtsfeldes durch grössere weisse Papierflächen Weissempfindung hervorzurufen. Dieselben mussten grösser als 4 Quadratcentimeter sein, um (in 60 Centimeter Entfernung) Weissempfindung anzuregen, zudem wurde das Weiss in diesem Gebiete dunkelgrau gesehen und verschwand sehr rasch, wenn ruhig fixirt wurde. (Offenbar war die Netzhaut für den sehr schwachen Reiz rasch adaptirt.)"

Auch der Ausfall der Farbenempfindung in Folge einer Hirnerkrankung bei Erhaltung der Helligkeits- und Localempfindung ist nach meiner Theorie möglich, und kann durch folgenden Krankheitsfall belegt werden. Ich führe ihn hier an, um zu zeigen, wie das, was man gewöhnlich unter dem Namen einer Gesichtswahrnehmung zusammenfasst, aus dem Zusammenwirken sehr vieler Bahnen resultirt, und dass so wie oben die Fasern der Localempfindung, auch jene, welche die bewusste Farbenempfindung vermitteln, zerstört sein können, bei Erhaltung der übrigen. J. Samuelsohn*) erzählt von der Augenuntersuchung eines Kranken, der mehrere Monate vorher

*) Centralblatt für die med. Wiss. 1881, pag. 850.

eine Apoplexie mit halbseitiger Lähmung gehabt, sich von derselben aber wieder recht gut erholt hat, und nun hauptsächlich über Sehstörungen klagte. Die Untersuchung mit dem Augenspiegel ergab keinerlei abnormes Verhalten der Netzhaut. Auf Grund der Vermuthung einer Hemianopie wurde die Ausdehnung des Gesichtsfeldes geprüft. „Jedoch zeigte dasselbe, mit dem gewöhnlichen weissen Quadrate am Perimeter geprüft, keine Anomalie, so dass ich dem Fall fürs Erste eigentlich ziemlich rathlos gegenüberstand. Eine genauere Analyse seiner Klagen, die auf hemianopische Defecte hinwiesen, veranlasste mich, mit kleineren Quadraten zu untersuchen; jedoch auch jetzt erhielt ich weder einen umschriebenen Defect, noch eine peripherische Beschränkung. Als ich endlich, eigentlich nur der Vollständigkeit der Untersuchung wegen, mit Farbenquadraten perimetrirte, zeigte sich eine typische laterale linksseitige Hemianopie für sämmtliche Farben. Genau in der verticalen Trennungslinie der beiden Gesichtsfelder beginnend, wurden sämmtliche Farben in den beiden rechten Hälften richtig empfunden und bis zu den normalen peripheren Grenzlinien verfolgt, während in den beiden linken Gesichtsfeldhälften keine Farbe als solche selbst in den grössten Flächen nachgewiesen, sondern vielmehr jede Farbe als ein mehr oder weniger gesättigtes Grau von dem intelligenten Kranken bezeichnet wurde. Auch im Dunkeln mit farbigem Lichte geprüft, das durch gefärbte Glasplatten gegangen war, erschienen die linken Gesichtsfeldhälften vollkommen farbenblind, während die rechten eine normale Farbenempfindung zeigten."

„Der Raumsinn, so weit derselbe im indirecten Sehen mit Sicherheit geprüft werden kann, zeigte sich völlig intact, dieselben Buchstaben der Snellen'schen Tafeln vermochte Patient mit den rechten wie linken Gesichtsfeldhälften in relativ gleichen Abständen vom Fixirpunkte wahrzunehmen."

Samuelsohn führt*) dann weiter einen von Landolt beobachteten und von Charpentier**) beschriebenen ähnlichen Krankheitsfall an.

Dass in diesen und in ähnlichen Fällen die beiden nach derselben Körperseite gelegenen Netzhauthälften erkrankt erscheinen, hat seinen Grund darin, dass die centralen Endigungen der nervösen Elemente beider rechten Netzhauthälften in der rechten Hemisphäre.

*) Ibid. pag. 900.

**) De la vision avec les diverses parties de la rétine. Paris 1877. Masson, pag. 6.

jene der beiden linken in der linken Hemisphäre liegen, wie allgemein bekannt.

Ich habe bisher nun von der flächenhaften Auffassung des Gesichtsfeldes gesprochen, als würde es sich um den Anblick des Sternenhimmels oder einer gemalten Arabeske handeln, und als würden wir nur mit einem Auge sehen.

Es kommt hierzu nun noch die Tiefenwahrnehmung, die auf einer Reihe von Momenten beruht,*) unter denen die wichtigsten abermals Muskelgefühle, und zwar die mit der Convergenzstellung der Augen verbundenen, und die verwandtschaftlichen Beziehungen zwischen den sogenannten identischen Netzhautstellen beider Augen, sowie deren Umgebungen zu nennen sind. Es ist nachgewiesen, dass die den identischen Netzhautstellen zugehörige Rinde nicht auf beide Hemisphären vertheilt, sondern in einer untergebracht ist.

Es kann hier, wie gesagt, nicht meine Aufgabe sein, eine vollständige Theorie des Sehens zu entwickeln, das Mitgetheilte dürfte Anhaltspunkte genug gewähren, auch die Möglichkeit einer Erklärung der Tiefenwahrnehmung auf dem eingeschlagenen Weg anschaulich zu machen. Es genügt hier darauf zurückzuweisen, dass eine aus vielen Erregungen bestehende Wahrnehmung ihren Charakter durch das Hinzutreten einer neuen Erregung (Convergenzgefühl) ändert, dass zwei gleichzeitige Erregungen andere Associationen haben können, als jede einzelne derselben u. s. w.

Füge ich dem Dargelegten noch hinzu, dass der ganze Complex von Rindenfasern beim gewöhnlichen „Schauen" näherungsweise gleich stark durch die Aufmerksamkeit gebahnt zu werden pflegt, was auf einer Eigenthümlichkeit der Verwandtschaft dieser Bahnen beruhen mag, und wegen der gleichzeitigen Auffassung so vieler sensorischer Eindrücke angenommen werden muss, so darf ich hoffen, eine Skizze jenes Organismus entworfen zu haben, dessen Leistungen zu dem oft aufgestellten Postulate eines subjectiven Raumes geführt haben, in welchen die thatsächlich wahrgenommenen Objecte eingetragen werden. Die sämmtlichen erwähnten Verwandtschaftsverhältnisse, so weit sie angeboren sind, würden, in physiologischer Ausdrucksweise, das darstellen, was dem angeborenen Raumsinne des Auges entspricht.

Ich bin in meinen Auseinandersetzung von den Erscheinungen am erwachsenen Menschen ausgegangen, und überlasse es anderweitigen Untersuchungen, zu ermitteln, welche von den vorgetragenen Verwandtschaften im Individuum nach dem Principe der ausgefahrenen

---

*) Vgl. Helmholtz, physiol. Optik.

Bahnen entstehen, und welche sich unabhängig hiervon entwickeln. Was von diesen Verwandtschaften im neugeborenen Kinde schon vorhanden ist, wird sicher nicht durch den Gebrauch des Organes entstehen. Es gehören meines Erachtens hierzu schon die Verwandtschaften zwischen den Augenmuskelkernen und den Netzhautelementen; denn ich sah, wie ein Kind wenige Minuten nach der Geburt, wenn auch etwas ungeschickt, mit den Blicken einer Kerzenflamme nachging, und zwar mit combinirten Augenbewegungen. Es ist aber nicht umgekehrt anzunehmen, dass eine Verwandtschaft erst durch den Gebrauch des Organes entsteht, wenn sie sich im Laufe des Lebens entwickelt, denn auch andere ererbte Eigenschaften entwickeln sich erst später (kein Kind kommt mit einer Adlernase zur Welt).

Der Streit zwischen den nativistischen und empiristischen Theorien dauert wohl deshalb so lange, weil sicher gewisse Verwandtschaften angeboren, andere durch das Ausfahren von Bahnen entstanden sind und bei der ungeheueren Zahl von Verwandtschaften es kaum möglich ist, für jede derselben die Frage endgiltig zu entscheiden.

Ehe ich die Besprechung der räumlichen Auffassung des Gesichtsfeldes verlasse, will ich noch auf einige Umstände aufmerksam machen. Es erklärt sich aus dem Mitgetheilten das fast unwillkürliche Fixiren eines auffallenden, seitlich im Sehfeld gelegenen Gegenstandes, und die Thatsache, dass es nur dem Geübten gelingt, einem solchen die Aufmerksamkeit zuzulenken, ohne zugleich hinzublicken. Kinder können kaum von einem im Sehfeld befindlichen Objecte sprechen, ohne wenigstens einen flüchtigen Blick hinzuwerfen. Es erklärt sich, dass das Augenmaass in einer hier nicht näher zu erörternden Relation zu den Blickbewegungen steht, wie das v. Helmholtz nachgewiesen hat. Es erklärt sich weiter eine Erscheinung, die mir für die Lehre von den Localzeichen wichtig erscheint. Ist nach der allgemeinen Lehre ein Localzeichen eine Empfindung, die sich eben nur von jeder anderen Empfindung unterscheidet, so ist die Differenz und die Uebereinstimmung der Eindrücke, welche zwei Localzeichen im Bewusstsein hervorrufen, für alle gleich, es gibt keine engere und keine fernere Beziehung zwischen zwei Localzeichen. Eine solche Beziehung lässt sich aber thatsächlich constatiren, wie folgender Versuch lehrt.

Ein Gehilfe berührt mit einem stumpfen Stäbchen (Bleifeder) eine Hautstelle des Experimentators, z. B. an der Wade, und merkt sich dieselbe, während dieser die Augen geschlossen hält. Gleich darauf sucht der Experimentator, indem er auf die Stelle hinblickt, mit einem ähnlichen Instrumente dieselbe zu berühren. Er pflegt dabei um einige Centimeter zu fehlen; im Momente aber, da er die vermeintlich richtige Stelle berührt, tritt auch schon eine Rectificirung seiner Ansicht ein, in diesem Momente bemerkt er, nach welcher Richtung er sich geirrt hat, und kann den Fehler sofort corrigiren. Es wird also die gegenseitige Lage der ersten und der zweiten Berührung genauer geschätzt als die Lage jeder einzelnen Berührung.

Derselbe Versuch lässt sich auch für den Gesichtssinn ausführen. Man lässt, auch wieder unter Beihilfe, bei Fixirung des Blickes und momentaner Beleuchtung durch den elektrischen Funken in verschiedenen Theilen des Sehfeldes zwei nahe aneinander liegende dunkle Marken auf hellem Grunde auftauchen und kann sehen, dass man die gegenseitige Lage der Marken viel richtiger schätzt als die Lage des Markenpaares im Sehfeld.*)

Die oben dargelegten Verwandtschaften zwischen den einzelnen Netzhautelementen in der Rinde geben den Schlüssel zur Deutung dieses Versuches und ordnen sein Ergebniss der allgemeinen Regel unter, dass unsere Urtheile über Differenzen von sensorischen und motorischen Eindrücken immer feiner sind als für diese Eindrücke als Ganzes. (Zwei eben noch verschiedene Farben werden sicherer als verschieden erkannt, wenn man sie nebeneinander im Sehfeld hat, zwei Gewichte, wenn man jedes mit einer Hand vom Boden hebt.)

Kehren wir nun abermals zu unserem Beispiele von der Wahrnehmung der Façade zurück.

Die verhältnissmässig einfachen und leicht analysirbaren Erregungen der peripheren Netzhautelemente, die Organgefühle und Innervationsempfindungen sind durch subcorticale Verarbeitung zur Quelle von Erregungen geworden, die durch mannigfaltige Fasern und in den verschiedensten Intensitäten die Hirnrinde betreten.

*) Der Versuch wurde so ausgeführt, dass auf eine weisse Fläche von einem Gehilfen zwei durch einen Draht verbundene schwarze Cartonscheibchen von circa 1 Centimeter Durchmesser und ebensolcher Entfernung voneinander in beliebiger Lage aufgelegt wurden. Der Gehilfe merkte sich die Lage; der Beobachter hatte unterdessen die Augen geschlossen. Dann wurde das Zimmer verdunkelt, ein Stückchen Phosphor als Fixationspunkt für ein Auge (das andere war geschlossen) benutzt und nun die Lage beim Ueberspringen eines Funkens einer Leidnerflasche beurtheilt. Dabei zeigte sich jedesmal, dass die Richtung der Verbindungslinie beider Mittelpunkte der Scheibchen viel genauer beurtheilt wird als die Entfernung der Scheibchen vom Fixationspunkte. Bei letzteren betrug der Fehler häufig mehrere Centimeter, während kaum um einen halben Centimeter gefehlt wurde in Bezug auf die möglichen Stellungen des zweiten Scheibchens, wenn die Lage des ersten als gegeben betrachtet wird.

Wie ein Strom durch complicirte Schleussenwerke in zahlreiche Bäche zersplittert werden kann, so haben die subcorticalen Centren aus der geringen Zahl peripherer Nervenfasern die ungeheuere Masse von Stabkranzfasern gebildet, und so wie nun der eine der Bäche zur Bewässerung von Waldung, der andere von Gartenanlagen, ein dritter zur Speisung eines Fischteiches, eines Mühlwerkes u. s. w. verwendet werden kann, so verschieden gestaltet sich auch die Aufgabe der einzelnen Stabkranzfasern entsprechend den Verbindungen, die sie weiterhin eingehen, obwohl ihre Erregungen aus der Quelle einer beschränkten Zahl peripherer Sinnesfasern stammen.

Die attentionelle Bahnung gestattet (durch Regulirungen in jenem Schleussenwerk) die Erregungen gewisser Bahnen dem Bewusstsein näher zu rücken, wir können unsere Aufmerksamkeit der Farbe der Façade zuwenden, wir können den Linien derselben folgen, können die Lage, Ausdehnung, Entfernung derselben „ins Auge fassen" u. s. w. Eine grosse Zahl dunkler Wahrnehmungen, und ausser unserem Bewusstsein ablaufender psychischer Processe, die selbst gewissen Tonus- oder Erregungszuständen anderer Bahnen entsprechen, treten durch intercellulären Tetanus mit jenen Erregungen in Beziehung. Dazu kommt noch das, was den ganzen Process zur secundären Wahrnehmung stempelt, die ungeheuere Zahl von Erinnerungsbildern, d. h. das Ergiessen der Erregung auf zahlreiche Bahnen, die bei früheren Gelegenheiten mit den direct erregten gleichzeitig in Action waren. Endlich treten vielerlei durch diese Erregungen bedingte Hemmungen auf.

Schon die Erkenntniss, dass man vor einem Gebäude steht, ja jeder Linie desselben als solcher, setzt eine Menge associativ erregter Bahnen der Rinde voraus, sowie das Wiedererkennen dieser Erregungen und ihrer Intensitätsverhältnisse. Je nach dem Reichthum der im Beobachter vorhandenen Associationen wird der ganze Wahrnehmungscomplex grössere oder geringere Ausdehnung annehmen, es werden sich beim Baumeister andere Associationen als beim Maler und beim Laien an die Netzhauterregungen knüpfen, und so in den Wahrnehmungscomplex mit aufgenommen werden. Ist der Beschauer ein Steinmetz, so wird ihm der Anblick der angebrachten Sculpturen „die Stimmung" seiner Werkstatt erwecken, in welcher wieder, wenn auch nur dunkle Erinnerungen an Staub, Lärm und Muskelarbeit enthalten sind, d. h. es werden jene Rindenbahnen associativ erregt, welche sonst von Seite der sensorischen Nerven des Respirationstractes, des Hörnerven, oder bei willkürlicher Muskelarbeit in Action gerathen.

Wir sind damit schon in das Gebiet der Vorstellungen hineingerathen, das erst im nächsten Capitel besprochen werden soll. Hier ist mir nur darum zu thun, zu zeigen, ein wie complicirter Process das ist, was allgemein als Wahrnehmung bezeichnet wird, und dass dieselbe eine nervöse Verarbeitung in den verschiedensten Sphären centraler Organe, von der Peripherie bis in die Hirnrinde voraussetzt.

Diese Auffassung, nach welcher die Gehirnrinde in weiter Ausdehnung beim Zustandekommen einer Wahrnehmung betheiligt ist, findet ihre Bestätigung durch die Beobachtungen an Krankenfällen. Ist auf irgend eine Weise ein Theil der Gehirnrinde functionsunfähig geworden, so leidet wahrscheinlich immer, nachweislich in vielen Fällen die Intelligenz, abgesehen davon, ob eine motorische oder sensorische Function ganz ausgefallen ist oder nicht. Es haben sich eben die Associationen und damit die Intelligenz um all das vermindert, was in den zerstörten Fasern der Gehirnrinde vertreten war.

Im Folgenden mögen zwei Krankengeschichten auszugsweise mitgetheilt sein, zur Illustration des Vorstehenden. Charcot*) erzählt von einem sehr gebildeten Kaufmann, der die deutsche, französische, spanische Sprache, sowie die classischen Sprachen vollkommen beherrschte. Wenn er, vor seiner Krankheit, einer Zahl oder einer Thatsache aus seiner umfangreichen und in mehreren Sprachen geführten Correspondenz bedurfte, „so brauchte er sich nur an die Briefe selbst zu erinnern und diese tauchten sofort in seinem Gedächtnisse in ihrem genauen Wortlaut, mit den kleinsten Details, Unregelmässigkeiten und Streichungen in ihrer Abfassung auf".

„Er hatte es, als er noch die Schule besuchte, niemals nöthig, eine Aufgabe — oder in späteren Zeiten eine Stelle aus einem seiner Lieblingsschriftsteller — auswendig zu lernen. Zwei- oder dreimaliges Durchlesen reichte hin, um die betreffende Seite mit ihren Zeilen und Buchstaben in sein Gedächtniss einzuschreiben und er sagte das Stück dann her, indem er im Geiste von der Seite ablas, welche sich ihm, so oft er wollte, in aller Deutlichkeit vorstellte."

„Herr X. hat viele Reisen gemacht. Er liebte es, die Gegenden und Aussichten, die ihm gefallen hatten, zu skizziren, und zeichnete ziemlich gut. Seine Erinnerung bot ihm, so oft er wollte, die getreue Wiedergabe der gesehenen Landschaften." Kurz, er hatte ein vortreffliches Gedächtniss für Gesichtseindrücke und er benutzte die Erfahrungen seines Lebens, indem er die Erinnerungsbilder seines Gesichtssinnes wachrief.

Nach einem Krankheitsanfalle war sein Wesen verändert. Die Art dieser Veränderung schildert Charcot durch folgende Mittheilungen:

„Jedesmal wenn Herr X. nach A.**) zurückkehrt, welchen Ort er Geschäfte wegen häufig zu verlassen pflegt, glaubt er in eine unbekannte Stadt zu kommen und besieht mit Erstaunen die Strassen, Häuser und Monumente, wie damals, als er zum erstenmale dort ankam. Paris, das er ebenso oft zu besuchen pflegte, macht ihm nun den nämlichen Eindruck." Man verlangt von ihm eine Beschreibung des Hauptplatzes von A., seiner

---

*) Neue Vorlesungen über die Krankheiten des Nervensystemes. Deutsch von S. Freud. Wien 1886, pag. 145.

**) Seinem Wohnorte.

Arkaden, seines Denkmales: „Ich weiss wohl, dass das alles existirt," sagt er, „aber ich kann mir nichts davon vorstellen und wüsste Ihnen nichts darüber zu sagen."

Aufgefordert, ein Minaret zu zeichnen, bedenkt er sich zuerst, und nachdem er versichert, er wisse, dass es ein hoher viereckiger Thurm sei, zieht er auf dem Papiere vier Linien, zwei längere, gleich grosse, verticale und zwei horizontale. Die obere Horizontale verbindet die beiden oberen Enden der verticalen Linien und die untere ist nach beiden Seiten hin abfallend und verlängert, um den Boden darzustellen. Es ist eine sehr kümmerliche Zeichnung. „Wenn Sie verlangen, dass ich ein Gewölbe zeichne, so werde ich's fertig bringen," sagt er, „denn ich erinnere mich sehr wohl, dass ein Rundbogen ein Halbkreis ist, und dass ein Spitzbogen durch zwei Bogenstücke gebildet wird, die sich im spitzen Winkel treffen. Aber wenn ich diese Dinge in Wirklichkeit sehe, weiss ich nicht, was sie sind."

Während unserer Unterhaltung hat sich Herr X. zu wiederholtenmalen über den Verlust des Farbengedächtnisses beklagt, der ihn mehr als alles andere zu bekümmern scheint. „Ich bin vollkommen überzeugt, dass meine Frau schwarze Haare hat, aber es ist mir ebenso unmöglich, diese Farbe in meiner Erinnerung heraufzubeschwören, wie mir ihre Gestalt und Gesichtszüge vorzustellen."

Wenn der hier geschilderte Patient sagt, er erkenne einen Spitzbogen nicht mehr, wenn er ihn vor sich habe, obwohl er ihn sehe, und wisse, ein Spitzbogen sei „durch zwei Bogenstücke gebildet, die sich im spitzen Winkel treffen," so erläutert das vortrefflich den Ausfall gewisser Rindenbahnen, die sonst bei der „Wahrnehmung" eines Spitzbogens betheiligt waren. Es sind nicht nur die Bahnen, die zu dem Rindenorgan der Sprache geführt haben, es sind auch jene, welche mit den Bewegungscentren der zeichnenden Hand in Verbindung standen, und manche andere. Der Patient bietet aber auch eine Illustration für den Unterschied zwischen einer primären und einer secundären Wahrnehmung.

Er hat jetzt wesentlich primäre Wahrnehmungen, da die Associationen mit den Resten früherer Wahrnehmungen zum grossen Theile weggefallen sind. Ja es bilden sich auch wenig neue derartige Associationen, offenbar weil das Fasernetz gelitten hat, das die Verbindung zwischen den Rindenendigungen der verschiedenen sensorischen und motorischen Faserzüge vermittelt. Wie ich das meine soll ein Beispiel zeigen.

Ein Erregungscomplex von gewissen Rindenfasern war unter normalen Verhältnissen die Grundlage des Bewusstseinsvorganges: Ich stehe in einer sonnenhellen Landschaft; und dieser Fasercomplex war auf Grund der erworbenen Bahnung associirt mit dem Erregungscomplex, der in Worten ausgedrückt etwa bedeutet: es ist sonnigwarm. Die Verbindungsfasern fehlen aber jetzt; die primäre Wahrnehmung der Landschaft sowohl wie der Wärme kann vorhanden sein, aber die Zusammengehörigkeit beider ist nicht im Bewusstsein und ihr gleichzeitiges Auftreten erscheint als ein zufälliges. Deshalb sagt der Patient, er verstehe nicht, was er sehe.

Auf derartigen Associationen, also auf dem Verständnisse der Wahrnehmungen beruht aber die Fähigkeit, dieselben zu verwerthen.

Fürstner*) erzählt von einem Patienten, der auch in Folge einer Erkrankung in der Hirnrinde die Fähigkeit verloren hat, seine Gesichtseindrücke zu verwerthen. Er sah z. B. die ihm vorgelegten Pillen, konnte sie aber nicht zählen, obwohl er sonst zählen konnte. Die Verbindung der Gesichtseindrücke mit der Rindenleistung des Zählens aber war unmöglich. Er erkannte die einzelnen Buchstaben, konnte sie aber in einem geschriebenen Worte nicht mit dem Finger zeigen u. dgl. m.

---

*) Arch. f. Psychiatrie, Bd. VIII, 1878, pag. 165.

Wenn ich in dem Vorstehenden von der Leitung der in den Nervenendigungen gesetzten Erregungen zu den subcorticalen Centren, von da zur Hirnrinde und in derselben bis zu fernen Associationsfasern sprach, so meinte ich damit selbstverständlich eine Leitung unter Auslösungserscheinungen, so dass die Erregung in einem gewissen Gebiete durchaus nicht proportional der Sinneserregung zu sein braucht. Je weiter die psychische Verarbeitung fortschreitet, desto unabhängiger von der Stärke der Sinneserregung wird der Reizungszustand einer gegebenen Bahn sein, desto mehr werden andere Umstände, in erster Linie die Innigkeit der Verwandtschaft, ausschlaggebend sein. Dieser Grad der Verwandtschaft kann selbst wieder darauf beruhen, dass zwei centrale Bahngebiete durch eine stark entwickelte (s. Cap. II, Die physiologischen Grundphänomene) Faser miteinander verknüpft sind, er kann aber auch dadurch gegeben sein, dass der durch den Sinnesreiz gesetzte Rindenprocess auf verschiedenen Wegen gleichzeitig das verwandte Bahngebiet in Mitleidenschaft zieht. Hier ist eine grosse Mannigfaltigkeit zur Entwickelung von intercellulärem Tetanus gegeben, dessen Stärke, wie man sich leicht vorstellen kann, weit mehr durch die Verwandtschaften und den momentanen Erregbarkeitszustand, als durch den ursprünglichen Sinnesreiz bestimmt sein wird. Es werden insbesondere die aus der jüngsten Zeit zurückgebliebenen Bahnungen, „die Stimmung" des ganzen Fasernetzes in Betracht kommen, d. h. die Wahrnehmungen (und Vorstellungen), die zuletzt das Rindengebiet beherrscht haben.

VII. CAPITEL.

Die Vorstellungen.

Der ganze Complex von Rindenerregungen, der die Wahrnehmung einer rothen Kugel, die wir in der Hand halten und anblicken, bildet, enthält zugleich die Vorstellung dieser Kugel. Erstere schwindet, wenn wir die Kugel fortlegen und die Augen schliessen, letztere kann auch dann noch bestehen bleiben.

Wahrnehmung und Vorstellung der rothen Kugel sind also nicht identisch. Die Aufmerksamkeit kann sowohl die Wahrnehmung erfassen, als auch die Vorstellung. In beiden Fällen handelt es sich um den die betreffenden Rindenbahnen umfassenden intercellulären Tetanus. Niemals aber gelingt es, unter normalen Verhältnissen diese Rindenerregungen der Vorstellung so weit attentionell auszudehnen, dass sie der Wahrnehmung gleich werden. Ich bin auch weit von der Anschauung mancher entfernt, dass es sich hier um Intensitätsunterschiede handelt. Es kann eine Vorstellung sehr lebhaft und eine Wahrnehmung an der Grenze der Merkbarkeit sein, und beide haben doch ihre Charaktere.

Meines Erachtens liegt der Unterschied zwischen Vorstellung und Wahrnehmung in zwei Punkten.

1. In dem vom Bewusstsein erfassten Erregungscomplex der Wahrnehmung findet sich stets die Einstrahlung (*n o* und *n p* der Fig. 60, pag. 252) der Sinnesnerven in die Hirnrinde miterregt. Das ist bei der Vorstellung nicht der Fall. Es ist also die Vorstellung eine Wahrnehmung minus gewisser Erregungen im Organ des Bewusstseins. Diese Erregungen sind es gerade, in welchen die Sinnesempfindungen noch am reinsten, am wenigsten psychisch verarbeitet vorhanden sind.

2. Das Ergebniss der attentionellen Bahnung ist bei Vorstellung und Wahrnehmung ein entgegengesetztes.

Sehe ich die rothe Kugel, so kann ich die Fasern der Rothempfindung attentionell bahnen mit dem oben besprochenen Erfolg.

Stelle ich mir die rothe Kugel vor, und bahne die Fasern der Rothempfindung, so findet diese Bahnung die subcorticalen Centren in Ruhe; es gibt das dann einen Effect, der analog ist dem der oben besprochenen Schwarzempfindung, oder der Scheinbewegung bei peripherer Augenmuskellähmung. Nun haben wir gesehen, dass wir einen gewissen Grad attentioneller Bahnung immer anzunehmen haben, umsomehr, wenn wir durch das Bewusstsein eine Vorstellung zu erfassen suchen, welche mit jenen Bahnen in Beziehung steht.

Unter abnormen Verhältnissen, bei Ueberreizung der subcorticalen Organe oder des ganzen Bahnungsmechanismus, mag es geschehen, dass die attentionelle Bahnung ähnliche Effecte hervorruft, wie die Reizung selbst, oder dass diese Effecte auch ohne Attention auftreten. Man hat es dann mit Hallucinationen zu thun.

Die Vorstellung ist also, wie die Wahrnehmung, ein vom Bewusstsein erfasster Erregungscomplex in der Gehirnrinde. Zwei Vorstellungen unterscheiden sich voneinander dadurch, dass entweder verschiedene Bahnen, oder dass dieselben Bahnen in verschiedenem Grade erregt sind, oder dadurch, dass theils dieselben, theils verschiedene Bahnen in gleicher, oder in ungleicher Stärke in Action stehen. Welche Bahnen einem Vorstellungscomplexe angehören, wird durch die Verwandtschaften bestimmt, die durch die vorhergegangenen Wahrnehmungen hergestellt worden sind.

Dabei spielen natürlich, analog den Wahrnehmungen, die Muskelgefühle dieselbe Rolle wie Sinneseindrücke. Wo also der sinnlichen Wahrnehmung Bahnen associirt sind, welche in directen Beziehungen zu motorischen Kernen stehen, wird das auch bei den Vorstellungen der Fall sein.

Es gibt also einfachere und complicirtere Vorstellungen. Wenn ich mir einen einfachen Ton, den ich eben gehört habe, vorstelle, so sind wohl wesentlich nur jene Rindenfasern in Action, die mit den betreffenden Acusticusfasern in directestem Zusammenhange stehen. Ich will nicht in Abrede stellen, dass auch in diesem Falle associativ manche andere Bahnen in Erregung gerathen mögen, doch werden diese, wenigstens bei vielen Individuen, nur in sehr geringem Grade in Mitleidenschaft gezogen werden. Bei einem Musiker wird sich allerdings das optische Bild der Note, bei einem Sänger das Muskelgefühl, oder Organgefühl, das der Hervorbringung dieses Tones entspricht (Stricker),*) zugesellen, bei anderen Individuen mögen es

*) Studien über die Sprachvorstellungen. Wien 1880.

noch andere Bahnen sein, im Allgemeinen aber dürften diese recht in den Hintergrund treten.

Bei der Vorstellung eines bestimmten Wasserfalles (ich spreche hier natürlich immer von der Reproduction concreter Wahrnehmungen) werden es wesentlich Gesichts- und Gehörseindrücke sein, deren Bahnen erregt sind, obwohl auch hier zweifellos andere Bahnen (schon wegen der reproducirten Bewegungsempfindungen) mitwirken. In der Vorstellung einer Rose wird Gesicht, Geruch und Getast die wesentlichste Rolle spielen; in der einer Speise wird noch der Geschmack hinzukommen u. s. f.

Bei jenen Vorstellungen, bei denen Muskelgefühle einen hervorragenden Antheil haben, ist bisweilen der Erregungsprocess in den betreffenden Rindenfasern insoferne zu erkennen, als seine Wirkung auf die subcorticalen Centren und durch dieselben auf die Muskeln sichtbar zu Tage treten kann. Es gibt eine Reihe von Erscheinungen, welche analog der sind, dass die Vorstellung des Gähnens oder Niessens die Auslösung dieser Bewegungscombination hervorruft.

Das Gesticuliren eines Mannes, der lebhaft mit seinen Vorstellungen beschäftigt, unbewusst die zu den Vorstellungen gehörigen Bewegungen ausführt, das Mienenspiel, das eine Erzählung begleitet, und viele ähnliche Erscheinungen gehören hierher.

Und offenbar sind bei den meisten Vorstellungen Bahnen betheiligt, die in engerer oder weiterer Verwandtschaft mit einem grossen Theile der Stabkranzfasern verbunden sind, seien diese motorische oder sensorische Fasern.

Hierher gehören z. B. die Vorstellungen von den Worten. Für die meisten gebildeten Menschen dürften sie einen Erregungscomplex darstellen, in dem das Hauptgewicht den Rindenfasern des Sehnervenapparates, des Hörnervenapparates und jenen der motorischen Organe für die Sprechmuskeln zufällt. Daran werden sich associativ noch manche andere Bahnen schliessen. Die Vertheilung auf diese Bahnen wird nun freilich individuell recht schwankend sein.

Es ist mir aufgefallen, dass mir einzelne Worte fremder Sprachen, die ich nur aus der wissenschaftlichen Lectüre kenne, die mir aber da ganz geläufig sind, fremd klingen, wenn ich sie einmal ausspreche, ja dass ich jahrelang mit solchen Worten psychisch arbeiten kann, und es mir dann plötzlich einfällt, dass ich gar nicht weiss, wie sie ausgesprochen werden oder wie ich sie im Stillen ausgesprochen hätte. In diesen Fällen habe ich nur, oder fast nur, mit dem optischen Wortbild gearbeitet, wie auch eine genauere Selbstprüfung ergab. Andererseits gibt es Worte, die ich ganz richtig zu gebrauchen vermag, die ich aber nicht zu schreiben wüsste oder deren Schreibweise ich mir erst überlegen müsste, z. B. Dialectausdrücke, die ich im Verkehre mit den Bewohnern unseres Gebirges zu gebrauchen gewohnt bin. Bei diesen spielt also das optische Erinnerungsbild keine oder doch nur eine ganz untergeordnete, auf einzelne Buchstaben beschränkte Rolle.

Ein nicht geringeres Gewicht fällt den Muskelgefühlen zu, die den beim Aussprechen des Wortes nöthigen Articulationsbewegungen entsprechen. Diese sind in neuerer Zeit von Stricker*) genauer studirt worden. In der That werden wohl die meisten Menschen ohneweiters bestätigen können, dass sie bei der Vorstellung eines Wortes die Intention haben dasselbe im Stillen zu sprechen.

Auch Charcot und seine Schüler haben sich in der jüngsten Zeit mit diesem Gegenstande beschäftigt und sind, mit Rücksicht auf die individuellen Verschiedenheiten im Vorstellungsgebiete überhaupt und jenen in den Sprachvorstellungen insbesondere, zur Aufstellung von drei Typen gelangt, l'homme visuel, l'homme auditif und l'homme moteur,**) die sich (in meiner Ausdrucksweise) durch das Ueberwiegen eines der drei oben genannten Fasergebiete über die anderen bei der Entwickelung einer Vorstellung, besonders einer Wortvorstellung, voneinander unterscheiden.

Auch hier möchte ich wieder hervorheben, dass sich eine grosse Zahl jener Störungen, die wir an Kranken beobachten, denen Theile der Gehirnrinde abhanden gekommen sind, darauf zurückführen lässt, dass die Vorstellungen defect geworden sind. So wie eine gegebene Wahrnehmung selbst gewisse Bahnen nicht mehr ergreifen kann, die sie im gesunden Zustande in sich schloss, ist es nun auch mit der Vorstellung. Die Vorstellungen werden defect. Hat jemand jenes Bahngebiet verloren, in das sich zunächst die Erregungen des Hörnerven ergiessen, so wird sich seine Vorstellung des Wasserfalles geändert haben. Er kann dabei noch sehr gut die Kenntniss davon haben, dass der Wasserfall tost, das Tosen wird aber nicht mehr in der Vorstellung liegen; er wird demnach unsicher und schwerfällig mit dieser Vorstellung arbeiten, etwa so wie ein städtischer Schulknabe, der durch Auswendiglernen die Kenntniss davon erworben hat, wodurch sich die Getreidearten unterscheiden, gegenüber einem Landjungen, der täglich damit zu thun hat.

---

*) l. c.

**) Vgl. Charcot's Vorlesungen über die Krankheiten des Nervensystemes übersetzt von S. Freud. Wien 1886, pag. 155.

Aus dem Dargelegten geht hervor, dass die Individualität bei der Vorstellung eine wahrscheinlich noch grössere Bedeutung hat, wie bei der Wahrnehmung, weil hier das Ueberwiegen der directen Erregungen wegfällt, gegenüber den associativen Erregungen. Letztere können überaus verschieden sein und nach allgemeinen Begriffen fernabliegen. Die Vorstellung, die ein Ingenieur von einer Locomotive hat, und die, welche ich von derselben habe, sind ganz gewiss sehr verschiedene, auch wenn wir beide, ohne uns um die Construction derselben genauer zu kümmern, eben an ihr vorbei gegangen sind. Die Vorstellung, die dem Gebirgsbewohner der Anblick eines gewissen Berges schafft, ist eine andere als die, welche jemand erhält, der zum erstenmale einen Berg sieht. Ich glaube auch die an Vorstellungen geknüpften Lust- und Unlustgefühle, soferne sie bewusst werden, mit zu der Vorstellung rechnen zu müssen. Es kann jemandem die Vorstellung eines bestimmten Thales unangenehme Empfindungen verursachen, es kann ihm unsympathisch sein. Die Ursache ist ihm vielleicht selbst nicht bekannt. Er kann vergessen haben, dass er als Kind das erstemal das Thal in recht müdem Zustande betreten hat, und dass es ihm harte Arbeit war, hindurch zu kommen. Die Association jener Rindenbahnen aber, die den Gesichtseindruck des Thales lieferten, mit den Rindenbahnen des Unlustcentrums ist geblieben. Ich sehe nicht ein, warum diese Association weniger zu der Vorstellung gehören sollte als die der Augenmuskel- oder Nackenmuskelfasern, auf denen wenigstens theilweise die Erinnerung der Steilheit und Höhe der umliegenden Berge, oder die Association der Farbenfasern, auf denen die Erinnerung an Wiesen oder an reife Kornfelder beruht u. dgl.

Wir haben uns also unter einer Vorstellung einen Erregungscomplex zu denken, der über einen grossen Theil der Gehirnrinde verbreitet ist, wir können zum Unterschied von localisirten Processen kurz sagen, über die Gehirnrinde. Natürlich ist nicht gemeint, dass alle Fasern der Gehirnrinde erregt sind, sondern nur, dass die erregten über die ganze Rinde verbreitet sein können.*) Die Erregungen können associativ zu verschiedenen Zeiten (bei verschiedenen Stimmungen) in einem Individuum verschieden weit reichen, und sie können auch bei verschiedenen Individuen, abgesehen von den erworbenen Associationen, ungleiche Verbreitung gewinnen. Im

*) Ich spreche hier nicht von jenen Vorstellungen, die auf einer Succession von Impulsen beruhen, wie die einer Melodie oder der Sprache. Bei Behandlung der letzteren soll auf diese Classe von Wahrnehmungen und Vorstellungen eingegangen werden.

Allgemeinen werden stumpfsinnige Leute wenig, aufgeweckte und findige Leute viele Associationen haben, die in einer Vorstellung zusammengefasst werden.

Ich glaube auch nicht, dass eine Vorstellung — ich habe keinen besseren Ausdruck — scharfe Grenzen hat; die Fasern fernerer Verwandtschaft werden in geringerer Erregung sein, je ferner, in desto geringerer, und diese Erregungen werden allmählich abklingen. Ist eine Gruppe Fasern etwa vorher gebahnt worden oder während der Entwickelung der Vorstellung irgendwie in geringem Grade erregt, so wird durch die Combination beider Wirkungen auch dann eine merkbare Erregung auftreten, wenn jede der einzelnen Erregungen zu gering gewesen wäre, einen Effect hervorzurufen.

So wenn jemand gelesen hatte, die italienischen Maler liebten es, ihre Figuren nach Art einer Pyramide zu gruppiren, und nach Tagen entwickelt er aus irgend einem Grunde die Vorstellung einer Rafael'schen Madonna. Da fällt ihm der pyramidenförmige Aufbau des Bildes auf und gleichzeitig erinnert er sich an jenen gelesenen Passus.

Noch auffallender ist das bei den Wahrnehmungen. Wie oft haben wir denselben Wahrnehmungscomplex eines Objectes schon gehabt; und irgendwie darauf hingeleitet, entdecken wir etwas an demselben, was uns bisher entgangen war.

Diese schwachen Erregungen von Bahnen, die der Vorstellungserregung ihren Ursprung verdanken, werden aber durchaus nicht immer regellos sein. Vielmehr können sich diese Erregungen, entsprechend ihren Verwandtschaften und der jeweiligen Stimmung des Centralnervensystemes (solche Stimmungen müssen wir natürlich auch für die Hirnrinde annehmen), auf Bahnen verbreiten, welche selbstständige Träger einer Vorstellung sind. Ich habe ja wiederholt hervorgehoben und für die subcorticalen Centren nachgewiesen, dass ein Tonus der Centren, der sich den Stimmungen entsprechend vertheilt, angenommen werden muss. Ich habe auch gezeigt, dass die analoge Annahme für die Wahrnehmungen gemacht werden müsse, und diese „dunklen Wahrnehmungen" enthalten ja schon nach der oben gegebenen Definition „dunkle Vorstellungen" in sich.

Diese bis zu einem gewissen Grade zu Vorstellungen geordneten Erregungen von Rindenbahnen treiben ihr eigenes Spiel ausserhalb oder nahezu ausserhalb des Bewusstseins. Wenn ich sage „zu Vorstellungen geordnete Erregungen", so meine ich damit, dass, falls dieselben vom Bewusstsein erfasst würden, sie mehr oder weniger vollständige Vorstellungen darstellen würden. Die Annahme solcher

„dunkler Vorstellungen" brauche ich kaum zu motiviren, sie ist eine allgemeine und findet sich in den Darstellungen der meisten Psychologen. Abgesehen von den bei der Besprechung der Richtungswahrnehmung angeführten Thatsachen, die nur durch solche dunkle Vorstellungen zu erklären sind, gibt es eine grosse Reihe von Erscheinungen, die deren Annahme erheischen. Ich will als Paradigma einer ganzen Gruppe nur anführen: unzähligemale des Tages greife ich in meine Tasche, ohne mich dessen bewusst zu sein. Finde ich aber einmal das Messer nicht in der Tasche, in der es zu sein pflegt, so kommt mir das zu Bewusstsein, es mag dabei meine Aufmerksamkeit durch was immer gefesselt sein.

Es ist offenbar ein Complex einer dunklen Vorstellung, der die Handbewegung begleitet, von dem aber nichts klar im Bewusstsein ist. Erst wenn die eingetretene Tastwahrnehmung nicht mit der Vorstellung coincidirt, wird die Aufmerksamkeit erregt, letzteres beweist ein selbstständiges Ablaufen gewisser Rindenprocesse auch ausserhalb des Bewusstseins.

Ich komme später bei der Besprechung der Einflüsse, die Vorstellungen auf Wahrnehmungen und Bewegungen ausüben, nochmals auf diesen Gegenstand zurück.

1. Das Bewusstsein.

Indem eine Wahrnehmung oder Vorstellung sich associativ mit gewissen anderen Vorstellungen verbindet, die im Gedächtnisse ruhen, sagen wir, sie trete ins Bewusstsein oder werde vom Bewusstsein erfasst. Diese Gruppe anderer Vorstellungen bilden das Bewusstsein. Es wird desto mehr den Namen Selbstbewusstsein verdienen, je enger die erweckten Vorstellungen mit den Erfahrungen des Individuums verknüpft und je mehr sie den Stempel des Selbsterlebten tragen. Ich lasse es vorläufig dahingestellt, ob und wie weit die associirten Vorstellungen gleichzeitig mit den primären vorhanden sind, oder ob sie in einem Wechselspiel aufeinanderfolgen, jede die Bahnung für die verwandten offen haltend. Der Grad des Selbstbewusstseins kann dabei ein sehr ungleicher sein. Ich will meine Anschauung durch einige Beispiele zu erläutern suchen.

Aus meiner Kindheit erinnere ich mich, dass mir bei Vertiefung in die Lectüre eines Romanes oder einer Reisebeschreibung, in der ich irgendwie unterbrochen wurde, die Frage durch den Kopf fuhr, wer von den Personen, die mich beschäftigten, eigentlich ich sei, bis mich ein Blick auf meine Umgebung belehrte, dass ich ganz ausserhalb dieser Vorkommnisse stehe und dass ich der Knabe Sigm. Exner sei. Es ist das natürlich kein vereinzelter Fall, und die Ausdrücke, die man von impressionablen Individuen gebraucht, „er habe sich vergessen", „er sei ausser sich", „er habe sich in der Lectüre verloren" sind sehr treffende.

Von diesem Zustande wird kaum jemand sagen wollen, dass er ein bewusstloser war; er bestand darin, dass lebhafte Vorstellungen mit den ihnen verbundenen Associationen in durch keine anderweitigen Vorstellungsreihen unterbrochenen raschen Fluss aufeinanderfolgten, und was die Hauptsache ist, an keiner derselben directere Associationen mit Selbsterlebtem enthalten waren. Es würde uns natürlich keine Lectüre einen Eindruck machen (wir würden sie „nicht verstehen"), wenn sie nicht Associationen in uns hervorriefe, hier handelt es sich aber um den Grad und die Ausdehnung derselben. Wenn ich in einer Indianergeschichte von der Verwundung eines Helden und der moralischen Kraft las, mit der er den Schmerz unterdrückte, so konnten mich meine Erfahrungen von Schmerz und der Wunsch, die Schmerzensäusserungen zu unterdrücken, befähigen, mich in die Situation zu vertiefen, ohne an einen speciellen Fall erinnert zu werden, und die Vorstellung meiner Person wachzurufen. Wäre in der Geschichte eine ausführliche Schilderung der Wunde, der Art, wie ein Verband angelegt worden ist u. s. w., enthalten gewesen, hätte ich einmal eine ebensolche Wunde gehabt, und wäre mir ebenso der Verband angelegt worden, so würde ich nach der Lectüre dieser Stelle gewiss nicht nöthig gehabt haben, mir zu überlegen, wer ich sei, denn die Erinnerung würde an Lebhaftigkeit hingereicht haben, mir auch mein Bett, in dem ich lag, den Arzt, der mich behandelte, zu Bewusstsein zu bringen, kurz das an mich als Individuum geknüpfte Ereigniss ins Gedächtniss zu rufen.

Was dabei noch in Betracht gezogen werden muss, ist die für die subcorticalen Centralorgane nachgewiesene und schon mehrmals hervorgehobene Eigenthümlichkeit starker Erregungen, die schwachen Erregungen in verwandten Gebieten zu hemmen. Gewiss ist das auch in der Rinde der Fall. Die tausenderlei Sinneseindrücke, die wir ja immer haben, sind in diesem Zustande gespannter Aufmerksamkeit unterdrückt, so wie die associativen Vorstellungen, die uns unter gewöhnlichen Verhältnissen an unsere Person erinnern.

Ich hatte damals also nicht mein Bewusstsein, wohl aber mein Selbstbewusstsein verloren.

Nun denke man sich, ich sehe in dem Momente, da ich aufblicke, nicht meine Stube mit den Schulbüchern auf dem Tische, sondern ich fände mich unter einer Palme im dichten Grase, hätte die Erinnerung (d. h. eine frische Bahnung der betreffenden Rindenfasern) mich eben unter diese Palme geflüchtet und im Grase versteckt zu haben, weiter das Erinnerungsbild davon, mit dem Kameraden X. von dem Indianerhäuptling Y. hierher getrieben worden zu sein, eben gesehen zu haben, dass X. verwundet worden und gestürzt sei, derselbe spreche mich eben „Peter" an, und das Wort Peter erregte Bahnen, die schon tausendmale, seit ich überhaupt denke, die Vorstellung meiner Person erweckt haben; an diese Vorstellung sei eine Flucht aus dem elterlichen Hause, mit allen individuellen Einzelheiten einer Landung an indianischen Ufern u. s. w. geknüpft (alles der Ausdruck der Bahnung zwischen Rindenfasern durch Wahrnehmungen hervorgerufen), und von allen jenen Vorstellungen, die durch die Erfahrungen von Sigm. Exner entstanden sind, sei keine Spur mehr — bin ich dann noch der Schulknabe Sigm. Exner, oder bin ich der Flüchtling Peter? Ich bin Peter, nicht nur mit Bewusstsein, sondern auch mit Selbstbewusstsein ausgestattet.

Letzteres beruht also ausschliesslich auf mehr oder weniger deutlich den momentan vorhandenen Vorstellungen oder Wahrnehmungen associirten Vorstellungen früherer Erfahrungen.

Ein anderes Beispiel: Wenn ich die Augen schliesse und mir die Front eines Hauses vorstelle, in dem ich vor Jahren gewohnt habe, so taucht damit „die Stimmung" jener Zeiten in mir auf, der Beziehungen von Personen und Sachen jener Zeit zu mir. Ich kann mir die Front nicht vorstellen, ohne zugleich mehr oder weniger deutlich auch mich vor derselben stehend, indem ich sie beschaue. Dabei stelle ich mich in jenen Jahren vor, und es ist, wie Selbstbeobachtung ergibt, ein anderer Denkprocess, wenn ich mir die Front des Hauses vorstelle, wie sie mir heute erscheinen würde. Ich gehe bisweilen an diesem Hause vorbei, es sieht heute noch genau so aus wie damals, und doch ist es ein anderer Eindruck, den ich habe, je nachdem ich mir es vorstelle, wie es jetzt dasteht oder wie es damals vor mir erschien. Dieses zeigt, dass mit der Reproduction dieser Vorstellung zugleich etwas ins Bewusstsein tritt, was sich auf meine Person bezieht, denn sonst könnte der Eindruck nicht wechseln, wo nirgends eine Veränderung vor sich gegangen ist als in mir.

Ich denke, es dürfte jeder diese Beobachtung bestätigen können, der z. B. in verschiedenen Zeiten oder unter verschiedenen Umständen eine Stadt, eine Gegend besucht hat. Er wird den ersten Eindruck in das Bewusstsein zurückrufen können und wird einen späteren ebenso zur Vorstellung entwickeln können. Der Unterschied zwischen beiden kann natürlich in anderen Dingen liegen: er liegt aber sicher auch in der Verschiedenheit der associirten Vorstellung des Ich.

So haften jeder unserer Vorstellungen Associationen an, die sich auf unsere Person beziehen, und im Allgemeinen werden diese Bahnen hinlänglich lebhaft erregt sein, dass wir uns nicht vergessen. Es ist dabei von Wichtigkeit, dass noch ein anderer Factor existirt, der uns unmittelbar die Vorstellung als Rest einer selbstgemachten Wahrnehmung erkenntlich macht.

Die Vorstellung eines Schmerzes, den jemand ausgehalten hat, und der mir auf das lebendigste geschildert worden ist, ist doch etwas ganz anderes als die Vorstellung eines Schmerzes, den ich selbst ausgehalten habe. Der Unterschied beider liegt, wie man wohl kaum zweifeln kann, darin, dass im letzteren Falle Fasern attentionell gebahnt werden, die im ersteren Falle dieser Bahnung ganz unzugänglich sind. Ich meine die Stabkranzfasern bis in die subcorticalen Centren.

Wir haben ja gesehen, dass das Spiel der Vorstellungen diese Bahnen nicht unbetheiligt lässt. Ein heftiger, besonders ein dauernder Schmerz wird Verwandtschaften zwischen diesen und der Rinde hergestellt haben, die sich nun bei attentioneller Bahnung der Rindenfasern geltend machen.

Wenn jemand an heftigem Zahnschmerz leidet und der Strom von Erregungen sich in die vielfachen Bahnen der Gehirnrinde ergiesst, so wird es später, nachdem der Schmerz geschwunden ist, noch möglich sein, attentionell denselben zu reproduciren, mit allen Nebenempfindungen, der Localempfindung des kranken Zahnes u. s. f., da ja die damals hergestellten Verwandtschaften in- und ausserhalb der Rinde noch bestehen werden. Diese Bahnung kann sich weithin nach abwärts erstrecken. Ich zweifle nicht daran, dass die gebahnten Fasern oder solche, welche mit den gebahnten subcorticalen Organen in Verbindung stehen, Erregungen dem Bewusstsein zuführen werden, die in schon oft besprochener Art denen der früheren Schmerzempfindung entsprechen. Diese Erregungen gehören aber dann mit zu der Vorstellung des Zahnschmerzes.

Ganz anders ist es, wenn ich von einem Zahnschmerz Nachricht bekomme, den jemand Anderer hat. Hier sind durch die Nachricht keine subcorticalen Verwandtschaften hergestellt worden, wie im ersten Falle, welche bewirkten, dass der Hirnrinde auf verschiedenen Wegen Erregungen zufliessen. Jetzt werde ich zwar durch attentionelle Bahnung eine Anzahl von Rindenfasern in Erregung versetzen können, die der Vorstellung des Unbehaglichen und Schmerzhaften entsprechen, es mögen auch jetzt subcorticale Ausstrahlungen dieser Bahnungen auf das Schmerzcentrum u. dgl. erfolgen, der ganze Erregungscomplex wird aber jetzt ein anderer sein wie früher. Habe ich selbst noch einen eigenen Zahnschmerz in frischer Erinnerung, dann werde ich den fremden „wahrhaft mitempfinden" können, dann stelle ich mir aber eben meinen Zahnschmerz vor.

Auch die Vorstellung des eigenen Schmerzes verliert das Individuelle, wenn jene corticalen und subcorticalen Verwandtschaften geschwunden sind. Ein Zahnschmerz, den wir uns, vor vielen Jahren gehabt zu haben, erinnern, liefert, abgesehen von den Verknüpfungen mit unserer Person, die wir im Momente der Reproduction herstellen, kaum mehr eine andere Vorstellung, als der einer fremden Person. In der That sind die Localempfindungen — wir erinnern uns nicht mehr, wo der schmerzhafte Zahn sass — und alle sonstigen Nebenempfindungen verschwunden.

Dasselbe gilt nun von allen Wahrnehmungen, und dadurch unterscheidet sich eine Vorstellung des Selbsterlebten von der, welche uns durch anderweitige Nachrichten zugekommen ist. Auch hier können wir bemerken, dass die Charaktere der Wahrnehmungen, welche zu der Vorstellung geführt haben, mit der Zeit schwinden. Lesen wir von einem interessanten Object, so werden wir in der nächsten Zeit noch wissen, wie wir zu der Vorstellung dieses Objectes gelangt sind, später können wir vielleicht zweifelhaft sein, ob wir davon gelesen oder gehört haben, noch später glauben wir vielleicht, es selbst gesehen zu haben — man sagt ja, der Lügner glaubt schliesslich selbst, was er hinlänglich viele Jahre gelogen hat. Wenn auch hier noch anderweitige Processe mit im Spiele sind, so ist der Effect doch nur erklärlich, wenn jene Charaktere der Wahrnehmungsvorstellung geschwunden sind.

So löst sich, scheint mir, das Räthsel des Bewusstseins. Ich habe oben bei Gelegenheit der Lust- und Unlustgefühle von einer Puppe gesprochen, die ich theoretisch zu construiren im Begriffe bin und der wir so gegenüberstehen sollen, wie wir jedem Mitmenschen gegenüberstehen. Ich hatte damals diese Puppe mit der Fähigkeit ausgestattet, Schmerz und Lust zu äussern wie ein Mensch, und gesagt, es fehle noch, dass wir ihr Bewusstsein zusprechen. Vielleicht ist es mir gelungen, den Leser zu überzeugen, dass auch diese Schwierigkeit überwunden ist, dass in der Puppe ein Mechanismus angebracht wurde, der sie befähigt, alle jene Bewusstseinsvorgänge zu erleiden, die wir in uns voraussetzen.

Wiederholt habe ich im Vorstehenden von einer Rindenerregung den Ausdruck gebraucht, sie werde „vom Bewusstsein erfasst". Es ist hier der Ort, mitzutheilen, wie ich mir diesen Zustand einer Erregung oder Vorstellung denke, denn die Thatsache selbst ist ja allgemein bekannt.

Wenn ein Erregungscomplex in meiner Gehirnrinde eine gewisse Ausbreitung erreicht — ich meine damit nicht eine räumliche, auf die verschiedenen Rindenwindungen bezügliche, denn wir haben ja gesehen, dass manche Vorstellung die Bahnen von weit auseinander gelegenen Windungen umfassen kann — und dadurch jene Bahnen mit in die Erregung einbezogen hat, welche bei selbst erlebten Ereignissen in bedeutende Erregung gerathen waren, welche durch die alltäglichen Wahrnehmungen meiner Angehörigen, meiner Beschäftigung, meiner Andenken an vergangene Jahre in Thätigkeit gerathen und deshalb fast immer gebahnt sind, kurz welche der Vorstellung des Ich angehören; wenn durch die Mannigfaltigkeit der erregten Fasern auch die Erregung selbst im intercellulären Tetanus an Intensität zunimmt, somit dieser Erregungscomplex die schon oft erwähnte Eigenthümlichkeit angenommen hat, schwächere Erregungen zu hemmen, dann sage ich, die Vorstellung ist im Bewusstsein.

Ich glaube nicht, dass mit den erwähnten Umständen die ganze Erscheinung erschöpft oder geschildert ist, denn die bewusste Vorstellung oder Wahrnehmung bleibt z. B. unvergleichlich viel länger im Gedächtnisse als die dunkle Vorstellung oder Wahrnehmung, was kaum aus der grösseren Anzahl der Associationen, die sich durch den Vorstellungsact gebildet haben, allein erklärbar sein dürfte. Die dunklen Wahrnehmungen lassen, wie wir noch sehen werden, nur ein kurz dauerndes, allerdings auch ganz scharfes Gedächtnissbild zurück, das ich das primäre genannt habe, zum Unterschied von dem gewöhnlich als Gedächtnissbild bezeichneten. Doch glaube ich, dass das Wesentliche der bewussten Vorstellung zum Unterschied von dunklen Vorstellungen in dem oben Angeführten enthalten ist. Es gibt zugleich ein Bild von dem, worauf die Lehre von der Einheit des Bewusstseins beruht, und führt diese in die ihr zukommenden Grenzen zurück.

Ich will die Besprechung des Bewusstseins nicht schliessen, ohne hervorgehoben zu haben, dass wesentlich mit zu jenem Rindenfasercomplex, dessen Erregung die Ichvorstellung bildet, auch die bei der Ausführung willkürlicher Acte in Action tretenden Fasern gehören.

Es war darüber noch nicht die Rede, weil ich erst in einem späteren Capitel den Willen besprechen kann.*)

2. Die Vorstellungen in ihren Beziehungen zu den willkürlichen Bewegungen.

In Hermann's Handbuch d. Physiolog., Bd. II, pag. 249, sagte ich: „Wir arbeiten also mit unseren Bewegungsorganen, sozusagen, auf den Effect", d. h. bei Ausführung einer willkürlichen Bewegung ändern wir an Quantität und Vertheilung der motorischen Innervationen so lange, bis der beabsichtigte Effect erreicht ist. Dieser Effect wird erkannt durch unsere Sinnesorgane, in der weiteren Bedeutung des Wortes.

Beabsichtige ich eine Streckung des Armes in der Horizontalen, so stelle ich mir wenigstens flüchtig den Effect meiner Willkürbewegung vor, und zwar wird diese Vorstellung diejenigen Rindenbahnen in erster Linie occupiren, die bisher immer bei der Wahrnehmung meines ausgestreckten Armes betheiligt waren, also vor allem manche mit dem Sehnerven in Verbindung stehende und gewisse andere Bahnen, die den Muskelgefühlen angehören. Zu den letzteren Bahnen rechneten wir (s. oben) jene, die die Organgefühle vermittelten, und solche, welche zugleich mit den centrifugalen in Erregung gerathen. Durch einen Willensimpuls, dessen Wesen erst später besprochen werden wird, fliessen den letztgenannten Bahnen in jener Vertheilung, wie sie in der Vorstellung enthalten war, kräftigere Impulse zu, als die Vorstellung allein zu erzeugen vermöchte, wodurch die betreffenden Muskeln thatsächlich in Contraction gerathen und den Arm heben. Die Vorstellung, selbst gebildet aus einem Verwandtschaftscomplex von Rindenfasern, wirkt also durch ihre Natur als Regulativ für die Vertheilung des Innervationsimpulses. Dadurch ist dann die Wahrnehmung des thatsächlich gestreckten Armes zu Stande gekommen, welche der zuerst gehegten Vorstellung entspricht. Wir haben offenbar ein sehr feines Gefühl dafür, ob diese Wahrnehmung in der

*) Schopenhauer sieht wie viele andere Philosophen in dem „Ich" „das Wunder κατ' ἐξοχήν". „Die Identität", sagt er (in Frauenstadt's Ausgabe von Schopenhauer's sämmtl. Werken, Leipzig 1873, I., pag. 143), „des Subjectes des Wollens mit dem erkennenden Subject, vermöge welcher (und zwar nothwendig) das Wort „Ich" beide einschliesst und bezeichnet, ist der Weltknoten, und daher unerklärlich." Es kommt bei derartigen Aussprüchen immer darauf an, was man unter den gebrauchten Worten versteht, hier unter „Ich", „Identität", „Weltknoten", der „daher" unerklärlich ist. Ich glaube, dass bei der Vorstellung, die vom Subject und dem Ich im Vorstehenden entwickelt wurde, die Combination mit den Erscheinungen des Willens nicht als Weltknoten imponiren werden.

That sich mit jener Vorstellung deckt, d. h. ob die Rindenfasern und das Verhältniss ihrer Erregungen in beiden Fällen identisch sind. Da die Fasern vorher attentionell gebahnt wurden, so ist es begreiflich, dass eine solche feine Empfindung statt hat. Denn würde z. B. die Hand an dem gestreckten Arm herunterhängen und war sie in der Vorstellung mit gestreckt gedacht worden, so wird die in letzterer enthaltene Bahnung zu den subcorticalen Centren der Streckmuskeln der Hand diese relativ in Ruhe finden, und es müsste diese Ruhe nach einem schon mehrmals dargelegten Principe der Wahrnehmung zugänglich, eventuell sogar auffallend sein. Es käme dann eben zu dem ganzen Wahrnehmungscomplex noch die durch die attentionelle Bahnung bedingte Erregung, die wir oben als von den subcorticalen Centren zurückkommend besprochen haben.

Sie wird uns Kenntniss von der unvollkommenen Ausführung der intendirten Bewegung geben und dadurch einen weiteren corrigirenden Willensimpuls veranlassen. Da derartige Correcturen das ganze Leben hindurch bei jeder willkürlichen Action vorkommen, so darf man voraussetzen, dass sich wenigstens für die sehr häufig ausgeführten Bewegungen (Augenbewegungen,*) erlernte Bewegungscombinationen der Fertigkeiten etc.) in subcorticalen Ganglien hinlängliche Verwandtschaften ausgebildet haben, um nach dem früher (pag. 216) dargelegten Modus eine gewisse Correctur schon unabhängig von den bewussten Willensimpulsen auszuführen. In analoger Weise wird der Mangel an Coincidenz der früheren Vorstellung und der eingetretenen Wahrnehmung in der Gesichtsvorstellung des erhobenen Armes zu Tage treten. Zum Bewusstsein kommt von diesem ganzen Vorgang natürlich nur, was in der Rinde vor sich geht, also nicht die Verhältnisse in den subcorticalen Ganglien, sondern die Nachrichten von deren Zuständen, vermittelt durch die oft besprochenen Bahnen. Fassen wir die Rinde allein ins Auge, so gestaltet sich also der Vorgang folgendermaassen:

Die Vorstellung des gestreckten Armes besteht in einer Erregung einer grossen Masse von Rindenbahnen, deren Intensität eine sehr ungleiche ist und die sich noch mit einer minimalen Intensität bis in die Bahnen der fernsten Verwandtschaft fortsetzt. In dieser Vertheilung der Erregung verharren die Bahnen, so lange die Vorstellung eben anhält; sie befinden sich also in einem gewissen Zustand. Mit diesem Zustande oder mit dem Erinnerungsbild desselben wird

---

*) S. die oben bei Sensomobilität (pag. 124) besprochenen Beispiele für die entsprechend dem Willensimpuls subcortical regulirten Bewegungen.

nun die Wahrnehmung des unvollkommen gestreckten Armes verglichen. Das Wort „vergleichen" bedeutet hier Folgendes: jene Erregungen, welche die Wahrnehmung des erhobenen Armes bilden, treffen zum grossen Theil dieselben Bahnen, welche vorhin bei der Vorstellung in Action waren; entsprechend aber der Abweichung der ausgeführten, von der intendirten (vorgestellten) Bewegung sind jetzt gewisse andere Bahnen von dem Erregungscomplex ausgeschlossen (oder in anderem Erregungszustand). Der Erregungszustand im ersten Falle differirt von dem des zweiten Falles in Bezug auf gewisse Bahnen. Dazu kommt die recurrirende Erregung aus den subcorticalen Centren, welche diese Differenz noch vergrössert. Nun habe ich schon gelegentlich des „Principes des Wiedererkennens" auf gewisse Verhältnisse aufmerksam gemacht, die auch hier wieder in Betracht kommen.

Während der Wahrnehmung finden sich jene Fasern, die wegen uncorrecter Ausführung der intendirten Bewegung nicht in den Erregungscomplex einbezogen sind, im Zustande der Bahnung (durch die vorhergegangene Vorstellung), nicht aber, wie die übrigen Fasern, in dem Zustande der durch die Sinneseindrücke hervorgerufenen directen Erregung. Bedenkt man, dass, wie wir noch genauer sehen werden, die Details in gangbaren Wahrnehmungen der Aufmerksamkeit entgehen können, so wird man es begreiflich finden, dass die Aufmerksamkeit den Erregungszustand der thatsächlichen Wahrnehmung als Ganzes erfassen wird, dass aber von den Details (d. i. vom Zustande einzelner Rindenbahnen) insbesondere jene in den Vordergrund treten werden, welche zwar gebahnt, nicht aber durch die Wahrnehmung in erhöhten Reizungszustand versetzt sind. Es ist das ein Analogon zu der Art, wie die Empfindung des Schwarz zu Stande kommt (s. pag. 169).

Es seien die durch die Vorstellung des erhobenen Armes erregten Bahnen $a + b$, die durch den unvollkommen erhobenen Arm erregten sensorischen Bahnen a, so werden alle mit b bezeichneten Bahnen während der Wahrnehmungsvorstellung a im Zustande erhöhter Erregbarkeit sein, ja sie werden durch ihre nahe Verwandtschaft zu a einen gewissen Grad associativer Erregung erhalten, aber alldem entspricht keine periphere Erregung. Von allen Einzelbahnen, aus welchen $a + b$ besteht, wird also die b-Gruppe sich durch einen besonderen Zustand auszeichnen und während früher die Vorstellung $a + b$ ohne besonderes Eingehen auf Details, später die Wahrnehmung a ebenso in ihrer Gesammtheit von der Aufmerksamkeit erfasst worden ist, wird nun gleichzeitig b derselben in besonderem Grade zugänglich.

Ich bin auf diese Verhältnisse etwas näher eingegangen, denn sie kehren im ganzen Gebiete der Vorstellungen immer wieder. Es leuchtet ja ein, dass derselbe Mechanismus, der hier zwischen einer vorhergegangenen Vorstellung und einer nachfolgenden Wahrnehmung geschildert wurde, auch mit einiger Modification zwischen je zwei Vorstellungen überhaupt anzunehmen sein wird.

Je correcter und präciser die erste Vorstellung entwickelt ist, d. h. je schärfer die Erregungen auf die betreffenden Bahnen beschränkt, vielleicht auch je stärker sie sind, desto correcter wird auch die Bewegung ausgeführt werden, eine gleichmässige Functionsweise des Mechanismus der motorischen Willensimpulse vorausgesetzt.

Es liessen sich zahlreiche Beispiele anführen, aus denen hervorgeht, dass die correcte Willkürbewegung enge verknüpft ist mit der Vorstellung des zu erreichenden Zieles, und dass in diesen Vorstellungen nichts enthalten ist als das Erinnerungsmateriale früherer Wahrnehmungen. Zahlreiche Krankengeschichten zeigen, dass die willkürliche Bewegung leidet oder unmöglich wird, wenn die sensorischen Controlorgane geschädigt sind. Es kommt vor, dass Leute, deren Organgefühle abnorm sind, den Arm bei geschlossenen Augen nicht auszustrecken oder ein Object nicht in der Hand zu halten vermögen, es aber wohl können, wenn sie mit den Augen ihre Bewegungsimpulse controliren können. Wenn wir den Laut *A* sprechen, so controliren wir ausser mit unseren Organgefühlen auch mit dem Ohre den Effect der Muskelaction, und corrigiren dementsprechend unsere Innervationen. Hier ist es also auch der akustische Antheil der Vorstellung, der mit der Wahrnehmung verglichen wird. Sind wir heiser, so werden die motorischen Impulse modificirt, bis der akustische Erregungscomplex in der Wahrnehmung wenigstens so ähnlich als möglich dem der Vorstellung geworden ist. Der Taube lernt nur durch Kunstgriffe sprechen, da er auf Organgefühle allein beruhende Vorstellungen der Laute hat, an denen akustische Fasern unbetheiligt sind. Er kann deshalb seine Innervationsimpulse nur nach den ihm als für einen Laut charakteristisch bezeichneten Organgefühle controliren.

Die Sprachbewegungen zeigen recht deutlich das „auf den Effect" arbeiten der willkürlichen motorischen Impulse, denn der Laie weiss nicht, wie er seine Mundtheile oder seine Thorax- und Kehlkopfmuskeln bewegt, um das *A* auszusprechen. Es liegt das eben nicht in der Vorstellung. In dieser liegt nur der Effect des gesprochenen *A* auf unsere Rindenerregungen. Wie wir tastend an der Hand des Sinneseindruckes die Innervation suchen, zeigt der Umstand, dass

„das Treffen" eines Tones beim ersten Ansatz der Stimme zu den schwierigeren Aufgaben des Singunterrichtes gehört. Der „unsichere Einsatz" besteht eben darin, dass die Kehlkopfinnervation gesetzt, und dann erst bei dem ersten vorsichtig intonirten Laute durch das Ohr erkannt wird, ob dies in der einen oder anderen Richtung fehlerhaft geschehen ist. Hiernach wird dann corrigirt. Dabei braucht der Sänger gar nicht zu wissen, dass er überhaupt Kehlkopfmuskeln hat, geschweige welche Bewegung er mit ihnen ausführt. Dasselbe gilt von den Zungenbewegungen, die wir zur Formirung eines Bissens, oder zur Entfernung eines Speiserestes aus einer Zahnspalte ausführen. Wir wissen dabei gar nicht, ob die Zunge nach aufwärts oder abwärts geht, und doch führen wir die Bewegung vollkommen correct aus, d. h. die Wahrnehmung des Effectes deckt sich mit der Vorstellung. Es sind in beiden Fällen dieselben Bahnen der Hirnrinde (abgesehen von denen, welche den Unterschied der Wahrnehmung und Vorstellung desselben Objectes charakterisiren) in Action.

Wie gesagt dürften sich bei der häufigen Wiederholung derartiger Correcturen, die, wie man sieht, alle auf dem oben besprochenen Principe beruhen können, Verwandtschaften ausgebildet haben, welche wenigstens in gewissen Fällen ohne klar bewusster neuer Willensimpulse diese Deckung von Vorstellung und Wahrnehmung zu Stande bringen. Ich erinnere nochmals an folgenden Fall von Intentionsregulirung. Hält man sich bei geschlossenen Augen einen Bleistift vor, sucht die Augenstellung zu Stande zu bringen, bei welcher er fixirt wird, und schlägt dann die Augen auf, so sieht man gewöhnlich Doppelbilder; dieselben schwinden aber so rasch, dass sie dem Ungeübten entgehen können. Das zeigt, dass es, selbst wenn wir die Entfernung genau kennen, kaum möglich ist, die richtigen Grade der Innervationen für unsere Augenmuskeln zu finden, ohne Netzhautcontrole; sobald uns aber diese durch die Doppelbilder sagt, dass und wie die Innervation verfehlt ist, tritt die Correctur, ohne dass wir uns dessen bewusst werden, ein.

Anders ist es mit der grossen Zahl von Beispielen, die sich dafür anführen lassen, dass durch die Vorstellungen als solche Muskelactionen hervorgerufen werden oder der Tonus in verschiedenen Muskeln sich ändert. Wenn jemand erzählt, wie entsetzt ein Anderer aussah, und bei dieser Erzählung selbst ein entsetztes Gesicht macht, so zeigt das eben, dass in der Vorstellung des Entsetzens jene Rindenbahnen mit einbegriffen sind, durch deren Innervation die Gesichtsmuskeln dem Antlitz den Ausdruck des Entsetzens verleihen, und dass diese Bahnen durch die Vorstellung stark genug erregt werden, um die subcorticalen Kerne in Action zu setzen. Wenn ein Kind im Spiele den versteckten Gegenstand verräth, indem es, ohne es zu wollen, nach dem Orte desselben blickt, so zeigt das, dass die lebhafte Vorstellung des Gegenstandes auch mit der Ortsvorstellung desselben und diese wieder mit den Rindenbahnen der entsprechenden Augenmuskeln verknüpft ist. Dass auch die Bahnen anderer Muskeln in der Ortsvorstellung einbegriffen sind, zeigen die Erfahrungen über das Gedankenlesen. Es beruht darauf, dass unwillkürlich bei der intensiven Ortsvorstellung jene Bewegungen intendirt werden, welche zur Erreichung jenes Ortes dienen. Es liessen sich noch zahlreiche Beispiele dieser Art anführen, die ich mir wohl ersparen kann.

3. Die Vorstellungen in ihren Beziehungen zu Empfindungen und Wahrnehmungen.

Ich habe oben den Satz ausgesprochen, dass gleichen Wahrnehmungen gleiche Erregungsvorgänge in der Gehirnrinde entsprechen. Blicke ich also z. B. nach dem Mittelpunkt eines Dreieckes von bestimmter Grösse und Gestalt, so wird die Wahrnehmung desselben auf einem bestimmten Rindenprocess beruhen. Schiebe ich das Dreieck in eine etwas grössere Entfernung, so hat sich an der Wahrnehmung, was Grösse und Gestalt des Dreieckes anbelangt, nichts Wesentliches geändert, was sich geändert hat, sind ganz nebensächliche Dinge. Demnach muss nun der Rindenprocess in allen wesentlichen Punkten identisch mit dem früheren sein, und doch sind jetzt, falls ich wieder den Mittelpunkt fixire, die Eingangspforten der Erregung — die Empfindungselemente — durchaus andere, denn keines der Netzhautelemente, die vorher durch die Linien des Dreieckes in Erregung waren, sind es jetzt wieder. Woher kommen also die wesentlich gleichen Rindenerregungen bei wesentlich ungleichen primären Empfindungen, ja bei Erregung ganz anderer Empfindungsbahnen?

Die Antwort hierauf ergibt sich, wenn wir uns daran erinnern, dass die Wahrnehmungen sehr complicirte Acte sind. Es ist eben nur eine erste Annäherung, bestimmt zur Erklärung einer kleinen Gruppe von Thatsachen der Physiologie des Sehens, wenn angenommen wird, jede Faser des Nervus opticus bringe im Organe des Bewusstseins eine ihr zukommende Empfindung hervor. Dies thut sie unzweifelhaft in dem oben schon etwas eingehender erläuterten Sinne. Sie thut aber noch vieles andere auch, vor allem ist die gleichzeitige Erregung verschiedener Opticusfasern im Stande, Wahrnehmungen in grosser Mannigfaltigkeit zu erzeugen, welche Mannigfaltigkeit nahezu ins Unendliche wächst, wenn die Gefühle der Muskeln der Augen und anderer Körpertheile mit in das Getriebe der secundären Empfindungen und Wahrnehmungen eingreifen, und wenn alle in der Rinde selbst durch vorhergegangene Erregungscombinationen entstandenen Verwandtschaften in Geltung treten.

So wahr es also ist, dass drei helle Punkte im dunklen Sehfeld drei Erregungen liefern, die sich voneinander in allgemein bekannter Weise unterscheiden, so wahr ist es andererseits auch, dass die Erregung einer Netzhautstelle gewisse Muskelgefühle in den Bahnen der Augen- und Kopfmuskeln auslöst, dass der Uebergang des Blickes vom ersten zum zweiten Punkte mit Erregungen in der Rinde verknüpft ist, die sich theilweise mit den Erregungen decken, die wir beim Anblicke einer geraden Linie haben, und die wir andererseits auch aus dem ursprünglich tastenden Aufsuchen jener Rindeninnervationen kennen, durch die wir mit der Hand eine gerade Linie ziehen, die sich weiter decken mit einem Theile aller jener Vorstellungen von Objecten, welche geradlinige Begrenzungen haben. Es ist das also eine ungeheuere Anzahl von Rindenerregungen, welche durch die Reizung der Netzhaut an zwei Punkten wachgerufen werden. Innerhalb derselben liegt auch der Erregungscomplex, den wir als die Vorstellung der „wahren" Entfernung der beiden Punkte voneinander bezeichnen können.

Kommt nun der dritte Winkelpunkt des Dreieckes dazu, so wird für diesen theilweise dasselbe gelten. Die gegenseitige Lage der drei Punkte wird, ebenso wie früher die Lage von zweien, Associationen wachrufen, welche je nach ihrer Festigkeit und Geläufigkeit verschieden wirken können (eine Anzahl der von Mach in seiner Analyse der Empfindungen*) hervorgehobenen Thatsachen lässt sich auf diese Verhältnisse zurückführen) und zu der Wahrnehmung oder Vorstellung des Dreieckes führen. In dieser Vorstellung liegt nun nichts mehr von den ursprünglichen Empfindungselementen, oder es muss doch nichts darin liegen. Dieselbe besteht vielmehr aus den geschilderten zahlreichen Erregungen der Rindenbahnen, welche sich associativ an die primären Erregungen geknüpft haben. Dass diese Erregungen nun dieselben sein können, ob die erregten Netzhautstellen wegen Verschiebung der Zeichnung sich geändert haben oder nicht, leuchtet ein. Es ist nicht wunderbarer, als dass die erregten peripheren Nervenbahnen, durch welche die Speichelsecretion hervorgerufen wird, dieselben sind, ob die Erregung ver-

*) E. Mach, Beiträge zur Analyse der Empfindungen. Jena 1886.

anlasst ist durch eine Reizung der Geschmacksnerven der Zunge, oder durch die Reizung von Grosshirnfasern, bedingt durch die Vorstellung eines Apfels. Dort waren es verschiedene von der Peripherie kommende Impulse, die sich nach Passirung der subcorticalen Centren schliesslich in dieselben Rindenbahnen ergossen; hier sind es verschiedene centrale Impulse, welche nach Passirung der subcorticalen Centren sich in dieselben peripheren Bahnen ergiessen.

Diese gleichen Rindenprocesse bei ungleichen Reizungen der peripheren Sinnesorgane sind die Grundlage des „Erkennens der äusseren Objecte", die für uns ihre Eigenschaften behalten, unabhängig von ihren wechselnden Beziehungen zu den Sinnesorganen und den Aenderungen, die in den letzteren selbst vor sich gehen.

In unserem Beispiele hat der ganze Erregungscomplex, der der Wahrnehmung des Dreieckes und speciell auch seiner Grösse entspricht, keine Veränderung dadurch erlitten, dass sich die Grösse des Netzhautbildes änderte, weil sich in entsprechendem Maasse auch jene Empfindungen geändert haben, auf Grund deren die Entfernung des Dreieckes von uns „beurtheilt" wird.

In der Psychologie wird deshalb gewöhnlich zwischen der Vorstellung und jenen Erregungsvorgängen unterschieden, welche die Vorstellung erwecken. In der That kann man jene Rindenprocesse, die nach meiner Darstellung die Wahrnehmung des Dreieckes bilden, nach dem Gesagten, in gewissem Sinne wenigstens für den fertigen Menschen, als ein Ganzes betrachten, das durch die primären Empfindungen hervorgerufen und modificirt werden kann. Für die physiologische Darstellung dieser Vorgänge halte ich diese Auffassungsweise, wenigstens vorläufig, noch nicht für zweckmässig. Doch ist aus derselben festzuhalten, dass fertige Associationscomplexe durch primäre Empfindungscomplexe ausgelöst zu werden pflegen.

In unserer physiologischen Auffassung heisst dies Folgendes: Durch mannigfaltige Erfahrung ist der erwachsene Mensch in den Besitz einer grossen Zahl von Associationen gelangt, welche sich an den Anblick von drei Punkten oder von den sie verbindenden Linien knüpfen, so dass diese associirten Bahnen eine Neigung haben, gemeinschaftlich in Erregung zu gerathen, jedesmal, wenn ein Dreieck gesehen oder auch nur vorgestellt wird.

Wenn so verschiedene primäre Empfindungen wesentlich gleiche*) Wahrnehmungen erzeugen, weil ein reiches associatives Vorstellungs-

*) Ich setze hier absichtlich „wesentlich" bei, denn gleich sind die Rindenprocesse in Bezug auf gewisse Punkte, die uns hier besonders interessiren, in Bezug auf andere sind sie verschieden. Wir erkennen sehr wohl, ob das Dreieck uns näher oder ferner ist.

material in der Hirnrinde liegt, so können andererseits die Empfindungen selbst bis zu einem gewissen Grade durch jenes Vorstellungsmaterial modificirt werden. Diese Modification beruht entweder in einer durch das Vorstellungsmaterial erzeugten Bahnung für die Empfindungen, durch welche kaum oder ganz unwahrnehmbare Erregungen über die Schwelle treten, oder in einer Hemmung gewisser Empfindungen. Immer sind diese Aenderungen bedingt durch fertige Vorstellungen.

Die Erregungen in der Gehirnrinde können eben auch in dieser Beziehung bahnend und hemmend wirken. Ob man es bei den hier zu besprechenden Vorkommnissen immer mit Bahnungen in subcorticalen Centren zu thun hat, oder ob und in welchen Fällen die Hemmungen und Bahnungen auch die Rinde betreffen, soll hier nicht eingehender erörtert werden. Doch glaube ich, werde man an letzterem nicht zweifeln dürfen. Die Vorstellung hinterlässt eben eine Bahnung, und es werden schon schwächere Reize ausreichen, diesen ganzen Bahnencomplex in Action zu setzen, wenn die Vorstellung entwickelt war.

Was die Bahnungen anbelangt, erinnere ich an die oft besprochenen Thatsachen, dass „Uebung die Sinne schärft". Sie thut es natürlich nur in Bezug auf gewisse, eben die eingeübten Sinneseindrücke. Der geübte Kliniker hört Modificationen an den Herztönen, die ein Ungeübter auch bei ebenso scharfem Gehör nicht „bemerken" würde. Der geübte Auerhahnjäger hört den Schlag des Auerhahnes auf eine Entfernung, auf welche der Neuling noch lange nichts zu hören vermag.

Hierher gehört es auch, dass wir bisweilen verwundert sind, zu sehen, mit wie wenig Mitteln der Maler einen Gegenstand darzustellen vermag. Eine weisse elliptische Linie und ein Paar weisse Flecken erkennen wir bei näherer Betrachtung als das, was uns eben in einiger Entfernung als ein vortrefflich gemaltes Trinkglas erschienen ist. Es zeigt das, dass wir normalerweise von einem Trinkglas bisweilen auch nicht mehr als die Linie und die Flecken thatsächlich sehen. Sie reichen hin, die Vorstellung des Glases zu erwecken, und auf Grund derselben sehen wir dann theilweise wirklich mehr, indem durch Bahnung noch Details sichtbar werden, die wir sonst nicht bemerkt oder sicher nicht als der Vorstellung des Trinkglases angehörig erkannt hätten, theilweise glauben wir mehr zu sehen, d. h. die associativ ausgelöste Gesammterregung lässt uns den Gegenstand anscheinend vollkommener erkennen, als dies durch unsere Sinneseindrücke erklärlich ist.

Weniger bekannt dürften die Erscheinungen sein, in welchen die Vorstellungen zu Hemmungen im Gebiete der Empfindungen Veranlassung geben. Hier ein Beispiel:

Es dürfte sich jeder aus seiner Kindheit erinnern, dass er beim Gehen, später beim Fahren im Wagen und schliesslich noch beim Fahren in der Eisenbahn die Gegenstände seiner Umgebung bewegt gesehen hat, als kämen sie ihm entgegen und gingen an ihm vorbei. Für das Gehen schwindet diese Täuschung wohl am ersten; für die Eisenbahnfahrt ist sie bei mir auch jetzt, wenigstens in Bezug auf gewisse, nahe der Bahn gelegene Gegenstände, noch nicht vollkommen unterdrückt.

Wie kommt diese Unterdrückung zu Stande? Augenscheinlich handelt es sich darum, dass die Vorstellung der Gegenstände, der zufolge dieselben ruhen, das Uebergewicht selbst über die secundäre Empfindung der Bewegung erlangt und letztere zu hemmen vermag. Gewisse Antheile eines Wahrnehmungscomplexes pflegen sich häufig zu wiederholen, so z. B. die optische Bewegungsempfindung, die uns die äusseren Gegenstände liefern, in ihrer Combination mit der auf allerhand Muskelempfindungen, Organgefühlen, Innervationsempfindungen und mannigfaltigen Associationen beruhenden Wahrnehmung dessen, dass wir gehen. Zwischen den diesen Eindrücken angehörigen Rindenbahnen wird sich eine Association durch Ausfahren der Bahnen herstellen, wodurch beide Gruppen in eine engere Verwandtschaft treten und durch attentionelle Bahnung gleichzeitig erfasst werden können.

Stellen wir uns vor, es werde wegen Mangels an Interesse die Aufmerksamkeit niemals auf diese ganze Wahrnehmungscombination gerichtet, so wird sich die Verwandtschaft zwischen den Bewegungsempfindungen und den Gehempfindungen doch herstellen. Nun haben wir gesehen, dass eine Erregungscombination andere Verwandtschaften haben kann als jede der Einzelerregungen. Es beruht also auf früher schon behandelten Thatsachen, wenn ich hier annehme, dass die attentionelle Bahnung sowohl auf die Gehbewegung als auch bei ruhendem Körper auf die Bewegungsempfindung gesehener Objecte gerichtet sein, dass aber bei dem bewussten Gehen und dem gleichzeitigen Anblick naher Gegenstände die Scheinbewegung derselben in dem Vorstellungscomplex des Gehens eingeschaltet werden kann, also nicht mehr selbstständig zu Bewusstsein kommt. Es ist das ein analoges Verhältniss, wie bei den secundären Empfindungen, wo die attentionelle Bahnung entweder die Einzelerregungen oder die Combination treffen kann.

Indem so die Wahrnehmungscombination als Combination (in der That liegt in unserer Vorstellung vom Gehen auch schon, dass die Gegenstände scheinbar an uns vorbeigleiten) dem Bewusstsein mehr oder weniger unzugänglich wird, hat man einen ähnlichen Effect, als würde die eine Wahrnehmung durch die andere dem Bewusstsein gegenüber gehemmt werden.

So wird die Bewegungsempfindung für die äusseren Objecte mit den Wahrnehmungen der eigenen Gehactionen verknüpft und die Verknüpfung beider dem Bewusstsein entfremdet. Aehnliches geschieht später mit den Wahrnehmungen des Wagenfahrens und schliesslich mit denen der Eisenbahnfahrt. Auch in den letzteren Fällen sind es schliesslich Rindenerregungen, die sich mit jenen der Bewegungsempfindungen oder der Bewegungsvorstellungen verknüpfen; zum Theile aber sind es da schon recht complicirte Rindenprocesse, in denen secundäre Wahrnehmungen eine wesentliche Rolle spielen.

Das angeführte Beispiel führt uns in ein wichtiges Gebiet der Sinneserscheinungen, deren Erklärung auf dem eingeschlagenen Wege erreichbar zu sein scheint. Es kann als Paradigma für eine grosse Gruppe betrachtet werden, in welche auch die von Helmholtz erwähnte Thatsache gehört, dass man das Schwanken und Hüpfen in der Bewegung des Gehens erst dann deutlich bemerkt, wenn man einen gehenden Menschen durch ein Fernrohr ansieht, welches ihn verkehrt erscheinen lässt.

Ich brauche kaum daran zu erinnern, dass man gewisse Eigenthümlichkeiten im Aeusseren seiner täglichen Lebensgenossen, die Fremden auf den ersten Blick auffallen, nicht mehr zu bemerken pflegt, und dass es unzählige derartige Erscheinungen gibt. Diese Eigenthümlichkeiten oder jenes Hüpfen und Schwanken sind eben mit den Vorstellungen der Person oder des Gehens so innig verknüpft, dass die attentionelle Bahnung die gesammte Vorstellung zu erfassen pflegt, welche eine grosse Anzahl von Erinnerungen zu einer überaus reichen macht, so dass jene Eigenthümlichkeit bei der natürlichen Begrenzung jedes Bahnungsimpulses wenig, d. h. nur ganz dunkel ins Bewusstsein tritt.

Ich habe schon früher darauf hingewiesen, dass die attentionelle Bahnung einen ganzen Complex von Rindenfasern betreffen kann, die Bahnung kleinerer Abtheilungen dieser Fasern hingegen zwar immer möglich ist (sie „sind dem Bewusstsein zugänglich"), aber nicht leicht geschehen muss. So können gewisse Rindenfasern zwar in eine Wahrnehmung und Vorstellung aufgenommen, ihre stärkere attentionelle Bahnung aber, wenn diese von der betreffenden Vorstellung ausgeht, ungeläufig sein. So kommt es, dass diese Fasern, insoferne sie bei der Vorstellung betheiligt sind, sich ähnlich wie gehemmte verhalten, und der geschilderte Effect der anscheinenden Hemmung durch Vorstellungen zu Tage tritt.

Eine Menge Erscheinungen der Sinnesphysiologie, insbesondere aus dem Gebiete des Gesichtssinnes deuten darauf hin, dass unserer Aufmerksamkeit nur jene Eindrücke leicht zugänglich sind, die zum Erkennen der äusseren Objecte dienen können. Andere, wenn auch ziemlich intensiv, werden für das Bewusstsein unterdrückt. Es war oben schon von ähnlichen Erscheinungen die Rede, deren Entstehung in den subcorticalen Organen vermuthet wurde. Hier haben wir es mit complicirteren zu thun, die wohl in die Rinde verlegt werden müssen, wobei ich übrigens nicht behaupten will, dass trotz der in der Rinde hergestellten Veränderungen in den subcorticalen Centren alles beim Alten blieb. Es kann ja im Laufe der Zeiten auch in letzteren eine secundäre Aenderung der Verwandtschaften eintreten.

Anknüpfend an das besprochene Beispiel von den Ortsbewegungen kann als eine weitere hierher gehörige Thatsache angeführt werden, dass wir die Gegenstände nicht bewegt sehen, wenn wir mit unserem Blicke darüber hinstreifen. Auch dann bewegt sich das Netzhautbild über die Netzhaut, so wie wenn sich die Gegenstände vor dem ruhenden Auge vorbeibewegten. Die Netzhautbilder scheinen bei einer solchen Blickbewegung dem Bewusstsein ganz entzogen zu sein, denn Gegenstände, deren Bilder sich mit derselben Geschwindigkeit über die Retina des ruhenden Auges bewegen, machen einen sehr wohl erkennbaren und beschreibbaren Eindruck. Während des Blickens aber ist es wie eine Lücke in den Gesichtsempfindungen. Die Deutung ergibt sich ganz in Analogie mit den früheren Beispielen: die Combination der Bewegungsempfindung (der Retina) und der eng verwandten Innervationsempfindung (der Augenmuskeln) spielt die Rolle einer nur als Ganzes dem Bewusstsein zugänglichen Wahrnehmung. In der That, es hätten alle jene verzerrten Bilder für die Wahrnehmung der äusseren Objecte keinen Werth.

Gehen wir noch einen Schritt weiter, so kommen wir zu der hervorragenden Eigenthümlichkeit aller subjectiven Gesichtserscheinungen, sich (als praktisch bedeutungslos) der Aufmerksamkeit zu entziehen, sobald sie als subjectiv charakterisirt sind. Diesen ihren Charakter documentiren sie dadurch,*) dass sie bei den Blick-

*) Vgl. Sigm. Exner, Das Verschwinden der Nachbilder bei Augenbewegungen. Zeitschr. f. Psychologie u. Physiologie d. Sinnesorgane, Bd. I, pag. 47. Uebrigens gibt es auch andere Deutungen für diese Erscheinung.

bewegungen nicht über die Netzhaut streifen, wie das die Bilder aller äusseren Objecte thun. Nun ist es bekanntlich sehr schwer die Augen vollkommen ruhig zu halten, und es ist wohl möglich, dass die unscheinbaren Ausweichungen der Bulbi, die unwillkürlich stets ausgeführt werden, den Zweck haben, den Centralorganen stets darüber Nachricht zu verschaffen, welche Bilder die Augenbewegungen mitmachen und welche nicht. Dieses Mitmachen wird im Allgemeinen nicht während der Blickbewegung bemerkt, sondern erst daran, dass sich bei dem stets wechselnden Fixationspunkt das Bild immer an derselben Stelle des Sehfeldes — dasselbe als Projection der Retina aufgefasst — vorfindet.

Ein Nachbild pflegt bei bewegtem Blicke zu verschwinden und erst wieder aufzutreten, wenn man eine Zeit lang fixirt hat. Jeder Beobachter subjectiver Gesichtserscheinungen weiss, dass sie, und ebenso die sogenannten entoptischen Erscheinungen bei starrem Blicke am deutlichsten, oftmals auch nur beim starren Blicke sichtbar werden. Aber auch, wenn man dem Auge nicht Zeit lässt, eine Blickbewegung auszuführen, ist dadurch die Unterscheidung von subjectiven und objectiven Eindrücken unmöglich gemacht; deshalb die Deutlichkeit, mit welcher Nachbilder, die Foveafigur, die Purkinje-sche Aderfigur u. s. w., beim raschen Blinzeln, bei kurzer Beleuchtung oder im ersten Momente nach dem Oeffnen des Auges auftreten.

Wie ein solches Unterdrücken von Sinneseindrücken in Folge einer Combination mit Willkürbewegungen entsteht, kann man an folgendem Beispiele ersehen. Wir pflegen bei Durchmusterung mikroskopischer Präparate diese mit der Hand zu verschieben. Es ist nun eine auffallende Thatsache, dass der geübte Mikroskopiker Unreinlichkeiten, die sich im Oculare befinden, übersieht, Unreinlichkeiten, die dem Anfänger sofort auffallen und ihn zu einer Frage über die Bedeutung des gesehenen Gegenstandes veranlassen. Der Geübte wird erst durch diese Frage auf die Verunreinigung aufmerksam, denn er hatte sich durch jahrelange Uebung abgewöhnt, auf irgend etwas zu achten, was im Sehfelde des Mikroskopes seinen Platz behielt, wenn er das Object bewegte. Es ist das in voller Analogie zu dem Unterdrücken subjectiver Gesichtserscheinungen, welche ja auch ihren Platz auf der Netzhaut behaupten, bei der willkürlichen Action der Augenmuskeln.

4. Beziehungen der Vorstellungen zu einander.

Die Wahrnehmung eines Objectes erzeugt, wie dargelegt wurde, einen Erregungszustand in einer sehr grossen Zahl von Bahnen der

Gehirnrinde. Die Vorstellung dieses Objectes besteht aus einem Erregungszustande des grössten Theiles dieser selben Bahnen, in entsprechender Intensität, welcher Zustand auch nach Entfernung des Objectes willkürlich hervorgerufen werden kann. Letzterer Umstand beruht auf den durch die Wahrnehmung hergestellten Verwandtschaften zwischen den betheiligten Bahnen.

Je nach der Definition, die man von dem Worte Vorstellung geben will, wird man mit mehr oder weniger Recht annehmen können, dass alle Vorstellungen durch Wahrnehmungen entstanden sind, und selbst wenn wir den Begriff der Vorstellung auch auf das Abstracte anwenden, werden wir kaum berechtigt sein, den Ursprung aller Vorstellungen wenigstens in letzter Instanz irgendwo anders als in den Wahrnehmungen zu suchen. Insoferne kann man sagen, wir können uns nicht vorstellen, was wir nicht vorher wahrgenommen haben: der Taubgeborene kann sich keinen Ton, der Blindgeborene keine Farbe vorstellen u. s. w. Man wird darüber im Zweifel sein können, was mit jenen Rindenbahnen geschehen ist, welche beim normalen Menschen der Farbenwahrnehmung und Farbenvorstellung dienen, wenn das Kind im Mutterleibe die Augen verloren hat. Es sind Sectionsbefunde vorhanden,*) nach welchen diese Rindenfasern verkümmern sollen, doch sind dieselben theilweise recht zweideutig und widersprechend.

Ein kürzlich taub oder blind Gewordener kann sich aber noch sehr wohl Töne oder Farben vorstellen, ja er kann das sehr lange, woraus hervorgeht, dass die einmal durch Wahrnehmungen gebahnten Fasern durch die corticalen Anregungen functionsfähig bleiben.

Wenn wir nun auch in diesem Sinne nichts vorstellen können, was wir vorher nicht wahrgenommen haben, so können wir doch wohl neue Verwandtschaften zwischen den corticalen Bahnen durch anderweitige corticale Processe herstellen. Wenn ich noch nie einen durchaus mit Sammt überzogenen Tisch gesehen habe, so kann ich mir doch einen solchen vorstellen. Ich habe einen Tisch gesehen und habe Sammt gesehen; es genügt, die beiden Fasergebiete mit den entsprechenden Associationen, gleichzeitig in Erregung zu bringen, um das nie Gesehene vorstellen zu können. An Stelle jener Rindenfasern, die sonst durch die Erregungen der Tastnerven bei Berührung von etwas Hartem, jener, die beim Anblick der blanken Fläche u. s. w. erregt worden sind, werden jetzt jene Rindenfasern zu treten haben, die bei Berührung von Weichem, beim Anblick von Mattem u. s. w.

*) Vgl. S. Exner, Localisation der Functionen in der Grosshirnrinde des Menschen. Wien 1881, wo einige dieser Sectionsbefunde besprochen sind.

in Thätigkeit waren, wobei der übrige Theil des Erregungscomplexes, welcher die Vorstellung des Tisches bildet, der alte bleibt. Es setzt dies voraus, dass die Vorstellung des Sammt und die des Tisches zweien wesentlich verschiedenen Bahngebieten angehören, oder dass das eine Gebiet nicht schon in dem anderen inbegriffen ist.

Ist letzteres der Fall, so kann die Forderung zu einer Contradictio führen. Wenn ich mir z. B. die Aufgabe stelle, eine gebogene Gerade vorzustellen, so sind bei dieser Vorstellung die Bahnen der Augenmuskeln und anderer Muskeln mit betheiligt. Und zwar ist die Art ihrer Betheiligung eine andere bei der Vorstellung der Geraden und eine andere bei der Vorstellung der Gekrümmten. Deshalb, weil das betreffende subcorticale motorische Organ, dessen Zustand durch die Rindenbahnen sowohl beeinflusst als auch immer dem Bewusstsein zugänglich ist, nur entweder im Sinne einer geradlinigen oder im Sinne einer krummlinigen Bewegung in Action sein kann, ist es unmöglich, sich eine krumme Gerade vorzustellen; es ist auch unmöglich, sich eine Curve im Allgemeinen vorzustellen, es ist immer eine mehr oder weniger charakterisirte, bestimmte Curve. Diese letztere Betrachtung hat aber nur Berechtigung für die Entwickelung einer sehr lebhaften Vorstellung der Linie. Dass sie da Berechtigung hat, geht für mich schon daraus hervor, dass ich mir eine solche in der Luft schwebend gedachte Linie immer in einer bestimmten Richtung und Lage denke, welche mit der zusammenfällt, in der ich dieselbe gezeichnet hätte. Es sind eben auch meine Armmuskeln mit ihren corticalen Bahnen an der Vorstellung betheiligt.

Bei weniger lebhaften Vorstellungen tritt das muskulöse Innervationsgefühl in den Hintergrund gegenüber den gewiss immer in erster Linie betheiligten Bahnen des optischen Apparates. Man merkt das, um es so auszudrücken, der Vorstellung an. Sie wird immer ähnlicher einer gesehenen Curve, ja einer auf Papier gezeichneten, also in einer Fläche liegenden, wie wir sie als optisches Erinnerungsbild in uns tragen. Wem dies nicht geläufig ist, der versuche es, sich eine einfache ebene Wellenlinie vorzustellen; dann möge er aber eine zweite Welle in einer senkrecht zu der ersten stehenden Ebene vorstellen, und ich vermuthe, er werde sich dabei des Gefühles nicht erwehren können, dass er dabei eine Aenderung an Muskelgefühlen vornimmt, welche jenen des Umbiegens in gewissem Sinne analog ist. Das ist das Hinzutreten der Muskelbahnen zu den optischen Bahnen in dem Erregungszustande der Vorstellung.

Ein sehr naheliegender Einwand gegen das Vorgebrachte ist analog jenem, den ich schon bei Gelegenheit der Localzeichen besprochen habe, und erledigt sich auch in ähnlicher Weise. Man kann nämlich sagen, dass wenn diese Erklärung richtig ist, man sich zwar keine gekrümmte Gerade, aber auch nicht zugleich eine Gekrümmte und eine Gerade vorstellen könne. Letzteres sei aber der Fall.

Hierauf ist zu antworten, dass letzteres allerdings bis zu einem gewissen Grade der Fall ist, doch ist die gleichzeitige Vorstellung einer Curve und einer Geraden nur dann möglich, wenn die Vorstellungen gegenüber den eben geschilderten eine gewisse Modification erleiden.

Sie nehmen sehr bedeutend an Lebhaftigkeit und Unmittelbarkeit ab, was mir darin zu liegen scheint, dass die Rindenbahnen der Motilität ausser Action treten und die optischen Bahnen allein oder nahezu allein als Constituenten der Vorstellung übrigbleiben, wie dies bei flüchtigen Vorstellungen von Curven meist der Fall ist. Wir werden eine analoge Erscheinung bezüglich der Sprache kennen lernen, wo sich auch sensorische und motorische Rindenimpulse gegenseitig unterstüzten (pag. 305). Bemühe ich mich, mir zugleich eine Gerade und eine Curve vorzustellen, so ist das zunächst nicht möglich, es taucht immer die eine im Bewusstsein auf, indem die andere aus demselben schwindet, allerdings mit Zurücklassung eines optischen Gedächtnissbildes. So geht es mir z. B. mit der Vorstellung der Fig. 61 (pag. 296).

Schneiden oder berühren sich aber die beiden Linien, dann kann ich mir allerdings beide, aber nur in der Nähe ihres gemeinsamen Punktes vorstellen, und in dieser Vorstellung fehlt dann ein Theil der Charaktere derselben. Es ist der Theil, welcher die Vorstellung zu einer lebhaften macht und welcher den Bahnen der Motilität angehört. Bemühe ich mich, einen Kreis mit seiner Tangente vorzustellen, so enthält die Vorstellung doch wesentlich nur die Gegend des Tangirungspunktes und nimmt den Charakter des Erinnerungsbildes einer Zeichnung an, während ich mir beistehende Fig. 62 überhaupt nicht lebhaft vorstellen kann, abgesehen etwa von der nächsten Umgebung des Durchschnittspunktes, von dem dann dasselbe gilt wie von der Tangente.

Das Eigenthümliche, was eine Wellenlinie aus dem Gebiete der Motilität besitzt, und was auch mit einem, diesem Gebiete entnommenen Worte bezeichnet werden kann, „das Hüpfende" verliert sie zum Theil, wenn man sie sich mit einer anderen eben solchen Linie unter Verschiebung um eine halbe Welle schneiden lässt (Fig. 63). Es tritt dieses Hüpfen erst wieder auf, wenn man eine der Linien mit den Augen direct oder in der Vorstellung verfolgt.

Uebrigens genügt es, zwei sich schneidende Gerade vorzustellen, um sich zu überzeugen, dass die Motilität dabei eine wesentliche Rolle spielt. Es gelingt auch hier, den Durchschnittspunkt als Zeichnung zu erfassen; denkt man sich die Geraden aber lange, etwa bis an die Grenze des Sehfeldes reichend, so ist es unmöglich, sie beide gleichzeitig vorzustellen.

Es hängt also die Thatsache, dass wir uns zwei Linien verschiedener Richtung und Krümmung nicht gleichzeitig lebhaft vorstellen können, sowie dass wir uns eine gekrümmte Gerade nicht vorstellen können, mit der Organisation unserer nervösen Bewegungsmechanismen zusammen, der zufolge wir mit den zusammengehörigen Muskelgruppen, in jedem Momente eine Bewegung nur in einer bestimmten Richtung auszuführen vermögen. Es sind hier natürlich die Augenmuskeln in erster Reihe betheiligt.*) In dem Vorstellungscomplex einer Linie sind auch die Rindenbahnen der Augenmuskeln inbegriffen, und diese haben andere Verwandtschaften, wenn sie durch die Blickbewegung längs einer Geraden, andere, wenn sie durch die

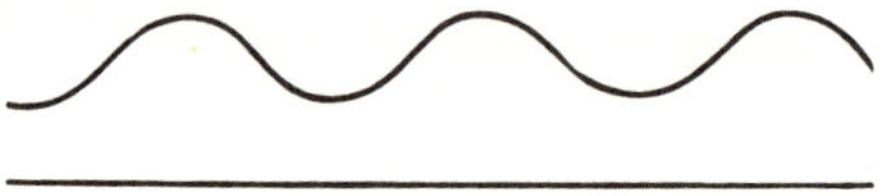

Fig. 61.

Blickbewegung längs einer Curve erregt worden sind (s. unten über „den Effect des Nacheinander"). Die attentionelle Bahnung der Augenmuskelkerne kann nur im Sinne der einen oder anderen Bewegungsart geschehen, wie sich ja der Blick thatsächlich nur entweder entlang einer Geraden oder einer Curve verschieben kann.

Nun wird man freilich sagen, die geschilderten Verhältnisse seien auf die allgemeinere Erscheinung zurückzuführen, dass man sich nicht gleichzeitig zwei Objecte vorstellen kann, die weit genug im Sehfeld auseinanderliegen. Diese allgemeine Erscheinung beruht aber auf denselben Eigenthümlichkeiten der motorischen Centralorgane. Die Vorstellung eines gesehenen Objectes enthält immer zugleich

*) Stellt man sich eine gerade Linie vor, die z. B. von links unten nach rechts oben läuft, und macht nun zugleich mit der Hand eine Bewegung von rechts unten nach links oben (natürlich bei geschlossenen Augen), so scheint es in der That, dass man der gleichzeitigen Vorstellung zweier Linien von verschiedener Richtung viel näher kommt. Ob man dies schon eine lebhafte Vorstellung nennen will, ist eine Sache für sich, doch beweist der Versuch, dass auch die Armmuskeln bei den Richtungsvorstellungen betheiligt sind.

auch den Ort im vorgestellten Sehfeld, und diese Vorstellung des Ortes ist theilweise repräsentirt durch den Erregungszustand jener motorischen Rindenbahnen. Der Unterschied ist nur der, dass bei der lebhaften Vorstellung der Linie eine Veränderung in dem Erregungszustande, bei der Vorstellung eines ruhenden Objectes ein wenigstens für einige Zeit constanter Erregungszustand derselben Bahnen auftritt.

Noch eine zweite Erscheinung von allgemeinerem Interesse hängt mit der in Rede stehenden zusammen. Je lebhafter eine Vorstellung wird, desto mehr werden alle anderen unterdrückt.

Ich sehe darin eine Analogie zu der bekannten und schon erwähnten Thatsache, dass der Ablauf intensiver Erregungen in der

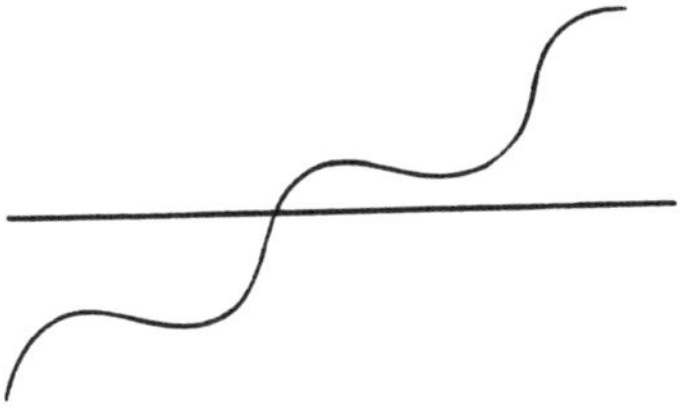

Fig. 62.

grauen Substanz des Rückenmarkes den Ablauf schwächerer Erregungen hemmt. Fast alle Reflexe, mögen sie am Rückenmark des

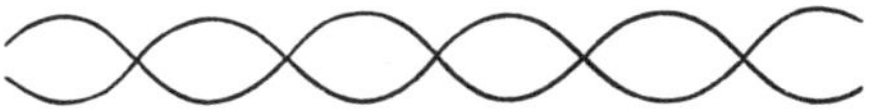

Fig. 63.

Frosches oder am Menschen beobachtet werden, erleiden Hemmungen durch intensive Reize. Solche Reize können von der Peripherie kommen, können aber auch von höheren Centralorganen, von der Hirnrinde ausgehen. Ein geköpfter Frosch zeigt die reflectorischen und automatischen Bewegungen in herabgesetzter Form oder gar nicht, wenn man ihm etwa ein Vorderbein mit einem Faden umschnürt (s. pag. 71).

Ein eben solches Verhalten muss in der Rinde vorausgesetzt werden. Intensive Erregung eines Bahncomplexes setzt den Tonus anderer herab. Diese Voraussetzung kann umsomehr gemacht werden, als Bubnoff und Heidenhain*) bei ihren Versuchen an der Rinde

*) Pflüger's Arch. für die gesam. Physiologie, XXVI. Bd.

des lebenden Hundes thatsächlich Hemmungsvorgänge nachweisen konnten. Das Spiel der Erregungen in der Hirnrinde, steht also stets unter dem gleichzeitigen Einfluss von Hemmungen und Bahnungen. Es ist für jede einzelne Faser von den momentanen Zuständen abhängig, welche der beiden antagonistischen Wirkungen für sie die Oberhand behält.

Wenn nun in dem Vorstehenden auch gezeigt ist, warum man sich zwei Linien nicht gleichzeitig lebhaft vorstellen kann, so wird man doch nicht darüber im Zweifel sein, dass eine krumme Gerade in ganz anderem Maassstabe undenkbar ist als eine Krumme und eine Gerade. Woher kommt diese Differenz? Ich glaube, ihre Erklärung liegt sehr nahe. Eine Linie steht uns immer als ein Object gegenüber, und es soll dasselbe Object bei seiner Verfolgung durch den Blick zugleich den einen und den anderen Innervationsmodus bedingen, oder es soll die entsprechenden Netzhautelemente mit ihren localen Beziehungen untereinander in einer bestimmten Art reizen und zugleich in anderer Art reizen.

In unserer Vorstellung der geraden Linie liegt, dass sie jederzeit und von jedem Standpunkt als gerade Linie oder als Punkt erscheint. Nun gibt es zwar Curven, welche in Bezug auf Localzeichen und Muskelgefühle einmal gerade, das anderemal gekrümmt erscheinen, es sind Curven, die in den durch den Drehpunkt unseres Auges und einen grössten Kreis gelegten Ebenen liegen; doch erscheinen diese eben nur nacheinander bei gegenseitiger Ortsveränderung als Gerade und Curven, und auch das nur, wenn man weiterhin, wie ich es hier der Einfachheit wegen (in Analogie zu Früherem) gethan habe, davon abstrahirt, dass man mit zwei Augen sieht.

So wie hier die motorischen Gebiete in den Rindenbahnen, soferne es sich um Richtungs- und Bewegungsvorstellungen handelt, wesentlich nur in einem Sinne in Action treten und dadurch die Vorstellung einer Richtung für die einer anderen Richtung hemmend und ausschliessend wirkt, so, nur in noch viel prägnanterer Weise, verhält es sich auch bei gewissen, rein sensorischen Eindrücken, z. B. den Gesichtseindrücken der Farben.

Irgendwelche, bekanntlich noch durchaus nicht aufgeklärte Mechanismen der Retina und der subcorticalen Nervencentren derselben bewirken, dass zwei auf dieselbe Stelle der Netzhaut einwirkende Farben (im physikalischen Sinne des Wortes) immer nur eine Empfindung dem Bewusstsein zuleiten, welche Farbenempfindung dann gar keine Aehnlichkeit mit jenen Empfindungen zu haben braucht, welche jede der (physik.) Farben, für sich allein wirkend, erzeugt hätte. Da jede dieser letzteren ihre Empfindung doch nur als Erregung gewisser Rindenbahnen dem Bewusstsein zugeführt hätte, so sind sie irgendwo ausserhalb des Organes des Bewusstseins in Folge ihrer Zusammenwirkung gehemmt worden, und statt ihrer sind nun andere Bewusstseinsbahnen in Erregung.

Gerade so also wie jenes motorische Centralorgan in einem gegebenen Momente nur in einem bestimmten Sinne thätig sein kann, wird ein analoges Centralorgan für den Farbensinn existiren, das in einem gegebenen Momente nur Erregungen abgeben kann in Bahnen, welche z. B. in enger Verwandtschaft mit unserer Vorstellung „Blut", „Mohnblume" etc. und mit der Wortvorstellung „Roth" stehen, in einem anderen Momente seine Erregungen in jene Bahnen liefert, die zur Vorstellung „Orange" führen u. s. w. Wird ein solches Organ — es dürfte ein subcorticales Centrum sein — attentionell gebahnt, so wird es eben auch nur in einen der möglichen Zustände verfallen, d. h. nur in eine der ihm angehörigen Rindenbahnen seine Impulse senden, gerade wie das motorische Centrum.

Gebahnt aber wird das Organ auch mit Hilfe jener bei Gelegenheit der Empfindungen besprochenen Localfasern.

Selbstverständlich müssen wir für je eine kleine Gruppe von Netzhautelementen ein mehr oder weniger selbstständig fungirendes solches Organ annehmen: wenn wir uns an die Anschauungen von Brücke*) halten, für je drei Zapfen der Netzhaut je ein solches Organ oder Organelement, wie man es auch nennen könnte. Dabei ist eine ganz scharfe Grenze zwischen den einzelnen Organelementen nicht vorauszusetzen, denn wir kennen Thatsachen, welche eine Art Mischung der Farben noch innerhalb der Nervencentren sehr wahrscheinlich machen.**) Die Summe aller dieser Organelemente würde das Organ des Farbensinnes bilden. Wenn also in einer Vorstellung eine Stelle des Gesichtsfeldes mit enthalten ist, und das ist der Fall, so oft die Vorstellung überhaupt ein Gesichtsobject betrifft, so fungirt, angeregt entweder durch die Localfaser oder durch die Farbenbahnen, dieses Centrum in der ihm adäquaten Weise, d. h. es wird das Object in einer der möglichen Farben und Helligkeiten vor-

*) Ueber einige Consequenzen der Young-Helmholtz'schen Theorie. Sitzber. d. Wiener Akad. d. Wiss. Bd. LXXX. Abth. 3. pag. 18.

**) Sehr kleine Quadrate von verschiedenen Farben, hart aneinanderstossend, erzeugen unter günstigen Umständen zwar noch in ihrer Gestalt erkennbare Netzhautbilder, ihre Farben aber gehen eine Mischung ein, so dass man Quadrate von einer Färbung zu sehen glaubt, die in Wirklichkeit nicht vorhanden ist (s. pag. 183).

gestellt. Wird das Wort „Roth" ausgesprochen, so kann es geschehen, dass von dem später zu besprechenden Sprachorgan her die Rindenfasern in Erregung gerathen,welche die Rothempfindung verursachen und, nach der Stimmung der übrigen Rindenfasern, kann nun das ganze Farbenorgan in Erregung gerathen und sämmtliche Localfasern in Mitleidenschaft ziehen, in welchem Falle dann eine grosse rothe Fläche vorgestellt wird; oder es können gewisse Localfasern durch ein Erinnerungsbild z. B. von einem kleinen runden Gegenstand gebahnt sein, so dass die Erregungen wesentlich auf diesen Bahnen fortschreiten, dadurch zu der Vorstellung eines rothen runden Feldes oder weiter zu der einer Kirsche führen, die schon in ihrer Entwickelung durch Hemmung andere Bahnen in ihrem Erregungszustand herabdrückt u. dgl. m. Voraussichtlich werden aber immer Bahnungen in der Rinde vorhanden sein, welche den Erregungen sofort eine bestimmte Richtung geben.

Andererseits kann durch die Localzeichen, z. B. beim Anblick einer Kugel entsprechender Grösse die Rothbahn in Erregung gerathen, so weit sie diesen Localfasern angehört, und auch auf diesem Wege die Vorstellung der Kirsche auftauchen. Nie aber kann an derselben Stelle des Sehfeldes zugleich eine rothe und grüne Kirsche vorgestellt werden, da dies der Functionsweise des Farbenorganes widerspricht.

Die zwei Beispiele sollten zeigen, wie dem freien Spiele der Vorstellungen Grenzen gesetzt sind. Sie bestehen aus den Consequenzen der gegebenen Functionsweise subcorticaler Organe, wodurch es unmöglich wird, dass eine sprachlich ausdrückbare Verknüpfung von Rindenerregungen (krumme Gerade oder schwarzer Schimmel) sich zur eigentlichen Vorstellung entwickelt. In der That sind die erwähnten Beispiele von Widersprüchen nur in Worten vorhanden, niemals in der Vorstellung. Diese letztere beruht weiter in den durch die sinnlichen Erfahrungen hergestellten Verwandtschaften der Rindenbahnen, was insoferne selbstverständlich ist, da die Vorstellungen unmittelbar an die Wahrnehmungen anknüpfen, und diese, wie wir sahen, solche Verwandtschaften bilden. Doch ist hierdurch die Vorstellung durchaus nicht so gebunden, wie durch den erstgenannten Factor. Es können sich vielmehr, wie schon erwähnt, aus dem Wahrnehmungsmaterial neue Vorstellungen bilden.

Wie das physiologisch zu erklären ist? Der Erregungszustand der grossen Anzahl von Bahnen A bilde eine Vorstellung. Ich erinnere daran, dass die Bahnen in sehr ungleicher Intensität betheiligt sind. Eine andere Anzahl von Bahnen $B + C + b$ aber ist gehemmt. Denken wir uns, dass b sich eben an der Grenze befindet, an welcher die Bahnung und Hemmung, beide von *A* ausgehend, sich eben das Gleichgewicht halten. Nun möge von den Fasern *C* aus, etwa durch einen Sinnesreiz (der dabei im Bereiche der dunklen Wahrnehmungen bleiben kann), *b* auch über die Schwelle gehoben werden. Es ist dies um so eher denkbar, da wir uns ja vorstellen können, dass die Masse von *C*-Fasern *b* von mehreren Seiten aus bahnt und wir die Effecte der multiplen Bahnung nicht nur für subcorticale Organe aus physiologischen Gründen allgemein annehmen müssen, sondern dieselben wenigstens als doppelseitige Bahnung für das Rückenmark experimentell nachgewiesen haben. Ob wir hier nun einen Sinnesreiz oder dunkle Vorstellungen (die wir entsprechend den dunklen Wahrnehmungen nothwendig annehmen müssen) voraussetzen wollen, ob wir annehmen, dass *b* ohnehin schon an der Grenze der Hemmung steht oder nicht, jedenfalls kann *b* nun die Schwelle überschreiten und in den Erregungs-Complex aufgenommen, d. h. gleichzeitig mit *A* erregt werden.

So kann es geschehen, dass neue Vorstellungen, denen als Ganzes noch nie eine Wahrnehmung entsprochen hat, entstehen. Wenn jemand die Buche kennt und hört, es gebe auch Buchen, deren Blätter kirschroth sind, so kann er sich dieselben wenigstens mit einer mässigen Lebhaftigkeit vorstellen, indem er in den Erregungscomplex der Buche statt den Grünzustand des Farbenorganes den Rothzustand desselben einschaltet, d. h. jene Rindenfasern attentionell bahnt, die der Rothempfindung entsprechen. Zu einer solchen Schaffung einer neuen Vorstellung gehört ein mehr oder weniger bewusster Willensact, die Vorstellung taucht nicht so auf wie die schon in unserem „potentiellen Wissen" (Stricker) gelegenen, es muss eben die neue Verwandtschaft zu dem ganzen Bahnencomplex erst hergestellt werden. Wie ein solcher Willensact zu Stande kommt, davon später. In der That wird wohl jeder an sich den Unterschied bemerken, der zwischen den beiden Bewusstseinsvorgängen statthat, wenn er sich erst die Aufgabe stellt, ein ihm wohlbekanntes Gesicht vorzustellen, und dann sich dasselbe Gesicht mit anderer Haar- oder Augenfarbe zu denken. Oder in noch höherem Grade, wenn er sich erst die Venus von Melos, und dann dieselbe Figur, aber mit dem Kopf der Medicäischen Venus vorzustellen bestrebt. Hier handelt es sich darum, eine grosse Gruppe von Rindenerregungen durch eine andere zu ersetzen.

Es wird nach dem Vorgetragenen nicht nöthig sein, ausführlich auf die Erscheinungen der Association und der Succession von Vorstellungen einzugehen. Es ergibt sich von selbst, dass eine Vorstellung, die in der Erregung der Faserbündeln *A, B, C* besteht, leicht übergehen wird in eine andere, die aus *C, D, E,* oder *B, F, G* besteht u. dgl. m. Welche dieser letzteren Vorstellungen auftauchen wird, hängt dann von den Zuständen ihrer Fasergebiete ab, die durch dunkle Vorstellungen oder Wahrnehmungen beeinflusst sind. Wie man sieht, spielt hier das Faserbüschel *C* oder *B* jene Rolle, welche Herbart den „Resten" der Vorstellungen zuschreibt, und die Wirkung derselben, deren Grösse nach meiner Auffassung von dem Verwandtschaftsgrad und der Multiplicität der Bahnung abhängt, entspricht den „Hilfen" Herbart's,*) so wie die ganze der Selbstbeobachtung und der Erfahrung entnommene Lehre vom Spiele der Vorstellungen, so viel ich sehe, genügend mit dem Mitgetheilten im Einklange ist, um das Weitere dem Leser zu überlassen. Nur über die Grunderscheinung dieses ganzen Gebietes, nämlich die Thatsache, dass ein solches Spiel, d. h. ein steter Wechsel überhaupt stattfindet, will ich noch einige Worte beifügen.

Dass es uns nicht möglich ist, eine Vorstellung längere Zeit festzuhalten, ist allgemein bekannt. Nach meinen Selbstbeobachtungen dürfte die Dauer der gleichmässigen Lebhaftigkeit einer Vorstellung kaum eine Secunde sein. Damit meine ich nicht die Vorstellung eines Objectes, denn in diesem Falle wechselt die Vorstellung, indem man von Detail zu Detail derselben übergeht. Ich meine eine Vorstellung, die keine bemerkbare Veränderung ihres Inhaltes erleidet. Suche ich eine solche festzuhalten, so fällt mir zunächst auf, dass sie in ihrer Deutlichkeit ziemlich regelmässigen Schwankungen unterworfen ist. Die Dauer einer Periode zählt nach wenigen Secunden. Ich vermuthe, dass diese Schwankungen eine innere Verwandtschaft haben mit den von mir beschriebenen wellenartigen Aenderungen der sinnlichen Aufmerksamkeit,**) ferner mit der von Urbantschitsch***) bei schwachen Sinnesreizen beobachteten Erscheinung des periodischen Verschwindens, und Wiederauftauchens, mit den Göthe'schen Farbenringen, die periodisch an der Peripherie des dunklen Gesichtsfeldes auftauchen und gegen das complementärgefärbte Centrum zusammenschmelzen, und jenen Erscheinungen, die in neuerer Zeit von N. Lange†) in Wundt's Laboratorium näher untersucht wurden. Vielleicht sind sie auch gemeinsamen Ursprunges mit dem Cheyne-Stoke'schen Phänomen,

*) Vgl. Herbart, Lehrbuch der Psychologie. Königsberg 1834, pag. 16 u. ff.

**) In Hermann's Handbuch d. Physiol. Bd. II. Abth. 2. pag. 286.

***) Centralblatt f. d. med. Wissenschaft 1875. Nr. 37.

†) Beiträge zur Theorie der sinnlichen Aufmerksamkeit und der activen Apperception. Wundt's Philosoph. Studien. Bd. IV.

das in einem periodischen Wechsel des Athmungstypus besteht, freilich von längerer Periode. Doch können die Perioden unter verschiedenen Zuständen wohl recht ungleich sein, insbesondere bei jenen schweren Erkrankungen, bei denen das Stoke'sche aufzutreten pflegt. Es beruht das offenbar auf einer zeitlich variablen Erregbarkeit der Athmungscentren in Folge gewisser Schädigungen desselben oder seiner Ernährung.

Es liegt nahe, als Erklärungsgrund aller dieser Erscheinungen vasomotorische Ursachen anzunehmen, und in der That kennen wir Erscheinungen im Gefässsystem, welche wie jene periodischen Erscheinungen nicht zusammenfallen mit den Athem- und den Pulsschwankungen, sondern selbstständiger Natur sind. Ich erinnere nur an den periodischen Wechsel in der Blutfülle der Ohren von Kaninchen, den man mit freiem Auge jederzeit beobachten kann. Es bedürfte einer besonderen Untersuchung, um diese Frage zu erledigen; mit der blossen Angabe der Zeitdauer einer Periode und ihrer Vergleichung mit jener der genannten Erscheinungen, ist die Sache nicht zu erledigen, da die Zeitdauer, wie gesagt, mit den Umständen wechseln kann.

Doch ist die hier erwähnte Intermission der Vorstellungen durchaus noch keine ausreichende Erklärung für die Thatsache, dass wir eine solche längere Zeit nicht festzuhalten vermögen. Denn auch mit diesem ihren Intensitätswechsel können wir sie nicht beliebig lange fixiren. Vielmehr macht sie anderen Vorstellungen oder den Vorstellungen ihrer Details Platz.

Diese Erscheinung glaube ich weiterhin als Ausdruck rascher Ermüdung der Rindenorgane betrachten zu müssen. In der physiologischen Einleitung (pag. 53) wurde dargelegt, dass man sich die Ganglienzellen als die Orte zu denken hat, an welchen potentielle Energie in kynetische umgewandelt wird, denn hier sind die grössten Massen vorhanden; hier müssen wir also auch die Quelle der lebendigen Kräfte, somit der Nervenerregungen vermuthen.

Nun sind die Ganglienzellen der Gehirnrinde in ihrer enormen Mehrzahl sehr klein, kleiner z. B. als die motorischen Ganglienzellen des Rückenmarkes. Es ist also nicht ohne anatomische Stütze, wenn ich annehme, dass ihr Vorrath an disponibler Substanz rasch erschöpft ist, allerdings auch wieder rasch ersetzt werden kann, da sie durch ein sehr reiches Blutcapillarnetz gespeist werden.

So wird der Erregungszustand in den einer Vorstellung zugehörigen Fasern, der selbst durch multiple Bahnung hervorgerufen worden ist, bald wieder sinken, das ganze Fasergebiet der

Hemmung anheimfallen (unter die Schwelle des Bewusstseins treten), während die Erregung selbst auf verwandte Fasergebiete übergeht. Wir haben ja schon bei Gelegenheit der automatischen Centren gesehen, wie die Erregung auch im Rückenmarke an gewissen Bahnen gleichsam hinkriechen kann. Hat sich der erste Fasercomplex (seine Ganglienzellen) wieder erholt, so tritt seine Erregung schon deshalb leicht wieder über die Schwelle, weil so viele verwandte Fasern in Action sind, und er selbst noch von der ersten Erregung her gebahnt ist. Es kann trotz der Ermüdung die Schwelle für die Entladung herabgesetzt sein (vgl. pag. 82).

Das ist der Eindruck, den ich erhalte, wenn ich in mir die Art beobachte, wie eine Vorstellung, deren Festhaltung ich anstrebe, schwindet, und wieder auftaucht. Es erklärt sich so auch, dass in den Pausen die Vorstellungen der Details oder die der Lage des Objectes, die ja auch ein Detail derselben bilden, ins Bewusstsein treten.

Letztere Erscheinung mag auch noch mit Folgendem zusammenhängen. Liest man den Vers:

„Durch Feld und Wald zu schweifen",

so taucht bei dem Worte Wald wohl die Vorstellung des Waldes flüchtig auf. Trotz dieser Flüchtigkeit liegt aber doch etwas vom Duft, vom Vogelsang, der erquickenden Kühle, des buschigen Grün etc. darinnen. Bemühe ich mich aber eben nicht flüchtig, sondern scharf die Vorstellung eines Waldes zu entwickeln, dann wird dieselbe immer enger, immer ärmer an Attributen, ich stelle mir dann entweder nur eine beschränkte Anzahl von Baumstämmen, etwa noch durch grünes Laub überwölbt vor, oder einen Waldsaum, wie er von Ferne gesehen wird, oder den üppigen Waldboden, und je schärfer ich die Vorstellung erfassen will, desto einseitiger wird sie, zu Gunsten von Einzelheiten. Auch kann es geschehen, dass dann ein specielles Erinnerungsbild statt der allgemeinen Vorstellung auftritt.

Es dürfte das wohl daher rühren, dass so lange die flüchtige, wenig intensive Vorstellung herrschte, eine viel grössere Zahl von Rindenfasern im Erregungszustand war, es war gleichsam eine diffusere Erregung, von keinen bedeutenden Hemmungen behindert. Sowie sich aber das Interesse an die Vorstellung knüpft, d. h. durch attentionelle Bahnung das Fasergebiet, das durch das Wortbild „Wald" in Action gesetzt wurde, in erhöhte Erregung gerathen ist, treten die Hemmungen in merklicherem Grade auf und unterdrücken je nach der momentanen Stimmung, der Art der attentionellen Bahnung u. s. w. den einen oder den anderen Antheil des ursprünglichen weite Associationsgebiete umfassenden Erregungscomplexes. Je intensiver die Vorstellung, desto ärmer ist sie in dieser Beziehung und desto mehr nähert sie sich einer speciellen sinnlichen Wahrnehmung.

Würde man die Intensität und den Reichthum der Vorstellungen messen können, so würde man wahrscheinlich finden, dass bei gleicher Intensität der Reichthum von Individuum zu Individuum, und bei einem Individuum zu verschiedenen Zeiten, ein sehr wechselnder sein kann.

Wie die Vorstellungen mit den Organen der Mittheilung verknüpft sind, das soll erst in dem Capitel von der Sprache behandelt werden, wohl aber kann hier schon Einiges von den Wortvorstellungen und ihren Beziehungen zu den Vorstellungen der Objecte mitgetheilt werden.

5. Das Wachrufen der Vorstellungen durch Worte und der Effect des Nacheinander von Empfindungen überhaupt.

Ich komme zu einem weit ausgreifenden Problem, zu der Beantwortung der Frage: Wie ist es möglich, dass der ganze Complex von Rindenerregungen, welcher z. B. der Vorstellung „Peterskirche" entspricht, sofort eintritt, wenn jemand das Wort „Peterskirche" ausgesprochen hat. Die Schwierigkeit liegt darin: die in die Gehirnrinde eintretenden Erregungen sind sämmtlich Gehörseindrücke, von denen keiner in solcher Verwandtschaft mit jenen Rindenbahnen steht, welche beim Anblick der Peterskirche in Erregung geriethen (also die Bahnen der Gesichtsvorstellung der Peterskirche bilden), dass er allein jenen Erregungscomplex wachrufen könnte; vielmehr ist nur die in dem Worte gegebene Succession der Gehörseindrücke bestimmend für die wachgerufene Vorstellung. Hier ist es also die Reihenfolge der Empfindungen, nicht diese selbst, von denen es abhängt, ob diese oder jene Summe von Bahnen in Erregung geräth, denn dieselben Laute zu verschiedenen Worten geordnet (Heer, Reh), erwecken ungleiche Vorstellungen.

Auf den ersten Blick mag es fast unmöglich erscheinen, diese Thatsache auf Grund der bekannten Eigenschaften unserer Nervencentren zu deuten, es läge vielmehr nahe, gewissen Theilen des Gehirnes einen Sinn für Succession von Empfindungen, d. i. für deren zeitliche Aufeinanderfolge zuzusprechen, und das ist auch bisher immer geschehen. Man verlegte eben „das Wortverständniss" in den Temporallappen, ohne weiter nach der Möglichkeit des Wortverständnisses zu fragen. Wollen wir aber die psychischen Vorgänge verstehen, so können wir uns damit nicht begnügen.

Nun bin ich durchaus nicht der Meinung, dass die Vorgänge in unserem Centralnervensystem allerorts unter gleichen zeitlichen Verhältnissen ablaufen. Wir haben vielmehr schon sowohl im Gebiete der Motilität als auch in dem der Sensibilität die Zeit eine Rolle spielen gesehen. Die automatischen Locomotionsbewegungen beruhen auf in zeitlich bestimmter Reihenfolge ablaufenden Innervationen, ja für die Athembewegungen müssen wir wohl nothwendig eine rhythmische Erregung, die von den Athemcentren ausgeht, annehmen. Auch bei den Bewegungsempfindungen erkannten wir die zeitliche Folge der Erregungen an der Peripherie als für die Erregung der Centralorgane bestimmend. Aber in den meisten dieser Fälle handelte es sich um Ladungen der Nervencentren, welche theils früher, theils später, je nach der Natur und Function des Centrums, zu einer Entladung führte, und reihten sich demnach diese Erscheinungen sehr wohl an die experimentell zu verfolgenden Leistungen des Centralnervensystemes.

Ich will nun zeigen, dass auch die jetzt in Rede stehende Erscheinung der Verknüpfung von Vorstellungen mit Lautfolgen auf diesem selben Wege erklärbar ist.

Zunächst muss ich hervorheben, dass in den primitivsten Leistungen der Sprache doch immer wieder die Laute als solche eine Rolle spielen, und dass die Bedeutung der Succession erst bei höherer Entwickelung zu Tage tritt. Der Lockruf der Vögel, vieler Insecten und anderer Thiere, der Warnungsruf oder das Kriegsgeschrei derselben besteht in der Regel aus einem Laut, und dieser ist es, der als solcher die Bahnen der Vorstellung in Erregung versetzt, sowie das bei Wahrnehmungen durch andere Sinnesorgane der Fall ist. Die Succession tritt erst im Gesang des Vogels in vollem Maasse auf und hat hier wohl die Bedeutung, die wir jetzt für die Sprache des Menschen darzulegen im Begriffe sind. (Von der Musik später.) Auch beim Kinde sind die Anfänge der Sprache durch die Laute gegeben (Schreien) und noch beim Erlernen der eigentlichen Sprache zeigt es sich, dass die Vorstellungen schon mit den entsprechenden Lauten verknüpft sind, wenn die Succession der Laute noch nicht die mächtige Rolle spielt, die sie in der Folge zu spielen hat; jeder, der das Sprechenlernen eines Kindes beobachtet, wird sich davon überzeugen, dass die anscheinend selbst erfundenen Worte der Kinder, mit denen sie sich zu behelfen suchen, Laute enthalten, welche den ihnen vorgesprochenen Benennungen der Objecte angehören: ich kannte ein Kind, das nannte die Vergissmeinnicht „Titimei" und die Kastanien „Tanititi". Man wird leicht die Verwandtschaft der Laute (besonders wenn man bedenkt, dass Kinder *G* und *K* wie *T* sprechen) in diesen selbst gemachten Worten wiedererkennen, die Succession der Laute aber ist noch nicht vorhanden.

Das Erlernen des Wortverständnisses (die Sprache als Ganzes soll uns erst in einem späteren Capitel beschäftigen) lässt sich nun erklären, wie folgt: Bei der geringen Copia verborum, welche anfangs vorhanden ist, wird der erste Laut eines gehörten Wortes eine Anzahl von Bahnen der Rinde in Erregung versetzen, genau so, wie die Empfindung Roth das thut, indem sie theilweise mit sehr geringer Intensität die Vorstellung der Kirsche, des Blutes, der Rose etc. erweckt. Mit ähnlicher, sehr geringer Intensität werden beim Hören, z. B. des Lautes *K*, die Bahnen erregt werden, welche in vielen vorhergegangenen Fällen gleichzeitig mit der Empfindung des *K* in Action waren und die den Vorstellungen von „Knabe", „Kuh", „Kirsche", „Kugel", „Kern" etc. entsprechen. Diese Erregung wirkt nach dem Principe der Bahnung und hebt alle diese Vorstellungen, wenn auch nicht bis auf die Höhe vollen Bewusstseins, so doch über jene Vorstellungen, deren Rindenbahnen mit dem Laute *K* nicht associativ verknüpft sind. Diese Erregung schwindet aber nicht sofort mit dem Aufhören des Lautes *K*, sondern besteht als Bahnung, wie wir gesehen haben, noch eine nach Secunden zählende Zeitdauer fort, entsprechend dem primären Gedächtnissbilde, von dem schon die Rede war und noch die Rede sein wird. Wenn nun während des Bestehens der Bahnung dieser Rindenfasern, welche der Copia verborum des Kindes entsprechend dem Anfangslaute *K* zugeordnet sind, noch der Laut *J* gehört wird, so werden dadurch aus dem ganzen Bereiche der gebahnten Vorstellungen jene Bahncomplexe einen weiteren Zuschuss an Erregung bekommen, welche associativ mit dem Laute *J* verknüpft sind. Es soll dabei nicht gesagt sein, dass nicht auch die Vorstellung Fisch durch den *J*-Laut gehoben wird, indem auch sie mit dem Laute *J* zusammenhängt, aber es leuchtet ein, dass alle Vorstellungen, deren Wortbezeichnung mit *KJ* beginnt, einen bedeutenden Vorsprung haben, da sie durch das vorhergehende *K* bereits gehoben waren, d. h. da die ihnen angehörigen Rindenbahnen sich schon in einem erhöhten Erregungszustand befanden. Es wird also die Vorstellung „Kirsche" näher dem Erregungswerthe liegen, bei dem sie dem Bewusstsein klar vorschwebt, als die Vorstellung „Fisch". Sie wird weiterhin nach dem Principe der centralen Hemmung die dunklen Vorstellungen „Knabe", „Kuh", „Kugel", „Kern" etc. unterdrücken. sie wird aber nicht a l l e i n dies thun, da sie mit der Lautfolge „Ki" noch nicht voll entwickelt ist. vielmehr wird sie, wenn eine Bahnung durch andere Sinneseindrücke oder Gedächtnissbilder nicht vorausgesetzt wird, noch auf gleicher Erregungsstufe stehen mit den Vorstellungen, welche anderen mit „Ki" beginnenden Worten angehört, und diese werden gemeinschaftlich die centrale Hemmung erwecken. Reiht sich dann weiterhin der Laut *R* an, so wird der gesammte Erregungsprocess der Rindenbahnen nach demselben Principe noch weiter eingeschränkt, so dass etwa nur mehr die Bahnen, welche der Vorstellung „Kirsche" und „Kirche" entsprechen, gebahnt sind; der weitere Laut *Sch* trifft nur mehr eine verhältnissmässig sehr geringe Anzahl von Rindenfasern gebahnt, diese Bahnung aber ist eine intensive und wird mit der Pause, welche nach Vollendung des Wortes eintritt, sich zur vollen Erregung der Vorstellungsbahnen der „Kirsche" entwickeln können.

So glaube ich, erklärt sich das Wortverständniss unter Zuhilfenahme von uns längst bekannten und oben ausführlich erläuterten Leistungen der Nervencentren.

Dass der hier geschilderte Process der successiven Selection der Vorstellungen durch die Laute im täglichen Leben so rasch abläuft, darf uns nicht wundern; bedenken wir nur, wie manche uns besser bekannte motorische Processe eingeübt werden. Die Vorgänge in den sensorischen und motorischen Regionen eines Clavierspielers werden kaum einfacher sein, und wie gering ist dessen Uebung im Vergleiche zu der Uebung, die wir seit frühester Kindheit im Verstehenlernen der Worte haben! Es ist kein Zweifel, dass durch diese Uebung sich in beiden Fällen die ganzen Processe beschleunigen und abkürzen, durch Mittel, die wir auch schon kennen gelernt haben; im Wesentlichen aber bleiben sie dieselben.

Ich kann nicht umhin, darauf aufmerksam zu machen, dass manche auffallende Erscheinung sich durch die dargelegte Theorie des Wortverständnisses erklärt. Es ist z. B. das Auffassen des Wortes „Kirsche", sowie jedes anderen Wortes, an eine gewisse Geschwindigkeit der Lautfolge geknüpft. Wenn man nichts hört, als in Intervallen von mehreren Secunden die Laute *K, I, R, Sch, E,* so entsteht die Vorstellung der Kirsche nicht, man müsste denn in Gedanken diese Laute eng aneinandersetzen. Es erklärt sich das einfach daraus, dass die Bahnungen, die wir bei der Auslösung der Vorstellung von wesentlicher Bedeutung gefunden haben, eben nur eine beschränkte Zeitdauer anhalten. Damit mag auch zusammenhängen, dass Kinder, die bei anderen zu erlernenden Bewegungscombinationen und Successionen (Schreiben) sich dadurch helfen, dass sie die Bewegungen anfangs sehr langsam ausführen, nur bei der Sprache eine Ausnahme machen. Kein Kind spricht buchstabirend, auch wenn es noch sehr grosse Sprachfehler macht.

Ich will nicht in Abrede stellen, dass die rasche Folge der Laute, die vorhanden sein muss, sollen wir ein Wort verstehen, auch mit den motorischen Innervationen des Hörenden zusammenhängt, die, wie wir schon hervorgehoben, mit dem Wortverständnisse häufig verknüpft sind, aber die Ursache des Verständnisses können diese allein nicht sein, denn das Kind versteht und unterscheidet Worte, die es selbst noch nicht auszusprechen vermag, und der Erwachsene versteht gehörte Worte, während er selbst andere spricht. Sollte aber eine Schwierigkeit gegen die vorgetragene Auffassung darin gefunden werden, dass der geschilderte Process mit der Selbstbeobachtung nicht stimmt, dass man sich dessen bewusst sein müsste, wenn die gehörte Lautfolge „Kir" einen Bahncomplex erregt hätte, in dem noch die Vorstellung der Kirsche und der Kirche enthalten ist, so ist darauf zu antworten, dass ich nur dargelegt habe, wie das Wortverständniss erlernt wird, dass beim fertigen Menschen der Process zu rasch abläuft, um überhaupt in seinen Einzelheiten vom Bewusstsein erfasst werden zu können, dass er aber immer noch in demselben Sinne als bewusst betrachtet werden kann, und insbesondere als bewusst erlernt sein kann, wie die Beugebewegung eines Fingers während des Clavierspieles eine bewusste Bewegung ist, und als solche erlernt wurde.

Es ist in dieser Beziehung interessant, dass es Krankenfälle gibt, in denen das Sprachvermögen gelitten hat — das ist freilich nicht identisch mit dem Sprachverständniss, kann aber hier seiner Verwandtschaft wegen wohl angeführt werden — und bei welchen gerade Verwechslungen derartiger Worte wie „Kirsche" und „Kirche" vorkommen. Andererseits gibt es Fälle, wie z. B. ein solcher von Graves*) beschrieben wurde, in welchem der Kranke alle Hauptworte vergessen hatte, mit Ausnahme der Anfangsbuchstaben; es zeigt das, dass diese als die ersten Laute, welche den ganzen Selectionsprocess einleiten, in ihrer Bedeutung die anderen Laute überragen, so dass sie bei Herabsetzung der Functionsfähigkeit des Sprachcentrums noch vorhanden, während die übrigen Laute dem Bewusstsein schon entschwunden sein können.

Ich habe versucht darzulegen, wie eine bestimmte Reihenfolge von Lauten eine Vorstellung eines Objectes zu erwecken vermag, und habe geschildert, wie sich diese Verknüpfung einer Vorstellung

*) Dublin quaterly Journ. XI, pag. 1. 1851. Cit. nach Kussmaul, Störungen der Sprache. Leipzig 1877. pag. 163.

mit einer Succession sensorischer Eindrücke beim Kinde entwickelt haben mag. Etwas anderes aber ist das, was man gewöhnlich eine „Wortvorstellung" nennt, denn die Vorstellung des Wortes „Kirsche" ist ja von der Vorstellung einer „Kirsche" grundverschieden.

Die Wortvorstellung „Kirsche" besteht, wie aus früherem erhellt, offenbar aus sehr Verschiedenem. Es sind Rindenbahnen dabei betheiligt, welche dem Gesichtssinne nahe stehen, und die jedesmal erregt waren, wenn wir das Wort „Kirsche" gelesen haben; es sind dabei jene Rindenbahnen betheiligt, welche beim Aussprechen des Wortes in Action traten; wohl auch jene, welche beim Niederschreiben desselben in Erregung waren, und (wahrscheinlich noch neben anderen) endlich jene, die jedesmal in Erregung geriethen, wenn wir das Wort gehört haben.

Wir haben gesehen, dass die erstgenannten bei verschiedenen Menschen in sehr verschiedenem Grade zu der Gesammtvorstellung beitragen, doch wollen wir vorläufig alle diese beiseite lassen, und uns bloss um die letztgenannten Bahnen kümmern. Es gibt, wie jetzt wohl ziemlich allgemein angenommen wird, eine akustische Vorstellung des Wortes, also eine Vorstellung, bei welcher nach dem Dargelegten hauptsächlich jene Rindenbahnen erregt sind, welche mit dem Gehörnerven im nächsten Connex stehen. Ich sage hauptsächlich, denn man wird nicht daran zweifeln können, dass auch die mit diesen in Verwandtschaft stehenden Bahnen einbegriffen sind, nur sind sie es in geringerem Grade. Man kann sich sehr wohl das geschriebene Wort „Kirsche" vorstellen, und kann sich das gehörte Wort „Kirsche" vorstellen, bei ersterer Vorstellung sind die optischen, bei letzterer die akustischen Bahnen im Uebergewicht, erregt sind aber wohl stets, oder doch in der Regel, beide. Von dieser akustischen Wortvorstellung nun muss ich noch Einiges sagen.

Erstens nämlich liegt es auf der Hand, dass wenigstens für den fertigen Menschen die Ausdrucksweise der Psychologen zutreffend ist, nach welcher die Wortvorstellung „Kirsche" associativ mit der Vorstellung der „Kirsche" so verknüpft ist, dass letztere erstere hervorruft, und umgekehrt.

Zweitens muss, sollen wir diese Thatsache verstehen, erst die Frage beantwortet werden: was ist eine Wortvorstellung nach den von mir vertretenen Auffassungen, und wie kann diese mit einer anderen Vorstellung associativ verknüpft sein?

Die Wortvorstellung kann, wie jede andere Vorstellung, nur ein Reizzustand in gewissen Bahnen der Rinde sein, welcher in das Bewusstsein aufgenommen ist, und sich von anderen Vorstellungen dadurch unterscheidet, dass bei diesen ganz oder theilweise andere Bahnen, oder dieselben, aber in anderem Intensitätsverhältniss erregt sind. In einem solchen Reizzustand aber liegt nichts mehr von Succession, und doch ist die Vorstellung durch Succession von Empfindungen entstanden, und kann jederzeit durch dieselbe Succession wieder hervorgerufen werden.

Meine Deutung der akustischen Wortvorstellung ist demnach die folgende: ist eben das Wort „Kirsche" ausgesprochen worden, so behalten wir durch die nächsten Secunden ein primäres Gedächtnissbild der empfangenen Reize, d. h. es bleïben die direct erregten Rindenfasern noch eine Weile in Erregung, welche Nachwirkung wir schon oft als Bahnung u. dgl. besprochen haben. Dieser nachwirkende Erregungscomplex kann attentionell gebahnt und so in das Bewusstsein aufgenommen werden. In ihm befinden sich die verschiedenen Nervenfasern in recht ungleichem Grade der rückständigen Erregung, je nachdem sie beim Anhören des Wortes früher oder später angesprochen worden waren. Bei den erst angesprochenen wird die Erregung schon weiter abgeklungen sein, wie bei den zuletzt angesprochenen, so dass durch den Grad der noch bestehenden Bahnung die Position jedes Lautes in der Reihenfolge gegeben ist. Es kommt ausser diesem Umstande noch ein weiterer in Betracht, durch welchen die Succession charakterisirt ist, doch will ich von diesem als einem allgemeineren Principe später speciell sprechen.

Daraus ist ersichtlich, dass die akustische Wortvorstellung mit dem Erlöschen jener rückständigen Erregung verschwindet, und das trifft nach Beobachtungen an mir vollkommen zu. Nur Secunden lang, nachdem ich ein Wort gehört habe, kann ich es durch die Aufmerksamkeit festhalten, es entschwindet mir aber zusehends. Natürlich kann ich, wie wohl jeder Andere auch, diese akustische Wortvorstellung wieder wachrufen, aber Selbstbeobachtung lehrt sofort, dass dazu die motorische Wortvorstellung unumgänglich nöthig ist. Wie Stricker sich ausdrückt, müssen sehr schwache, ja es können für die Muskelthätigkeit effectlose Innervationen im Sinne des Aussprechens der Worte gesetzt werden; wie ich lieber sagen würde, es müssen die Rindenbahnen im Sinne des Aussprechens bewusst innervirt werden, damit die akustische Wortvorstellung wieder auftaucht. In der Lehre von der Sprache ist die Bedeutung dieser Verknüpfung von motorischer und akustischer Wortvorstellung vielfach besprochen worden, und auch uns wird sie noch interessiren. Sie erinnert lebhaft an die Verknüpfung der Opticusfasern mit den motorischen Centren, in der wir die Grundlage der Localzeichen kennen gelernt haben, und welche Verknüpfung auch eine so innige ist, dass jede Erregung einer Opticusfaser zu einer Erregung von motorischen Centren führt.

Hier hebe ich sie nur hervor in Bezug auf die Thatsache, dass wir zwar anderen Gebieten angehörige Vorstellungen, z. B. die des Süss, des Blau etc. attentionell erwecken können, ohne motorische Hilfe, dass wir aber die Succession von Lauten, welche zu Worten geordnet sind, nach dem Schwinden des primären Gedächtnissbildes ohne diese Hilfe uns nicht vorzustellen vermögen.

Ich habe oben, als von der Erweckung der Objectvorstellung „Kirsche" durch die Lautfolge die Rede war, gesagt, dass sich die Vorstellung der Kirsche in „der Pause, welche nach Vollendung des Wortes eintritt", vollkommen entwickeln wird. Diese Betonung der Vollendung des Wortes geschah, weil einerseits vorher die richtige Vorstellung nicht mit Sicherheit entwickelt sein kann, denn es könnte immer noch heissen „Kirschen" oder „Kirschenkuchen" etc., andererseits aber, weil ich es offen lassen wollte, ob man sich die Entwickelung der Objectvorstellung lieber auf dem oben gezeichneten Wege denken, oder aber annehmen will, dass erst die Wortvorstellung „Kirsche" vorhanden sein muss, ehe die Objectvorstellung derselben entsteht. Letzteres ist die gangbare Anschauung. Ich halte für wahrscheinlich, dass, wie ich das dargelegt habe, beim Kinde die Objectvorstellung aus der Lautfolge hervorgeht, beim Erwachsenen aber ein Gemisch beider Vorgänge statthat, da die einmal gebildete Wortvorstellung in das Getriebe der sich entwickelnden Objectvorstellung eingreifen, gewissermaassen demselben vorgreifen wird. Es geht dies schon daraus hervor, dass der Erwachsene sehr undeutlich oder verstümmelt gesprochene Worte versteht, da die thatsächlich gehörten Laute die den erwarteten Wortvorstellungen zugehörigen Rindenfasern in attentioneller Bahnung vorfinden. Beim Kinde hingegen muss es fraglich erscheinen, ob die betreffende Wortvorstellung schon zu einer Zeit existirt, in der es die Objectvorstellung an der Lautsuccession entwickelt, denn, wie gesagt, kann es häufig das Wort noch nicht aussprechen; nach der eben besprochenen Verknüpfung der motorischen und akustischen Wortvorstellung beim Erwachsenen ist eine isolirte akustische Wortvorstellung des Kindes kaum vorauszusetzen. Auch dass es durch Monate hindurch diese Wortvorstellung kennt und wieder erkennt, ohne, selbst auf den ausgesprochenen Wunsch hin, sie reproduciren zu können, scheint mir eine zu kühne Annahme.

In dem vorgetragenen Versuche, das Sprachverständniss nach nervenphysiologischen Sätzen zu erklären, habe ich eine Lücke gelassen, die ich nun ausfüllen will. Ich habe oben gesagt, dass in der akustischen Wortvorstellung die Position der einzelnen Laute dadurch charakterisirt ist, dass die früher gesprochenen ein dem Erlöschen näheres, die später gesprochenen ein noch frischeres primäres Gedächtnissbild zurückliessen, so dass das Verhältniss dieser Erregungszustände die differenten Worte, welche gleiche Laute enthalten, voneinander unterscheiden lässt.

Nun könnte man sagen, dass die akustische Wortvorstellung auch noch in anderer Weise die Charaktere der betreffenden Lautsuccession enthalten müsse. Denn wäre der genannte der einzige Factor, um den es sich handelt, so müsste in der Vorstellung etwa das gesprochene Wort „Kirrsche" identisch sein mit der Wortvorstellung „Kischre" oder einer analog gebildeten, denn der verstärkte R-Laut wird ein Gedächtnissbild von grösserer Lebhaftigkeit zurücklassen als der schwache R-Laut. Ersterer müsste sich demnach im Erregungscomplex der Vorstellung so verhalten, wie wenn er in der Lautsuccession einen späteren Platz eingenommen hätte.

Diese Schwierigkeit schwindet, wenn man sich daran erinnert (s. pag. 176), dass es nur eine zur bequemeren Darstellung gewählte Fiction war, wenn ich annahm, ein Gedächtnissbild einer intensiven Empfindung unterscheide sich von dem einer gleichartigen, aber weniger intensiven, n u r durch seine Lebhaftigkeit. Richtig ist vielmehr, dass es sich noch durch alles andere von diesem unterscheiden muss, durch was sich die intensive von der weniger intensiven Empfindung unterschieden hat, und das ist, wie wir sahen, mancherlei. Wir waren ja zu der Ueberzeugung gelangt, dass eine Steigerung des Empfindungsreizes eine Steigerung der specifischen Empfindung hervorruft, dass diese aber immer von einer Aenderung auch der Qualität der Empfindung begleitet ist. Das heisst aber nichts anderes, als dass bei Steigerung der Erregung immer neue Fasern der subcorticalen Centren und, soferne die Empfindung bewusst wird, auch der Hirnrinde in Action treten. Es ist also die Qualität des verstärkten R im obigen Beispiele eine andere als des einfachen R, so dass die Intensität, mit welcher das R in der Wortvorstellung vorkommt, schon durch die vorhandenen Rindenerregungen gegeben ist. Ist das aber der Fall, dann bestimmt die Lebhaftigkeit des Gedächtnissbildes eindeutig seine Stellung in der Lautsuccession, da ja dieselbe Betrachtung für jeden anderen Laut auch Giltigkeit hat.

Der in Rede stehende Factor also, beim Erkennen der Succession von Eindrücken, und bei der Vorstellung von Empfindungssuccessionen ist das V e r h ä l t n i s s z w i s c h e n d e r L e b h a f t i g k e i t des Gedächtnissbildes jeder Einzelempfindung und dem Gedächtnissbilde seiner Qualität, soferne diese von der Erregungsintensität abhängt.

Ich bin hierauf näher eingegangen, da mir dieses Verhältniss in manchen Gebieten des psychischen Lebens eine Rolle zu spielen scheint, vor allem ausser bei der Sprache, noch beim Verständniss der Musik. Doch kann ich nicht umhin, nochmals hervorzuheben, dass thatsächlich die Bewegungsvorstellungen eine viel grössere Rolle bei allen Arten von Successionsvorstellungen spielen als das genannte Verhältniss, denn wenn wir uns eine Succession wirklich lebhaft vorstellen wollen, so nehmen wir (vorsichtiger gesagt, nehme ich, vollkommen im Einklange mit den Selbstbeobachtungen Stricker's) immer die Bewegungsvorstellungen zu Hilfe. Stricker würde auf Grund seiner Anschauungen auf die Bedeutung jenes Verhältnisses bei Erklärung der Wortvorstellungen vollkommen verzichten können; ich kann das nicht, da ich an mir flüchtige Vorstellungen von Lautsuccessionen kenne, in denen ich keinerlei motorische Elemente wahrzunehmen vermag, so wenig wie optische.

Akustische Successionen und optische Successionen unterscheiden sich bei mir in der genannten Beziehung, indem ich bei letzteren, soferne es sich um vorzustellende Bewegungen handelt, stärker an die motorischen Innervationsimpulse geknüpft bin. Ein gut gesprochenes Zungen-R, das ja auch eine Succession bildet, kann ich mir mit leidlicher Lebhaftigkeit, ohne Innervationen zu machen, als gesprochen vorstellen, ebenso das Geräusch, das ein neben mir auffliegender Vogel macht; aber die Succession der Flügelschläge dieses Vogels, oder ein galoppirendes Pferd kann ich nicht mit einer Vorstellung erfassen, hier muss ich mir successive die verschiedenen Stellungen des Thieres vorstellen, und der rasche Uebergang von einer zur anderen ist mit Innervationsempfindungen verbunden, in welchen zum mindesten der Rhythmus der Bewegung gelegen ist.

Also auch die Wortvorstellung besteht, wie jede andere Vorstellung, aus einer, gewisse Bahnen der Rinde umfassenden und für jede Bahn entsprechend abgestuften Erregung, und kann als solche mit anderen Vorstellungen associativ verknüpft sein.

VIII. CAPITEL.

Die Erscheinungen der Intelligenz.

1. Die Denkformen.

α) Begriff, Urtheil, Schluss.

Erwecken wir die Vorstellung eines Lindenbaumes, so sind jene unzähligen Rindenfasern attentionell in Erregung versetzt, welche beim Anblick eines Lindenbaumes in Erregung zu gerathen pflegen und welche dem Gebiete der Farbenempfindungen, der Formwahrnehmung, dadurch also auch der motorischen Impulse, vielleicht auch des Geruchsinnes u. s. w. angehören, und welche in ihrer Mannigfaltigkeit, sowie in der Intensität der Erregung bei ein und demselben Individuum vielfach variiren können. Erwecken wir nun die Vorstellung eines Kastanienbaumes, so findet ein ähnlicher Erregungscomplex statt, ähnlich, denn es ist, wie wir sahen, ein Theil der vorhin erregt gewesenen Bahnen nun wieder erregt, die Differenzen der beiden Erregungscomplexe können nach dem schon geschilderten Modus leicht zum Bewusstsein gebracht werden. Wir wenden die Aufmerksamkeit z. B. den Vorstellungen der Blätter beider Bäume zu. Wir finden dann in einem Falle die Erinnerung an gefingerte Blätter vor, im anderen die an herzförmige, so dass sich die diesen beiden Blattformen entsprechenden Rindenerregungen, falls wir ihnen successive unsere Aufmerksamkeit zuwenden wollen, im Bewusstsein deutlich als verschiedene ausprägen. Haben wir doch schon gesehen, wie die Rindenvorgänge sich bei Wahrnehmung und Vorstellung ungleicher Formen unterscheiden. Ist aber dieser Unterschied einmal vom Bewusstsein erfasst, so ist das vor sich gegangen, was man in der Psychologie eine Urtheilsfällung zu nennen pflegt, ob dieses Urtheil nun in Worte gekleidet wird oder nicht. In Worte gekleidet würde es lauten: der Kastanienbaum hat gefingerte Blätter.

Betrachten wir nun einen Apfelbaum, so gehen abermals ähnliche Rindenerregungen vor sich, die wieder theilweise identisch sind mit jenen, welche der Vorstellung des Lindenbaumes angehören, und ebenso ist es mit der Vorstellung des Pappel-, des Birn-, des Ahornbaumes u. s. w. Wir können nun unser Bewusstsein auch jenen Rindenvorgängen zuwenden, welche allen diesen Vorstellungen gemeinschaftlich sind, und kommen demnach zu einem Erregungscomplex, der nach dem Vorgange der Psychologen als Begriff zu bezeichnen ist; in Worte gekleidet zu dem Begriff „Baum".

Ein solcher Begriff enthält noch die Vorstellungen des Stammes, des Holzes, der Wurzeln u. s. w. in grösserer oder geringerer Lebhaftigkeit, kann aber als Ganzes nicht zu einer lebhaften Vorstellung entwickelt werden, da eine solche immer durch die Erkennbarkeit der Details charakterisirt ist, welche hier ausser dem Erregungscomplex bleiben müssen.

In dem oben angeführten Beispiele von der Bildung eines Urtheiles habe ich absichtlich auf die Differenzen in den Vorstellungen hingewiesen und das Urtheil auf Grund des Unterschiedes der Rindenprocesse fällen lassen, weil ich glaube, dass in der grössten Mehrzahl der Fälle, in welchen im Leben geurtheilt wird, solche Differenzen den Grund dafür abgeben. Das Urtheil: „der Mensch A ist blond", würde nicht gefällt werden, wenn es nicht auch dunkle und rothe Menschen gäbe. Damit soll aber nicht gesagt sein, dass das Urtheil nur auf diesem Wege entsteht. Wir können vielmehr sehr wohl den einzelnen Antheilen eines Vorstellungs-Erregungscomplexes unsere Aufmerksamkeit zuwenden, wir können denselben attentionell analysiren und kommen auch so zu Urtheilen: „Der Mensch A hat zwei Beine", ist ein Urtheil, bei welchem Differenzen zum mindesten eine sehr geringe Rolle spielen.

Demnach ist die Erregung einer Anzahl von Rindenfasern, welche mehreren Vorstellungen gemeinsam ist, ein Begriff und kann als solcher das Rindenorgan der Sprache in jener Weise erregen, dass ein Wort als Bezeichnung für denselben in das Bewusstsein tritt. Die auf einen Theil der Bahnen einer Vorstellung beschränkte Erregung, soferne sie als Theilerregung erkannt wird, bildet ein Urtheil, gleichgiltig, ob die Erregung des betreffenden Fasercomplexes associativ eine Erregung jener Fasern des Sprachcentrums zur Folge hat, die bei dem Aussprechen des Urtheiles in Betracht kämen oder nicht. Beide psychischen Vorgänge sind also nicht nothwendig an die Sprache gebunden. Es geht das schon daraus hervor, dass auch die Thiere Begriffe haben und Urtheile fällen. Der Hühnerhund, der einem Hasen nicht nachlaufen darf, thut das nicht, ob der Hase gross oder klein ist, ob ein solcher im Felde, in der Au oder im Walde vor ihm davonläuft; er hat also den Begriff des Hasen vom Individuum getrennt, und wenn er die Spuren mehrerer Menschen kreuzend, die seines Herrn erkennt und ihr folgt, so hat er ein Urtheil gefällt.

Auch der Mensch arbeitet psychisch mit Begriffen und Urtheilen, ob dieselben in Worte gekleidet werden oder nicht. Das sieht man einerseits daran, dass jemand ein vollkommen richtiges Urtheil fällen kann, beim Aussprechen desselben aber gelegentlich lange nach dem richtigen Wort für einen in demselben enthaltenen Begriff sucht, andererseits daran, dass Kinder, welche ihre Urtheile überhaupt noch nicht in Worte zu kleiden vermögen, ganz zutreffend ihre Handlungsweise gegenüber von Personen und Gegenständen nach früheren Erfahrungen so einrichten, dass der ihre Handlungsweise bestimmende Rindenprocess in Worte gekleidet die Form eines Urtheiles haben würde: „dieser Mensch ist böse", „jene Sache schmeckt gut" u. dgl.

Nun wird wohl mancher der Meinung sein, dass in solchen Fällen von Begriff und Urtheil überhaupt nicht gesprochen werden kann, dass diese vielmehr nothwendig an die Sprache gebunden sind. Ob man dieser oder jener Meinung sein will, hängt davon ab, welche Nomenclatur man für die zweckmässigere hält, jene, bei welcher das Resultat des psychischen Processes als solches, oder jene, bei welcher das in Wortekleiden des Resultates mit dem Ausdruck Begriff und Urtheil belegt wird. Mir scheint diese Nomenclatur von untergeordneter Bedeutung, hingegen die Thatsache, besonders mit Rücksicht auf die vergleichende Psychologie von Wichtigkeit, dass der ganze Rindenprocess sammt den daran geknüpften Willkürhandlungen auch ohne Sprache den zur Erhaltung des Individuums im Kampfe ums Dasein dienenden Verlauf durchmachen kann.

Damit will ich natürlich nicht gesagt haben, dass die Sprache bei der Bildung von Begriffen und Urtheilen bedeutungslos ist. So etwa wie die Orientirung in einer Gegend eine leichtere wird, wenn weit sichtbare Kirchthürme und an den Strassen Kilometersteine vorhanden sind u. dgl. m., so wird die Orientirung im Gesammtgebiete der Pflanzenwelt erleichtert, indem man für wohl bestimmte Begriffe Worte „Baum", „Blatt", „Schmetterlingsblüthe", „Ranunculaceae" einführt. Diese Worte spielen dann eine ähnliche Rolle wie die Farben, mit denen man die Kugeln an der in den Schulen verwendeten Rechenmaschine versieht, oder die Leitmotive, welche in den Wagnerschen Opern den einzelnen Personen zugehören. Das ganze Associationsgebiet wird dadurch ein reicheres und prägt sich demnach dem Gedächtnisse besser ein. Beim Ertönen des Leitmotives wird die gesammte Vorstellung der betreffenden Heldengestalt wachgerufen, es werden, schon ehe sie auf der Bühne erscheint, die Rindenbahnen, welche ihrer

Gesichtsvorstellung angehören, associativ gebahnt, ebenso alle jene, welche den Erinnerungsbildern ihrer früher vorgeführten Handlungen angehören, so dass, wenn nun auch die Erregung der entsprechenden optischen Rindenbahnen dazu kommt, ein intensiverer, charakteristischerer und reicherer Gesammterregungsprocess statthat, als wenn die Gestalt vor den unvorbereiteten Beschauer hingetreten wäre.

Ebenso ruft das Wort, welches einen Begriff bezeichnet, einen wohl geordneten und abgegrenzten, aber durch vielfache Benützung auch reichen Rindenprocess hervor, mit dem sich wegen seiner Stetigkeit gut psychisch arbeiten lässt.

Uebrigens ist die Reichhaltigkeit der Begriffe (wie natürlich auch der Vorstellungen) eine überaus ungleiche, und die Bedeutung des Wortes mit den an dieses geknüpften Associationen wird eine um so grössere, je ärmer im Uebrigen der Begriff ist. Ich erinnere z. B. an die Zahlen: „vier" ist ein Begriff, denn er bezeichnet das Gemeinsame von „vier Menschen", „vier Aepfeln", „vier Litern", „vier Pfennigen", „vier Uhrschlägen" und, suche ich mir dieses Gemeinsame vorzustellen, wie ich mir den „Baum" vorgestellt habe, so finde ich darin ein optisches Erinnerungsbild von der Vertheilung der vier Gegenstände auf eine Fläche in quadratischer oder anderweitiger viereckiger Anordnung, finde vielleicht auch noch das Erinnerungsbild von der Vertheilung im Raume, ferner das gewisser mathematischer Eigenschaften, z. B. der Theilbarkeit durch zwei, welche ich mir auch optisch anschaulich vorstelle. Je höher ich aber in der Zahlenreihe aufsteige, desto ärmer wird die Vorstellung einer bestimmten Zahl, indem die Anschaulichkeit mehr und mehr verloren geht, und bei grossen Zahlen eigentlich nichts zurückbleibt als das optische und das akustische Bild derselben, natürlich mit den zugehörigen complicirten Associationen, welche aber nun entsprechend der Art, wie ich sie lernend erworben habe, nicht mehr der Vorstellung jener grossen Zahl als solcher, sondern der Ziffernvorstellung oder der Lautvorstellung derselben anhaften: die Zahl 128,348 erregt in mir keine Vorstellung wie der „Vogel", sondern eine nicht individualisirte Zahlenvorstellung, wie sie in der Sprache etwa durch den Ausdruck „viel" bezeichnet wird; was ich sonst noch von der Zahl zu sagen wüsste, dass sie mehr wie ein hundert, acht und zwanzig tausend bezeichnet, oder dass sie durch zwei theilbar sein muss, beruht auf dem Wachrufen der Associationen, von der Bedeutung der Stellung des 8 vor dem Beistrich, von der Bedeutung dessen, dass die letzte Zahl eine gerade ist u. s. w.; das ist aber hauptsächlich an die Vorstellung der oben stehenden Ziffern und ihrer Reihenfolge geknüpft, also an das optische Bild.

In solchen Fällen also hat die Sprache und ihre Ausdrucksweise in Schrift und Wort eine sehr grosse Bedeutung. Nicht minder in jenen Fällen, in welchen ein Begriff dadurch arm geworden ist, dass aus allen speciellen Vorstellungen, denen er entnommen wurde, nur ein ganz kleiner Bruchtheil in denselben übergehen konnte, z. B. beim Begriff „Seligkeit", „Vieleck" etc.

Noch geringer scheint mir die Bedeutung der Sprache für das psychische Leben beim Urtheil zu sein. Hier spielt sie eine wesentliche Rolle doch nur bei der Mittheilung eines Individuums an ein anderes, und das Urtheil „der Mensch A ist schön", wird nicht erst in Worte gekleidet werden müssen, soll der Urtheilende die Thatsache in Erinnerung behalten oder sich klar machen. Die Fälle, in welchen, wie beim Auswendiglernen des Ein-mal-Eins, Urtheile memorirt werden, um durch Erinnerung des Wortlautes die Thatsache ins Gedächtniss zurückzurufen, kann dabei nicht in Betracht kommen. Hier hat man es mit den typischen Associationen zu thun, die sich an Sinneseindrücke knüpfen, also mit dem Resultate des Ausfahrens von corticalen Bahnen.

Im Allgemeinen scheint mir in der Psychologie der Werth der Sprache für das Denken überschätzt zu werden. Wie unabhängig Denken und Sprache sind, geht unter anderem daraus hervor, dass zu Zeiten, in denen die grösste Virtuosität im Sprechen bestand, wenig neue Gedanken auftauchten. (Vgl. Burckhardt, Zeitalter Constantin des Grossen. 2. Aufl., pag. 379.) Auch erinnere ich an die Intelligenz Taubstummer u. s. w.

Als falsch wird das Urtheil dann erkannt, wenn in der Erregung aller jener Bahnen, die zu der betreffenden Vorstellung gehören, jene nicht enthalten sind, welche nach dem Urtheile enthalten sein müssten. „Herr A hat schwarze Haare" ist falsch, wenn in der Vorstellung des Herrn A eben jene Bahnen, die uns die Wahrnehmung von schwarzen Haaren vermitteln, nicht enthalten sind, wenn vielmehr beim Wachrufen der Vorstellung des A associativ Rindenfasern in Erregung gerathen, die z. B. beim Anblick einer braunen Farbe der Haare in Erregung zu gerathen pflegen. Nach den bei Besprechung der Wahrnehmung Behandelten muss diese Differenz sich dem Bewusstsein besonders aufdrängen. In Worte gekleidet, führt das Erkennen dieser Differenz zu dem Urtheile, A habe braune Haare.

Was den Schluss anbelangt, so stehe ich auf dem Standpunkte von J. S. Mill und v. Helmholtz. Der „Schluss" ist eine „logische" Form im wörtlichen Sinne des Ausdruckes. Damit meine ich eine

Wortform, in welcher ein Urtheil sammt den Umständen, die zu demselben führten, ausgesprochen wird. Etwas Neues kann mich der Schluss also nicht lehren, denn das Urtheil muss bereits da sein, wenn ich seine Begründung durch Analyse der in mir stattfindenden psychischen Vorgänge beibringe. Es gilt das in gleicher Weise von den analytischen Schlüssen wie von den Inductionsschlüssen. Wenn ich sage, die Winkel $\alpha + \beta + \gamma = 180^0$, denn sie bilden die drei Winkel eines Dreieckes, oder in anderer Form:

Maj. Die drei Winkel jedes Dreieckes haben zusammen 180^0.
Min. Die Winkel α, β, γ sind die Winkel eines Dreieckes.
Concl. Also sind $\alpha + \beta + \gamma = 180^0$,

so lag schon in der Vorstellung des Dreieckes, dass die Summe seiner Winkel die genannte Anzahl von Graden habe, und mit der Erkenntniss, dass α, β, γ die Winkel eines Dreieckes sind, war auch schon die Erkenntniss von der Grösse ihrer Summe vorhanden. Sie war genau in demselben Sinne vorhanden, in welchem in der Vorstellung des Baumes auch die des Stammes enthalten ist, nur erforderte es vielleicht eine etwas grössere psychische Anstrengung, sich dieser Theilvorstellung bewusst zu werden. So steht es mit allen analytischen Schlüssen, also vor allem mit jenen, die uns in der Mathematik und Geometrie beschäftigen.*) Wegen der gelegentlich sehr bedeutenden Schwierigkeiten, die uns hier die Analyse schafft, und über welche wir zum Theile gleichsam hinwegspringen, indem wir die bewusste Verfolgung der Analyse aufgebend, sie durch mechanische, aber auf ihre Brauchbarkeit geprüfte Mechanismen, die

*) Kant (Kritik der reinen Vernunft, herausgegeben von Kirchmann, Berlin 1868, pag. 57) erklärt bekanntlich die mathematischen Urtheile für synthetische: „Man sollte anfänglich zwar denken, dass der Satz $7 + 5 = 12$ ein bloss analytischer Satz sei, der aus dem Begriffe einer Summe von Sieben und Fünf nach dem Satze des Widerspruches erfolge. Allein, wenn man es näher betrachtet, so findet man, dass der Begriff der Summe von 7 und 5 nichts weiter enthalte, als die Vereinigung beider Zahlen in eine einzige, wodurch ganz und gar nicht gedacht wird, welches diese einzige Zahl sei, die beide zusammenfasst." Nimmt man statt der Summe $7 + 5$ die Summe $2 + 2$ oder $1 + 1$, so wird wohl niemand daran zweifeln, dass in diesen letzteren Vorstellungen schon der Begriff von Vier oder Zwei enthalten ist. Was sollte der Begriff Zwei überhaupt enthalten, wenn nicht die Vorstellung zweier Einheiten. Wenn die Zahlen grösser werden, wird die Analyse nur schwieriger, sie hört aber dadurch, wie mir scheint, nicht auf, Analyse zu sein, und wenn auch zunächst nur der Begriff von der Vereinigung beider Zahlen gegeben ist, so genügt die genauere Analyse dieser vorgestellten Vereinigung ohne Hinzukommen einer Erfahrung eine Zahl zu erkennen, die sich von der Zahl Elf und von der Zahl Dreizehn unterscheidet, also einen besonderen Namen erfordert. Damit ist aber auch schon ihr Begriff gegeben, die Benennung kann dabei wie immer lauten.

sogenannten Rechnungen, ersetzen, ist es allgemein üblich und berechtigt, den Weg der Analyse durch gewisse Schlagwörter, oder Lehrsätze anzudeuten. In dem analytischen Schlusse aber kann nichts enthalten sein, was nicht schon in der Prämisse lag, und die Formulirung desselben gibt nur den Weg an, auf dem wir uns über den Inhalt der Prämisse klar geworden sind.

Wesentlich ebenso verhält es sich bei den die Erfahrungsthatsachen betreffenden Schlüssen. Wenn wir sagen: „Alle Pflanzen wachsen; das neu entdeckte Naturproduct X ist eine Pflanze; also wird X wachsen," so haben wir nur durch Worte in geregelter Form den Weg angedeutet, wie wir zu dem Urtheile, dass X wächst, gelangten. In Wirklichkeit lag in der Erkenntniss, dass X eine Pflanze ist auch das Urtheil, dass es wachsen werde, denn wir würden es gar nicht Pflanze nennen, wenn es nicht wachsen würde.

Diese Inductionsschlüsse sind der Ausdruck der Associationen zwischen den Hirnbahnen, welche verschiedenen Vorstellungen angehören. Wenn ich von X erfahren habe, dass es grüne Blätter hat, so bewirkt die Erregung der Vorstellungsbahnen für das grüne Blatt eine Bahnung der associativ mit ihnen verknüpften Rindenfasern welche der Vorstellung des Wachsens angehören; wenn ich weiter erfahre, das X einen Stamm, Aeste und Wurzeln hat, kurz, wenn alle jene Vorstellungen erweckt werden, die beim Anblick eines Baumes zu entstehen pflegen, so wirkt jede derselben in ähnlicher Weise wie die Vorstellung der grünen Blätter bahnend auf die Rinderfasern der Wachsthumsvorstellung, so dass auch diese mit in den bewussten Erregungscomplex eintreten kann oder muss. Deshalb haben auch diese Inductionsschlüsse ihre vom Willen unabhängige Gewalt, sie drängen sich auf, weil eben die betreffenden Associationsbahnen schon da sind, die Associationen also wachgerufen werden, ob wir wollen oder nicht.

In dieser Beziehung verhalten sich die analytischen Schlüsse vielfach anders. Zum Theile drängen sie sich auch auf, zum Theile aber gar nicht. Doch scheint mir der Unterschied nur ein gradueller zu sein. Denn auch bei den typischen Inductionsschlüssen liegen die einzelnen Glieder der Schlusskette durchaus nicht immer dem Bewusstsein klar zu Tage, sind vielmehr häufig erst durch vielfaches Studium ausfindig zu machen, wie bei den sogenannten analytischen Schlüssen. Das Urtheil über die Entfernung eines gesehenen Objectes gilt heute allgemein als auf Inductionsschlüssen beruhend. In der That führen uns gleiche Empfindungen zu gleichen Urtheilen. Sollen wir aber angeben, welche diese

Empfindungen sind, die uns als Prämissen dienen, ja nur welcher Art dieselben sind, so wird auch der gebildetste Mann, wenn er den Gegenstand nicht speciell studirt hat, diese so wenig anzugeben vermögen, wie jene für einen geometrischen Satz. Ja er wird gar nicht wissen, dass er Augenmuskelgefühle hat, dass er ein Accommodationsgefühl hat, dass er mit den beiden Augen einen Gegenstand verschieden sieht, und dass ihm diese Empfindungen als Prämissen zu seinem Urtheile über die Entfernung des Objectes dienen. Auch hier also müssen die Prämissen erst durch Studium gefunden werden, wie in der Geometrie und Mathematik.

Man könnte einwenden, dass ein eingreifender Unterschied dadurch gegeben ist, dass wir bei den in den mathematischen Wissenschaften angewendeten Schlüssen das Resultat nicht im Voraus kennen, es bei den Inductionsschlüssen aber, mit dem Auftreten der Prämissen zugleich ins Bewusstsein tritt. Ich könnte in diesem Umstande auch einen wesentlichen Unterschied nicht anerkennen, denn es hängt das von der Methode der Forschung ab, die mit den Zeiten wechselt oder wechseln kann. Die alten Aegypter sollen ihre geometrischen Sätze auf empirischen Wege gefunden haben. Denken wir uns, es sei erst durch viele Messungen die Thatsache festgesetzt, dass die Winkel jedes Viereckes zusammen merklich 360° betragen, so ist das ein Erfahrungssatz, empirisch ebenso wohl begründet, als das Urtheil, jenes Object ist in einer Entfernung von nahezu 3 *m*. In ganz anderer Zeit kann jemand auf den „Nachweis" gelangen, dass die Winkel des Viereckes sich durch eine gezogene Diagonale als die Summe der Winkel zweier Dreiecke herausstellen, und dass die Winkel jedes Dreieckes sich unter Vermittlung einer Hilfslinie und des Satzes von den Gegenwinkeln als gleich zwei Rechten ergeben. Jetzt erst würde man sagen, es liege im Begriffe des Viereckes, dass die vier Winkeln zusammen 360° betragen. Andererseits könnte man sich vorstellen, dass alle jene Factoren, welche bei der Raumanschauung mittelst des Gesichtssinnes in Betracht kommen, genau bekannt sind; man könnte dann durch Combinationen derselben, indem man von ihnen wie von den geometrischen Axiomen ausgeht, Eindrücke von Raumgebilden theoretisch construiren, wie man neue geometrische Sätze findet. Man könnte die räumlichen Bilder, die das von Helmholtz erfundene Telestereoskop liefert, als Beispiel der Resultate solcher theoretischer Constructionen anführen. In der Vorstellung des Dreieckes liegt die Summengrösse der Winkel dann in demselben Sinne, in welchem in der Vorstellung einer gesehenen Entfernung von 3 *m* die Innervationsgefühle, Muskelempfindungen

u. s. w. liegen, und wenn uns diese gegeben sind, so folgt mit derselben Sicherheit aus ihnen die genannte Entfernung des gesehenen Objectes, mit welcher aus der Summe der Winkel der ebenen Figur ihre Gestalt als Dreieck folgt. So, meine ich, sind die psychischen Vorgänge, die uns zu den beiden Urtheilen führen, die „Summe der Winkel eines Dreieckes beträgt 180°" und „das Object O befindet sich in 3 *m* Entfernung", nicht so verschieden, wie man nach den üblichen Darlegungen erwarten sollte.

Wiewohl es also analytische und synthetische Schlüsse gibt, so verhalten sie sich doch vielfach ähnlicher, als man allgemein anzunehmen scheint.

Es würde mich hier zu weit führen, näher auf diese Verhältnisse einzugehen. Doch scheint es mir geboten, da die Form des in Worten ausgedrückten Urtheiles und Schlusses eben in unseren intellectuellen Vorgängen keine so bedeutende Rolle spielt, wie vielfach vorausgesetzt wird, gerade von dem Denken und Nachdenken noch Einiges zu sagen.

β) Das Nachdenken und der Entschluss.

Wenn wir uns, wie man zu sagen pflegt, unseren Gedanken überlassen, so spielen sich Erregungen in unseren Rinderfasern ab, welche nach ihrer Verwandtschaft zeitlich zusammenfallen, also das bilden, was wir Vorstellungen nennen. Diese Vorstellungen sind in ihrem Associationsgebiet um so ausgebreiteter, je reicher sie bei dem betreffenden Individuum überhaupt entwickelt sind, also im Allgemeinen bei geistig hochstehenden Menschen ausgebreiteter als bei geistig armen, wie dies die deutsche Sprache trefflich andeutet. Zweitens aber ist der Reichthum an erregten Rindenantheilen um so grösser, je weiter der meditirende Mensch von jenem Zustande entfernt ist, den wir Schlaf nennen.

Denn im Schlafe sind grosse Fasergebiete in ihrer Erregbarkeit bedeutend herabgesetzt, es verhalten sich Vorstellungsreihen, die sonst associativ leicht ins Bewusstsein treten, als wären sie nicht vorhanden.

Das Spiel der Vorstellungen wickelt sich also ab, nach den vorhandenen Verwandtschaften und nach der Stimmung der Hirnrinde, d. h. nach den von früher her noch bestehenden temporären Bahnungen, so dass wir leicht in die Gedankenreihen der letzten Stunden und Tage verfallen, die auch bei ferneren Verwandtschaften mit anklingen.

Anders ist es, wenn jemand über einen Gegenstand nachdenkt. Die Rindenvorgänge sind hierbei je nach der Art des Denkens und des

Objectes recht mannigfaltig; constant aber pflegt eine intensive attentionelle Erregung aller Rinderfasern zu sein, die den betreffenden Vorstellungskreis bilden, und die sich daran knüpfende Bahnung der näheren und ferneren Verwandten.

Sinnt z. B. jemand eine Reise aus und verfolgt den beabsichtigten Weg in Gedanken, so reiht sich die Vorstellung einer Wegstrecke an die der anderen, wobei diese Vorstellung gebildet wird aus den Erinnerungsbildern der Landkarte oder dieser Strecken und der Oertlichkeiten selbst, je nachdem dieselben nur aus der Karte oder von einer früheren Route her bekannt sind.

Ist in dieser Weise die Vorstellung der Stadt A aufgetaucht, so kann es geschehen, dass die betheiligten Rindenbahnen in einer bisher nicht zum Bewusstsein gekommenen Verwandtschaft mit anderen Bahnen stehen, die nun plötzlich mit in Erregung gerathen. Diese Verwandtschaft könnte herrühren von einer Meldung, an die seitdem nicht mehr gedacht wurde, und deren Inhalt das Auftauchen einer Epidemie in A war. Man sagt dann, dieser Umstand sei dem Betreffenden „eingefallen". Es wird nun die Vorstellungsreihe an einem früheren Punkte angeknüpft, und neuerdings eine andere Route verfolgt, um zu ersehen, ob sich nicht abermals Associationen zeigen, die bestimmend wirken. Das was den Vorstellungen beider Routen gemeinsam ist und was während des ganzen Denkens näherungsweise gleich bleibt, ist die Erregung jener Bahnen, welche als eine Art von Unruhe zum Bewusstsein kommt, als ein Drängen nach vorwärts, eine Erregung, die, falls sie das Sprachcentrum trifft, etwa zu den Worten „ich will reisen" führen würde. Wenn dieser Erregungscomplex auch von untergeordneter Intensität ist, so bleibt er doch bestehen, und veranlasst das Aussinnen der zweiten Route, wenn das Urtheil über die erste ungünstig ausgefallen ist.

Man könnte diese Art des Nachdenkens die experimentirende nennen, denn es wird thatsächlich ein Versuch nach dem anderen in Gedanken ausgeführt, um die Ergebnisse zu vergleichen. Es ist das zugleich die Art, wie wir gewöhnlich die Erklärung einer Erscheinung zu finden suchen; wir schlagen im Gedanken die denkbaren Wege ein und beachten, ob wir in den Vorstellungsreihen nirgends auf Widersprüche stossen.

Eine andere Form erfolgreichen Denkens beruht auf der Bildung neuer Associationen zwischen bisher, wenigstens in dieser Beziehung, getrennten Vorstellungsgebieten. Ein Problem kann die Aufmerksamkeit durch Tage und Wochen gefesselt halten, es werden in Folge dessen die verwandten Bahnen in weitem Umfange in erhöhte

Erregbarkeit versetzt, da vielmals versucht wurde, auf dem Wege der Associationen in andere Vorstellungsgebiete geläufiger Art vorzudringen. Es sei z. B. eine meteorologe Erscheinung, die Nebelbildung, das Problem, und alle Rindenfasern, die der Vorstellung des Nebels und ähnlichen Erscheinungen angehören, und alle Verwandten dieser Fasern seit Wochen hochgradig gebahnt. Nun sieht der Mensch im Laufe dieser Tage in einem Kaufmannsladen die an den Faden angeschossenen Krystalle von Candiszucker und eben wegen der hochgradigen Bahnung bildet sich blitzschnell eine Association zwischen den angeschossenen Krystallen und den zum Tropfen zusammengeschossenen Wassermolekülen, zwischen dem Faden und den Staubtheilchen der Luft. Diese Association — einmal vorhanden — kann nach vorläufiger Prüfung auf Grund der experimentirenden Denkmethode, bei welcher sich die grossen Nebelmassen in der Nähe industriereicher Städte u. s. w. als vorläufige Bestätigung ergeben würden, weiter durchdacht, und so zur Grundlage einer Theorie des Nebels und des Regens werden. Der Mensch hatte die Thatsache der Ausscheidung von gelösten Körpern an der Oberfläche fester längst gekannt, dass sie ihm aber zur Theorie des Nebels dienen könne, war ihm nicht „eingefallen"; die starke Bahnung des betreffenden Vorstellungsgebietes bewirkt die Neigung, alle auftauchenden Rindenerregungen mit diesem in associative Verbindung zu bringen. Es gibt psychische Krankheiten, die auf einer abnormen Bahnung ähnlicher Art beruhen, indem alle möglichen Vorstellungen associativ zu einer „dominirenden" Idee hinleiten.

Je leichter sich in einem Gehirne derartige Associationen zwischen dem eben das Bewusstsein beherrschenden Vorstellungsgebiet und anderen Vorstellungskreisen herstellen, desto geistreicher nennen wir den betreffenden Menschen, vorausgesetzt, dass diese Associationen nicht sofort als sinnlos erkannt werden; je reicher aber das ganze Erregungsgebiet der Rindenfasern ist und, was damit zusammenhängt, je sicherer die Beziehungen desselben zu anderweitigen associativ verbundenen Rindenerregungen zum Ausdrucke gelangen, desto gescheiter nennen wir den Menschen.

Die wichtigsten Denkvorgänge lassen sich auf eine Combination dieser beiden zeitlich nicht zusammenfallenden Rindenprocesse zurückführen. Erst der „Einfall", d. i. die Herstellung einer Association, dann die Kritik derselben, d. h. die früher geschilderte experimentelle Denkmethode der Bahnung aller näher oder ferner verwandten Rindenfasern und Complexe, bei Beachtung etwa auftretender Widersprüche, oder eintretender, zuvor dem Bewusstsein nicht gegenwärtig gewesener Associationen. Es liegt auf der Hand, dass das endliche Urtheil umsomehr Wahrscheinlichkeit hat, zutreffend zu sein, je reicher das Associationsgebiet war, das zur Prüfung desselben gedient hat. Darin liegt der Werth der Kenntnisse, denn diese erwerben, heisst das Associationsgebiet erweitern. Deshalb sind auch die Kenntnisse um so werthvoller, je reichhaltiger die Associationen zwischen jeder erkannten Vorstellung und anderen schon vorhandenen gestaltet sind.

Die an der Schule erworbenen Kenntnisse sind deshalb häufig so minderwerthig. Der Satz: „Tilia europaea ist ein in Europa wild und angepflanzt vorkommender Baum, der im Mai mit Wohlgeruch blüht," kann auswendig gelernt werden, bildet eine Kenntniss, ist aber von geringem Werthe, da sich Associationen derselben vielleicht nur mit der Physiognomie des Lehrers und dem Aussehen der Schulstube hergestellt haben; sowie dazu aber die Association jenes bestimmten Baumes, auf den der Knabe in einer bestimmten Zeitperiode gestiegen ist, sich gesellt, und die Association an den typischen Geruch, der aus einem anderen Falle im Gedächtnisse geblieben ist, etwa auch die Vorstellung von einer Tischlerwerkstätte, in welcher das Lindenholz genannt wurde, und einem Möbelstück des heimischen Hauses, das auch als aus Lindenholz hergestellt bezeichnet wurde, kurz, sobald eine reiche Association mit anderen Vorstellungen gebildet ist, gewinnt die Kenntniss ihren Werth. Handelt es sich nicht um Objecte, sondern um Vorgänge, um deren Ursachen und Folgen, welche letztere ja auch nur associativ im Organe des Bewusstseins mit der Vorstellung der Vorgänge verknüpft sind, so gewinnt deren Kenntniss ebenfalls erst Werth durch den Reichthum von Associationen mit Vorstellungen anderer Vorgänge, anderer Ursachen und Folgen. Indem wir diese Associationen durch attentionelle Bahnung zu gewinnen suchen, sagen wir, wir machen uns den Vorgang klar oder wir suchen ihn zu verstehen. Letzteres behaupten wir dann erreicht zu haben, wenn alle unsere attentionellen Bahnungen zu Urtheilen führen, die mit keinem auf anderem Wege gefundenen Urtheile in Widerspruch stehen.

Ich habe noch einen wichtigen Umstand, der bei unseren intellectuellen Vorgängen eine Rolle spielt, zu besprechen, nämlich die Betheiligung von Empfindungen der Lust und Unlust. Es war das bisher nicht nöthig, da von den Handlungen als Folge der intellectuellen Vorgänge noch keine Rede war. Diese dienen uns aber wesentlich zu Bestimmung unserer Handlungen, und hierbei pflegt sozusagen ein Resultat der Rindenvorgänge maassgebend zu sein, das wir mit dem Ausdrucke „Entschluss" bezeichnen. Nicht jeder willkürlichen Bewegung muss ein Entschluss vorausgehen, wohl aber nennen wir gewöhnlich nur jene Bewegungen „Handlungen", denen ein solcher, wenn auch nicht immer in wohl ausgeprägter Form zu Grunde liegt.

Es sei mir gestattet, an einem einfachen Beispiele nochmals meine vielleicht nicht hinlänglich deutlich dargelegten Anschauungen über die eben besprochenen intellectuellen Vorgänge zugleich mit der Entstehung des Entschlusses vorzuführen.

Ein Bergsteiger komme hart vor dem Ziele seiner Tageswanderung an eine Felskluft, über die ein Steg geführt hatte. Der Steg ist weggerissen. Es taucht, von vorhergehenden ähnlichen Lebenslagen associativ angeregt, die Vorstellung eines Sprunges im Wanderer auf, d. h. es wird eine Summe von Rindenfasern in Erregung versetzt, die zu anderenmalen in Erregung war, wenn er einen Graben übersetzte: wenn er zusah, wie ein Anderer einen Weitsprung machte; Rindenfasern, welche die bewussten Muskel- und Hautempfindungen beim Abspringen und Aufspringen vermittelten; es gerathen, durch die seit langem bestehenden Verwandtschaften associativ angeregt, viele der Rindenfasern in Thätigkeit, welche bei der Lectüre von Harras dem kühnen Springer betheiligt waren, in derselben Weise jene Fasermassen, die, hauptsächlich den hinteren Theilen der Hirnrinde angehörig, das Gesichtsbild einer vor Jahren gesehenen gemalten Darstellung eines Abgestürzten angehören u. s. w Die letztere Vorstellung wird mit lebhaften Unlustempfindungen verbunden sein, über deren Bedeutung im nächsten Abschnitt noch Genaueres gesagt werden soll. Es genüge uns vorläufig die zweifellose Thatsache der Verbindung dieser Vorstellung mit Unlustempfindungen. Diese aber werden den motorischen Innervationsimpuls des Sprunges in ganz analoger Weise hemmen, wie die typischen Schmerzempfindungen, die bei einer Bewegung auftreten, diese Bewegung zu hemmen pflegen. Dieser Hemmungsprocess geht subcortical vor sich und ist durch den Willen nur schwer und unvollständig zu überwinden.*) Deshalb springt der sich fürchtende Mensch ungeschickter als er springen würde, wenn er keine Furcht empfände.

---

*) Er gehört zu den Erscheinungen der „Sensomobilität". Von diesen subcorticalen Hemmungen selbst automatischer Bewegungen durch schmerzhafte Eindrücke gibt ein Hund ein vortreffliches Beispiel, dem das ganze Grosshirn entfernt war. Goltz war es gelungen, ihn lange Zeit am Leben zu erhalten. Als sich dieses Thier einmal an einem Fusse verletzt hatte, ging es, wie unverstümmelte Thiere in diesem Falle thun, auf drei Beinen (Pflüger's Arch. f. d. ges. Physiol., Bd. LI, pag. 570).

Der Bergsteiger, in dieser Weise in Verlegenheit gesetzt, beginnt zu überlegen. Mit den Rindenfasern, die in Erregung begriffen sind, wenn das „nicht vorwärts" im Bewusstsein ist, sind associativ verknüpft jene, welche dem „rückwärts" angehören. Es gelangen demnach successive doch näherungsweise in umgekehrter Reihenfolge die Bilder jener Wegstrecken, die im Laufe des Tages zurückgelegt wurden, ins Bewusstsein; dabei mag ein Erregungscomplex, die Vorstellung einer gefährlichen Felspartie bildend, combinirt mit einem Complex, welcher der Vorstellung eines über diese Strecke hinuntersteigenden Menschen entspricht, wieder recht nennenswerthe Unlustempfindungen auslösen. Die weitere attentionelle Bahnung, die durch das Vorstellungsgebiet des Rückweges bewirkt ist, wird auch jene Fasern erreichen, die beim Anblick eines Sonnenunterganges und der einbrechenden Nacht in Erregung gesetzt zu werden pflegen, dadurch die der Tageszeit und jene motorischen Rindenfasern, deren Erregung das Hervorheben und Besehen der Uhr seit Jahrzehnten besorgen, und damit das Urtheil des „zu spät". Dieses Urtheil wird wie andere Urtheile gefällt, nach einer kurzdauernden vergleichenden Vorstellung der Wegdauer und der Dauer des noch vorhandenen Restes des Tages. Es hätte geschehen können, dass jene Fasern, welche das ganze Vorstellungsgebiet der Zeit anregten, von der attentionellen Bahnung nicht mit ergriffen worden wären. Der Wanderer hatte dann vielleicht, wegen des Mangels einer wichtigen Association, eine Ungeschicklichkeit begangen.

Da nun auch in dieser Vorstellungsreihe Unlustempfindungen auftauchten, somit die motorischen Impulse, welche zum Einschlagen des Rückweges nöthig sind, Hemmungen erfahren, wenn diese auch vorläufig nicht von so ausgesprochener Intensität sind wie im ersten Falle, so wird weiter experimentell gedacht. Vielleicht lässt der flüchtige Anblick eines durch Felsen geschützten Rasenfleckens jene Rindenfasern plötzlich in das Erregungsgewirre des Bewusstseins eintreten, welche den Hautempfindungen des Liegens angehören; dadurch können wieder associativ die Fasern in Action treten, welche der Vorstellung der Nacht und des Uebernachtens auf jenem Flecke angehören. Abermals können in der Ausbreitung der zugehörigen Associationen Rindenfasern in Erregung gerathen (z. B. solche, die der Vorstellung des Hungers oder Durstes angehören), die mit dem Centrum für Unlust verknüpft sind, und wieder kann das in Erregung versetzte Associationsgebiet ein zu enges sein, indem z. B. die Erregung nicht in jene Rindenfasern vorgedrungen ist, welche den Erinnerungsbildern der des Nachts eintretenden

Kälte angehören. Das experimentirende Bahnen verschiedener Rindenbezirke, geleitet von Erinnerungsbildern, wird weiter fortgesetzt werden, es wird der akustische Fasercomplex entsprechend einem Hilferuf in das Bewusstsein treten oder der abgegebener Nothschüsse u. s. w.

Die Ueberlegung in der kritischen Lage besteht also darin, dass eine grosse Anzahl von Complexen der Rindenerregung aufeinander folgen, und die mit diesen verbundenen Lust- oder Unlustempfindungen miteinander verglichen werden. Letzteres geschieht ebenso, wie andere ungleichzeitige Empfindungen verglichen werden. Der Entschluss besteht dann in der Fällung des Urtheiles, „es ist A auszuführen". Dieses A entspricht immer jener Vorstellungsreihe, die mit den grössten Lust- oder den geringsten Unlustempfindungen verknüpft ist, und das Urtheil kommt in derselben Weise zu Stande, wie das Urtheil „von diesen drei Farben ist die erste die hellste". Dass aber gerade die Handlungsweise eingeschlagen wird, deren Vorstellungsreihe das Minimum an Unlustgefühlen enthält, hat Gründe die bald genauer besprochen werden sollen.

Man sieht an diesem Beispiele, dass der Werth des Entschlusses nicht nur, wie schon mehrfach hervorgehoben, von dem Umfang, fast könnte man sagen der Vollständigkeit der Associationen, also der wachgerufenen Vorstellungen, abhängig ist, sondern noch von einem anderen Umstande, d. i. der Intensität der mit den einzelnen Erregungscomplexen verknüpften Lust- und Unlustempfindungen.

Es kann jemand trotz reicher Associationen einen sehr unzweckmässigen Entschluss fassen, weil er in gewissen Beziehungen gleichsam hyperästhetisch für Lust- und Unlustempfindungen ist. Wenn jenem Bergsteiger die Vorstellung einer im Freien zugebrachten Nacht abnorm intensive Unlustgefühle erweckt (vielleicht weil ihm in der Kindheit gewisse Schrecken der Dunkelheit eingeprägt worden sind), so kann sein Entschluss, die gefahrvolle Wanderung in der Dunkelheit oder den Sprung über die Felskluft auszuführen, ein sehr unvernünftiger sein.

In diesen und vielen ähnlichen Beispielen, die sich anführen liessen, liegt die Rolle, welche die Gefühle beim Zustandekommen einer Handlung spielen, klar zu Tage. Es gibt aber unzählige Handlungen, zu denen ich selbst jedes Aussprechen einer Ansicht rechnen muss, in denen die Vorgänge wesentlich dieselben sind, wie die eben geschilderten, in denen aber das Spiel der Gefühle, da sie weit geringere Intensität haben, ein verborgeneres ist.

Fast jedesmal, wenn wir eine Handlung ausführen sollen, können wir eine Reihe von Argumenten anführen, welche für, eine andere, welche gegen die Ausführung derselben sprechen. Jedes dieser Argumente besteht aus einem Vorstellungsgebiet oder einem Rindenerregungscomplex, der zu dem Gefühlscentrum in Beziehung steht. Wir empfinden dann die durch die Rindenerregungscomplexe wachgerufenen Gefühle ihrer Intensität nach als grössere oder kleinere Gewichte dieser Argumente. Ob der Entschluss ein zweckmässiger sein wird oder nicht, hängt dann natürlich auch davon ab, ob in dem betreffenden Individuum jeder Rindenprocess eine Lust- oder Unlustempfindung von vortheilhafter Grösse auslöst. Einen Menschen, bei dem letzteres im Grossen und Ganzen der Fall ist, nennen wir einen nüchternen Menschen, oder sagen von ihm, wenn noch andere Eigenschaften dazu kommen (z. B. ein reiches Associationsgebiet, durch welches er zugleich „umsichtig" wird), er habe einen gesunden Menschenverstand. Haben die an gewisse Vorstellungskreise geknüpften Empfindungen eine abnorm hohe Intensität, dann nennen wir ihn „verschroben", „einseitig" oder einen „Sonderling"; ist diese Verknüpfung keine dauernde, dann nennen wir ihn „enthusiasmirt"; wechseln die Intensitäten der Empfindungen, die an ein Vorstellungsgebiet geknüpft sind, und treten andere Vorstellungen in Verbindung mit ähnlich intensiven Empfindungen, dann ist er ein „Sanguiniker".

Hierbei ist aber noch Folgendes zu bemerken. Ich sprach oben von mehreren Vorstellungsgebieten oder Erregungscomplexen der Rinde, denn ein und dieselbe Vorstellung kann mit verschiedenen Empfindungen verknüpft sein, je nach den übrigen in der Rinde obwaltenden Erregungszuständen. Es kommt hier in erster Linie die ganze Fasermasse der Ich-Vorstellung in Betracht. Die Vorstellung eines Objectes associativ verbunden mit der der Besitzergreifung durch das Ich, kann eine Lustempfindung auslösen, dieselbe Vorstellung in derselben Verknüpfung mit der Vorstellung eines Anderen kann Unlustempfindung auslösen. Da die Ich-Vorstellung, wie wir sahen, fast stets, wenn auch in verschchiedener Lebhaftigkeit in dem bestehenden Erregungscomplex der Rindenfasern einbegriffen ist, und da sie, wie im nächsten Capitel besprochen werden soll, in directester Weise mit den Gefühlscentren in Beziehung steht, so wird sie für das Gewicht jedes der Argumente einer Handlung in maassgebendster Weise in Betracht kommen. Aber wir werden auch sehen, dass die Gefühle noch mit anderen Vorstellungsgebieten in engem Zusammenhange stehen und welche biologische Bedeutung dieser Zusammenhang hat.

Also auch, wenn man einen ziemlich gleichgiltigen Entschluss fasst, laufen ähnliche Empfindungsvorgänge in Verbindung mit den Rindenvorgängen ab, wie in dem obigen Beispiele des Bergsteigers, nur sind sie nicht so auffallend. Wenn ich mich entschliesse, ein gewisses Buch zu kaufen, so haben die Lustempfindungen, die mit der Vorstellung, es jederzeit zur Hand zu haben oder es meinem Freunde borgen zu können, verknüpft sind, überwogen über die Unlustempfindungen, die mit der Vorstellung, das Geld dafür hergeben zu müssen, wieder eine Vermehrung der Büchermasse im Zimmer zu haben, den Buchhändler benachrichtigen zu müssen u. s. w. verbunden sind.

Es war jetzt hauptsächlich die Rede davon, dass Rindenerregungen Lust- und Unlustempfindungen auszulösen vermögen. Nach dem was in der physiologischen Einleitung vom intercellulären Tetanus mitgetheilt war, erscheint es fast selbstverständlich, dass andererseits die subcorticalen Gefühlscentren auch auf die Rindenprocesse zurückwirken können. Es war auch davon schon früher die Rede und wird später noch die Rede sein. Hier sei nur erwähnt, dass diese Wirkung der Gefühlscentren auf die Rinde eine so mächtige sein kann, dass sie den Ablauf und die Anordnung der Erregungscomplexe in derselben, also das intellectuelle Leben zeitweilig völlig zu beherrschen vermögen.

Im Vorstehenden wurden, im Anschluss an die allgemeine Ausdrucksweise, oftmals Redewendungen gebraucht, von der Art, „man verfolgt diese Reihe von Associationen und gelangt zu einem Unlustgefühl; geht dann auf eine andere Reihe von Associationen über" u. dgl. Diese Ausdrucksweise verleitet zu der Meinung, dass es ein selbstständiges Subject geben müsse, welches willkürlich den einen oder den anderen Weg einschlägt. Nun sind zwar bei der Ueberlegung und der sich daran knüpfenden Bildung eines Entschlusses meines Erachtens „Willensacte" betheiligt, aber in weit geringerem Grade, als man vorauszusetzen pflegt. Die geschilderten Denkprocesse laufen in uns ohne unseren Willen ab, ja können gegen unseren Willen ablaufen und vollends die Resultate des Denkvorganges sind von unserem Willen nahezu unabhängig. Ein Erregungszustand erzeugt nach den bestehenden Verwandtschaften einen zweiten Erregungsprocess, und so geht es fort, ohne dass wir willkürlich einen eingreifenden Einfluss auf den Ablauf auszuüben pflegen. Ebenso sind viele Vorstellungen mit Lust-, andere mit Unlustempfindungen verknüpft, und wir sind gegen diese Verknüpfung machtlos. Unsere Sprache würde den Thatsachen besser Rechnung tragen, wenn sie statt des Ausdruckes „ich denke" den Ausdruck „es denkt in mir" erlaubte.

Der Eindruck, dass man handelndes Subject dabei ist, entstammt erstens der erwähnten steten Association mit der Ich-Vorstellung, zweitens dem Einfluss wirklicher Willensacte, sowohl was Hemmung und Begünstigung gewisser Vorstellungen betrifft, als auch in Bezug auf die auszuführenden Handlungen. Diese Willensacte spielen aber eine untergeordnete Rolle. Auf ihre Natur kann ich hier noch nicht eingehen.

2. Die Instinctgefühle und das Denken.

Wir haben oben unter den secundären Empfindungen die Lust und Unlust besprochen, welche sich unter gewissen Umständen zu den Sinnesempfindungen hinzugesellen können. Im Gegensatze zu den letzteren nannten wir sie die „Gefühle".

Ihr physiologischer Mechanismus, subcortical gelegen, der schon genauer erörtert worden ist, steht mit der Hirnrinde als dem Organ des Bewusstseins in inniger functioneller Verbindung. Es ist wahrscheinlich, bei Thieren wohl zweifellos, dass die Gefühlscentren Verbindungen mit subcorticalen Centralorganen haben, doch ist die Verbindung mit der Hirnrinde jedenfalls die für die psychischen Erscheinungen wichtigste. Und zwar werden die Gefühlscentren von der Rinde und die Rinde von den Gefühlscentren beeinflusst. Es mag dabei, wie in anderen Fällen, unbeantwortet bleiben, ob wir uns die Vermittelung nach beiden Richtungen durch eine (doppelseitig leitende) Bahn oder ob wir für jede Richtung eine besondere (centripetale und centrifugale) Bahn annehmen wollen. Eine centrifugale muss angenommen werden, weil die Sinnesempfindungen als solche vielfach nicht von dem Gefühle der Lust und Unlust begleitet sind, sondern erst die Vorstellungen, welche auf Grund der Sinnesempfindungen geweckt werden. So erklärt sich auch aus den Gesetzen der Bahnung und Erregungsleitung, dass die begleitenden Gefühle um so intensiver werden, je lebhafter das Vorstellungsgebiet angeregt ist. Bei Thieren scheint es zweifellos, dass auch subcorticale Verbindungen zwischen den Gefühlscentren und anderen Centren existiren. Der klägliche Ruf, die anderweitigen Aeusserungen, welche grosshirnlose Thiere auf schmerzhafte Eingriffe von sich geben, weisen auf solche Verbindungen hin.

Dass die subcortical ausgelösten Gefühle durch Vorstellungen erweckt werden, ist wesentlich dieselbe Erscheinung wie die schon besprochene, dass bei hinlänglich lebhafter Vorstellung einer Bewegung oder einer Miene, die betreffenden Bewegungen selbst ohne besonderen Willensact ausgeführt werden, oder dass bei der Vorstellung einer wohlschmeckenden Speise die Speicheldrüsen zu secerniren beginnen u. s. w. In allen diesen Fällen haben wir es mit centrifugalleitenden Nervenfasern zu thun, deren Rindenenden von verschiedenen, dem Vorstellungscomplex angehörigen Fasern gebahnt und erregt werden. In den angeführten Beispielen verlauft diese Erregung zunächst bis zu den subcorticalen Centren der motorischen oder secretorischen Nerven, von da weiter zu den Endorganen; im Falle der Gefühle läuft sie zu den subcorticalen Centren der Lust- und Unlustgefühle, die ja, wie wir sahen, auch wesentlich motorische Centren der Angriffs- oder der Abwehrbewegungen sind. Die Analogie geht noch weiter. So wie jene subcorticalen Centren durch sensorische Impulse unter Ausschluss des Bewusstseins in Erregung versetzt werden können (Reflexbewegung und Reflexabsonderung), so werden auch die Gefühlscentren durch sensorische Impulse beeinflusst, zum mindesten in der Art, dass ihre Erregbarkeit, ihr Tonus geändert wird. Wir haben oben bei der Besprechnung der Gefühlscentren diesen Fall fast ausschliesslich im Auge gehabt.

α) Die Instincte.

Eine Vorstellung ist die Erregung einer gewissen Gruppe von Rindenfasern. Wenn diese so mit den zu anderen Centren verlaufenden Fasern verknüpft ist, dass sich die Erregung auf sie fortsetzt oder doch häufig fortsetzt, so nannten wir das eine Verwandtschaft und erkannten, dass die verschiedenen Grade derselben auf verschiedener anatomischer Anordnung oder auf molecularen Unterschieden in dem Netzwerk der Nervenfasern und Zellen beruhen müsse. Beides, sowohl die anatomische Anordnung als die Molecularstructur von Fasern fällt insoferne unter einen Begriff, als es sich jedesmal um die Anordnung der kleinsten Theile handelt. Diese aber wird von Individuum auf Individuum vererbt. Eine Anatomie des Centralnervensystemes ist ja nur dadurch möglich, dass in allen Individuen dieselben Faserzüge und Zellengruppen aufgefunden werden, d. h. also, dass sie von den Eltern auf die Kinder übertragen worden sind. Dass nicht alles von dem feinsten Bau des Gehirnes auf die Nachkommenschaft übertragen wird, ist bekannt, denn, wenn das so wäre, dann müssten auch Kenntnisse vererbt werden, was nicht zutrifft. Aber es lässt sich von vorneherein die Möglichkeit nicht in Abrede stellen, dass auch eine Verbindung eines

Rindencomplexes von bestimmter Art mit den centrifugalen Fasern, die zu den Gefühlscentren gehen, wenn diese Verbindung durch nach vielen Tausenden von Jahren rechnenden Zeitläuften eine bedeutende physiologische Rolle gespielt hat, schliesslich in die vererbbaren Nervenbahnen aufgenommen wird. Wird man sich doch auch nicht leicht entschliessen, „das Zusammenlaufen des Wassers im Munde" oder die Neigung, die Faust zu ballen, wenn man lebhaft von einer Rauferei erzählt (entsprechend den oben genannten Beispielen) als eine im Leben erworbene, nicht ererbte Eigenthümlichkeit zu betrachten.

Ich sagte eben „ein Rindencomplex von bestimmter Art", demnach also auch eine Vorstellung oder ein Vorstellungsgebiet. Nun ist ja kein Zweifel, dass unsere Vorstellungen im Leben erworben sind, ja dass es gerade die charakteristische Eigenthümlichkeit der Hirnrinde im Gegensatze z. B. zum Rückenmarke ist, die im Laufe des Lebens anlangenden Erregungen in reichem Maasse zu associiren und als Associationen zu fixiren. Es beruht ja darauf die Möglichkeit überhaupt Vorstellungen zu bilden und das Gedächtniss. Wie aber kann dann eine Vererbung jener Association zwischen Vorstellung und Gefühlscentrum statthaben?

Eine Vererbung in diesem strengen Sinne des Wortes findet beim Menschen sicher nicht statt, wohl aber kann eine gewisse Disposition vererbt werden, die dem Individuum eine Neigung — keinen Zwang — schafft, gewisse, durchaus nicht scharf umrissene, Vorstellungsgebiete mit bestimmten Gefühlen zu verknüpfen. Denn die Eintrittsstelle der verschiedenen sensorischen Fasern in die Hirnrinde, die Austrittsstelle der motorischen liegt doch, so weit wir sie kennen, bei den verschiedenen Individuen ziemlich an derselben anatomisch charakterisirten Stelle; es werden die sich daran knüpfenden Associationsfasern also auch in ähnlicher Anordnung liegen, ihre Lage demnach vererbt sein und die Vorstellung eines gegebenen Objectes wird auch bei den verschiedenen Individuen durch Gesichtseindrücke, Tast- und Bewegungsimpulse analoger Art gebildet werden, somit durch Associationen zwischen anatomisch ähnlich gelegenen Rindenendigungen der peripheren Fasern. Demnach kann sich auch die Verwandtschaft mit den Gefühlscentren in ähnlicher Art geltend machen, d. h. es kann eine Disposition dazu vorhanden sein, dass der Erregungscomplex der Rinde auf dieselben centrifugal leitenden Bahnen übergeht, wie das bei den Vorfahren der Fall war. Ist doch zweifellos auch die Disposition vererbt, nach welcher gewisse Lagevorstellungen im Raume Augenbewegungen veranlassen, also centrifugale Impulse nach den subcorticalen Bewegungscentren abfliessen lassen u. dgl. m. Da aber jede Vorstellung doch erst vom Individuum erworben wird, so kann es eben nur zu einer Disposition kommen: es werden sich keine bei allen Menschen gleichen Associationen zwischen gewissen Vorstellungen und Gefühlen ausbilden können, wie sich etwa gleiche Reflexe ausgebildet haben.

Ich habe gesagt, dass eine solche Association von Vorstellung und Gefühlen in die erbliche Anlage aufgenommen werden kann, wenn sie im Laufe langer Zeiträume eine bedeutende physiologische Rolle gespielt hat.*) Nun ist letzteres zweifellos der Fall. Alle die Gefühle, die wir als Lust- und Unlustgefühle zusammenfassen, sind Schutzmassregeln, welche die Natur in uns hineingelegt hat, ich möchte sagen, um ihre eigenen Zwecke im Individuum zu verfolgen. Analysirt man dieselben, so findet sich, dass sie ihrem äusseren Effect nach in drei Gruppen getheilt werden können. Sie dienen

1. zum Schutze des Individuums,
2. zum Vortheile der directen Nachkommenschaft,
3. zum Vortheile der Societät.

Wir beziehen die Eigenschaft der thierischen Organismen, auf Grund deren sich in ihrem Nervensystem Processe abspielen, die planmässige einem bestimmten Ziele zustrebende Handlungen ohne bewusste Kenntniss der benutzten Mittel und des Zieles veranlassen, auf eine besondere Fähigkeit derselben: die Instincte. Eine unseren Instincten zuwiderlaufende Erfahrung erweckt Qualen, und es gibt keine andere Art, Qualen (oder Schmerzen im weitesten Sinne) zu erwecken.

Die Instincte spielen in der Thierwelt eine viel grössere Rolle als beim Menschen. Einen Theil derselben haben wir schon kennen gelernt, gehören doch streng genommen auch die automatischen im Rückenmark und anderen subcorticalen Centren vorgebildeten Bewegungen hierher. Wir haben schon bei diesen gesehen, dass sie durch sensorische Eindrücke ausgelöst und regulirt werden können. Vielmehr ist dies aber zweifellos der Fall bei den Instincten im engeren Sinne. Alles deutet darauf hin, dass der kläglich schreiende Vogel, den man von seinen Eiern verjagt hat, thatsächlich eine Unlustempfindung hat, die mit der, wenn auch nicht menschlich gearteten Vorstellung dieser Trennung associativ verknüpft ist, und wenn er sich nach

*) Ob sie sich als im Leben der Individuen „erworbene Eigenschaften" oder als „nützliche Variationen der Keimsubstanz" vererbt haben, auf diese betreffs anderer Eigenschaften jetzt so viel discutirte Frage will ich hier nicht eingehen.

kurzer Abwesenheit wieder ängstlich dem Neste nähert, und mi Lebensgefahr auf die Eier setzt, so ist es ein Lustgefühl, das mit der Vorstellung der Annäherung und Berührung verknüpft ist. Dass er auf den Eiern sitzt um sie warm zu halten, dass sein Drang zu denselben zurückzukehren in den wenigen Minuten, die er sich, um nicht zu verhungern, von denselben entfernt, deshalb immer grösser wird, weil die Gefahr des Erfrierens für die Embryonen jede Minute steigt, weiss er so wenig, wie er überhaupt eine Vorstellung der auszubrütenden Jungen haben dürfte. Es benimmt sich ja ein eben geschlechtsreif gewordener Vogel, der nie gesehen hat, wie seinesgleichen ausgebrütet werden, ebenso. Und wenn ein Pflanzenfresser gewisse Giftpflanzen aufzunehmen sich hütet, so geschieht es gewiss nicht auf Grund von bewussten Kenntnissen über die Folgen des Genusses, sondern offenbar auf Grund eines starken und wohl auch ins Detail ausgearbeiteten Mechanismus des Unlustgefühles, das mit bestimmten Gerüchen und Geschmäcken verbunden ist. Auch wir kennen noch dieses Unlustgefühl und nennen es Ekel. Auch bei uns wird es im Allgemeinen erweckt durch die Vorstellungen oder Empfindungen von Schädlichem. Wir ekeln uns vor ansteckenden Krankheiten, Excreten und Secreten, die vielfach infectiös sind, wir ekeln uns vor Schlangen u. dgl. Es verräth sich schon dadurch das Ekelgefühl auch des Menschen als ein Instinct, dass es immer auf das Allgemeine, auf das in vielen Fällen Schädliche gerichtet ist, und nicht, wie der Verstand, differencirt.*)

Ohne mich hier auf die Frage nach den Instincten genauer einlassen zu können, wollte ich mit diesem Hinweise nur darauf aufmerksam machen, dass unsere Gefühle verwandt sind mit jenen im Thierreich eine viel grössere Rolle spielenden „inneren Empfindungen", auf welchen die Instincte beruhen. Wir werden nicht fehl gehen, wenn wir voraussetzen, dass die Associationen zwischen den Gefühlscentren und den Rindenfasern bei Thieren viel typischer sind als analoge Associationen beim Menschen, deshalb sicherer vererbt werden. Bei der einfacheren Bauart des Nervensystemes und besonders des Grosshirns, ist das schon von vorneherein wahrscheinlich. Beim Menschen sahen wir, dürfte nur die angeborene Disposition zur Verknüpfung gewisser Vorstellungen mit den Gefühlscentren vorhanden sein, doch kann diese Disposition im Laufe des

*) Ich bin auf diese Verhältnisse in einem Vortrag näher eingegangen, auf den ich bei dieser Gelegenheit verweise: „Ueber allgemeine Denkfehler der Menschen". Allgem. Sitzung der Vers. deutsch. Naturforscher und Aerzte zu Köln. Erschienen in „Deutsche Rundschau" 1889.

Lebens in der einen oder der anderen Richtung entwickelt und modificirt werden, wie sogleich näher ausgeführt werden soll.

Das Vorstehende mag es zur Genüge rechtfertigen, wenn ich von den Erregungen der Lust- und Unlustcentren als von den „Instinctgefühlen" spreche. Wir wollen nun die einzelnen Gruppen derselben nach der obigen Eintheilung in ihrem Verhältnisse zu den Denkvorgängen betrachten.

β) Die Instinctgefühle zum Schutze des Individuums.

Am nächsten den thierischen Instincten, weil typisch ausgebildet und nahezu zwingend, sind die Lust- und Unlustgefühle, welche an die bewusste Befriedigung körperlicher Bedürfnisse oder die bewusste Hintansetzung von solchen, sowie an directe Schädigung des Körpers geknüpft sind. Ich meine die Wirkung von Hunger und Durst, oder andererseits von Verwundungen. Es war bei Besprechung der Empfindungen hiervon schon die Rede, und dort habe ich gezeigt, dass der „Schmerz" nicht eine Sinnesempfindung als solche ist, sondern auf einem Gefühle beruht, das zu der Sinnesempfindung noch hinzukommen kann; das Ganze hat dann erst den Charakter des Schmerzes, es kann dabei die Sinnesempfindung sehr verschieden an Art und Intensität sein. Das Gefühl aber muss stets das der Abwehr, also der Unlust sein. Ich habe dort den Schmerz mit zu den secundären Empfindungen gerechnet, eben weil er fast mit zwingender Gewalt sich an gewisse Sinneserregungen anschliesst, hier aber ist der Ort, darauf nochmals hinzuweisen, dass diese Association von Sinnesempfindung und Unlustgefühl beim Menschen unter normalen Verhältnissen auch durch die Hirnrinde gehen hann, und dass es die Vorstellung von der Schädigung des eigenen Körpers ist, welche vermittelnd eintritt. Je lebhafter diese ist, desto intensiver und unerträglicher die Schmerzempfindung. Es gibt Leute, die es nicht über sich bringen, *selbst* einen kleinen Schnitt in ihre Haut zu machen, um einen Splitter zu entfernen, obwohl die Sinnesempfindung dabei nicht grösser ist, als wenn dies jemand anderer thut, nicht grösser, als dass sie unter anderen Umständen vollkommen der Aufmerksamkeit entgeht (man ritzt sich häufig ohne es im Momente zu bemerken).

Absolut zwingend ist aber beim Menschen selbst diese Association nicht. Es gibt Kinder, welche sich mit wahrer Wollust eine kleine Wunde immer wieder aufreissen, Salzkörnchen hineinstreuen u. dgl. und es gibt eine Menge Menschen, die sich, so oft man es wünscht, eine Nadel durch das Ohrläppchen oder die Muskeln des Armes stossen. Das sind jene, die durch Erfahrung zur Kenntniss darüber gelangt sind, dass die Sinnesempfindung als solche gar nicht mächtig genug ist, den ganzen Sturm der Unlustempfindungen selbstständig zu erwecken, dass diese vielmehr sehr leicht zu ertragen ist; es wird dann diese Association ausgeschaltet, sowie ja durch das Spiel der Aufmerksamkeit auch andere Rindenerregungen gehemmt oder beschränkt werden können.

Hier sind wir also bei einem sehr einfachen Falle angelangt, bei dem die Erfahrungen des individuellen Lebens auf die Verknüpfung der Rindenvorgänge mit den Gefühlscentren einen einschneidenden Einfluss ausüben. In viel höherem Grade besteht dieser Einfluss betreffs anderer Associationen, welche sich eben deshalb nicht als so typische und so kräftige zeigen.

Unter diesen Erfahrungen aber sind selten irgendwelche von solcher Bedeutung wie die der Erziehung. Ja diese beruht eben darauf, dass im jugendlichen Alter künstlich, vor allem durch das Beispiel, die angeborene Disposition zur associativen Verbindung zwischen Rinde und Gefühlscentrum dahin benützt wird, die sich erst nach und nach bildenden Vorstellungen sofort auch in gewünschter Weise mit den subcorticalen Centren zu associiren. Später geht dies aus dargelegten Gründen nur mehr schwer oder gar nicht. Darauf beruht es wenigstens zu einem grossen Theile, dass verschiedene Nationen verschiedenen Charakter haben, denn die Principien der Erziehung und die Tradition derselben sind verschiedene. Dieser Einfluss der Erziehung sowohl, wie der übrigen Lebenserfahrungen besteht natürlich für alle Associationen zwischen Rinde und Gefühlscentren, und wir werden sehen, dass er um so deutlicher zu Tage tritt, je weiter sich die verschiedenen Formen der Instinctgefühle von den fest ausgeprägten der thierischen Instincte unterscheiden.

Gehen wir nach diesem Seitenblick einen Schritt weiter, so sehen wir, dass die Verknüpfung mit den Gefühlscentren nicht allein den Vorstellungen von Schädigung oder Gefährdung des eigenen Körpers zukommt, sondern sie wird sich aus denselben Ursachen auch für alle anderen Schädigungen und Gefährdungen des Individuums entwickelt haben. Die Begleitung dieser mit Unlustgefühlen, die Begleitung des Gegentheiles mit Lustgefühlen ist nichts anderes als die Grundlage des sogenannten Egoismus. Ich meine diesen nicht im bösen Sinne. Die Lust an der Erweiterung der Machtsphäre, demnach an Erfolgen, an Reichthümern u. s. w., sowie die Unlust am Gegenheil sind der Ausdruck wesentlich derselben Associationen zwischen Rindenbahnen und Gefühlscentren wie die schon besprochenen.

Ich führe das an, um den Zusammenhang zu zeigen, der zwischen den Instincten der Selbsterhaltung und dem „erhebenden Bewusstsein" z. B. eine Erfindung gemacht zu haben, besteht. Diese Empfindungen brauchen durchaus keine gemeinen zu sein.

Es ist selbstverständlich, dass die in Rede stehenden Lust- und Unlustempfindungen selbst wieder von verschiedener Art sein können; wir dürfen uns eben die Centren für die Gefühle nicht als einheitliche, stets im Ganzen functionirende vorstellen, sie werden vielmehr complicirt zusammengesetzt sein, und von den in Action tretenden Antheilen hängt dann der Charakter des eben auftretenden Gefühles ab. Dass aber durch wechselnde Vorstellungen wechselnde Antheile der Gefühlscentren in Erregung gerathen, ist nicht wunderbarer, als dass durch wechselnde Vorstellungen von Bewegungen wechselnde spinale Muskelcentren in gesteigerten Tonus gerathen, wie wiederholt hervorgehoben.

So sind der schon erwähnte Ekel, die Furcht, das Grauen, Instinctgefühle verschiedenen Charakters, die von verschiedenen Rindenerregungen angeregt werden und sämmtlich generalisirend zum Schutze des Individuums dienen.

Dass umgekehrt durch eine, in welcher Weise immer, z. B. durch Alkoholgenuss oder andere Intoxicationen hervorgerufene Steigerung im Tonus der Gefühlscentren das Erregungsspiel in der Rinde beeinflusst wird, ist auch schon besprochen und als begreiflich erkannt.

Alle diese Instinctgefühle tragen entsprechend ihrer Entstehung und Erhaltung im Kampfe ums Dasein den Stempel der Nützlichkeit, wenn auch theilweise für unsere in Darwin's Sinne denkende Jahrzehnte in ziemlich verschleierter Art. Die Empfindung des Zornes mit der begleitenden Steigerung in der Leistungsfähigkeit der Muskeln zeigt deutlich ihren Werth als Vertheidigungsmittel; weniger deutlich dürfte das bei den verschiedenen Arten der Furcht sein. Im Allgemeinen schützt dieselbe davor, sich Gefahren auszusetzen und ist deshalb wirksam in Betreff der Erhaltung des Lebens. Wenn die Menschen im Allgemeinen die Nacht fürchten, wie die Redensart „die Nacht ist keines Guten Freund" bezeugt, und nicht gar viele ohne eine Empfindung des Grauens eine Nacht einsam im Walde zubringen möchten, so ist doch auch dies, obwohl keine Gefahr auf den ersten Blick erkenntlich ist, von unserem Standpunkte ganz begreiflich. Die Instinctgefühle stammen eben aus den letzten Tausenden von Generationen. Da gab es aber noch Bären und Wölfe im Walde, die bekanntlich bei Nacht vor dem Menschen in weit geringerem Grade Scheu haben als bei Tage, wie das bei allen Nachtthieren der Fall ist. Auch darf nicht vergessen werden, dass unser Körper, des Auges als Schutzmittel beraubt, vielfach gefährdet ist; wir können uns durch Anstossen, durch Stürzen u. s. w. schwer schädigen und sind bei einer Unzahl anderer Möglichkeiten weit hilfloser als bei Tage. Das Grauen vor der Nacht hat also seine phylogenetische Berechtigung und die Ammenmärchen sind ein Ausdruck desselben, nicht seine Ursache.

Aehnliches liesse sich noch für viele Instinctempfindungen anführen, die unser modernes Leben vielfach überflüssig, ja unzweckmässig erscheinen lässt.

Es würde mich zu weit führen, wollte ich hier auf den ungeheueren Reichthum an Instincten eingehen, der in der Thierwelt vertreten ist. Nur auf einen wichtigen Punkt will ich hier noch hinweisen, nämlich auf die Abhängigkeit der Instinctgefühle von anderweitigen Eindrücken, welche auf das Centralsystem wirken, und der damit zusammenhängende zweckentsprechende Wechsel in den Instinctgefühlen.

So wie für uns jener Erregungscomplex der Hirnrinde, welcher die Vorstellung eines leckeren Bissens bildet, mit den subcorticalen Centren der Speichelsecretion und ebenso mit dem ganzen Lustcentrum in Beziehung steht und somit Innervationsempfindungen der Ergreifbewegungen auslöst, so wird es auch bei jedem Thiere sein. Ist die Vorstellung durch die Wahrnehmung des leckeren Bissens wachgerufen, so wird das Thier wohl auch im Allgemeinen den durch die Vorstellung angeregten motorischen Impulsen folgen und sich des Bissens bemächtigen. Es wird das aber nicht geschehen, wenn gewisse Nervenbahnen dem Centralorgane Erregungen zuleiten (der vollkommenen Sättigung) und wird um so sicherer geschehen, wenn andere Nervenbahnen in Erregung sind (beim Hungergefühl). Erstere wirken also hemmend, letztere bahnend auf die Verwandtschaft zwischen jenen Rindenbahnen und den Lustcentren. Dass dieser ganze Vorgang ein instinctiver ist, wird nicht leicht jemand bezweifeln. Sollte es doch der Fall sein, so erinnere ich daran, dass weder Thier noch Mensch durch Erfahrung, d. h. durch die Leistungen der Gehirnrinde die Kenntniss von der Wirkung aufgenommener Nahrungsmittel auf den Hunger erworben haben kann. Denn das Kind macht die höchst complicirten Saugbewegungen, ehe es Erfahrungen gesammelt hat; das eben aus dem Ei gekrochene Huhn pickt nach Körnern und die Nesthocker sperren beim Anblick der Mutter die Schnäbel auf, bevor sie das erstemal das angenehme Gefühl der Sättigung empfunden haben.

Es können also die Instinctgefühle durch anderweitige Eindrücke modificirt werden. Das kann aber auch geschehen, wenn diese anderweitigen Eindrücke lange vorher auf die Centralorgane eingewirkt haben. Eine Speise kann in Folge dessen, dass wir uns früher einmal an ihr übersättigt haben, die Fähigkeit, unsere Lustcentren anzuregen, für lange Zeit verloren haben und umgekehrt können gewisse Erfahrungen das Lustgefühl an einer Sache für geraume Zeit steigern. Das Centralsystem ist durch jene Erfahrungen in eine andere „Stimmung" versetzt. Auf wesentlich derselben Erscheinung dürfte es beruhen, wenn ein Eichhörnchen nicht im Sommer, wohl aber im Herbste anfängt, Moos in sein Nest zu tragen, Nüsse an Vorrathsstätten zu vergraben u. s. w. Es erfasst jetzt mit Lust das Moos, das ihm früher gar keinen Eindruck gemacht hat, und das Tragen und Verstecken der Nüsse, die es sonst vielleicht nur aufgesucht hätte um sie sofort zu fressen, erwecken ihm Lustempfindungen.

Es mag dahingestellt bleiben, ob hier eine allgemeine „Herbststimmung" die Aenderung hervorgerufen hat oder ob es die Empfindungen der Kälte, der geänderten Nahrung u. dgl. ist. Andere äussere Verhältnisse oder innere Vorgänge können in einem anderen Monate wieder „Stimmungen" des Centralsystemes hervorrufen, welche nun Beziehungen zwischen den Lustcentren und von den früheren ganz verschiedenen Vorstellungen herstellen. Die Vögel, welche ihr Nest bauen, suchen mit Lust zuerst die stärkeren Zweige, dann die schwächeren und die Halme, schliesslich die Federn; letztere erfassen sie nun mit Gier und sind vielleicht eine Woche vorher noch ohne jede Lustempfindung an ihnen vorbeigegangen. Die junge Frau legt mit Lustempfindung ihr Kind nach der Geburt an die Brust, und hat noch vor wenig Wochen nicht begreifen können, dass das Freude bereiten soll. In beiden Fällen haben Erfahrungen — im weitesten Sinne des Wortes — die Beziehungen zwischen den Rindenbahnen der Vorstellung und den Lustcentren geändert.

So wie jener Vogel, ohne je an seine Jungen zu denken — denn er thut es auch, ehe er solche gehabt hat — nachdem er sein Weibchen gefunden, Lustempfindungen beim Anblick eines Astes, Lustempfindungen bei der Vorstellung des Forttragens desselben empfunden hat, so kann auch in einem anderen Vogel, z. B. beim Reifwerden gewisser Samenkörner, beim Anblick des gelben Waldes, oder auch in Folge der Eindrücke des Nahrungsmangels die Verwandtschaft der Lustcentren hergestellt werden, etwa mit intensiven Flugbewegungen und der Vorstellung von jener Gegend, über welcher zu Mittag die Sonne zu sehen ist, oder von hohen Bergen. Das Thier wird gegen Süden fliegen, wird die Alpen überfliegen; die Ueberwindung dieser schweren Aufgabe, die damit verbundene Anstrengung des Aufsteigens und die Empfindung des thalwärts gerichteten Fluges kann als Erfahrung umstimmend auf die Association der Lustcentren mit Rindenfasern wirken, so dass nun die Vorstellung eines grossen Wassers, mit der Richtung nach Mittag und des ausgiebigen Fliegens vereint in Association mit den Lustcentren tritt. Der Zugvogel wird das Mittelmeer überfliegen.

γ) Die Instinctgefühle zum Vortheile der directen Nachkommenschaft.

Es gehören hierher alle der Fortpflanzung dienenden Gefühle, vom ersten Auftreten des Geschlechtstriebes im phylogenetischen und ontogenetischen Sein bis zur späten Sorge der Eltern um das Wohl der erwachsenen Kinder.

Hier ist die Zweckmässigkeit der Gefühle am augenfälligsten, am längsten bekannt und am öftesten hervorgehoben; es ist aber nicht die Nützlichkeit für das Individuum, sondern für das Genus, und das den Zweck verfolgende Subject ist wieder nicht das Individuum, sondern ist die Natur, die dafür sorgt, dass das Genus nicht ausstirbt, vielmehr in der Fülle der erzeugten Individuen eine reiche Auswahl zur Vervollkommnung im Kampfe ums Dasein schafft. Selbstverständlich bedeutet hier die personificirte Natur nur eine Abkürzung für die Thatsache, dass alle jene Individuen, bei denen die betreffenden Gefühlscentren weniger vollkommen entwickelt waren, im Laufe der Generationen weniger Wahrscheinlichkeit hatten, ihre Eigenschaften auf eine zahlreiche Nachkommenschaft zu übertragen, so dass sich nothwendig ein mächtiger nervöser Mechanismus entwickeln musste, der den genannten Zwecken, ganz unabhängig von dem Wunsch und Willen des Einzelwesens, dient.

Auch hier sehen wir wieder die wechselseitige Beeinflussung der Hirnrinde und des Gefühlscentrums. Lebhafte Vorstellungen können die Gefühle des Geschlechtstriebes oder der Mutterliebe wecken; andererseits können zuerst diese Gefühle auftreten, das Spiel der Rindenerregungen beeinflussen, ja beherrschen, und sich gleichsam erst die Vorstellungen schaffen, an die sie dann weiterhin geknüpft sind. Aber noch eine andere Wechselwirkung tritt hier deutlich hervor, nämlich zwischen den Gefühlscentren und peripheren Sinnesorganen, deren Erregungen durch Nerven zugeleitet werden. Man pflegt in den Büchern zu lesen, der Geschlechtstrieb kann durch alle Sinnesorgane angeregt werden. Es ist dies zwar richtig, aber die Art dieser Anregung scheint doch eine sehr verschiedene zu sein. Während wir durch Versuche an Hunden, deren Grosshirn dabei ausser Betheiligung gesetzt war, wissen, dass mechanische Reizungen Errectionen bis zur Ejaculation herbeiführen können (wobei die Gefühlscentren, falls sie noch in Verbindung mit den betreffenden Rückenmarkscentren wären, zweifellos in einen gesteigerten Tonus gerathen würden), während wir weiterhin den mächtigen Einfluss der angehäuften Keimstoffe auf die Gefühle auch beim Menschen kennen, und voraussetzen müssen, dass dieser Einfluss durch sensorische Nerven vermittelt wird, können wir dies durchaus nicht von den höheren Sinnesorganen in der gleichen Weise voraussetzen. Ein sexuell erregender Anblick geht durch das Gebiet der Vorstellungen. Erst die erweckten Vorstellungen wirken durch centrifugale Bahnen auf die Gefühlscentren. Dass dem so ist, geht aus einer Reihe von Thatsachen hervor. Ein betrachtetes Bild wirkt in dieser Beziehung ganz anders, als der dargestellte Gegenstand in Wirklichkeit wirken würde, obwohl das Netzhautbild in beiden Fällen ganz gleich sein kann. Ja auch in der Wirkung der niederen Sinne spielt die Vorstellung eine hervorragende Rolle. Zwei Tasteindrücke können als solche vollkommen gleich sein; der eine aber kann, da er in der Vorstellung gewisse Verknüpfungen hat (z. B. als von einer bestimmten Person herrührend erkannt wird), mächtig auf das Gefühlscentrum wirken, der andere vollkommen kalt lassen.

Also wenn auch diese Gefühlsarten von der Peripherie aus angesprochen werden können, der gewöhnliche Weg ist der durch die Hirnrinde. Noch deutlicher wird das in anderen Gebieten dieser Instinctgefühle. Nicht der Anblick eines misshandelten oder unartigen Kindes als solcher erregt lebhafte Unlustgefühle; diese treten in ihrer ganzen Macht erst auf, wenn der Vater oder die Mutter erkennt, dass das betrachtete Kind das eigene ist. Die Erkenntniss aber liegt in der Rinde. Und diese Unlustgefühle gehören zu dem in Rede stehendem Gebiete der Instinctgefühle, denn auch sie bezwecken die Erhaltung und Erstarkung der directen Nachkommenschaft im Kampfe ums Dasein. Nicht nur das Weib, auch der Mann erfährt die grösste Aenderung des Gemüthes an dem Tage des Lebens, an dem sie ihr erstes Kind vor sich liegen sehen, denn jetzt beginnt ein reges Treiben von bisher unbekannten Instinctgefühlen. Es gibt kaum ein besseres Beispiel um den Einfluss dieser Gefühle auf die Hirnrinde zu demonstriren, als die Aenderung in der Handlungsweise die eintritt, wenn der Mann Vater, das Weib Mutter wird. Die Aenderung betrifft auch das Verhalten zu gänzlich fremden Menschen.

Bei den Instinctgefühlen des sexuellen Lebens im weitesten Sinne des Wortes, kann man in besonders deutlicher Weise die auch bei anderen Instinctgefühlen erkennbare Thatsache bemerken, dass die Centren derselben — sozusagen — ein in auffallendem Grade von den Bewusstseinsvorgängen getrenntes, selbstständiges Leben führen. Ihr Tonus, ihre Erregbarkeitzustände wechseln vielfach unabhängig von den Rindenvorgängen, wohl aber vielfach beeinflusst von peripheren Reizen. Ich habe das für die Lust- und Unlustempfindungen im Allgemeinen schon hervorgehoben, gezeigt, wie sich der Tonus für die einen erschöpfen und für die anderen steigern kann Es führt dies, sofern die Gefühle die Hirnrinde beeinflussen, zu mannigfaltigen Erscheinungen des psychischen Lebens: Der Mann, die Jungfrau sind verhältnissmässig stumpfsinnig für die Jammerlaute eines kleinen Kindes, die Mutter wird durch dieselben, auch wenn sie von einem ganz fremden Kinde herrühren, mächtig erregt. Die Gefühlscentren sind bei einer Mutter in einer engeren Verknüpfung mit dem Rindengebiete, das durch Kindergeschrei in Erregung geräth, wie bei jenen Menschen, und werden, trotz des Bewusstseins, dass es sich nicht um das eigene Kind handelt, doch durch die Wahrnehmung jener Laute stark erregt. Die Rindenvorgänge sind theilweise identisch mit jenen, die beim Klagen des eigenen Kindes obwalten. und reichen bei dem gesteigerten Verwandtschaftsverhältniss zu den Gefühlscentren aus, eine stürmische Erregung einzuleiten. Ein Schritt weiter führt uns zu der bekannten Liebe alter Jungfern für Hunde und Katzen. Die Gefühlscentren haben entsprechend dem Geschlecht und Alter gesteigerten, weil in normaler Weise nicht herabgesetzten oder erschöpften Tonus. Sie werden demnach leicht zur Thätigkeit angefacht, und ein relativ gleichgiltiges Lebewesen, wenn es hilfsbedürftig wie ein Kind, oder etwa noch mitleiderregend ist. kann Rindenprocesse wachrufen, die theilweise identisch sind mit jenen, die beim Anblick eines Kindes auftreten. So wird sich die ererbte Disposition zu einer Verwandtschaft der letzteren Bahnen und der Gefühlscentren auch hier geltend machen. Die Liebe des Jägers zu seinem Hunde kann auch gross sein, trägt aber einen ganz anderen Charakter, den des guten Kameraden im Dienste und in der Arbeit.

Die Gefühlscentren können durch Lectüre, durch eigenthümliche Lebensweise u. s. w. oder geradezu durch die Zustände des Sexualapparates in einen erhöhten Tonus gerathen, und dann das psychische Leben so beeinflussen, wie wir das durch die Bezeichnung „verliebte Stimmung" oder dgl. auszudrücken pflegen. In der That besteht eine solche wesentlich darin, dass sich an Rindenvorgänge, die sonst die Gefühlscentren kaum merklich zu berühren vermögen, nun schon mächtige Erregungen knüpfen, die ihrerseits wieder die Rindenvorgänge beeinflussen, die „Phantasie beherrschen".

Die Hirnrinde ist, wie wir später noch ausführlich behandeln werden, der Theil des Centralnervensystemes, der in exquisitester Weise von den Erlebnissen des Individuums beeinflusst wird: während Rückenmark und Hirnstamm jene Functionen vermitteln, welche als zweckentsprechende im Laufe von Tausenden von Generationen einen generalisirenden Typus angenommen haben, dient die Hirnrinde der Adaptation des Individuums an die ihm speciell zugefallenen Lebensverhältnisse. Die Rinde ist „plastisch", sie nimmt Eindrücke auf, bewahrt sie für das Individuum, nicht aber für die folgenden Generationen, und ermöglicht dadurch die Zweckmässigkeit der Handlungen in den verschiedensten und individualisirtesten Lebenslagen.

Auf dieser Plasticität der Rinde beruht es auch, dass es nicht eine oder mehrere von vorneherein bestimmte Vorstellungen sind, durch die die Gefühlsbahnen in Erregung versetzt werden, es ist vielmehr ein durchaus nicht scharf begrenztes Vorstellungsgebiet, das mit den Gefühlscentren in anatomischer Verbindung steht, und erst die Erfahrungen des Lebens bewirken die Bahnung zwischen ganz bestimmten, unter der ungeheuren Zahl von möglichen Vorstellungen und den Gefühlscentren. Es verhält sich das ähnlich wie mit der Sprache. Die nervösen Apparate zur Erlernung der Sprache sind in jedem normalen Kinde vorhanden, welche Sprache es aber wirklich lernt, ist von der individuellen Erfahrung des Kindes, d. i. von der Sprache seiner Umgebung abhängig. Die Sprache kommt aber auch in der Rinde zu Stande. Die Naturlaute des Wimmerns und Schreiens sind nicht von den Erfahrungen des Individuums abhängig, werden aber auch von Kindern, deren Rinde functionsunfähig ist, hervorgebracht. So sind in jedem normalen Jüngling die Centren für die sexuellen Instinctgefühle vorhanden, werden zeitweilig einen gesteigerten Tonus haben, und es wird eines nur geringen Impulses bedürfen, um eine Association zwischen bestimmten Rindenvorgängen und diesen Centren herzustellen. Es kann der Tonus so gesteigert sein, dass es fast gleichgiltig erscheinen mag, welchem Mädchen der Jüngling in diesem Zustande begegnet: die den Anblick begleitenden Rindenerregungen bewirken den Beginn eines intercellulären Tetanus zwischen Rinde und Gefühlscentren, und somit die erste viel leicht noch schwache Association zwischen der Vorstellung eben dieses Mädchens und jenen Centren. „Der Jüngling ist verliebt." Diese Association kann zu einer immer steigenden Verwandtschaft zwischen den beiden Gebieten des Centralnervensystemes führen, jede Annäherung, der erste Kuss wirkt kräftig bahnend ein, und wenn die Association eine Festigkeit gewonnen hat, wie die zwischen einem gehörten und einem gelesenen Worte, also die Vorstellung des Mädchens fast mit Nothwendigkeit das Gefühl hervorruft, so sagen wir, es bestehe eine dauernde Liebe.

Nun kann es aber vorkommen, dass bei der bestehenden Ladung der Gefühlscentren die Association mit der Rinde nicht in der geschilderten normalen Weise eintritt, sondern dass (gewöhnlich durch äussere Veranlassung) eine Association mit anderen Vorstellungen z. B. jener eines Mannes entwickelt wird. Auch diese Association kann dann eine feste werden, die anatomisch-physiologischen Grundlagen hiefür sind in demselben Sinne, wie wir das eben von der missgeleiteten Mutterliebe besprochen, vorhanden; wir haben es dann mit einer jener sexuellen Abnormitäten zu thun, deren es eine grosse Mannigfaltigkeit gibt, und die wohl alle auf der Herstellung von Associationen ungewöhnlicher Rindenantheile mit den Gefühlscentren beruhen. Das Gefühlscentrum fungirt dabei immer in wesentlich gleicher Weise, aber die Rindenbahnen mit denen es associirt ist sind andere. Es ist durch zufällige oder absichtlich hervorgerufene Erfahrungen dasjenige geschehen, wovon ich oben sagte, die Erziehung habe für dessen Hintanhaltung zu sorgen, es sind die Gefühle mit den unrichtigen Vorstellungen associirt worden.

δ) Die Instinctgefühle zum Schutze der Societät.

So wie sich im Kampfe ums Dasein allgemeine Eigenschaften ausgebildet haben, die der Erhaltung des Individuums dienen, sowie sich Eigenschaften ausgebildet haben, die der Erhaltung der directen Nachkommenschaft dienen, ebenso haben sich bei allen jenen Wesen, die in Stämmen, in Rudeln oder einer anderen Form von Societät leben, Eigenschaften entwickelt, welche dem Schutze der Societät und dadurch wieder indirect der Erhaltung des Einzelnen und seiner Nachkommenschaft zum Vortheile gereichen.

Ich brauche hier nicht auf alle jene Beispiele einzugehen, die sich aus dem Thierleben dafür anführen lassen, dass das einzelne Individuum seinen persönlichen Vortheil zurücksetzt, ja Gefahren und den Tod nicht scheut, um für die Erhaltung der Gesammtheit zu sorgen. Es genügt zu erinnern, dass die Gemse, indem sie ihren bekannten Warnungsruf ausstösst, sich selbst dem Feinde verräth. also gefährdet, sie macht aber alle Genossen des Rudels, die in weitem Umkreise zerstreut sind, auf die nahende Gefahr aufmerksam, schützt demnach diese auf eigene Kosten; oder dass Krähen Wachen ausstellen, welche auf einem Baum sitzend Umschau halten, damit die anderen Individuen der Schaar ruhig der Stillung ihres Hungers auf Acker und Wiese nachgehen können: das Individuum leidet also wenigstens vorläufig Hunger, zu Gunsten der übrigen.

Aehnliches sehen wir bei allen in Societäten lebenden Thieren von den geistig niedrig stehenden Insecten angefangen — jede Biene opfert ihr Leben, wenn sie dem ihren Stock gefährdenden Feind den Stachel einbohrt*) — bis zu den in Rudeln lebenden Affen.**)

Auch der Mensch steht seit vielen Tausenden von Jahren unter dem Einflusse des Kampfes ums Dasein, auch bei ihm haben sich in diesem Kampfe Eigenschaften ausgebildet, die dem Schutze des Individuums, andere, die dem Schutze der directen Nachkommenschaft dienen, auch der Mensch lebt gesellig, sollten hier nicht gleiche Ursachen gleiche Wirkungen gehabt haben? Sollten sich nicht auch beim Menschen durch den Kampf ums Dasein Eigenschaften entwickelt haben, die dem Schutze seiner Societät dienen? Und haben diese Eigenschaften nicht die innigste Beziehung zu dem, was wir Sitte und sittlich, was wir Pflicht und Tugend nennen? Zwar haben schon C. Darwin,†) Herb. Spencer,††) Th. Ziegler†††) u. A. auf diese Beziehung zwischen den sogenannten moralischen Eigenschaften und der Wahrung der Societät hingewiesen, doch mag es immerhin erspriesslich sein, von dem in diesem Werke vertretenen Standpunkte diese Form der Instinctgefühle genauer ins Auge zu fassen.

Zunächst möge festgestellt sein, dass es gewisse Eigenschaften, die wir dem Gebiete der Moral zurechnen, an den Menschen gibt, welche, so weit die Geschichte nach rückwärts und die Völkerkunde in die Breite reicht, stets in demselben Sinne gewürdigt worden sind.

*) Brehm's Thierleben. I. Aufl. Bd. VI, pag. 173.

**) Vgl. Darwin, Descent of Man. I, pag. 74. Hier findet sich eine Reihe von Beispielen für die Thatsache, dass gesellig lebende Thiere sich gegenseitig Hilfe leisten und Opfer bringen.

†) L. c.

††) Herbert Spencer, Die Principien der Psychologie. Uebersetzt von Vetter. Stuttgart 1882.

†††) Th. Ziegler, Sittliches Sein und sittliches Werden. Grundlinien eines Systems der Ethik. Strassburg 1890.

Muth und Tapferkeit wurden von jeher für etwas Gutes, Feigheit für etwas Schlechtes gehalten, und heute noch urtheilt der Wildeste der Wilden, wie der höchst Civilisirte darüber in gleicher Weise. Und der Knabe, dem der Begriff des Guten und Bösen noch kaum aufgegangen ist, wird wegen seiner Feigheit von den Spielgenossen verhöhnt, wegen seines Muthes und seiner Unerschrockenheit ebenso gelobt und geschätzt. Muth und Tapferkeit aber sind Eigenschaften, die in der ausgesprochensten Weise dem Schutze der Societät dienen und wenn Jason allein auf der Welt gewesen wäre, so würde er durch seine Reise nach Kolchis und die Tödtung des Drachens sich nicht als Held erwiesen haben, sondern als Narr. Für einen Robinson gibt es keine Tapferkeit als Tugend, sondern nur die Raison, dies zu thun und jenes zu unterlassen, und ein grösseres oder geringeres Geschick in der Ausführung.

Wortbruch, Lüge und Tödtung sind, abgesehen von ganz speciellen Ausnahmsfällen, bei allen Völkern in gleicher Weise als schändlich angesehen, wenn sie einem Mitgliede der Societät gegenüber geübt werden; sie sind in vielen Fällen als zulässig, ja als Pflicht geschätzt, wenn sie Mitglieder anderer Societäten betreffen und denen der eigenen nützen.

Es liesse sich eine lange Reihe von Beispielen anführen, welche zeigen, dass für gut gehalten wird, was der Societät nützlich ist, und dass, wenn man zu verschiedenen Zeiten und bei verschiedenen Völkern nicht immer dasselbe Urtheil über den moralischen Werth einer Handlung gefällt hat, dies eben daher rührte, dass die Lebensbedingungen, die Bedürfnisse und die Zwecke der Societät auch verschiedene waren. Es stimmen in diesem Punkte naturwissenschaftliche und philosophische Anschauungen gut zusammen.

Woher stammt aber die Neigung des individuellen Menschen, die Tugenden hoch zu halten, die Laster zu verurtheilen? Gewiss nicht aus der Erfahrung des Einzelnen über die Nützlichkeit der moralischen Handlung für die Gesammtheit. Dass nicht diese der Ursprung ist, geht schon daraus hervor, dass man Jahrhunderte lang darüber streiten konnte, ob die moralische Handlung eben durch ihre Nützlichkeit moralisch ist. Es könnten also Traditionen sein, ungeschriebene Gesetze, die sich eben durch ihre Nützlichkeit gegenüber abweichenden Anschauungen erhalten haben, deren Ursprung aber dem Gedächtnisse der Societät längst entschwunden und dem Einzelnen unzugänglich geworden ist. Es müssten dann diese Traditionen jedem Individuum im Laufe seines Lebens mitgetheilt und eingepflanzt werden. Zweifellos ist das vielfach der Fall und jede Erziehung enthält als einen integrirenden Bestandtheil die Erhaltung der Tradition dessen, was die Societät für moralisch hält. Aber diese Erziehung setzt eine wichtige Thatsache voraus, nämlich **dass der Mensch überhaupt die Fähigkeit besitzt, Vorgänge in und an seinen Genossen mit moralischen Empfindungen, mit Instinctgefühlen, zu verknüpfen.**

Die mächtigsten Naturerscheinungen, z. B. die Kunde vom Untergang eines Sternes, lassen das Empfindungsleben auch des gebildetsten Mannes, der sich die Vorstellung eines solchen Weltereignisses wohl entwickeln kann, unbeirrt, da Individuum und Societät dabei ausser Spiel sind, und andererseits: welcher Sturm socialer Empfindungen, entfesselt durch die Vorstellung von Tugend und Tapferkeit, Verschlagenheit und Hinterlist, tobt in der Brust des Knaben bei der Lectüre von Heldenkämpfen oder uralten Mythen, die zwar auch für Individuum und Societät gar kein actuelles Interesse haben, die aber doch dem Gedankenkreise des socialen Lebens angehören. Der Knabe ist fähig, sich für seine Helden zu begeistern, d. h. er besitzt die Eigenschaft, gewisse Vorstellungscombinationen mit intensiven Empfindungen zu verknüpfen, und diese Combinationen betreffen, nebst anderen, die Vorstellungen jener menschlichen Eigenschaften, die sich als nützlich für die Societät erwiesen haben. Die **Fähigkeit** einer solchen Verknüpfung von Vorstellung und Empfindung ist angeboren. Damit soll durchaus nicht gesagt sein, dass auch der Inhalt der Vorstellungen und der Empfindungen angeboren ist. Hier verhält es sich vielmehr ebenso, wie ich es bei den beiden ersten Arten der Instinctgefühle besprochen habe: Die Erfahrungen im individuellen Leben spielen eine grosse Rolle.

Man kann nun allerdings auch wieder die Frage aufwerfen, ob nicht doch auch von der Art dieser Verknüpfungen etwas in die embryonale Anlage des Centralnervensystemes übergegangen ist. Wenn im Menschen beim Anblick einer Heldenthat die Empfindungen des freudigen Stolzes ausgelöst werden, so beruht dies auf dem Bestande der oft besprochenen Verbindungsbahnen zwischen Rinde und Gefühlscentren, und wenn derselbe Anblick bei einem anderen Menschen andere Empfindungen auslöst, so muss das auf einer Verschiedenheit dieser Bahnen oder der beiden verbundenen Centralorgane, oder dem Erregbarkeitsgrade derselben, kurz einer physischen Eigenschaft der Centralorgane beruhen. Nun vererben sich aber physische Eigenschaften. Es erscheint deshalb nicht ausgeschlossen, dass bis zu einem gewissen Grade ausser der Fähigkeit socialer

Empfindungen auch die Richtung derselben vererbt wird, d. h. dem Menschen wie den Thieren angeboren ist. Das oben angeführte Beispiel von der Sympathie der Knaben mit dem muthigen Genossen oder die ausgesprochene Art ihrer Empfindungen bei der Lectüre von Heldensagen möchte wohl schwer ganz auf Erziehung zurückzuführen sein; dasselbe gilt vom Gefühle des Mitleides, dieser eminent socialen Empfindung, von der schwer zu glauben ist, dass ihr Charakter als „Leid" nicht angeboren sei.*)

Mit anderen Worten, gewisse Erregungscomplexe der Gehirnrinde haben höchst wahrscheinlich angeborenerweise eine nähere Verwandtschaft mit dem Gefühlscentrum; ähnlich wie wir das bei den anderen Instinctgefühlen annehmen mussten.

Die Begriffe von Gut und Schlecht, von Tugendhaft und Lasterhaft beruhen auf Empfindungen, die den socialen Instincten der Menschen angehören.

Ein grosser Theil seines Empfindungslebens führt also den Menschen dazu, sich nicht allein als Individuum, sondern auch immer in seinen Beziehungen zu den Genossen zu betrachten. Hieraus entspringen seine Ideale, entspringt sein Gewissen. Der sonst so kalte J. Kant**) ruft aus: „Pflicht! du erhabener grosser Name, der du nichts Beliebtes, was Einschmeichelung bei sich führt, in dir fassest, sondern Unterwerfung verlangst, doch auch nichts drohest, was natürliche Abneigung im Gemüthe erregte und schreckte, um den Willen zu bewegen, sondern bloss ein Gesetz aufstellst, welches von selbst im Gemüthe Eingang findet, und doch sich selbst widerwillen Verehrung (wenn auch nicht immer Befolgung) erwirbt, vor dem alle Neigungen verstummen, wenn sie gleich insgeheim ihm entgegenwirken, welches ist der deiner würdige Ursprung, und wo findet man die Wurzel deiner edlen Abkunft" . . . .?

Und der sinnige Th. Fechner***) sagt: „Der Mensch weiss oft nicht, woher ihm seine Gedanken kommen, es fällt ihm etwas ein, es wandelt ihn eine Sehnsucht, eine Bangigkeit, eine Lust an, von der er sich keine Rechenschaft zu geben vermag, es drängt ihn eine Macht zu handeln oder es mahnt ihn eine Stimme davon ab, ohne dass er sich eines eigenen Grundes bewusst ist. Das sind Anwand-

*) Man wende nicht ein, dass Kinder Thiere quälen; das thun sie, so lange sie nicht wissen, dass es Qualen sind, die sie verursachen, und wenn die Vorstellung nicht erweckt ist, so wird auch die associirte Empfindung nicht auftauchen, sie mag angeboren sein oder nicht.

**) J. Kant, Kritik d. prakt. Vernunft. Kirschmann's Ausg. Bd. VII, pag. 104.

***) Th. Fechner, Das Büchlein vom Leben nach dem Tode. 2. Aufl., pag. 17.

lungen von Geistern, die in ihn hineindenken, in ihn hineinhandeln von einem anderen Mittelpunkte aus als seinem eigenen."

Jawohl, möchte ich heute diesen vor Jahrzehnten gesprochenen Worten nachrufen, das sind Stimmen, das sind Anwandlungen von Geistern, die in den Menschen hineinrufen, in ihn hineindenken, hineinhandeln; diese Geister lebten, sie sind unsere Voreltern seit Hunderten von Generationen, und die Stimmen, sie sind ihre Empfindungen, die sie im Busen gehegt und die sie uns als unser bestes Erbtheil mit ins Leben gegeben, und die Summe dieser Empfindungen ist zusammengefasst in das grosse Wort, die Pflicht. Die Frage Kant's „woher stammst du?" wird der Mensch stets beantworten müssen durch jene Fechner'schen Geister, die in ihn hineindenken, „von einem anderen Mittelpunkte aus als seinem eigenen," d. h. niemals auf Grund von Erfahrungen der Person, immer auf Grund von Erfahrungen der Ahnen.*)

Alle gesellig lebenden Thiere besitzen die socialen Instincte, und damit hat auch ihr Leben etwas von Idealen, etwas von Pflicht, von dem Bewusstsein „ich soll", von einer Unterordnung unter allgemeinere, wenn auch unerkannte Mächte mitbekommen. Ich mache darauf aufmerksam, dass alle uns geläufigen domesticirten Thiere im wilden Zustande gesellig leben. Der Hund,**) der Elephant, das Pferd,***) das Rind, die Ziege, das Schaf, das Lama, das Schwein, die Hühnervögel, Gänse, Enten, alle sind sie wahre Heerdenthiere und wollte man sagen, die Katze mache eine Ausnahme, so kann ich das nicht zugeben, denn die Katze ist nicht in dem Sinne ein domesticirtes Thier, wie die übrigen. Die Katze lebt mit dem Menschen in Symbiose, sie zieht Vortheil aus seiner Nähe, und der Mensch zieht Vortheil aus ihrer, sie hat dadurch die Scheu vor dem Menschen abgelegt, aber dienstbar ist sie ihm nicht, so wenig wie der Sperling.

*) Ich lasse es auch hier wieder dahingestellt, ob man es mit Erfahrungen von Individuen zu thun hat, welche sich als im Leben erworbene Eigenschaften vererbten, oder mit Erfahrungen des ganzen Stammes, durch welche Variationen des Keimplasmas gezüchtet wurden.

**) Die Stammeltern unseres Haushundes sind zwar nicht bekannt, doch spricht der Umstand, dass die verwilderten Hunde in Rudeln leben, sowie dass die nahe verwandten Wölfe gesellig sind, dafür, dass jene Stammeltern auch in Rudeln lebten.

***) Falls unser Pferd vom asiatischen Tarpan abstammt, so ist sein Ahne ein exquisites Heerdenthier; ist der Tarpan aber ein verwildertes Pferd, so gilt dieselbe Betrachtung wie beim Hunde. Uebrigens leben alle bekannten wilden Equidae in Rudeln.

Dass aber gerade die geselligen Thiere Nutzthiere für den Menschen werden konnten, liegt in dem ihnen, sowie dem socialen Menschen angeborenen Empfindungscomplex. Und so wie dem Menschen in erster Linie die Empfindungsfähigkeit angeboren ist, die Verknüpfung der speciellen Empfindungen mit speciellen Vorstellungen grossentheils erst durch die Erziehung bewirkt wird, so erzieht der Mensch auch in gleicher Weise das Thier zu seinem Vortheile, indem er den angeborenen Empfindungen ursprünglich fremde Vorstellungen associirt, und so den Effect socialer Empfindungen in neue, ihm nutzbringende Bahnen lenkt. Niemals aber würde das gelingen, wenn in dem Thiere nicht schon eine Art von Pflicht, eine Art von Gewissen ruhen würde, wenn keine Saite seines Inneren vorhanden wäre, die auf das magische „du sollst" ins Mitschwingen geräth.

Wir sind auf Grund dieser Betrachtungen in die Lage gesetzt, mit offenerem Blicke das zu beurtheilen, was von verschiedenen Philosophenschulen und zu verschiedenen Zeiten unter den Menschen als moralisch oder sittlich betrachtet wurde. Ich brauche nicht mehr hervorzuheben, dass die Beziehung desselben zur Societät allgemein anerkannt ist; schon Aristoteles knüpft ein festes Band zwischen den Begriffen Sittlichkeit und Staat. Andererseits aber hatte Sokrates das Sittliche definirt als das gewusste Gute,*) und bis auf den heutigen Tag findet man immer wieder die Frage aufgeworfen und beantwortet, in welcher Weise das Sittliche mit der Absicht und dem Bewusstsein des Handelnden verknüpft ist, ob jemand auch ohne Ueberlegung sittlich handeln, ob er mit der Absicht, sittlich zu handeln, auch schon seinen Pflichten der Sittlichkeit gegenüber entsprochen hat, ja ob eine Handlung, die in unsittlicher Absicht ausgeführt ist, aber der Societät zum Besten gereicht, dadurch eine sittliche geworden ist.

Der Mangel an Uebereinstimmung in der Beantwortung dieser Fragen beruht auf einem Umstande, der, wie mir scheint, der Unfruchtbarkeit mancher seit Jahrhunderten geführten philosophischen Discussion zu Grunde liegt, und es möge mir deshalb gestattet sein, etwas genauer auf denselben einzugehen.

Wir können jeder Erscheinung, die uns im Leben begegnet, in verschiedener Weise entgegentreten. Wir können sie naiv aufnehmen, als eine Erscheinung der körperlichen Objecte oder der unkörper-

*) F. Jodl. Geschichte der Ethik. Bd. I, pag. 19.

lichen, aber ebenso objectiven Beziehungen derselben untereinander. Wir können uns aber auch sagen, dass alle uns zum Bewusstsein gelangenden Erscheinungen nur der Ausdruck von Veränderungen sind, die irgend welche äussere Objecte und Vorgänge in uns erzeugen, dass also, was uns zur Wahrnehmung eines Objectes führt, nur subjective Zustände, und was wir für Veränderungen an den Objecten halten, Veränderungen dieser subjectiven Zustände sind. Wir kommen dann folgerichtig zu der Anschauung, dass uns die ganze Aussenwelt ewig fremd bleiben muss, dass wir nichts wissen, als dass unter gewissen unbekannten Verhältnissen diese, unter anderen ebenso unbekannten Verhältnissen jene Vorgänge in uns stattfinden.

So allgemein bekannt diese beiden Betrachtungsweisen sind, so wenig scheint man doch darauf hingewiesen zu haben, dass zwischen diesen beiden Extremen eine grosse Reihe von Mittelstufen denkbar ist. Diese sind dadurch voneinander unterschieden, dass bei ihnen in verschieden hohem Grade die zweite der eben charakterisirten Betrachtungsweisen in die erste hineingetragen ist. Die Mittelstufen bilden geradezu die Basis für die Denkweise innerhalb grosser Wissenszweige und letztere sind nur dadurch möglich, dass die Grenze, bis zu welcher die subjective Anschauung in die objective hineinreicht, eine ganz bestimmte, allgemein anerkannte und mit Absicht festgehaltene ist. Jede Durchbrechung dieser Grenze macht den wissenschaftlichen Fortschritt unmöglich, erzeugt Verwirrung.

Wenn ein Maler erklärt, er müsse, um den Schatten jenes Berges zu malen, seiner Farbe Kobalt beimischen, der Schatten sei blau, weil er in grosser Ferne liege, so steht er auf dem Boden naiver Anschauung und seine Erklärung der blauen Farbe des Schattens ist der Erfahrung entnommen und vollkommen richtig. Wenn aber ein Anderer die Frage, „warum ist die Farbe jenes Schattens blau?" dahin beantwortet, dass sie, physikalisch untersucht, diese und jene Wellenlänge habe, deshalb in unserer Netzhaut gewisse Veränderungen hervorrufe, welche ihrerseits wieder Nervenfasern von bestimmter Art in Erregung versetzen, und diese Erregungen durch den Sehnerv dem Organe des Bewusstseins zugeführt werden, so hat dieser mit seiner Behauptung auch recht; er steht aber nicht mehr auf dem Standpunkt naiver Beobachtung, sondern hat gewisse functionelle Eigenschaften des sehenden Subjectes in sein Urtheil eingeflochten, er ist auch kein Maler mehr, sondern ist Physiolog. Und wenn ein Dritter die Ursache der blauen Farbe jenes Schattens darin findet, dass die in der geschilderten Weise zu Stande gekommene Erregung gewisser Netzhautantheile im Bewusstsein Vorstellungen erweckt, die zum Theile identisch sind mit den Vorstellungen, die wir im Laufe unseres ganzen Lebens beim Anblicke einer Kornblume oder des heiteren Himmels gehabt haben, dass dieser gemeinsame Antheil associativ enge verknüpft ist mit dem optischen Erinnerungsbild des Wortes „blau" und mit dem akustischen Erinnerungsbild desselben Wortes, wohl auch mit Erinnerungen an mancherlei Stimmungen u. s. w., so hat auch dieser Dritte recht, er ist aber kein Physiolog, sondern ist Psycholog, und bei seiner Beantwortung der Frage „warum ist der Schatten blau?" ist das Subject in noch reicherem Maasse als von Seite des Physiologen in die Urtheilsbildung mit einbezogen worden. Der Physiolog hat nur die Vorgänge in den Sinnesorganen des beobachtenden Subjectes bei seiner Formulirung der Antwort verwendet, im Uebrigen stand er auf dem Boden der naiven Weltanschauung wie der Maler, indem er von der Entstehung der Empfindung Blau sprach. Der Psycholog ging in der Eintragung des Subjectes noch weiter; er untersuchte, welche Denkvorgänge im Subjecte ablaufen müssen, soll es zu dem Urtheile gelangen, dass es eine Blauempfindung habe.

Man stelle sich nun die Verwirrung vor, wollte der Physiolog sagen, der Maler habe eine werthlose Behauptung aufgestellt, wenn er den Schatten deshalb für blau erklärte, weil er so ferne sei, in der That beruhe die Blaufärbung auf gewissen Vorgängen und Zuständen in der Netzhaut und der Benachrichtigung des Organes des Bewusstseins von diesen Zuständen; und andererseits wollte der Psycholog behaupten, der Physiolog habe eine werthlose Behauptung aufgestellt, denn von einer Blauempfindung sprächen wir nur dann, wenn gewisse Vorstellungsassociationen wachgerufen würden, und das Wachrufen dieser sei demnach die wahre Ursache dafür, dass wir den Schatten für blau erklären.

In diesem Beispiele urtheilt der Physiolog und der Psycholog wesentlich in gleicher Art. Ihre Auffassung ist nur graduell verschieden. Der erstere erkannte, dass der Eindruck des Blau an die Lebensfunctionen des Subjectes geknüpft ist, trägt diesen aber nur insoweit Rechnung, als es sich um die Lebensfunctionen der Sinnesorgane handelt.

Einen Schritt weiter ist der Psycholog gegangen, indem er auch die Vorstellung und Empfindung des Blau als Bewusstseinsvorgänge in der Functionsweise des Subjectes begründet erkannt und mit in seine Urtheilsbildung einbezogen hat. Ersterer hat eben in geringerem, letzterer in höherem Grade das Subject in sein Urtheil hineingetragen. Man sage nicht, der Maler habe die Ursache der Entstehung des Blau angegeben, und Physiolog und Psycholog geben die Ursache für die Entstehung der Empfindung des Blau an, denn das Blau würde gar nicht existiren, wenn es nicht Subjecte gäbe, die es als solches empfinden könnten. Würden heute alle Lebewesen von der Erde verschwinden, so gäbe es morgen auf derselben nur mehr Aetherwellen von bestimmter Frequenz, aber kein Blau mehr. Der Unterschied zwischen den drei Urtheilen ist vielmehr der, dass der Maler die lange Kette von Ursachen, die zwischen dem Objecte und dem bewussten Eindrucke eingeschaltet ist, nur verfolgt bis zu dem Subject; der Physiolog verfolgt sie noch eine Strecke weit in das Subject hinein, nämlich bis zu den Bewusstseinsvorgängen; der Psycholog aber bleibt auch vor diesen nicht stehen.

Es liessen sich derartige Beispiele für die verschiedensten Zweige der Wissenschaft anführen, doch genügt das eine, um die Nothwendigkeit zu erweisen, dass innerhalb eines Wissensgebietes eine klare und bewusste Grenze für die Einführung des Subjectes eingehalten werden muss.

Nach dieser Abschweifung zur Frage der Moral zurückkehrend, verweise ich darauf, dass die vorgeführten Betrachtungen über Sittlich und Unsittlich auf vollkommen naiv-objectivem Boden fussten, wir haben sozusagen naturgeschichtlich untersucht, wie Moral entstanden ist und welches ihre Aufgabe sein kann. Von diesem Standpunkte aus müssen wir sagen, eine Handlung sei „sittlich", wenn sie der Societät zum Vortheile gereicht. Dabei sind die Motive und Intentionen des handelnden Individuums und alle weiteren Vorgänge in ihm völlig gleichgiltig.

Stellen wir uns aber auf den anderen Standpunkt, von dem aus die Vorgänge im handelnden Subjecte in den Kreis der Betrachtung gezogen werden, dann können wir jene Handlungen sittlich nennen, die den moralischen Instincten entspringen.

In beiden Fällen kommen wir mit dem gangbaren Begriff der „Moral" in Collision; im ersten, weil dann jede gemeinnützige Handlung als sittliche bezeichnet werden müsste, als extremes Beispiel könnte das Geschnatter der Gänse auf dem Capitol dienen, welche exquisit sittlich gehandelt hätten. Das Beispiel zeigt zugleich, wie sehr ein ganzes Volk auch eine solche von allen Intentionen losgelöste nützliche Handlung schätzen kann. Im zweiten Falle müsste jede Handlung, und wäre sie die schädlichste, als sittlich bezeichnet werden, wenn sie aus „Menschenliebe" oder „Tapferkeit" u. dgl. entspringt (Tollkühnheit).

Am nächsten wird man dem Sprachgebrauche kommen, wenn man ein Merkmal dem ersten, ein anderes dem zweiten Gesichtspunkte entnimmt und sagt, eine sittliche Handlung ist jene, welche der Societät nützt, und den moralischen Instincten entspringt. In diesem Sinne ist die sittliche Handlung ein Naturproduct, ein Resultat des Kampfes ums Dasein, unabhängig von allem, was wir Willen des Individuums nennen, ein Naturproduct wie das Honigsammeln der Bienen, wie der Zug der Vögel, wie die Liebe zu den Kindern; die Sittlichkeit drängt den Menschen mit Naturkraft, im gegebenen Falle so und nicht anders zu handeln, wie die Wandersucht den Vogel drängt, im Herbste nach Süden zu fliegen; und wenn jährlich Hunderte von Schwalben den Termin versäumen und bei uns elend zugrunde gehen, so ändert das nichts an der Naturgewalt des Wandertriebes.

Diese durch Naturkräfte bedingte und geleitete sittliche Handlung kommt bei dem ursächlich denkenden Menschen nun freilich in etwas anderer Art zu Stande wie bei den, von den Instincten abhängigeren Thieren. Wir haben ja gesehen, dass der Mensch wenigstens grossentheils den Inhalt seiner socialen Empfindung erst durch die Erziehung, im weitesten Sinne des Wortes, erwirbt; die Normen dieser Erziehung müssen also von der Gesellschaft festgestellt sein, diese muss ein Urtheil darüber fällen, was moralisch und was unmoralisch ist, und sie kann sich bei dieser Urtheilsfällung täuschen. Die Societät ist deshalb auch im vollen Rechte, wenn sie nach den Motiven einer Handlung frägt, und einen Fanatiker, der einen Raubmord begeht, um das gewonnene Geld bis auf den letzten Heller zu Zwecken zu verwenden, die seiner Ansicht nach die übrige Menschheit beglücken werden, milder beurtheilt als den gemeinen, von Egoismus getriebenen Mörder, denn jener hat eine Denkungsweise, eine Energie, eine Aufopferungsfähigkeit, die unter anderen Verhältnissen der Societät zum grössten Vortheile gereichen könnten, dieser nicht, jener hat, wie man sagen könnte, moralische Anlagen und den Werth solcher darf die Gesellschaft nicht übersehen. Ein schwerer Missgriff aber wäre es, wenn die Gesellschaft, bestochen durch diese moralischen Anlagen, den Abscheu vor dem begangenen Raubmord ablegen oder auch nur mässigen würde.

Hier leitet uns die Natur immer wieder zu dem richtigen Weg, indem sie uns angewiesen hat, die social schädliche Handlung mit den Empfindungen des Widerwillens zu begleiten, und eine gesunde moralische Erziehung wird also auch stets die Instincte in diese

Bahnen leiten müssen, in die Bahnen der Liebe zur social nützlichen und des Hasses gegen die social schädliche Handlung, welche Motive auch immer der Handlung zu Grunde liegen mögen.

Man hat, wie mir scheint, zu verschiedenen Zeiten sehr verschiedenes Gewicht auf die zwei Charaktere der sittlichen Handlung, den objectiven und den subjectiven, gelegt. In früheren Jahrhunderten hat man auf ersteren, nämlich die Nützlichkeit oder Schädlichkeit für die Societät das Hauptgewicht gelegt, und sich um die Vorgänge im Individuum wenig gekümmert; in neuerer Zeit, fürchte ich, legt man umgekehrt zu wenig Gewicht auf das objectiv Charakteristische und wendet sein Augenmerk in erster Linie der Leitung des Handelnden durch moralische Instincte zu. Für die erziehliche Ausbildung der moralischen Instincte soll aber immer die sociale Nützlichkeit der Leitstern sein:

Ödipus erschlägt unbewusst seinen Vater Laios, heiratet unbewusst seine Mutter Jokaste und indem er nach Jahren hierüber aufgeklärt wird, empfindet er unsägliches Unglück, straft sich selbst, indem er sich blendet, es wird das ganze Geschlecht unglücklich, Jokaste tödtet sich, Ödipus stirbt in der Fremde, die Söhne erschlagen sich gegenseitig im Kriege der Sieben gegen Theben. Sophokles verarbeitet die Sage zu einem Drama, in dem die Enthüllung des entsetzlichen Schicksales, die Verzweiflung des Ödipus und seiner Angehörigen vorgeführt wird und der Chor des Volkes, nachdem er eben über den Sachverhalt aufgeklärt wurde, in die Worte ausbricht:

Dich holte doch ein
die allerschauende Zeit
Und längst suchte sie heim den Ehe-Graus,
Der Kinder-Saat vom Kind empfing.
O weh, Sohn des Königs Laios,
Hätt' ich nimmer, ach,
Nimmer Dich gesehen!
Uebermässig bricht
Aus dem Herzen schreiend mir
Jammer hervor, und sprech ich's ganz aus:
Das Erathmen meiner Brust
Fand ich mit Dir, schloss mit Dir die Augen.*)

*) Citirt nach der Uebersetzung von Adolf Schöll.

In diesen Worten tiefsten Schmerzes und Grauens spiegelt sich die Empfindung des Volkes angesichts der aufgedeckten Greuelthaten seines Königs.

Ich frage: Würde das Volk von heute nicht sagen: „Er kann ja nichts dafür?"

In diesen beiden Aeusserungen der Volksseele aber zeigt sich eine sehr bedeutungsvolle Umwandlung in den Empfindungen, die einer und derselben Handlung entgegengebracht werden. In der That, Ödipus kann nichts dafür, er wusste ja nicht, dass Laios, den er erschlug, sein Vater, dass Jokaste, die er heiratete, seine Mutter seï; er ist also unschuldig, warum blendet er sich, warum ist er und seine Familie unglückselig, bis der letzte Sprosse verdorben ist? Uns ist die Tragik und Sühne der Ödipus-Sage fast unverständlich geworden und eben dadurch zeigt sich, welche Wandlung das Urtheil seit jenen Zeiten durchgemacht hat. Es sind das aber nicht die Zeiten der Entstehung der Sage, sondern zweifellos noch die Zeiten des Sophokles, denn der Dichter hätte keine Wirkung unter den Zuschauern erzielt, würde er sein Drama nicht nach den Empfindungen derselben aufgebaut haben, würde der Chor nicht die Eindrücke des lebendigen Volkes zum Ausdruck bringen. Und wenn Sokrates auch sagt, sittlich sei das bewusste Gute, so war das die Ansicht eines Philosophen, das Volk derselben Zeit war entsetzt über die Greuel im Leben des Ödipus und wendet sich mit Mitleid, aber Abscheu von ihm, obwohl er unbewusst gehandelt hat.*)

Das Volk der Ödipus-Sage beurtheilte die Handlungsweise seines Königs also ganz unabhängig davon, ob er gegen oder im Einklang mit seinen socialen Instincten gehandelt hat. Er kannte ja die Sachlage nicht, also konnten sich seine Instincte gar nicht geltend machen. Es verurtheilt ihn aber, denn ein solches Monstrum von Ehe schadet der Societät, schadet der Familie, ob das einzelne Mitglied derselben so oder anders empfindet. Die Sünden der Väter rächen sich an den Kindern, das ist eine Naturerscheinung des socialen Lebens, und dieser hat die antike Moral Rechnung getragen. Auch in der Bibel wird die Strafe an Kindern und Kindeskindern

*) Wenn an anderen Stellen des Dramas die Unkenntniss, in welcher Ödipus handelte, als Entschuldigung hervorgehoben wird, so zeigt das nur, dass damals schon die Frage von der Bedeutung des Bewusstseins und der Absicht discutirt wurde, an der Empfindung des Volkes aber hatte diese philosophische Discussion noch nichts geändert. Es wäre sonst der ganze Dramencyklus mit der Schuld des Ödipus im Hintergrunde ein dramatisches Unding.

mit der Allgüte Gottes vereinbar gefunden; das Kindeskind muss sein Schicksal ertragen: maassgebend dafür ist seine Stellung in der Societät, in der Familie, nicht sein persönliches Denken und Fühlen.

Diese dem objectiven Charakter der Sittlichkeit näher stehende Auffassung der alten Völker dürfte, wenn ich mir bei meinen laienhaften Kenntnissen aus der Geschichte menschlichen Denkens eine Vermuthung erlauben darf, bis gegen den Anfang unserer Zeitrechnung gewährt haben. Damals begann sich ein aus dem Orient, vielleicht aus Indien, stammender Einfluss geltend zu machen, wahrscheinlich erst in Philosophenschulen,*) dann sich auf breitere Bevölkerungsschichten ausdehnend, der das Individuum gegen die Härte der alten Auffassung in Schutz nahm, den persönlichen Gefühlen Gewicht verlieh und das handelnde Subject aus seiner verschwindenden Kleinheit in der Gesammtheit der Societät zu einer selbstständigen Stellung emporhob.**) Die ganze moderne Cultur nahm diesen Gedanken auf und baute ihn zu dem Satze aus: nur eine bewusste Handlung kann eine sündhafte sein.***)

Schliesslich ein Wort über den hier so oft verwendeten Begriff der Societät.

Ich brauche nicht hervorzuheben, dass darunter engere oder weitere Vereinigungen innerhalb eines Volksstammes oder auch verschiedener Volksstämme, dass Vereinigungen zu verschiedenen Zwecken verstanden werden können und dass je nach diesen Umständen auch die Moral der Societät eine verschiedene sein muss. Die Moral einer Armee, einer Familie, eines Staates, der Kirche sind verschieden und

---

*) Vielleicht ist der oben mitgetheilte Ausspruch des Sokrates, ebenso die Anschauungen von Plato schon auf den Beginn dieses Einflusses zurückzuführen.

**) „Sodann war der wesentliche Inhalt der spätheidnischen Anschauungen dem Christenthum geradezu analog; der Zweck des Daseins wird nicht mehr auf das Erdenleben, seine Genüsse und Schicksale allein beschränkt, sondern auf ein Jenseits, ja auf eine Vereinigung mit der Gottheit ausgehend. Durch geheime Weihen hoffen die Einen sich der Unsterblichkeit zu versichern; die Anderen wollen sich durch tiefe Versenkung in die höchsten Dinge oder auch durch den magischen Zwang der Gottheit aufdringen; Alle aber huldigen dem wesentlich neuen Begriff der bewussten Moralität die sich sogar bis zur Kasteiung steigert, und wo sie nicht im Leben durchgeführt wird, doch wenigstens als theoretisches Ideal gilt." (J. Burckhardt: Die Zeit Constantin des Grossen. Basel 1853. pag. 279.)

***) Das junge Christenthum bemächtigte sich dieser so milden, wie menschlichen Anschauung, wurde dadurch der Trost aller Elenden und trug in seinem Siegeslauf den neuen Gedanken durch die ganze cultivirte Welt. Es führte ihn bis zu der letzten Consequenz durch, indem es lehrt: auch dem irrenden Bewusstsein (conscientia) nicht zu gehorchen, sei Sünde. (Vgl. A. J. Hähnlein: Principia theologiae moralis. 1853. pag. 279.)

müssen verschieden sein. Nur auf einen Umstand, der mir zu wenig berücksichtigt zu werden scheint, möchte ich aufmerksam machen, nämlich, dass unter der Societät immer auch die Nachkommenschaft zu verstehen ist, sei sie durch leibliche, sei sie durch intellectuelle Bande mit den Vorfahren verknüpft. Die Moralgesetze als Naturgesetze sind hart gegen das Individuum, für sie besteht nur die Gesammtheit und deren Wohl, denn diese Gesammtheit besteht, wenn die Individuen von heute längst verschwunden sind.

Nehmen wir einen concreten Fall vor. Der englische Forscher Greg*) stellt folgende Betrachtungen an: „Der sorglose, schmutzige, nicht höher hinauswollende A-Länder**) vermehrt sich wie Kaninchen; der frugale, vorsichtige, sich selbstachtende ehrgeizige B-Länder, welcher streng in seiner Moralität, durchgeistigt in seinem Glauben und disciplinirt in seinem Wissen ist, verbringt die besten Jahre seines Lebens im Kampfe und im Stande des Cölibats, heiratet spät und hinterlässt nur wenig Nachkommen. Man nehme ein Land, welches ursprünglich von tausend A-Ländern und tausend B-Ländern bevölkert sei, und nach einem Dutzend Generationen werden fünf Sechstel der Bevölkerung A-Länder aber fünf Sechstel des Besitzes, der Macht, des Intellectes werden dem einen übrig gebliebenen Sechstel der B-Länder angehören." Nun, füge ich hinzu, denke man sich, dass in diesem Lande, geleitet durch eine die eben jetzt lebenden Individuen in den Vordergrund stellende naturwidrige sogenannte Moral, Gesetze geschaffen werden, welche die Früchte des Besitzes, der Macht und des Intellectes den B-Ländern auch nur theilweise abnehmen und allen Individuen des Landes gleichmässig zugute kommen lassen, dass sich dieser Process einigemale wiederhole, welche Eigenschaften wird schliesslich die Societät des Landes haben? Wo ist die Macht, wo der Intellect, wo die im Kampfe ums Dasein herangewachsenen wahren socialen Tugenden des „frugalen, vorsichtigen, sich selbstachtenden und ehrgeizigen" B-Länders. Sie sind verschwunden und die Eigenschaften des „sorglosen, schmutzigen, nicht höher hinaus-

*) Die Stelle bei Greg (Fraser's Magazine, Sept. 1868, pag. 353) lautet: The careless, squalid, unaspiring A multiplies like rabbits: the frugal, foreseeing, self-respecting, ambitious B, stern in his morality, spiritual in his faith, sagacious and disciplined in his intelligence, passes his best years in struggle and in celibacy, marries late and leaves few behind him. Given a land originally peopled by a thousand B and a thousand A and in a dozen generations five-sixths of the population would be A, but five-sixths of the property, of the power, of the intellect, would belong to the one-sixth ot B that remained. (Citirt nach Darwin, Descent of Man. I, pag. 174.)

**) Die Namen thun hier nichts zur Sache, ich lasse sie aus dem Citate weg.

wollenden" A-Länders sind geblieben, die Societät ist dadurch wehrlos geworden und muss im Kampf ums Dasein dem ersten Ansturm einer anderen Societät von natürlicher und gesunder Moral unterliegen.

Ob die Charakterisirung Greg's für die von ihm bezeichneten Volksstämme zutrifft oder nicht, habe ich hier nicht zu untersuchen, darüber aber kann kein Zweifel sein, dass es in jeder Societät Individuen gibt, die mehr der Beschreibung des ersten, andere, die mehr der Beschreibung des zweiten Stammes entsprechen und man darf gerade an der Schwelle des kommenden Jahrhundertes die ernste Erwägung darüber nicht von sich weisen, ob die heutigen Moralanschauungen den eben lebenden Individuen nicht eine Rolle beimessen, welche der Societät der künftigen Jahrhunderte zum Schaden gereicht. Für die Natur ist jedes Individuum nur das Mittelglied in der unabsehbaren Kette, welche die Generationen der Vergangenheit mit jenen der Zukunft verbindet. Die cultivirte Gesellschaft muss, um ihren Bestand zu sichern, weit mehr auf die natürliche Züchtung dieser Ketten und der künftigen Individuen als auf das Wohlbefinden des heutigen Individuums Rücksicht nehmen.

In unzähligen Beispielen zeigt uns die Natur, wie sie Hunderte und Tausende von Individuen opfert, zum Schutze und Heile der künftigen, und wie kleinlich muss uns eine Moral erscheinen, die auf dem Individuum basirt, neben jener die ganze Zukunft umfassenden der Natur, und wie hoffnungslos oder, wenn von Erfolg gekrönt, schädlich ein Streben, diese Wege durchkreuzen zu wollen. Goethe*) sagt von der Natur:

„Sie scheint alles auf Individualität angelegt zu haben und macht sich nichts aus den Individuen."

Die geschilderten drei Formen der Instinctgefühle, zu bestimmten Zwecken in das Centralnervensystem hineingelegt, führen, wie gesagt, ein in gewissem Sinne selbstständiges Leben. Sie werden ihr Spiel auch dann treiben, wenn es sich nicht gerade um die Erreichung jenes engeren Zweckes handelt, um dessentwillen sie entstanden sind. Die mannigfaltigen wenig oder gar nicht motivirten „Stimmungen" der Menschen geben Zeugniss von den wechselnden Zuständen der Gefühlscentren. Andererseits beruht auf ihrer Existenz zum grossen Theil oder ganz die Möglichkeit das Leben zu zieren und zu geniessen. Die verschiedenen Arten des Sportes laufen auf ein Spiel

*) „Die Natur". Goethe's Werke. 1833. Bd. I.

mit den Instinctempfindungen hinaus, und kaum wird zu bezweifeln sein, dass alle Freude an den Künsten auf derselben Basis ruht. Im ersten Falle liegt der Zusammenhang auf der Hand, im zweiten ist er vielfach unschwer nachzuweisen, und bei allen Formen zu vermuthen. Doch ist hier nicht der Ort, darauf näher einzugehen; es möge der Hinweis genügen, dass die Instinctgefühle auch in dieser Beziehung mit den Vorgängen der Intelligenz in innigem Zusammenhange stehen, ein Zusammenhang der eben daher rührt, dass sie von der Hirnrinde aus leicht anklingen. So wie der Soldat seine Waffe in Friedenszeiten blank fegt und als Zierde trägt, so wird die Waffe der Instinctgefühle in ruhiger Zeit als Kunstgenuss und Vergnügen zur Zierde des Lebens verwendet.

3. Das causale Denken und der freie Wille.

Unter der grossen Anzahl von Associationen, auf welchen jeder Denkprocess beruht, befindet sich häufig eine Gruppe, die sich der Aufmerksamkeit der Philosophen seit Jahrhunderten besonders aufgedrängt hat. Bei der Vorstellung oder der Wahrnehmung einer Veränderung associirt sich die Vorstellung des Verändernden; wir sprechen in diesem Sinne von der Veränderung als Wirkung einer Ursache.

Es ist ein Grundzug unserer Denkprocesse, dass in der Regel diese Association auftaucht, wir sprechen deshalb von einem causalen Denken.

Ein Thier des Waldes, das in seiner Nähe plötzlich eine Bewegung des Strauchwerkes erblickt, springt auf, und entflieht, indem sich der Wahrnehmung der Bewegung die Vorstellung von einem Bewegenden zugesellt, also einem Lebewesen, vielleicht einem Feinde. Die Katze wird als Raubthier durch gewisse Bewegungen angelockt, d. h. bei ihr associirt sich der wahrgenommenen Bewegung auch die Vorstellung eines Thieres; dasselbe kann ihr zur Beute dienen. Diese Association ist aber nur bei gewissen Bewegungen des Laubwerkes vorhanden; streift der Wind durch die Blätter so wird dadurch weder in dem einen noch in dem anderen Thier die entsprechende Association wachgerufen. Hätten diese Thiere eine Sprache, so könnten sie den in ihnen ablaufenden psychischen Process mit den Worten ausdrücken: „Die Ursache der ersten Bewegung des Laubes war die Bewegung eines Thieres, die der zweiten nicht."

Auch wir Menschen haben in unzählig viel Fällen unseres individuellen Lebens beobachtet, dass, wo eine Bewegung auftritt, auch ein Bewegendes vorhanden ist, oder allgemeiner gesprochen, wo eine Veränderung auftritt, auch ein Veränderndes vorhanden ist. Die Association von dem ersteren zum letzteren ist uns so geläufig geworden, dass wir im täglichen Leben, und in der Alltagssprache oft gar nicht unterscheiden, ob wir das Eine oder das Andere thatsächlich wahrnehmen oder nur durch die geweckte Association von dem Vorhandensein des zweiten überzeugt sind; wir sagen, indem wir durch das geschlossene Fenster blicken, und die Bewegung der Bäume und der Wolken beobachten: „Wir sehen den Sturm nahen" u. dgl. m. In der That beobachten wir nur die Wirkung; die Ursache, den Sturm, können wir nicht sehen.

Die Naturwissenschaften lehren uns, es gebe keine Veränderung ohne eine Ursache, d. i. ohne ein Veränderndes. In der Philosophie ist die Bedeutung dieses Satzes seit Jahrhunderten discutirt worden. Man kann ihn nämlich als Erfahrungssatz betrachten, wie andere Sätze der Wissenschaft, z. B. den Satz: Alles Eisen wird vom Magneten angezogen. Er gilt als richtig, obwohl man durchaus nicht jeden Gramm Eisen, der auf der Erde existirt, auf diese Eigenschaft geprüft hat, und es vorstellbar wäre, dass Eisen auch nicht vom Magneten angezogen wird. Man kann den Satz von Ursache und Wirkung aber auch als einen Satz a priori auffassen, und sagen, ganz unabhängig von unserer Erfahrung ist dieser Satz richtig: Wir können uns eine Veränderung ohne ein Veränderndes überhaupt nicht vorstellen.

Da ist zunächst Folgendes zu bemerken: Der Umstand, dass wir uns etwas nicht vorstellen können, ist kein Beweis gegen seine Existenz. Ich habe keine Vorstellung davon wie sich die Elektricität im Inneren eines Drahtes fortpflanzt, und doch thut sie es, und habe keine Vorstellung von dem Unterschied zwischen einem Haufen Reis der aus einer Billion Körnern besteht, und einem solchen, der aus einer Billion und einem Korn besteht. Der Unterschied existirt aber auch. Doch wollen wir hiervon ganz absehen.

Mein Standpunkt dieser Angelegenheit gegenüber ist der folgende: Wenn man behauptet, man könne sich eine Wirkung ohne Ursache nicht vorstellen, so ist das nur dann richtig wenn man das Wort „vorstellen" in einem bestimmten Sinne nimmt. Der naive Mensch der sich einen freien Willen beimisst, ist doch nicht bewusstlos, wenn er sich entschliesst, dies oder jenes zu thun; er hat dabei die Ueberzeugung vollkommen frei zu wählen, und verfolgt ganz correct im Bewusstsein die Motive seiner Wahl aber bloss bis zu einem gewissen Punkte. Ueber diesen hinaus verfolgt er die Kette von Ursachen und Wirkungen nicht, d. h. er bringt sich eben nur eine gewisse Anzahl jener Glieder zu Bewusstsein. An das Ende dieser Kette stellt er seinen freien Willen. Denn der Begriff des freien Willens liegt ja eben darin, dass bei ihm die sonst unendliche Kette von Ursache und Wirkung aufhört. Stellt sich dieser naiv denkende Mensch also vor, er handle aus freiem Willen, so stellt er sich eben eine Wirkung vor, die nicht eine unendliche Kette von Ursachen und Wirkungen vor sich hat, sondern eine endliche, und die letzte Wirkung muss also ohne Ursache sein — sie ruht im freien Willen. Wie viele historische Ereignisse sind in ihrer Ursachenkette zurückverfolgt durch Studien an Chroniken und in Staatsarchiven, bis man endlich an dem Beschluss eines Monarchen angelangt ist. Der „freie Wille" desselben war also der Urgrund jenes Ereignisses und der naive Mensch begnügt sich mit dieser „letzten Ursache".

In analoger Weise denkt jeder Mensch, der in Gott den Urgrund aller Wirkungen sieht. Seine Kette von Ursache und Wirkung endet in Gott; und ähnlich fast jeder der in naiver Art von den Ursachen des Wetterwechsels spricht. Er arbeitet dabei mit Vorstellungen, die durchaus keine unendliche Kette von Ursache und Wirkung enthalten.

Lässt man also für alle diese Fälle die Bezeichnungen zu, „die Menschen stellen sich die Ursachen der Ereignisse vor", dann stellen sie sich dieselben als endlich begrenzt vor, also zum mindesten eine Wirkung ohne Ursache. Erwägt man weiter, welche Menschen, und wie viele als Vertreter des freien menschlichen Willens und des Gottesglaubens zu betrachten sind, so wird man in dieser Vorstellungsart auch nicht die Ausnahme, sondern die Regel erblicken.

Anders gestaltet sich die Sache, wenn man in den geschilderten Fällen nicht von „Vorstellung der Ursachen" sprechen will. Und wirklich ist nicht zu leugnen, dass bei dieser Art zu denken die letzten Wirkungen und die dazugehörigen Ursachen gewöhnlich sehr unklar vorgestellt werden, sie rechnen zu den „dunklen Vorstellungen", werden durch die Aufmerksamkeit nicht erfasst, verstecken sich vielmehr gewöhnlich hinter einer Wortvorstellung. Versucht es jemand, der dunklen Vorstellung von der letzten gedachten Wirkung seine Aufmerksamkeit intensiv zuzuwenden, das ganze Gebiet derselben attentionell zu bahnen, dann allerdings springt die Association des Bewegenden zugleich mit dem Bewegten, also die Ursache zugleich mit der Wirkung, ins Bewusstsein.

Nennt man demnach nur diese Art des Denkens „Vorstellen", dann kann man sich eine Wirkung ohne Ursache nicht vorstellen, dann gibt es ein Gesetz des causalen Denkens. Sowohl die allgemein eingeführte Sprache, als auch die Ausdrucksweise, die ich im Vorstehenden immer benützt habe, gebraucht aber das Wort „Vorstellen" auch dann, wenn eine grosse Reihe von Associationsbahnen nur mässig in das Erregungsgebiet einbezogen ist, ja es gibt gar keine Vorstellung, bei welcher das nicht mit gewissen Bahnen der Fall ist.

Es ist zweifellos eine merkwürdige Erscheinung, dass die Menschen, obwohl sich niemals einer eine Wirkung ohne Ursache vorstellen kann, doch im Allgemeinen so denken, als gäbe es Wirkungen ohne Ursachen. Man könnte glauben, dass dies eine Folge der Unmöglichkeit ist, sich eine unendliche Kette von Ursachen und Wirkungen vorzustellen, die Kette also nur eine kurze Strecke weit verfolgt wird, und dann eine nebelhafte unbestimmte Vorstellung an Stelle des unendlichen Restes gesetzt wird. Es wäre das eine Analogie zu der dem Worte „Viel" entsprechenden dunklen Vorstellung, die sich an den nicht mehr übersehbaren Theil der unendlichen Zahlenreihe knüpft, oder der analogen dunklen Vorstellung von der Ausdehnung des Raumes jenseits der noch vorstellbaren Entfernungen. Ich glaube aber, dass dies nicht zutrifft. In den letzten Fällen, sind wir uns dessen ganz wohl bewusst, dass wir es mit unklaren Vorstellungen zu thun haben, dass das Wort „Viel" *keine* bestimmte Grenze bedeutet, über welche hinaus nichts zu suchen ist; anders wenn die naiven Menschen in der Verfolgung der Ursachen beim Willen angekommen sind. *Hier erscheint ihnen eine Grenze, hier glauben sie das Ende der Kette vor sich zu haben.*

Es kann das natürlich nur einen subjectiven Grund haben. Derselbe ist unschwer zu finden. Bloss so lange wir es mit der Aussenwelt zu thun hatten, haben wir Gelegenheit gehabt, zu den Veränderungen das Verändernde zu erkennen; auf Grund des hierauf basirenden Causalgesetzes sind alle Wissenschaften aufgebaut, und beruht auch diese Schrift von den psychischen Vorgängen; in ihr sind diese Vorgänge besprochen, wie sie eben als in der Aussenwelt ablaufend, erscheinen. So sprachen wir davon, dass subcorticale Erregungen sich in das Organ des Bewusstseins, der Hirnrinde, fortpflanzen, und dass die in derselben statthabenden Zustände, von den Zusänden einer ungeheuren Zahl zuleitender Bahnen abhängig sind. Bei dieser Auffassung besteht eine unendliche Kette von Ursache und Wirkung.

Anders für das Subject, in dem diese Zustände und Zustandsänderungen vor sich gehen. Diesem sind dieselben als Vorstellungen im Bewusstsein, es kann auch durch attentionelle Bahnung den ursächlichen Zusammenhang einer Vorstellung mit einer anderen erkennen, niemals aber kann es die subcortical ablaufenden Veränderungen mit dem Bewusstsein erfassen, wie ich das oftmals hervorgehoben habe. Von diesen aber sind die corticalen ursächlich mitbegründet. Hier hört also für das Bewusstsein thatsächlich die Kette der Ursachen auf.

Das Subject hat in einem gegebenen Moment eine Vorstellung im Bewusstsein (z. B. von einer Gesellschaft), es associirt sich dieser eine andere Vorstellung (die des Eintrittes in die Gesellschaft), die, wenn auch fast unmerkliche oder doch unbemerkte, Lustempfindungen hervorruft; so wirkt die letztere als bewusstes Motiv zu einer Handlung (dazu in die Gesellschaft zu gehen). Dass die zweite Vorstellung das Gefühlscentrum im Sinne einer Lustempfindung erregt, kann bei geringer Intensität der Erregung dem Subjecte verborgen bleiben, hat doch Fechner gezeigt, dass Empfindungen von sehr geringer Intensität zwar nachweislich im Organismus eine Wirkung ausüben, aber dem Bewusstsein entgehen können.*) Ob die Lustempfindung nun bemerkt wird, oder nicht, jedenfalls ist ihr Auftreten, oder das einer Unlustempfindung abhängig von dem jeweiligen Tonus und Erregbarkeitszustande dieses subcorticalen Centrums, und diese wieder von allerlei peripheren Reizen, Ermüdung, Bahnungen u. s. w., welche Verhältnisse sämmtlich in der Regel keine dem Subjecte erkennbare Spur im Organ des Bewusstseins hinterlassen haben. Es taucht etwa associativ eine andere Vorstellung im Bewusstsein auf, welche auch ihrerseits wieder Gefühle hervorruft, die in gleicher Weise durch die Zustände subcorticaler Centren bestimmt sind. Warum die Vorstellungen gerade diese Gefühle hervorrufen, dafür findet sich im ganzen Bewusstsein des überlegenden Subjectes keine Ursache. So bekommt die eine Vorstellung (des Gehens zur Gesellschaft) das Uebergewicht über die anderen, der Mensch fasst den Entschluss (ich gehe), „weil es mich freut" oder „weil es mir beliebt". Ist etwa durch eine vorhergehende Erfahrung auch eine Bahnung in der Rinde vorhanden (welche die Vorstellung des Nutzens der Enthaltsamkeit und des Fleisses erweckt,) so kann im letzen Momente noch eine Vorstellung mit den dazugehörigen Gefühlen entstehen, deren Charakter der umgekehrte ist (Unlustgefühle); diese können die anderen Gefühle unterdrücken, und der Entschluss wird aufgegeben. Das Subject (legt den Hut aus der Hand und) sagt, „mir beliebt es nicht" (zu gehen). Während der ganzen Zeit der Ueberlegung herrschte die Gesammtvorstellung des „Ich" mehr oder weniger klar,

*) Reizdifferenzen, die unter der Unterschiedsschwelle stehen, entgehen dem Bewusstsein, äussern aber doch ihren Effect bei dem Durchschnittsergebniss einer Urtheilsreihe. (Psychophysik 2. Aufl., I, pag. 247.)

die Gefühle sind vielfach kaum bemerkbar, oder werden doch nicht bemerkt, die wahre Ursache derselben und ihres Charakters ist dem Bewusstsein entzogen; so kommt das Resultat zu Stande, das der Handelnde ausdrückt mit den Worten „ich will". Und da die Ursachenkette für das Bewusstsein unterbrochen ist, so fällt jede Vorstellung eines Zwanges fort, umsomehr, da bisweilen zahlreichere, bisweilen weniger Associationen und damit Gefühle wachgerufen werden.

Es ist charakteristisch, dass für die verschiedene Intensität der Gefühle in der Sprache die schon genannte Stufenleiter der Ausdrücke besteht, „es freut mich"; „es beliebt mir"; „ich will das thun". So entsteht für das handelnde Subject der Eindruck frei, d. i. ursachlos zu handeln, da es in der That die Kette der Ursachen seiner Handlung aufhören sieht. Indem es aber sich diesen „freien Willen" beimisst, thut es dasselbe auf Grund von Analogieschlüssen bei anderen Menschen, und indem es der Gottheit menschliche Eigenschaften zuschreibt, auch bei dieser. Haben doch die Menschen von jeher das Bedürfniss gehabt, sich ihre Gottheit nach dem eigenen Ebenbilde, nur vollkommen, vorzustellen. Es ist auch nicht zu wundern, dass, je weniger reich das Associationsgebiet beim Denken eines Menschen ist, d. h. je weniger „umsichtig" er denkt, desto häufiger sich der subjective Eindruck des freien Willens als Vorstellung anderen Vorstellungen associirt, bei denen es sich um eine nicht absehbare Kette von Ursachen handelt. „Es will nicht regnen" ist eine Redensart, die diese Association andeutet, ebenso „es will mir nicht glücken" u. s. w. Bekannt ist, wie allgemein der Wille der Gottheit an das Ende der erkennbaren Reihe von Ursachen gesetzt wird, und wie die antiken Völker in Bäume, Quellen, und Winde lebende, d. i. hier wollende, Wesen verlegt haben.

Abgesehen aber von jenem Falle, in dem wir die Ursachen der Bewusstseinsvorgänge zu verfolgen suchen, und dabei thatsächlich zu einem Ende kommen, ist das ursächliche Denken, sobald es sich um eine klare Vorstellung eines concreten Vorganges in der Aussenwelt handelt erfahrungsgemäss ein psychisches Gesetz. Die Festigkeit der Association zwischen Veränderung und Veränderndem hat einen Grund, den ich schon angedeutet habe. In der Erfahrung des Individuums kann er nicht liegen, denn sonst würde die Association nicht fester sein, als die zwischen der Vorstellung des Eisens und der Anziehung durch den Magnet. Der Grund dieser Festigkeit ergibt sich vielmehr aus dem anderen oben angeführten Beispiele von den Thieren, welche durch ein Geräusch aus ihrer Ruhe aufgeschreckt werden.

In der ganzen Thierwelt, bis hinauf zum Menschen beobachten wir, dass die Wahrnehmung von Veränderungen mit Macht die Aufmerksamkeit erregt, und zwar im Sinne der Attention nach der verändernden Ursache. Wir können nicht daran zweifeln, dass gewisse Verwandtschaften zwischen Rindenbahnen im Laufe der Entwickelung des Menschengeschlechtes in erbliche Verwandtschaften übergegangen sind, sowie wir ja auch die Verwandtschaft gewisser Rindenbahnen mit den Gefühlscentren (am auffallendsten der sexuellen Gefühle) als vererbbar annehmen mussten.

Ich habe oben dargelegt, dass wahrscheinlich jede Wahrnehmung einer Bewegung, sei es durch welches Sinnesorgan immer, gewisse Rindenbahnen mit einbegreift, welche in naher Beziehung stehen zu den willkürlichen Muskelbewegungen. Weiterhin, dass es sich mit der Wahrnehmung jeder Veränderung durch das Gesichtsorgan ähnlich verhält. Es darf wohl vorausgesetzt werden, dass dies auch für die Wahrnehmung der Veränderungen überhaupt, soferne diese auf directen Empfindungen beruhen, der Fall ist. Ich meine auf Aenderungsempfindungen, in dem Sinne, wie wir von Bewegungsempfindungen sprachen, im Gegensatze zu der durch Vergleichung zweier Empfindungscomplexe erschlossenen Bewegungen (s. pag. 190).

Man kann bei Thieren das Spitzen der Ohren, das Hin- und Herschauen, das Recken des Halses u. s. w. das nach der Wahrnehmung einer Veränderung eintritt, und auf Grund dessen wir von einer erregten Aufmerksamkeit sprachen, geradezu als Ausdruck einer Verwandtschaft betrachten, die zwischen den betreffenden motorischen Willkürbahnen und jenem auch in das motorische Gebiet reichenden Bahncomplex, der der Wahrnehmung jener Veränderung angehört, besteht. Wir sahen. dass diese Bewegungen dem Suchen nach der Ursache der Veränderung dienen, dass somit die Vorstellung irgendeiner Ursache in dem gesammten associativ von der Wahrnehmung ausgelösten Erregungscomplex enthalten ist.

Ich sehe kein Hinderniss für die Annahme, dass auch beim Menschen die Association zwischen der Empfindung der Veränderung und deren Ursache auf wesentlich denselben Verhältnissen beruht; es wird so erklärlich, dass die geschilderten Verwandtschaften der Rindenbahnen, da sie bis in das Thierreich zurückgreifen, sich auch im Kampfe ums Dasein stets als nützlich erwiesen haben, in den erblichen Bau des Centralnervensystemes übergegangen sind, d. h. dass uns die Association zwischen Veränderung und irgendeinem unbestimmten Verändernden, nebst der Neigung die Aufmerksamkeit letzterem zuzuwenden, wenn erstere gegeben ist, angeboren wird.

Die intensive Erweckung der Aufmerksamkeit durch Veränderungen im Gegensatz zu der geringen Wirkung dauernder Eindrücke ist aus der Sinnesphysiologie hinlänglich bekannt, ja man könnte fast sagen, unsere sämmtlichen Sinnesorgane sind geradezu darauf eingerichtet, in erster Linie Veränderungen dem Bewusstsein zur Kenntniss zu bringen.

Ich bin demnach der Anschauung, dass in der menschlichen Hirnrinde angeborenerweise Verwandtschaften bestehen, welche bewirken, dass die Empfindung einer Veränderung, die an sich schon die Aufmerksamkeit erweckt, und indem sie als Wahrnehmung zum Bewusstsein kommt, einen Antheil des motorischen Rindengebietes in sich fasst, jene anderweitigen wesentlich motorischen Bahnen in Erregung versetzt, welche dem Suchen und Streben dienen, die Veränderung zu erforschen, d. h. Associationen für dieselbe zu gewinnen. Als solche können, so weit es sich um Veränderungen handelt, nur sogenannte Ursachen gefunden werden. Dieses angeborene Suchen nach den Associationen für die Veränderung bezeichnen wir als das Gesetz des causalen Denkens.

Wenn ich im Vorstehenden diese Verhältnisse etwas roh und, sozusagen, handgreiflich geschildert habe, so geschah es, um mich möglichst deutlich auszudrücken. Es ist selbstverständlich, dass wenn ein derartiger Mechanismus in der Hirnrinde sich durch einen grossen Theil des Stammbaumes des Menschengeschlechtes ausgebildet und erhalten hat, dann seine Functionsweise eine feinere, das Eingreifen desselben in das ganze Spiel der Rindenerregungen ein reiches sein wird. Nicht nur die Empfindung und primäre Wahrnehmung einer Veränderung wird jenes Suchen nach dem Verändernden associativ wachrufen, auch die erschlossene Veränderung, ja jede Vorstellung einer Veränderung wird dasselbe thun; und jenes Suchen nach der Ursache oder Wirkung wird nicht nothwendig mit einer thatsächlichen motorischen Action verbunden sein, es wird in der Regel der ausgelöste motorische Impuls (wie bei vielen Leuten im stillen Lesen) sich nur im Centralnervensystem abspielen und gemeinsam mit der erregten Aufmerksamkeit den subjectiven Eindruck der Beunruhigung und Unbefriedigtheit erzeugen, den wir eben als Drang nach der Erforschung von Ursache und Wirkung bezeichnen.

Die wesentliche Bedeutung der Grosshirnrinde liegt, wie schon hervorgehoben, in ihrer Fähigkeit im Laufe des individuellen Lebens reichlich Bahnungen zwischen verschiedenen Gebieten von Vorstellungscomplexen herzustellen. Es setzt dies eine gewisse Freiheit von fixen Bahnungen voraus, die auch zweifellos vorhanden ist. Wenn ich im Vorstehenden doch Neigungen zu Associationen als angeboren annahm, so drängt hierzu eben die Beobachtung des psychischen Lebens. Jene Freiheit ist keine absolute. Innerhalb eines gewissen Rahmens erst entfaltet die Rinde ihre Associationsfreiheit. Hiefür sprechen auch manche andere Umstände. Die „Art zu denken und zu fühlen", die „Neigungen" u. s. w. erbt thatsächlich vielfach der Sohn vom Vater, d. h. es sind bei ersterem wie bei letzterem gewisse Rindenbahnen besser, gewisse Associationen reichlicher oder extensiver entwickelt.

Es geht daraus hervor, dass wenn ich auch in dem oben angegebenen Sinne das Causalitätsgesetz als Denkgesetz a priori anerkenne, es doch möglich und wahrscheinlich ist, dass zwischen aprioristischen und empirischen Wahrheiten Uebergänge existiren. Es kann eben die Neigung, nicht aber der Zwang zu einer Association angeboren sein.

Im Vorstehenden wurde das Causalitätsgesetz betrachtet als ein Denkgesetz, das sich an den Vorstellungen von Veränderungen ermitteln lässt. Als Ursache habe ich ausschliesslich die Ursache einer Veränderung, als Wirkung die Veränderung bezeichnet. Auch die Ursache kann nur eine Veränderung sein. Alle meine Betrachtungen haben nur für Ursache und Wirkung in diesem Sinne Giltigkeit.

Nun bezeichnet man aber mit dem Ausdruck Ursache auch noch anderes. So rechnet Schopenhauer in seiner Abhandlung „Ueber die vierfache Wurzel des Satzes vom zureichenden Grunde", die wohl das Vortrefflichste sein dürfte, was dieser Philosoph geschrieben, zu den Ursachen im weiteren Sinne des Wortes auch die Bedingungen und nennt die eintretende Veränderung, welche die Wirkung unmittelbar hervorruft, die Ursache *κατ' ἐξοχήν*. Er führt als Beispiel eine Entzündung an.*) Damit dieselbe zu Stande kommt, ist erforderlich, dass ein Körper vorhanden ist, der eine grosse Verwandtschaft zum Sauerstoff hat, ferner dass er mit diesem in Berührung ist, ferner dass er eine gewisse Temperatur erreicht; diese kann mit Hilfe eines Brennspiegels erreicht werden, der selbst gewisse Eigenschaften und eine bestimmte Stellung haben muss. Man kann nun sagen, alle diese Umstände sind Ursache der Entzündung, denn wenn einer fehlt, so fängt die Substanz nie zu brennen an. Wenn nun aber eine Wolke vor der Sonne steht, so tritt die Entzündung trotz aller genannten Umstände nicht ein. Zieht die Wolke fort, dann entzündet sich die

*) Arth. Schopenhauer's sämmtliche Werke, herausgegeben von J. Frauenstädt, Bd. 1, pag. 34.

Masse und dieses Fortziehen der Wolke war dann die Ursache κατ' ἐξοχήν.

Mir scheint es durchaus unzweckmässig die genannten Zustände mit dem Namen der Ursache zu belegen; haben wir doch die vortreffliche Bezeichnung der „Bedingungen" dafür. Nennen wir die Stellung des Brennspiegels, oder die Verwandtschaft mit Sauerstoff „Ursachen" der Entzündung, dann haben wir dauernde Ursachen, die sämmtlich keine Wirkungen zu haben brauchen, construirt.

Eine andere Gruppe von Ursachen sieht Schopenhauer in den Erkenntnissvorgängen. Wir schliessen, dass A ist, weil B ist. Hier kann ich wieder nur Veränderungen, also Vorgänge sehen, welche als Ursachen wirken. Die Vorgänge liegen in uns. Indem ich B ins Bewusstsein bringe tritt in mir eine Veränderung auf, und die Folge dieser Veränderung ist dann Bewusstseinsvorgang A. Und zwar scheint mir dies nicht nur richtig für den Fall, dass B die logische Consequenz von A ist, sondern auch da, wo diese Verbindung nicht sofort durch Begriffsbestimmung erkannt wird; also auch in dem Beispiele Schopenhauer's „Warum sind in diesem Triangel die drei Seiten gleich?" worauf dieser antwortet, „weil die drei Winkel gleich sind". Man könnte ebenso gut fragen, warum sind die drei Winkel gleich? und antworten, weil die drei Seiten gleich sind. Hier kann ich Ursache und Wirkung nur in der Form anerkennen, dass das Auftauchen der Vorstellung eines gleichseitigen Dreieckes, welches Auftauchen eine Veränderung des denkenden Subjectes darstellt, weitere Vorstellungen wachruft, die zu dem Urtheile führen, es müssen auch die drei Winkel gleich sein. Das ist aber eine Kette von Veränderungen, und der Satz: „die Ursache der Gleichheit der Seiten ist die Gleichheit der Winkel" ist nur eine abgekürzte Form für den Satz: „die Ursache, aus welcher ich auf Gleichheit der Seiten schliesse, ist die in Erfahrung gebrachte Gleichheit der Winkel".

Meine Auseinandersetzungen über das Causalgesetz als Denkgesetz betreffen also nur die Kette von Veränderungen, welche wir einerseits als Ursache, andererseits als Wirkung bezeichnen. Wo sonst von Ursache gesprochen wird, ist etwas anderes gemeint, und in diesen Fällen wäre das Wort wohl besser zu vermeiden.

Ich kann diese Betrachtungen über Causalität und freien Willen nicht abschliessen, ohne noch zwei Bemerkungen daran zu knüpfen.

1. Dass wir uns einen Vorgang ohne Ursache in klarer Weise nicht vorstellen können, ist ein psychisches Phänomen. Stellen wir uns, indem wir unsere Betrachtungen beginnen, auf den Boden dieses Phänomens, dann gibt es keinen freien Willen.

Dass wir andererseits nach freiem Willen zu handeln glauben, ist auch ein psychisches Phänomen. Gehen wir von diesem als Basis unseres Denkens aus, dann gibt es kein Causalgesetz.

Hier führen uns also unsere psychischen Vorgänge zu widersprechenden Resultaten. Es darf uns das nicht so sehr wundern, denn wir finden Aehnliches auch bei anderen Leistungen unseres Centralnervensystemes. Die durch v. Fleischl*) aufgedeckte Erscheinung, dass uns die Bewegung eines Körpers sehr nennenswerth schneller erscheint, wenn wir ihn mit ruhendem Blicke betrachten, als wenn wir ihn mit dem Blicke verfolgen, ist ein analoges Vorkommen aus dem Gebiete der Sinnesphysiologie.

Wollen wir die Bewegung jenes Körpers irgendwie praktisch verwerthen, so werden wir uns weder um die eine, noch um die andere der beiden empfundenen und sich widersprechenden Geschwindigkeiten eingehend kümmern, sondern werden mit passenden Instrumenten die Geschwindigkeit des Körpers messen, werden versuchsweise die eine und die andere Verwendungsweise erproben und nach dem Erfolge handeln.

Ganz ebenso scheint es mir berechtigt, in Bezug auf jene beiden sich widersprechenden psychischen, d. h. in der Hirnrinde bedingten Phänomene zu verfahren. Auf Grund des Gesetzes der Causalität dem Fatalismus zu verfallen, das Wollen und Streben der Menschen missachten, da ja ihre Handlungen durch die unendliche Kette von Ursachen seit Jahrtausenden vorher bestimmt sind, den Verbrecher als unschuldig und deshalb seine Bestrafung als ungerechtfertigt zu betrachten u. dgl. m., das sind Auswüchse einer missverstandenen naturwissenschaftlichen Weltauffassung.

Wir arbeiten psychisch mit dem Phänomen des Causalitätsgesetzes und benützen es als Instrument zur Erforschung der Erscheinungen, weil es uns erfahrungsgemäss vortreffliche Dienste leistet, und so lange die Menschheit denkt, geleistet hat; wir arbeiten nolens volens ebenso lange mit dem Phänomene des freien Willens, weil uns dieses in ganz anderen Gebieten, z. B. der Erziehung von Individuen und Völkern ebenso vortreffliche Dienste leistet. Wenn das Nachgrübeln über diese Phänomene einen Widerspruch ihrer

*) Sitzber. der Wiener Akad. d. Wiss. Bd. LXXXVI, Abth. 3, pag. 17.

Consequenzen ergibt, so folgt daraus durchaus nicht, dass wir decretiren müssen, eines derselben sei über Bord zu werfen, und alle unsere Handlungen nach dem anderen einzurichten. Es wäre erst noch die Frage, welches von dem anderen verdrängt werden soll. Der Fatalismus muss bekämpft, der Verbrecher auf Grund des Phänomens der Willensfreiheit bestraft werden, weil die Unterlassung davon den Untergang der Gesellschaft bewirkt, den Untergang, verursacht durch ein naturwissenschaftliches Missverständniss, indem ein psychisches Phänomen für ein die Aussenwelt beherrschendes Naturgesetz gehalten würde.

Dass das Causalitätsgesetz, wie oben ausgeführt, schon im Stammbaum des Menschengeschlechtes, sowie in dessen eigener ganzen Entwickelung in den Bau des Grosshirns aufgenommen wurde, ändert nichts an seiner Natur als psychisches Phänomen. Die schlängelnde Bewegung des Körpers als Mittel der Fortbewegung ist auch im Laufe der phylogenetischen Entwickelung einer Fischspecies in deren Centralnervensystem aufgenommen worden; liegt der Fisch aber einmal auf dem Sande, dann bringen ihn seine Bewegungen nicht mehr vorwärts, obwohl ihr centraler Mechanismus sich an der Hand des Erfolges seit Millionen von Generationen herangebildet hat. Wer kann uns sagen, dass der centrale Mechanismus des causalen Denkens nicht ebenso in gewissen Gebieten versagt, und soll nicht der Widerspruch auf den wir stiessen, den Gedanken nahe legen, dass wir uns in ähnlicher Lage befinden, wie der Fisch auf dem Trocknen? Hätte der Fisch Zeit und die geeignete Hirnrinde hierzu, so würde er, geleitet durch individuelle Erfahrung, bald sein Schlängeln auf dem Sande aufgeben, und würde vielleicht seine Flossen zum zwar langsamen, aber erfolgreichen Kriechen benützen.

Er wäre dann eben durch den Erfolg darüber aufgeklärt, dass in diesem Falle der ganze complicirte centrale Mechanismus nichts taugt, und die Erfahrung hätte ihn gelehrt, das richtige Mittel zu finden.

Da der Mensch in dem analogen Falle über ein entsprechendes Urtheilsvermögen verfügt, so thut er wohl daran, das Schlängeln auf dem Trockenen aufzugeben und sich an die Erfahrungen zu halten, welche den obwaltenden Umständen entsprungen sind.

Die Eigenschaft des causalen Denkens hat sich eben in erster Linie an den physikalischen Erscheinungen der Natur entwickelt und bei ihrer Verwerthung in anderen Gebieten müssen wir darauf gefasst sein, an eine Grenze zu stossen.

2. Wir haben bisher nur von der Freiheit des Willens gesprochen und müssen uns nun noch fragen nach der Natur des Willens selbst. Warum wollen wir überhaupt? Und wenn alle besprochenen Associationen in unserem Bewusstsein ablaufen, warum veranlassen sie eine „willkürliche" Handlung? In dem Begriffe des Willens liegt nicht nur die Vorstellung einer Wahl, sondern auch die einer gewissen Energie im Handeln. Welcher physiologische Vorgang entspricht dem Willen in diesem Sinne?

Zunächst ist zu antworten, dass wir nicht im Laufe des ganzen Lebens wollen; im tiefen Schlafe wollen wir, wenigstens in der Regel nichts. Indem sich während des Schlafes gewisse Stoffwechselvorgänge abspielen, wird das Centralnervensystem erregbarer, wahrscheinlich die Ganglienzellen, vielleicht auch andere Bestandtheile desselben nähern sich dem Zustande, den wir als einen höheren Grad der Ladung bezeichnet haben; ich sage einen höheren Grad, denn es liegt in den früher dargelegten physiologischen Verhältnissen, dass man eigentlich nur im Tode von einem gänzlichen Mangel an Ladung sprechen kann.

Es steigt also die Erregbarkeit der Bestandtheile der Hirnrinde, und erreicht endlich einen Grad, bei welchem der geringste Reiz ausreicht, um ein thatsächliches Losschlagen der Centren, also eine wirkliche Erregung der Nervenbahnen zu bewirken. Wir können es dahingestellt sein lassen, ob beim Ausbleiben jeden Reizes schliesslich die Centren auch losschlagen würden, denn in Wirklichkeit wird dieser ideale Fall nie eintreten.

Es gibt Erscheinungen, welche darauf hindeuten, dass dieses Verhalten der Centralorgane allgemein ist und auch bei den subcorticalen Centren obwaltet. Durchtrennt man einem Frosche das Rückenmark, so dass noch ein beträchtliches und functionsfähiges peripheres Stück mit den hinteren Extremitäten in functioneller Verbindung bleibt, und lässt das Thier monatelang am Leben, so gewahrt man, dass die leisesten Berührungen der Beine stürmische Bewegungen hervorrufen, Bewegungen, die weit heftiger sind, als am normalen oder am eben operirten Frosche. Hier sind offenbar die Rückenmarkscentren, in Folge des Ausbleibens der normalen, ihnen sonst von der Hirnrinde oder anderen höheren Centren zufliessenden Erregungen, auf eine so hohe Stufe der Ladung gerathen, oder wie man auch sagen könnte, so vollständig ausgeruht, dass ihre Entladungen leicht zu veranlassen und überaus kräftig sind.

Ist aber einmal in der Hirnrinde während des Schlafes ein solcher Zustand eingetreten und hat irgend ein Reiz in Folge dessen ausgereicht, eine Gruppe von Bahnen in Erregung zu versetzen, dann beginnt der intercelluläre Tetanus, es tritt Vorstellung auf Vorstellung ins Bewusstsein, und es gelingt uns nicht mehr, bei der vorhandenen Ladung, diesen Tetanus zu beseitigen. Es beginnt das normale Spiel der Associationen, und sofern die Erregungen auch auf die motorischen Rindenfasern übertreten, auch der Handlungen, die nun entsprechend den Associationen ausgeführt werden, und dem Subject als willkürliche Handlungen erscheinen. Die Energie derselben ist nun selbstverständlich nicht mehr allein abhängig von der im Schlafe entstandenen Ladung, sondern in viel höherem Grade von allen, natürlich auch durch den Schlaf in ihrer Intensität verstärkten, associativen Erregungen der Rinde.

Sinkt am Ende des Tages, nach Anstrengungen, Narkose oder in Folge der Kälte beim Erfrieren, wieder die Erregbarkeit der Centren, dann nimmt auch die Energie des Willens ab, die Handlungen werden schwächlich, nicht nur wegen der mangelhaften Functionsfähigkeit der betreffenden motorischen Centren, sondern auch wegen der Abnahme, ja dem Versagen der zahlreichen associativen, sonst bahnenden Rindenerregungen.

Ende des ersten Theiles.

Alphabetisches Inhaltsverzeichniss.

D.

E.

F.

G.

H.

I.

R.

S.

T.

U.

V.

W.

Z.

Band 1
H. von Helmholtz
Über die Erhaltung der Kraft/Über Wirbelbewegungen/ Über discontinuirliche Flüssigkeitsbewegungen/Theorie der Luftschwingungen in Röhren mit offenen Enden
▶ Reprint der Einzelbände 1, 79 und 80
Hrsg.: A. Wangerin

Band 3
J. Dalton · W.H. Wollaston
A. Avogadro · A. Ampère
Die Grundlagen der Atom- und Molekulartheorie/Versuch einer Methode, die Massen der Elementarmolekeln der Stoffe und die Verhältnisse, nach welchen sie in Verbindungen eintreten, zu bestimmen/Brief des Herrn Ampère an den Herrn Grafen Berthollet
▶ Reprint der Einzelbände 3 und 8
Hrsg.: W. Ostwald

Band 8
A. Avogadro · A. Ampère
Versuch einer Methode, die Massen der Elementarmolekeln der Stoffe und die Verhältnisse, nach welchen sie in Verbindungen eintreten, zu bestimmen.
Jetzt enthalten in Band 3

Band 11
G. Galilei
Unterredungen und mathematische Demonstrationen über zwei neue Wissenszweige, die Mechanik und die Fallgesetze betreffend (Erster bis sechster Tag)
▶ Reprint der Einzelbände 11, 24 und 25
Übers. und Hrsg.: A.J. v. Oettingen

Band 12
I. Kant
Allgemeine Naturgeschichte und Theorie des Himmels
Hrsg. A.J.v. Oettingen

Band 20
Ch. Huygens
Abhandlung über das Licht
Worin die Ursachen der Vorgänge bei seiner Zurückwerfung und Brechung und besonders bei der eigentümlichen Brechung des isländischen Spathes dargelegt sind.
Hrsg.: A. J. v. Oettingen

Band 24
G. Galilei
Unterredungen und mathematische Demonstrationen über zwei neue Wissenszweige, die Mechanik und die Fallgesetze betreffend. (Dritter und vierter Tag)
Jetzt enthalten in Band 11

Band 25
G. Galilei
Unterredungen und mathematische Demonstrationen über zwei neue Wissenszweige, die Mechanik und die Fallgesetze betreffend. (Fünfter und sechster Tag)
Jetzt enthalten in Band 11

Band 35
J. Berzelius
Versuch, die bestimmten und einfachen Verhältnisse aufzufinden, nach welchen die Bestandteile der unorganischen Natur miteinander verbunden sind.
Hrsg.: W. Ostwald

Band 37
S. Carnot
Betrachtungen über die bewegende Kraft des Feuers und die zur Entwicklung dieser Kraft geeigneten Maschinen
Übers. und Hrsg.: W. Ostwald

Band 44
L. Gay-Lussac · J. Dalton · P. Dulong u.a.
Das Ausdehnungsgesetz der Gase
Abhandlungen 1802-1842
Hrsg.: W. Ostwald

Band 52
A. Galvani · A. Volta
Abhandlung über die Kräfte der Electricität bei der Muskelbewegung/Untersuchungen über den Galvanismus
▶ Reprint der Einzelbände 52 und 118
Hrsg.: A.J. v. Oettingen

Band 59
O. v. Guericke
Neue „Magdeburgische Versuche" über den leeren Raum
Hrsg., Übers. und Anm.: F. Dannemann

Band 68
L. Meyer · D. Mendelejeff
Das natürliche System der chemischen Elemente.
Abhandlungen.
Hrsg.: K. Seubert

Band 69
J.C. Maxwell
Über Faradays Kraftlinien/ Über physikalische Kraftlinien
▶ Reprint der Einzelbände 69 und 102
Hrsg.: L. Boltzmann

Band 72
G. Kirchhoff · R. Bunsen
Chemische Analyse durch Spectralbeobachtungen/ Abhandlungen über Emission und Absorption
▶ Reprint der Einzelbände 72* und 100**
*Hrsg.: W. Ostwald ** Hrsg.: M. Planck

Band 79
H. von Helmholtz
Zwei hydrodynamische Abhandlungen
Jetzt enthalten in Band 1

Band 80
H. von Helmholtz
Theorie der Luftschwingungen
Jetzt enthalten in Band 1

Band 84
C. F. Wolff
Theoria Generationis
Über die Entwicklung der Pflanzen und Thiere
Theil I und Theil II
▶ Reprint der Einzelbände 84 und 85

Band 85
C. F. Wolff
Theoria Generationis
Zweiter Theil
Jetzt enthalten in Band 84

Band 96
Sir I. Newton
Optik oder Abhandlung über Spiegelungen, Brechungen, Beugungen und Farben des Lichts
(Erstes bis drittes Buch)
▶ Reprint der Einzelbände 96 und 97
Übers. und Hrsg.: W. Abendroth

Band 97
Sir I. Newton
Optik oder Abhandlung über Spiegelungen, Brechungen, Beugungen und Farben des Lichts
(Zweites und drittes Buch)
Jetzt enthalten in Band 96

Band 99
R. Clausius
Über die bewegende Kraft der Wärme und die Gesetze, welche sich daraus für die Wärmelehre selbst ableiten lassen
Hrsg.: M. Planck

Band 100
G. Kirchhoff
Abhandlung über Emission und Absorption
I. Über die Fraunhoferschen Linien
II. Über den Zusammenhang zwischen Emission und Absorption von Licht und Wärme
III. Über das Verhältnis zwischen dem Emissionsvermögen und dem Absorptionsvermögen der Körper für Wärme und Licht
Jetzt enthalten in Band 72

Band 102
J.C. Maxwell
Über physikalische Kraftlinien
Jetzt enthalten in Band 69

Band 107
J. Bernoulli
Wahrscheinlichkeitsrechnung
I. bis IV. Teil
▶ Reprint der Einzelbände 107 und 108
Übers. und Hrsg.: R. Haussner

Band 108
J. Bernoulli
Wahrscheinlichkeitsrechnung
Jetzt enthalten in Band 107

Band 106
J. D' Alembert
Abhandlung über Dynamik,
Übers. und Hrsg.: A. Korn

Band 110
J. van't Hoff
Die Gesetze des chemischen Gleichgewichtes
für den verdünnten, gasförmigen oder gelösten stand
Übers. und Hrsg.: G. Bredig

Band 118
A. Volta
Untersuchungen über den Galvanismus
Jetzt enthalten in Band 52

Band 120
M. Malpighi
Die Anatomie der Pflanzen
I. und II. Teil
Bearb.: M. Möbius

Band 121
G. Mendel
Versuche über Pflanzenhybriden
Zwei Abhandlungen 1866 und 1870
Hrsg.: E. v. Tschermak - Seysenegg

Band 144
J. Kepler
Dioptrik
oder Schilderung der Folgen, die sich aus der längst gemachten Erfindung der Fernrohre für Sehen und die sichtbaren Gegenstände ergeben.
Übers. und Hrsg.: F. Plehn

Band 162
G.W. Leibniz · Sir I. Newton
Über die Analysis des Unendlichen/ Abhandlung die Quadratur der Kurven
▶ Reprint der Einzelbände 162 und 164
Übers. und Hrsg.: G. Kowalewski

Band 164
Sir I. Newton
Abhandlung über die Quadratur der Kurven
Jetzt enthalten in Band 162

Band 180
R. Mayer
Die Mechanik der Wärme
Zwei Abhandlungen
Hrsg.: A.J. v. Oettingen

Band 199
A. Einstein · M. v. Smoluchowski
Brownsche Bewegung
▶ Reprint der Einzelbände 199 und 207

Band 201
Archimedes
Abhandlungen
Über Spiralen
Reprint der Einzelbände 201, 202, 203, 210 und
Übers., Anm. u. Anh.: A. Czwalina-Allenstein

Band 202
Archimedes
Kugel und Zylinder
Jetzt enthalten in Band 201

Band 203
Archimedes
Die Quadratur der Parabel/ Über das Gleichgewicht ebener Flächen
Jetzt enthalten in Band 201

Band 206
M. Planck
Die Ableitung des Strahlungsgesetzes
Sieben Abhandlungen aus dem Gebiete der elektromagnetischen Strahlungstheorie
Anm.: F. Reiche

Band 207
M. von Smoluchowski
Abhandlung über die Brownsche Bewegung und verwandte Erscheinungen
Jetzt enthalten in Band 199

Band 210
Archimedes
Über Paraboloide, Hyperboloide und Ellipsoide
Jetzt enthalten in Band 201

Band 213
Archimedes
Über schwimmende Körper /Die Sandzahl
Jetzt enthalten in Band 201

Band 228
W. Wien · O. Lummer
Das Wiensche Verschiebungsgesetz/Die Verwirklichung des schwarzen Körpers
Hrsg.: M. v. Laue

Band 233
P.S. de Laplace
Philosophischer Versuch über die Wahrscheinlichkeit
Hrsg.: R.v. Mises

Band 235
Euklid
Die Elemente
Bücher I bis XIII
▶Reprint der Einzelbände 235, 236, 240, 241, 243
Hrsg. und Übers.: C. Thaer

Band 236
Euklid
Die Elemente
Buch IV bis VI
Jetzt enthalten in Band 235

Band 240
Euklid
Die Elemente
Buch VII bis IX
Jetzt enthalten in Band 235

Band 241
Euklid
Die Elemente
Buch X
Jetzt enthalten in Band 235

Band 243
Euklid
Die Elemente
Buch XI bis XIII
Jetzt enthalten in Band 235

Band 244
G.S. Ohm · G.T. Fechner
Das Grundgesetz des elektrischen Stromes
Drei Abhandlungen
Hrsg.: C. Piel

Band 251
H. Hertz
Über sehr schnelle elektrische Schwingungen
Vier Arbeiten.
Einl. und Anm.: G. Hertz

Band 252
D. Hilbert
Die Hilbertschen Probleme
Vortrag „Mathematische Probleme" von D. Hilbert, gehalten auf dem 2. Int. Mathematikerkongreß Paris 1900.
Erläuterungen: P.S. Alexandrov u.a.

Band 253
F. Klein
Das Erlanger Programm
Vergleichende Betrachtungen über neuere geometrische Forschungen
Einl. und Anm.: H. Wußing

Band 254
F. Crick · R. Holley · J. Watson · u.a.
Molekulargenetik
Beiträge zu ihrer Entwicklung.
Ausw., Einl. und Komm.: E. Geißler

Band 255
E. Hertzsprung
Zur Strahlung der Sterne
Drei Arbeiten
Einl. und Anm. : D.B. Herrmann

Band 256
C.F. Gauß
Mathematisches Tagebuch 1796 - 1814
Einf.: K.-R. Biermann Übers.: E. Schuhmann
Anm.: H. Wußing

Band 257
W. Ostwald
Gedanken zur Biosphäre
Sechs Essays
Einl. und Anm.: H. Berg

Band 258
E.F.F. Chladni
Über den kosmischen Ursprung der Meteorite und Feuerkugeln
Erl.: G. Hoppe

Band 261
L. Euler
Zur Theorie komplexer Funktionen
Übers.: W. Purkert, H. Maser, H. Müller, R. Thiele, O. Neumann, A. Wangerin, E. Schuhmann.
Einl. und Anm.: A.P. Juschkewitsch

Band 263
H. Hertz
Die Prinzipien der Mechanik in neuem Zusammenhange dargestellt
Vorw.: H. von Helmholtz, Vorb.: P. Lenard,
Einl. und Anm.: J. Kuczera

Band 264
M. von Ardenne
Arbeiten zur Elektronik
Erl.: H. Berg und S. Reball

Band 267
W. Ostwald
Zur Geschichte der Wissenschaft
Vier Manuskripte aus dem Nachlaß
Einf. und Anm.: R. Zott

Band 268
K. A. Möbius
Zum Biozönose - Begriff
Einl. und Anm.: G. Leps

Band 271
J.W. Ritter
Entdeckungen zur Elektrochemie, Bioelektrochemie und Photochemie
Ausw., Einl. und Erl.: H. Berg und K. Richter

Band 272
F. Runge · R. Liesegang · B. Belousov
A. Zhabotinsky
Selbstorganisation chemischer Strukturen
Ausw., Einl., Komm.: L. Kuhnert und U. Niedersen

Band 276
E. Abbe
Briefwechsel mit Adolf Ferdinand Weinhold

Band 277
J.-P. de Lamarck
Zoologische Philosophie. Teil 1
▶ Reprint der Einzelbände 277, 278, 279

Band 278
J.-P. de Lamarck
Zoologische Philosophie. Teil 2
Jetzt enthalten in Band 277

Band 279
J.-P. de Lamarck
Zoologische Philosophie. Teil 3
Jetzt enthalten in Band 277

Band 280
F. X. von Zach
Astronomie der Goethezeit
Textsammlung aus Zeitschriften und Briefen Fra
Xaver von Zachs
Ausgew. u. komm.: P. Brosche

Band 281
M. Eigen
Die „unmeßbar" schnellen Reaktionen
Frühe Arbeiten
Vorwort und Einf.: R. Winkler-Oswatitsch

Band 282
E. Haeckel
Entwicklungslehre
Gemeinverständliche Vorträge und Abhandlunge
Einführung: E. Krauße

Band 283
J. von Gerlach
Histologische Färbungen und Mikrophotographie
Bearb.: D. Gerlach

Band 284
M. Curie
Die Entdeckung des Radiums / Untersuchungen ü
die radioaktiven Substanzen
Einl. u. Anm.: W. Regenstein

Band 285
M. Exner
Entwurf zu einer physiologischen Erklärung der psyc
schen Erscheinungen
Einf.: O. Breidbach